U0250816

历代名医名著精选丛书 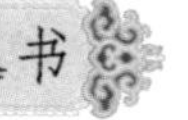

陈修园经典医学名著

CHEN XIUYUAN JINGDIAN YIXUE MINGZHU

[清] 陈修园 著

刘从明 孙志波 王明惠 编校

河南科学技术出版社

·郑州·

内容提要

本书将陈修园医学著作中久负盛名、流传甚广的《伤寒论浅注》《金匮要略浅注》《医学从众录》《时方妙用》《景岳新方砭》5种名著汇集整理，合为一册，方便读者查阅和收藏。陈修园著作的显著特色，是融贯《内经》之旨和《伤寒论》之法，论证治法悉遵古训，将先辈诸贤之论与仲景学说并列合参，畅达经义，参以己见，或加评论，或附治验，连在一起则易于理解，分开阅读可保持原旨。本书由博返约、由浅入深，用方广泛、变通灵活、简明扼要、浅显易懂，诚为医学入门之阶梯。

图书在版编目（CIP）数据

陈修园经典医学名著/（清）陈修园著；刘从明，孙志波，王明惠编校. —郑州：河南科学技术出版社，2024.5
ISBN 978-7-5725-1274-2

Ⅰ.①陈… Ⅱ.①陈… ②刘… ③孙… ④王… Ⅲ.①中国医药学-古籍-中国-清代 Ⅳ.①R2-52

中国国家版本馆CIP数据核字（2023）第149681号

出版发行：河南科学技术出版社
北京名医世纪文化传媒有限公司
地址：北京市丰台区万丰路316号万开基地B座115室　　邮编：100161
电话：010-63863186　010-63863168
策划编辑：赵东升
责任编辑：赵东升　王明惠
责任校对：龚利霞
封面设计：中通世奥
版式设计：崔刚图文
责任印制：程晋荣
印　　刷：河南省环发印务有限公司
经　　销：全国新华书店、医学书店、网店
开　　本：880 mm×1230 mm　1/32　　**印张**：16.75　　**字数**：650千字
版　　次：2024年5月第1版　　2024年5月第1次印刷
定　　价：88.00元

前　言

陈修园(1753—约1823),名念祖,号慎修。福建长乐人。清代著名医学家、教育学家。自幼一边攻读儒经,一边学医,曾拜泉州名医蔡茗庄为师学医。乾隆五十七年(1792年)中举,曾任直隶省威县知县等职,在任上曾自选有效方剂救治水灾后罹患疫病的百姓。嘉庆二十四年(1819年)以病告归,在长乐嵩山井上草堂讲学,培养医学生,一时学医弟子极多。

陈修园一生孜孜不倦,从事医学知识普及工作,著述宏富。他善于继承整理古典医籍,功力深厚,涉猎广泛,博取众长,结合个人实践经验,自成一家。其学术上医文并重,师古而不泥古,法仲景,承"二张",继承与创新并举。陈修园医书的突出特点是文字质朴洗练,畅达优美,内容深入浅出,切于实用,非常适合初学者作为登堂入室的参考书。因此,陈修园的著作对于后世医学之普及有着深远影响。

《伤寒论浅注》6卷,约成书于嘉庆元年(1796年)。陈修园在精研《伤寒论》的基础上,遵从后世张志聪、张锡驹所分章节,别创体例,将自己学习《伤寒论》的"浅注"以小字符形式附加于原书397节经文之中,深入浅出,畅达经义,并根据《伤寒论》要义,合原书若干节为一段,采用"按""述""引"等形式进行综合评论。这种呈现方式既方便将原文、注文连读而有助理解,又可以按需分读以保持原旨,使学者乐于习诵。本书是学习《伤寒论》的重要参考书。

《金匮要略浅注》10卷,25篇,约成书于嘉庆二十五年(1820年)。陈修园博采赵以德、胡引年、程云来、沈目南、喻嘉言、徐忠可、魏念庭等研究《金匮要略》之精华,遵《内经》《难经》《备急千金要方》《外台秘要》为依据,参以己见，用浅显易懂的注解以小字符形式附加于《金匮要略》原文之中，使之深入浅出，简单明了。本书是学习《金匮要略》的重要参考书。

《医学从众录》8 卷，40 篇，成书于嘉庆二十五年（1820 年），论述近 40 种内科病证为主，旁及妇人杂病。每一病症，皆引用《内经》或仲景学说加以阐释，或选用仲景方药作为辨证治疗的准则。先概述病因、病机、辨证要旨，次述脉诊，再列方药。以仲景之法为宗，采历代各家精言，复参己见，由博返约，浅显易知，用方广泛，变通灵活。陈修园自谓："此书阐明圣法，为入门之准。"

《时方妙用》，刊于清嘉庆八年（1803 年）。书凡四卷，首叙望、闻、问、切四诊要点，次融历代医家及个人临证经验，对中风、噎膈、消渴、眩晕等 42 种常见病的病因病机、证候和治法方药详加阐发。突出以辨证为纲，兼收各家之说，参以己见，或加评论，或附治验，条理井然，简明扼要，诚为医学入门，临证处方之阶梯。

《景岳新方砭》刊于嘉庆九年（1804 年），书凡四卷，分为补、和、攻、散、寒、热、固、因八阵。全书以《伤寒论》《神农本草经》等经典医籍为旨，从辨证施治、理法方药及药物加工炮制等方面对张景岳《新方八阵》所载方剂及有关理论逐一阐析评说。根据其内容，可以分为批判性、指导性、赞扬性、有失偏颇性等几个方面，于临证者颇多启发，值得一读。

编校者

2023 年 3 月

目 录

伤寒论浅注

金匮要略浅注

医学从众录

时方妙用

景岳新方砭

伤寒论浅注

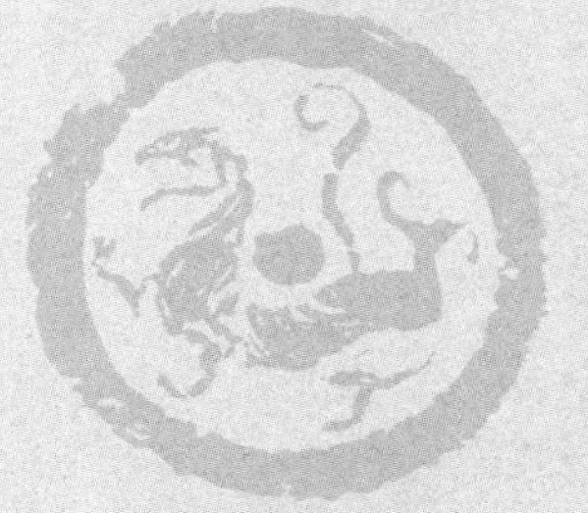

序

《周礼》：疾医，中士八人，隶属于天官。秦医和之言曰：天有六气，淫生六疾，而阴淫寒疾，实居于其首。知医和之道，通于天，医之业，属于士，而医之治，可统于寒也。修园以名孝廉宰燕，素精于医。夫民之疾苦，深知者，莫如宰刚柔轻重迟速，寻其脉络以治之，而疾苦可去，元气可复。修园精于医，其治民可知矣。修园既解组，自以治一邑之疾苦，其治犹小，因于方脉诸书，悉心研穷，而呼吁之求，有投辄应。且讲所著，公余医录四种，梓之以醒庸俗。复取汉张仲景《伤寒论》原文，辨其鱼鲁，分其章节，期于解前人之惑，而不至贻误于后。修园之心，何其大而远也！余视学八闽，因署中诊视，获与修园接。一日，出所作《伤寒论浅注》属余弁语。余不知医者也，然观《浅注》之提纲挈要，条分缕析，觉《伤寒》一书，无不一一瞭如指掌。仲景为郡守而作论，修园为邑宰而作注，其拯救斯民之心，先后一辙也。夫天气始于冬至，而一阳初动，寒于是乎始来，以此作论，而百病之权衡在焉。明天道之阴阳，治民生之疾苦，非读书深识之士，乌足与言仲景之书哉！是为序。

通奉大夫都察院左副都御史提督福建学政加三级纪录八次长寿韩鼎晋拜

原　序

余每览越人入虢之诊，望齐侯之色，未尝不慨然叹其才秀也。怪当今居世之士，曾不留神医药，精究方术，上以疗君亲之疾，下以救贫贱之厄，中以保身长全，以养其生。但竞逐荣势，企踵权豪，孜孜汲汲，惟名利是务，崇饰其末，忽弃其本，华其外而悴其内，皮之不存，毛将安附焉？卒然遭邪风之气，婴非常之疾，患及祸至，而方震栗，降志屈节，钦望巫祝，告穷归天，束手受败。赍百年之寿命，持至贵之重器，委付凡医，恣其所措。咄嗟呜呼！厥身已毙，神明消灭，变为异物，幽潜重泉，徒为啼泣。痛夫！举世昏迷，莫能觉悟，不惜其命，若是轻生，彼何荣势之云哉？而进不能爱人知人，退不能爱身知己，遇灾值祸，身居厄地，蒙蒙昧昧，蠢若游魂。哀乎！趋世之士，驰竞浮华，不固根本，忘躯徇物，危若冰谷，至于是也。余宗族素多，向余二百。建安纪年以来，犹未十稔，其死亡者三分有二，伤寒十居其七。感往昔之沦丧，伤横夭之莫救，乃勤求古训，博采众方，撰用《素问》《九卷》《八十一难》《阴阳大论》《胎胪药录》，并平脉辨证，为《伤寒杂病论》合十六卷。虽未能尽愈诸病，庶可以见病知源。若能寻余所集，思过半矣。夫天布五行，以运万类；人禀五常，以有五脏。经络府俞，阴阳会通，元冥幽微，变化难极。自非才高识妙，岂能探其理致哉！上古有神农、黄帝、岐伯、伯高、雷公、少俞、少师、仲文，中世有长桑、扁鹊，汉有公乘阳庆及仓公，下此以往，未之闻也。观今之医，不念思求经旨，以演其所知，各承家技，终始顺旧。省疾问病，务在口给；相对斯须，便处汤药。按寸不及尺，握手不及足。人迎趺阳三部不参；动数发息不满五十。短期未知决诊，九候曾无仿佛。明堂阙庭，尽不见察，所谓窥管而已。夫欲视死别生，实为难矣！孔子云：生而知之者上，学则亚之，多闻博识知之次也。余宿尚方术，请事斯语。

汉长沙太守南阳张机仲景撰

程郊倩注曰：古人作书，大旨多从序中提出。孔子于《春秋》未尝有序，然其言曰：知我者其惟《春秋》乎！罪我者其惟《春秋》乎！又曰：其义则丘窃取之矣。即此是《春秋》孔子之自序。孟子则曰：孔子惧作《春秋》。又曰：孔子作《春秋》，而乱臣贼子惧，是即孟子之代《春秋》序也。迄今未读《春秋》者，亦能道及《春秋》，无非从此数句书读而得其大旨。余读《伤寒论》仲景之自序，竟是一篇悲天悯人文字，从此处作论，盖即孔子惧作《春秋》之微旨也。缘仲景之在当时，犹夫春秋之有孔子，道大莫容，一时惊怖其言而不信。是以目击宗族之死亡，徒伤之而莫能救，则知仲景之在当时宗族且东家丘之矣。况复举世昏迷，莫知觉悟，安得不赍百年之寿命，持至贵之重器，悉委凡医，恣其所措乎？恣其所措四字，于医家可称痛骂，然实是为病家深悼也。医家苦于不知病，病家苦于不知医。知之一字，两难言之。若欲爱人知人，先是爱身知己。凡勤求博采，从天之五行、人之五常，与夫经络腑脏、阴阳会通处，殚了多少体认工夫。此非医之事，而己之事也。医不谋之己而谋之人，则医者人也，而厥身已毙，神明消灭，变为异物，幽潜重泉，徒为啼泣者已也，非人也，医不为之代也。从此处语医，自是求之于己，不复求之于人。从己求医，求之于知；从人求医，求之于行。知行合一之学，道则皆然，医事独否。知则必不能行，行则未必能知。行者之精神力量都用在行上，何由去知？但能各承家技，终始顺旧，罔不行矣，终日杀人，亦只是行。知者之精神力量都用在知上，何暇去行？即使欲行，而思求经旨，以演其所知，较之相对斯须便处汤药者，钝不如敏，庶己见病知源；

较之省疾问病务在口给者，藏不如炫，徒知活人孰与活口？所以群言莫正，高技常孤。在仲景之身，已是一钝秀才，持此诲及于医，又何利于医而屑其教诲者？故半夜晨钟，仅于序中为蒙蒙昧昧辈一唤，起此游魂，预掩其啼泣也。若是真正惜命，亟从己上作工夫，等医事于自家之身心性命，即君亲亦是己之君亲，贫贱亦是己之贫贱。至若保身长全，以养其生，盖是己之身与生，从爱身知己中广及爱人知人，无非自己求之者，于己处求知，不于己处求行，则寻师俱在吾论中，无他觅也。其问见病知原，是全论中丹头；若能寻余所集，思过半矣，是全论中鼎灶；思求经旨，以演其所知，是全论中火候。要此火候足时，须要晓得此论是知医的渊源，从艰难中得之，不是行医的方技，以简便法取之者也。故一篇之中，创凡医之害正，痛举世之昏迷，于忧谗畏讥之际，不啻三致意焉。盖深惧夫邪说惑民，将来不以吾论为知之次，反借吾论为行之首，从医道中生出乡愿来，以贼吾论，于千百世后恣其所措，将何底止？故预示读吾论者，亟以医惩艾也。吾故曰：得仲景之《伤寒论》而读之，先须辟去叔和之序例始。敢向叔和之序例而辟之，先须读著仲景此处之自序始。按：程郊倩，名应旄，新安人也。喜读书，神悟过人。但变更仲景原文，以为注疏，未免聪明误用。而少阳、太阴等篇尤多葛藤，不可为法。若使全部中尽如此注之纯，则仲景必许为贤弟子，后学者可奉为大宗师矣。

凡 例

一、仲景书本于《内经》，法于伊尹，汉《艺文志》及皇甫谧之言可据。盖《内经》详于针灸，汤液治病始自伊尹，扁鹊、仓公因之。至仲景专以方药为治，而集群圣之大成。医门之仲景，即儒门之孔子也。但其文义高古，往往意在文字之外，注家不得其解，疑为王叔和之变乱。而不知叔和生于晋代，与仲景相去未远，何至原书无存耶？若仲景另有原书，叔和何能尽没，以致今日之所存者，仅有叔和之编次耶？要知《平脉》《辨脉》《伤寒例》，诸《可与不可与》等篇，为王叔和所增，增之欲补其未详，非有意变乱也。然仲景即儒门之孔子也，为叔和者，亦游夏不能赞一辞耳。兹故于其所增者削之。

一、叔和编次《伤寒论》，有功千古，增入诸篇，不书其名，王安道惜之。然自辨太阳病脉证至劳复止，皆仲景原文。其章节起止照应，王肯堂谓如神龙出没，首尾相顾，鳞甲森然。兹刻不敢增减一字，移换一节。

一、成无己注后，诸家皆有移易，若陶节庵、张景岳、程山龄辈无论矣。而方中行、喻嘉言、程郊倩、程扶生、魏念庭、柯韵伯皆有学问、有识见之人，而敢擅改圣经，皆由前人谓《伤寒论》非仲景原文，先入为主。遂于深奥不能解之处，不自咎其学问之浅，竟归咎于叔和编次之非。遂割章分句，挪前换后，以成一篇畅达文字。如诗家之集李集杜，虽皆李、杜句，究竟非李、杜诗也。余愿学者从仲景原文细心体认，方知诸家之互相诋驳者，终无一当也。

一、宣圣云：信而好古。成无己注《伤寒论》，不敢稍参意见而增删移易，盖好由于信也。后辈不得仲景之旨，遂疑王叔和之误，以致增出三大纲之说，传经为热、直中为寒之论，今古南北贵贱之分，三时正冬之异，种种谬妄，皆由不信故也。惟张隐庵、张令韶二家，俱从原文注解，虽间有矫枉过正处，而阐发五运六气、阴阳交会之理，恰与仲景自序撰用《素问》《九卷》《阴阳大论》之旨吻合，余最佩服。今照二家分其章节，原文中衬以小注，俱以二家之说为主。而间有未甚惬心者，另于方中行、喻嘉言各家中，严其采择以补之。盖以各家于仲景原文前者后之、后者前之，字句、药品任意增减改易，既非全璧，而分条注释，精思颖悟，不无碎金，总期于经旨明畅而后已。

一、仲景《伤寒论》，即《内经》所言三阴三阳各因其脏脉之理，二张会全部

《内经》以为注解。余百读之后，神明与浃，几不知我即古人，古人即我。故每节总注，或注其名，或止注述字，不拘拘以形迹论也。至于各家有一得之处，必注其姓名，盖以作家苦心不容没也。

一、是书虽论伤寒，而百病皆在其中。内而脏腑，外而形身，以及气血之生始，经俞之会通，神机之出入，阴阳之变易，六气之循环，五运之生制，上下之交合，水火之相济，寒热虚实，温清补泻，无不悉备。且疾病千端，治法万变，统于六经之中，即吾道一以贯之之义。若读《灵》《素》《难经》，不于此求其实用，恐坠入张景岳一流，以阴阳二字，说到《周易》，说到音律，并及仙释，毫无下手工夫。止以人参、地黄，自数钱以及数两，为真阴、真阳之主药，贻害无所底止。急读此书，便知悔悟。

一、此书原文中衬以小注，只求经旨明畅，绝不敢骛及高远，致学者有涉海问津之叹。唯是汉文语短味长，往往于一二虚字中寓其实理，且于无字中运其全神。余衬以小注，采各家之精华，约之于一言一字，读者最宜于此处著眼。

一、余前刻数种，采集固多，而独出己见者，亦复不少。惟此刻以二张为主，又博采各家独得之言，融会大旨，而为小注，去取则有之，杜撰则无也。

一、《伤寒论》及《金匮》方出自上古，及伊尹汤液，明造化之机，探阴阳之本，所有分两、煮法、服法等，差之一黍，即大相径庭。余另有《长沙方歌括》六卷附后。

一、《伤寒论》晋太医令王叔和撰次，宋臣林亿等校正，金聊摄成无己注解，此为原本。如辨脉、平脉、序例，前贤谓其出于叔和之手。余细绎文义，与六经篇不同。至于诸可与不可篇，余即以叔和之说定之。叔和云：夫以疾病至急，仓卒寻按，要者难得，故重集可与不可方治列之篇后，其为叔和所作无疑。兹余于叔和所增入者悉去之，去之所以存其真也。

读　法

按:仲景《伤寒论》六经与《内经·热病论》六经,宜分别读。王叔和引《热病论》文为序例,冠于《伤寒论》之首,而论中之旨反因以晦。甚矣!著作之难也。

按:六气之本标中气不明,不可以读《伤寒论》。《内经》云:少阳之上,火气治之,中见厥阴;阳明之上,燥气治之,中见太阴;太阳之上,寒气治之,中见少阴;厥阴之上,风气治之,中见少阳;少阴之上,热气治之,中见太阳;太阴之上,湿气治之,中见阳明。所谓本也,本之下中之见也,见之下气之标也。本标不同,气应异象。《内经》此旨深邃难测,即王太仆所注,亦不过随文敷衍,未见透彻。惟张景岳本张子和之说而发挥之,洵可谓千虑之一得也。另图于后。

按:《至真要大论》曰:少阳、太阴从本,少阴、太阳从本从标,阳明、厥阴不从标本,从乎中也。何则?少阳、太阴从本者,以少阳本火而标阳,太阴本湿而标阴,标本同气,故当从本。然少阳、太阴亦有中气,而不言从中者,以少阳之中,厥阴木也,木火同气,木从火化矣,故不从中也。太阴之中,阳明金也,土金相生,燥从湿化矣,故不从中也。少阴、太阳从本从标者,以少阴本热而标阴,太阳本寒而标阳,标本异气,故或从本或从标,而治之有先后也。然少阴、太阳亦有中气,以少阴之中太阳水也,太阳之中少阴火也。同于本则异于标,同于标则异于本,故皆不从中气也。至若阳明、厥阴不从标本,从乎中者,以阳明之中,太阴湿土也,亦以燥从湿化矣。厥阴之中,少阳火也,亦以木从火化矣。故阳明、厥阴不从标本,而从中气也。要之五行之气,以木遇火则从火化,以金遇土则从湿化,总不离于水流湿火就燥、同气相求之义耳。然六气从化,未必皆为有余。知有余之为病,亦当知其不及之难化也。夫六经之气,时有盛衰,气有余则化生太过,气不及则化生不前。从其化者化之常,得其常则化生不息;逆其化者化之变,值其变则强弱为灾。如木从火化也,火盛则木从其化,此化之太过也;阳衰则木失其化,此化之不前也。燥从湿化也,湿盛则燥从其化,此化之太过也;土衰则金失其化,亦化之不前也。五行之气正对俱然,此标本生化之理所必然者。化而过者宜抑,化而不及者不宜培耶?此说本之张景岳,诚觉颖悟,但彼时未得明师友以导之,致终身受高明之过,可惜也夫!

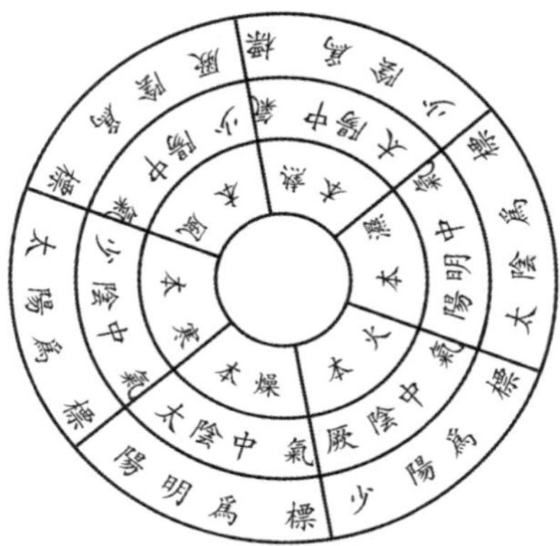

脏腑应天本标中气图

脏腑经络之标本，脏腑为本，居里；十二经为标，居表；表里相络者为中气，居中。所谓络者，乃表里互相维络，如足太阳膀胱经络于肾，足少阴肾经亦络于膀胱也。余仿此。

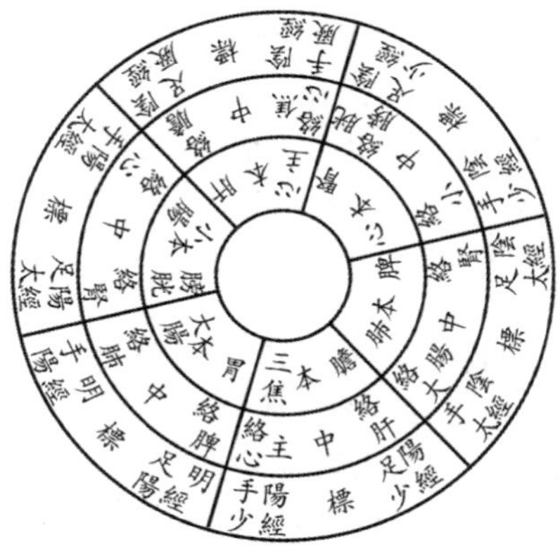

上、中、下本标中气图

六经之气，以风、寒、热、湿、火、燥为本，三阴三阳为标，本标之中见者为中气。中气如少阳、厥阴为表里，阳明、太阴为表里，太阳、少阴为表里。表里相通，则彼此互为中气。义出《六微旨大论》。

按:程郊倩云:经犹言界也,经界既正,则彼此辄可分疆;经犹言常也,经常既定,则徙更辄可穷变。六经署而表里分,阴阳划矣。凡虚实寒温之来虽不一其病,务使经署分明,则统辖在我,不难从经气浅而浅之,深而深之,亦不难从经气浅而深之,深而浅之可也。

按:六经之为病,仲景各有提纲。太阳以脉浮、头痛、项强、恶寒八字提纲;阳明以胃家实三字提纲;少阳以口苦、咽干、目眩六字提纲;太阴以腹满而吐,食不下,自利益甚,时腹自痛,若下之必胸下结鞕二十三字提纲;少阴以脉微细,但欲寐六字提纲;厥阴以消渴,气上撞心,心中疼热,饥而不欲食,食则吐蛔,下之利不止二十四字提纲。以提纲为主,参以论中兼见之证,斯无遁情矣。鞕,音硬,坚也。蛔,食虫也。

按:程郊倩云:仲景六经条中,不但从脉证上认病,要人兼审及病情。故太阳曰恶寒,阳明曰恶热,少阳曰喜呕,太阴曰食不下,少阴曰但欲寐,厥阴曰不欲食,凡此皆病情也。

按:柯韵伯云:太阳为先天之巨阳,其热发于营卫,故一身手足壮热;阳明乃太少两阳相合之阳,其热发于肌肉,故蒸蒸发热;少阳为半表半里之阳,其热发于腠理,时开时合,故往来寒热。此三阳发热之差别也。太阴为至阴,无热可发,因为胃行津液以灌四旁,故得主四肢,而发热于手足,所以太阴伤寒手足自温,太阴中风四肢烦疼耳;少阴为封蛰之本,若少阴不藏,则坎阳无蔽,故有始受风寒而脉沉发热者,或始无表热,八九日来热入膀胱,致一身手足尽热者;厥阴当两阴交尽,一阳初生,其伤寒也,有从阴而先厥后热者,从阳而先热后厥者,或阳进而热多厥少,或阳退而热少厥多,或阴阳和而厥与热相应者,是三阴发热之差别也。

按:高士宗云:热,阳气也;寒,阴气也。恶寒者,周身毛窍不得阳气之卫外,故皮毛啬啬然洒淅也。人周身八万四千毛窍。太阳卫外之气也,若病太阳之气,则通体恶寒。从头项而至背膂,太阳循行之经也。若病太阳之经,则其背恶寒,恶寒之外,又有身寒。身寒者,著衣重复而身常寒,乃三焦火热之气不能温肌肉也。《本论》云:形冷恶寒者,此三焦伤也,即身寒之谓。

按:《灵枢·本脏篇》云:三焦膀胱者,腠理毫毛其应。是太阳又主通体之毫毛,而为肤表之第一层,故必首伤太阳也。然亦有不从太阳,而竟至于阳明、少阳,以及于三阴者。张令韶注云:此又值三阴三阳所主之部位而受之也。《灵枢·病形篇》云:中于面,则下阳明;中于项,则下太阳;中于颊,则下少阳。其中于膺背两胁,亦中其经。又曰:中于阴者,常从胻臂始。此皆不必拘于首伤太阳者也。柯韵伯云：本论太阳受邪，有中项、中背之别，中项则头项强痛，中背则背强几几也；阳明有中面、中膺之别，中面则目痛鼻干，中膺则胸中痞硬也；少阳有中颊、中胁之别，中颊则口苦咽干，中胁则胁下痞硬也。此岐伯中阳溜经之义。其云邪中于阴从䯒臂始，奈何？谓自经及脏，脏气实而不能容，则邪还于腑，故本论三阴皆有自利证，是寒邪还腑也；三阳皆有可下证，是热邪还腑也。此岐伯中阴溜腑之义。

按：张令韶云：传经之法，一日太阳，二日阳明，三日少阳，四日太阴，五日少阴，六日厥阴。六气以次相传，周而复始，一定不移，此气传而非病传也。本太阳病不解，或入于阳，或入于阴，不拘时日，无分次第。如传于阳明，则见阳明证；传于少阳，则见少阳证；传于三阴，则见三阴证。论所谓阳明、少阳证不见者，为不传也。伤寒三日，三阳为尽，三阴当受邪，其人反能食而不呕者，此为三阴不受邪也。此病邪之传也。须知正气之相传，自有定期。病邪之相传，随其证而治之，而不必拘于日数，此传经之大关目也。不然，岂有一日太阳则见头痛、发热等证，至六日厥阴不已，七日来复于太阳，复又见头痛、发热之证乎？此必无之理也。且三阴三阳，上奉天之六气，下应地之五行，中合人之脏腑，合而为一，分而为三，所该者广。今人言太阳止曰膀胱，言阳明止曰胃，言少阳止曰胆，三阴亦然，是以有传足不传手之说。不知脏腑有形者也，三阴三阳无形者也，无形可以该有形，而有形不可以概无形。故一言三阳，而手足三阳俱在其中；一言三阴，而手足三阴俱在其中。所以六经首节止提太阳之为病，而不言足太阳、足少阴之为病，其义可思矣。况论中厥阴心包、少阳三焦、太阴肺之证颇多，又阳明燥结，有不涉于大肠者乎？传足不传手之说非也。

按：《内经》云：太阳为开，阳明为阖，少阳为枢；太阴为开，厥阴为阖，少阴为枢。此数语为审证施治之大关键。至于病发何经，或始终只在一经，或转属他经，或与他经合病、并病，各经自有各经之的证可验，原不可以日数拘。而一日太阳至六日厥阴之数，周而复始，谓之经气，其日数一定不移。医者先审出确系那一经之病证，再按各经值日之主气定其微甚，卜其生死，乘其所值之经气而救治之，此论中之大旨也。其一二日、八九日、十余日等字，皆是眼目，不可只作间字读也。

按：或问张令韶曰：伤寒六气相传，正传而非邪传固已，不知无病之人正亦相传否？不然，正自正传，邪自邪传，两不相涉，正传可以不论，何以伤寒必计日数也？答曰：无病之人，由阴而阳，由一而三，始于厥阴，终于太阳，周而复始，运行不息，莫知其然。*无病之人，经气之传，无所凭验。*病则由阳而阴，由三而一，始于太阳，终于厥阴。自得病之日，即从太阳逆传，一日一经。一逆则病，再逆则甚，三逆而死矣。所以伤寒传经，不过三传而止，安能久逆也？其有过十八日不愈者，虽病而经不传也，不传则势缓矣。

按：宋元以后医书，皆谓邪从三阳传入，俱是热证，惟有下之一法。论中四逆、白通、理中等方，俱为直中立法。何以谓之直中？谓不从三阳传入，径入三阴之脏，惟有温之一法。凡传经俱为热证，寒邪有直中而无传经，数百年来相沿之说也。余向亦深信其然，及临证之久，则以为不然。直中二字，《伤寒论》虽无明文，而直中之病则有之。有初病即见三阴寒证者，宜大温之；有初病即是三阴热证者，宜大凉之、大下之。是寒热俱有直中，世谓直中皆为寒证者，非也；有谓递次传入三阴尽无寒证者，亦非也。盖寒热二气，盛则从化，余揆其故则有二：一从病体而分，一从误药而变。何则？人之形有厚薄，气有盛衰，脏有寒热，所受之邪，每从其人之脏气而为热化、寒化。今试譬之于酒，酒取诸水泉，寒物也；酒酿以曲震，又热物也。阳脏之人过饮之，不觉其寒，第觉其热，热性迅发则吐血、面疮诸热证作矣；阴脏之人过饮之，不觉其热，但觉其寒，寒性凝滞则停饮、腹胀、泄泻诸寒邪作矣。知此愈知寒热之化，由病人之体而分也。何谓误药而变？凡汗下失宜，过之则伤正而虚其阳，不及则热炽而伤其阴。虚其阳，则从少阴阴化之证多，以太阳、少阴相表里也；伤其阴，则从阳明阳化之证多，以太阳、阳明递相传也。所谓寒化、热化，由误治而变者此也。至云寒邪不相传，更为不经之说。仲景云：下利、腹胀满、身体疼痛者，先温其里，乃攻其表。温里宜四逆汤，攻表宜桂枝汤，此三阳阳邪传入三阴，邪从阴化之寒证也。如少阴证下利，白通汤主之，此太阴寒邪传入少阴之寒证也；如下利清谷，表寒外热，汗出而厥者，通脉四逆汤主之，此少阴寒邪传入厥阴之寒证也。谁谓阴不相传，无阳从阴化之理乎？末段采吴氏说，与本注略有异同，然大体却不相悖。

按：论中言脉，每以寸口与趺阳、少阴并举。又自序云：按寸不及尺，握手不及足，人迎、趺阳三部不参等语，是遍求法，所谓撰用《素问》《九卷》是也。然论中言脉不与趺阳、少阴并举者，尤多是独取寸口法，所谓撰用《八十一难》是也。然仲景一部书，全是活泼泼天机，凡寸口与趺阳、少阴对举者，其寸口是统寸、关、尺而言也；与关、尺并举者，是单指关前之寸口而言也。然心营肺卫应于两寸，即以论中所言之寸口，俱单指关前之寸口而言，未始不可也。曰足太溪穴属肾，足趺阳穴属胃，仲景用少阴、趺阳字眼，犹云肾气、胃气。少阴诊之于尺部，趺阳诊之于关部，不拘拘于穴道上取诊，亦未始不可也。然而仲景不言关、尺，止言少阴、趺阳，何也？盖两寸主乎上焦，营卫之所司，不能偏轻偏重，故可以概言寸口也。两关主乎中焦，而脾胃之所司，左统于右，若剔出右关二字，执著又不该括，不如止言趺阳之为得也。两尺主乎下焦，而肾之所司，右统于左，若剔出左尺二字，执著又不该括，不如止言少阴之为得也。至于人迎穴在结喉，为足阳明之动脉，诊于右关，更不待言矣。而且序文指出三部二字，醒出论中大眼目，学者遵古而不泥于古，然后可以读活泼泼之《伤寒论》。

按：前人谓《伤寒论》三百九十七法、一百一十三方，柯氏非之，余向亦服柯氏之灼见。然二十年来，诵读之余，偶得悟机，必注其旁。甲寅乙卯，又总录之，分为二种：一曰《伤寒论读》，一曰《长沙心法》，尚未付梓。己巳岁保阳供职之余，又著《伤寒论浅注》一十二卷，删去《伤寒序例》《平脉》《辨脉》及《可与不可与》等篇，断为叔和所增，即《痉湿暍篇》，亦是叔和从《金匮》移入。何以知之？即于前人所谓三百九十七法、一百一十三方二句知之也。其一百一十三方之数，宋元旧本与近本俱同，无庸赘论。而喻嘉言于各节后旁注，计共几法，未免强不知以为知。张宪公、王晋三以各方后㕮咀为末，先后煮，啜粥不啜粥，饮暖水，日几服夜几服等为法，亦不过于人人俱略中点个眼目，非于全论中明其体用。且三百九十七之数亦不相合，余不敢阿其所好。新安程郊倩一翻前说，谓论中各自名篇，而不言法，其辨脉、平脉系之以法，而不名篇，法止有二，多则不成法矣。而不知王叔和以脉法自许，著有《脉经》行世，其《辨脉》《平脉》原为叔和所增。程郊倩《后条辨》一部，有心与叔和为难，而竟崇奉此二篇为不易之法。是贬驳叔和者，反为叔和之功臣。叔和有知，当亦哑然笑矣。余考仲师原论始于太阳篇，至《阴阳易差后劳复》篇止，共计三百九十七节。二张于阳明篇病人无表里一节，误分为两节，今改正之。何以不言节而言法？盖节中字字是法，言法即可以该节也。至于痉湿暍证，虽当与本论另看，而义实相通。叔和引《金匮》原文以附之，不敢采入论中一方，微示区别之意也。其序例、辨脉、平脉诸篇，开手处先挈立论之大端，其可与不可诸篇总结处，重申立论之法戒。编次之体裁如是，王安道谓其附人己意不明，书其名而病之。岂知其附入处，用笔敷辞，不敢临摹一式，大有深意。天下后世，若能体会于文字之外者，许读此书。否则，宁使千千万万门外汉讽我谤我，藉权力而陷我穷途之哭，总不使未入我白眼中者，向人说曾读我书。曾读我所读之书则幸甚，叔和谅亦嵇、阮一辈人欤！

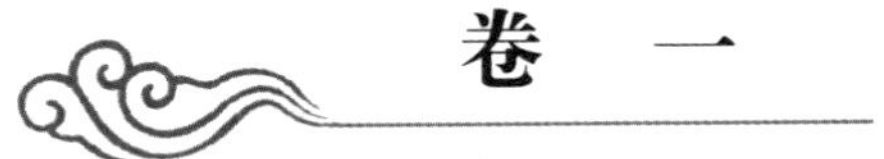

卷 一

辨太阳病脉证篇

太阳主人身最外一层，有经之为病，有气之为病，主于外则脉应之而浮，何以谓经？《内经》云：太阳之脉连风府，上头项，挟脊，抵腰，至足，循身之背，故其为病头项强痛。何以谓气？《内经》云：太阳之上，寒气主之。其病有因风而始恶寒者，有不因风而自恶寒者，虽有微甚，而总不离乎恶寒。盖人周身八万四千毛窍，太阳卫外之气也。若病太阳之气，则通体恶寒；若病太阳之经，则背恶寒。

此言太阳之为病，总提大纲。

太阳脉浮，头项强痛之病，若得病而即见发热，风为阳邪，其性迅速也。且见汗出，风干肌腠而外不固也。恶寒之微，见风始恶而为恶风，风性散漫，于浮脉之中，而觉其怠缓者，此病名为中风。其名为中奈何？盖以风者善行而数变，由毫毛直入肌腠，如矢石之中人也。

此论风中太阳之肌腠。受业薛步云按：风，阳邪也。太阳之标为阳，两阳相从之为病，重在发热二字。

太阳脉浮，头项强痛之病，中风外又有阴邪之证。其邪浅，其人阳气盛者，即时或已发热，其邪深，其人阳气弱者，其时或未发热，然已发未发，虽曰不同，而于其先见之时，可以断其必然者，一在恶寒，以伤寒必恶寒，无风时亦觉其寒，非若恶风者，有风时始觉其寒也；一在体痛，以寒邪外束，伤太阳通体之气也；一在呕逆，以寒邪内侵，里气不纳也。其为脉阴尺阳寸俱紧者，以太阳本寒，而加以外寒，两寒之气凝聚于中故也。此非太阳中风，而名之曰伤寒。其名为伤奈何？以肤表第一层而受损伤也。

此论寒伤太阳之肤表。受业薛步云按：寒，阴邪也。太阳之本为阴，两阴相合之为病，重在恶寒二字。

人之言伤寒者，动曰传经，其所以然之理难言也。有正传，有邪传，有阴阳表里之气相传，有六经连贯之气相传。请以阴阳表里之气相传者言之：伤寒一日，太阳之气受之，然太阳与少阴相表里，脉若安静而不数急者，为止在太阳，而不传于少阴也；颇欲吐者，即少阴欲吐不吐之见证。若兼见足少阴之躁手少阴之烦，诊其脉数急而不安静者，乃病太阳之气，中见少阴之化为传也。伤寒如此，中风亦然。

又以六经之气相传言之：伤寒二日当阳明主气之期。三日当少阳主气之期。若阳明之身热，自汗，不恶寒，反恶热之外证不见，少阳之口苦，咽干，目眩之外证不见者，为气之相传，而病不与气俱传也。伤寒如此，中风可知矣。二经如此，他经可知矣。

此二节，一论阴阳表里相传，一论六经之气相传。

且夫太阳病之即发者，有中风、伤寒之异。至于不即发者，《内经》谓冬伤于寒，春必病温，为伏邪蕴酿成热，邪自内出。其证脉浮，头项强痛，故亦谓之太阳病。但初起即发热而渴，不恶寒者，须于中风、伤寒之外区别，为温病。治宜寒凉以解散，顺其性以导之，如麻杏甘石汤之类。若无头项强痛之太阳病，但见发热而渴、不恶寒之证，是太阳底面少阴为病。《内经》谓冬不藏精，春必病温是也。如心中烦不得卧者，黄连阿胶汤主之。稍轻者，阳盛阴虚之人，周身之经络浑是热气布护，治法只宜求之太阳署之里，阳明署之表。如所云心中懊憹、舌上苔者，栀子豉汤主之；渴欲饮水、口干舌燥者，白虎加人参汤主之；脉浮，发热，渴欲饮水，小便不利者，猪苓汤主之之类，切不可用辛温以发汗。若医者误用辛温之剂汗之，其内蕴之热得辛温而益盛。不特汗后身不凉静，而且发汗已，身反灼热者，是温病为风药所坏，遂变重证。名曰风温。风温之为病，若何？其脉阴尺阳寸俱浮，其证自汗出，犹为太阳中风之本象，而大可患者全显出少阴之危象。肾主骨，热在骨，故身重，热入阴分，故神昏而多眠睡，鼻息必鼾，为肾热而壅于肺；语言难出，为肾热而壅于心，以肾脉上连心、肺也。若被误下者，津液竭于下，而小便不利，津液竭于上，则目系紧急而直视，且既竭之余，肾气将绝，不能约太阳之气而失溲。危乎，危乎！若更被火灸或烧针者，以热攻热，肾败而现出克攻之象。微者皮肤发黄色，为土克水。剧则热亢攻心，如惊痫，热极生风，时瘛疭。其皮肤不止发黄，竟若火熏之，现出黄中带黑之色，是被下为一逆，被火再为逆。一逆尚可引日，再逆则促其命期。推而言之，凡服一切消导之药，皆犯被下之禁；凡服一切辛热之药，皆犯被火之禁，医者可不慎乎哉？

此言太阳病中有温病，误治即变风温也。

太阳底面，即是少阴。治太阳之病，即宜预顾少阴。二经标本寒热不同，医者必先了然于心，然后丝丝入扣。《内经》云：太阳之上，寒气主之，以寒为本，以热为标也。又云：少阴之上，君火主之，以热为本，以寒为标也。病有发热恶寒者，发于太阳之标阳也；无热恶寒者，发于少阴之标阴也。发于阳者七日愈，发于阴者六日愈，以阳数七、阴数六故也。

此一节，提阴阳寒热标本之大纲，并按阴阳之数，以定病愈之期，言手足标本之异。手之太阳其标热也，与手少阴为表里。发热恶寒，发于手太阳之标阳也。足之太阳其本寒也，与足少阴为表里。无热恶寒，发于足少阴之标阴也。

何以谓发于阳者七日愈？请言其所以愈之故。如太阳病，头痛等证至七日以上应奇数而自愈者，以太阳之病，自行其本经已尽七日之数故也。若未愈欲作再经者，阳明受之，宜针足阳明足三里穴以泄其邪，使经不传则愈。推之发于阴者六日愈之故，亦可以此例而得其旨矣。

此节承上文而言病愈之期，又提出行其经三字，谓自行其本经，与传经不同，曲尽伤寒之变幻。

六经皆有行有传，举太阳以为例。

察阴阳之数，既可推其病愈之日，而六经之病欲解，亦可于其所旺时推测而知之。太阳病欲解之时，大抵从巳至未上者，以巳午二时，日中而阳气降，太阳之所主也。邪欲退正欲复，得天气之助，值旺时而解矣。

此一节承上文而言病愈之时，以见天之六淫，能伤人之正气；而天之十二时，又能助人之正气也。

邪解后，未全畅快，曰病衰，曰少愈，皆可以不了了三字赅之。风，阳邪也，如太阳中风家，七日阳得奇数，邪气从表而解。然虽解而余邪不了了净尽者，俟过五日，五日为一候，五脏元气始充，合共十二日，精神慧爽而愈。推之寒为阴邪，如发于阴之病，六日阴得偶数而解。既解而不了了者，亦须复过一候，大抵十一日而愈矣。若误治又不在此例。

此一节承上文，言既愈之后，而定以全愈之期也。

医家辨证，开口一言太阳，瞩目即在少阴。须知太阳标热而本寒，少阴标寒而本热。太阳之标，即少阴之本；少阴之本，即太阳之标。上章以发热、无热言，犹未畅明其义。兹请再申之，为辨太阳之证者辨到太阳之根。病人身大热，为太阳之标热在外，而反欲得近衣者，为少阴之标寒在内，是热在太阳所主之皮肤，寒在少阴所主之骨髓也；身大寒，为太阳之本寒在外，而反不欲近衣者，为少阴之本热在内，是寒在太阳所主之皮肤，热在少阴所主之骨髓也。身之寒热不足凭，必以骨髓之寒热为主。阳根于阴，司命者不可不深明此理也。

此一章承前章阴阳寒热标本之旨，深一层立论。上章言其所恶，此章言其所欲，皆探其病情。程郊倩云：阴阳顺逆之理，在天地征之于气者，在人身即协之于情，情则无假。合之前三章，彼为从外以审内法，此则从内以审外法。

救治之法，须辨脉证以立方。先以太阳言，太阳中风，风为阳邪而中于肌腠，其脉阳寸浮而阴尺弱。阳浮者，风势迅发，不待闭郁而热自发；阴弱者，津液漏泄，不待覆盖而汗自出，而且啬啬欲闭之状而恶寒。淅淅欲开之状而恶风，翕翕难开难合之状而发热，阳邪上壅而鼻鸣，中风脉证的确无疑。干呕者，桂枝汤主之。

此一节言风中太阳之肌腠，立方以救治也。

桂枝汤方

桂枝去皮，三两　芍药三两　甘草炙，二两　生姜切，三两　大枣擘，十二枚

上五味㕮咀，以水七升，微火煮取三升，去滓。适寒温，服一升，服已须臾，啜热稀粥一升余，以助药力。温覆令一时许，遍身漐漐，微似有汗者益佳。不可令如水流漓，病必不除。若一服汗出，病差，停后服，不必尽剂。若不汗，更服依前法。又不汗，后服小促其间，半日许，令三服尽。若病重者，一日一夜服，周时观之。服一剂尽，病证犹在者，更作服。若不汗出者，乃服至二三剂。禁生冷、粘滑、肉面、五辛、酒酪、臭恶等物。

桂枝汤调阴阳、和营卫，为太阳中风之主方，而其功用不止此也。凡中风、伤寒、杂病，审系太阳之为病，医者必于头痛发热等公同证中认出。汗出，一证为大主脑。汗出则毛窍空虚，亦因而恶风者，桂枝汤主之。不必问其为中风、伤寒、杂病也。第审其汗出斯用之，无有不当矣。

此一节承上节而推广桂枝汤之用。

虽然病在太阳之肌腠，桂枝汤诚为切当。若太阳经输之病，专用桂枝汤原方，恐未能丝丝入扣。《内经》云：邪入于输，腰脊乃强。盖太阳之经输在背。太阳病，项背不舒而强如短羽之鸟，欲飞而不能飞，其状几几，是邪入太阳之经输也。夫邪之中人，始于皮毛，次及肌络，次及经输。今者邪入经输，则经输实而皮毛虚，故反汗出而恶风。视桂枝证同而不同者，非得葛根入土最深，其藤延蔓似络，领桂枝直入肌络之内，而还出于肌肤之外者，不能捷效。必以桂枝加葛根汤主之。

此一节言太阳经输之证，亦承上节推广桂枝汤之用而不泥其方。

桂枝加葛根汤方

桂枝去皮，三两　芍药三两　甘草炙，二两　生姜切，三两　大枣擘，十二枚　葛根四两

上六味，以水七升，纳诸药，煮取三升，去滓，温服一升，不须啜粥。余如桂枝将息及禁忌法。

桂枝汤为肌腠之主方。邪在肌腠，既可于汗出等正面看出，亦可于误治后反而勘出。太阳病，误下之后，则太阳之气当从肌腠而下陷矣。若不下陷而其气竟上冲者，是不因下而内陷，仍在于肌腠之间，可与桂枝汤，方用前啜稀粥温覆微取汗法，从肌腠外出而愈矣。若不上冲者，邪已内陷，不在肌腠之中，桂枝不可与之。

此一节，承上节以起下文五节之意。

张令韶曰：经云太阳根于至阴，是太阳之气由至阴而上于胸膈，由胸膈而出于肌腠，由肌腠而达于皮毛，外行于三阳，内行于三阴。气从此而出入，邪亦从此而出入。师所谓其气者，指此而言也。读者知正气之出入如此，则邪气之出入亦如此，则于此道知过半矣。所以伤寒言邪即言正，而言正即可以识邪。按：读熟此注，方知论中经气传行及一日、二日、三日、五六日等，皆是眼目。

然而不可与者，又不止此。太阳病三日，已，三阳为尽。发汗，则肌表之寒自解。若吐，则中膈之邪当解。若下，则肠胃之邪当解。若温针，则经脉之邪当解。当解而仍不解者，此为医者误治坏病。坏病不关肌腠，故桂枝汤不中与也。观其脉证，知犯何逆，或随其发汗之逆，或随其吐、下、温针之逆，分各证而救治之可也。

此一节承上节言，病不关于肌腠者，桂枝汤用之而不当。

且更有必不可与者，不得不重为叮咛。桂枝汤本为解肌，与麻黄汤为肤表之剂迥别。盖邪之伤人，先伤肤表，次及肌腠。惟风性迅速，从肤表而直入肌腠，则肌腠实而肤表虚，所以脉浮缓、汗自出，不曰伤而曰中也。若其人脉浮紧，发热汗不出者，明明邪在肤表，不在肌腠。不可与也。甚矣哉！桂枝汤为不汗出之大禁。当须识此，勿令误也。

此一节承上节，分别桂枝本为解肌，大殊发表之剂，重为叮咛。

桂枝本为解肌，以汗自出为据，然亦有不可固执者。若酒客病，湿热蕴于内，其无病时，热气熏蒸，固多汗出，及其病也，脉缓汗出可知矣。然其病却不在肌腠之内，故不可与桂枝汤。若误与之，得此汤以助湿热，且甘能壅满。则为呕，盖以酒客喜苦而不喜甘故也。推之不必酒客，凡素患湿热之病者，皆可

作酒客观也。

此一节承上节桂枝本为解肌句，言湿热之自汗不为肌腠之病，又当分别。

桂枝本为解肌，若喘则为邪拒于表，表气不通而作，宜麻黄而不宜桂枝矣。然亦有桂枝证悉具，惟喘之一证不同，当知是平日素有喘之人，名曰喘家，喘虽愈而得病又作，审系桂枝证，亦不可专用桂枝汤，宜加厚朴从脾而输其气。杏子从肺以利其气，佳。

此一节承上节桂枝本为解肌句，言喘不尽由于肌腠之病，不可专用桂枝汤。

得汤则呕，请申其义。凡不当服桂枝汤而服之，不但呕，而且吐者，以其人内有湿热，又以桂枝汤之辛热以助其热，而热相冲，反能涌越。热势所逼，致伤阳络。其后必吐脓血也。

此一节申明前二节得汤则呕之义。序例谓桂枝下咽，阳盛则毙者此也。

太阳病，固当汗之，若不取微似有汗，为发汗太过，遂漏不止。前云如水流漓，病必不除，故其人恶风，犹然不去，汗涣于表，津竭于里，故小便难，四肢为诸阳之本，不得阳气以养之，故微急且至难以屈伸者，此因大汗以亡阳，因亡阳以脱液，必以桂枝加附子汤主之。方中取附子以固少阴之阳，固阳即所以止汗，止汗即所以救液，其理微矣。

此章凡九节，承上数章言太阳证之变动不居，桂枝汤之泛应不穷也。张令韶云：自此以下八节，论太阳之气可出可入，可内可外。外行于阳，内行于阴，出而皮肤，入而肌腠、经络，无非太阳之所操纵也。

桂枝加附子汤方

即桂枝汤原方，加附子一枚，炮。

不但误汗而阳亡于外，设若误下，亦致阳衰于内。太阳之气由胸而出入。若太阳病误下之后，阳衰不能出入于外内，以致外内之气不相交接，其脉数中一止，其名为促，气滞于胸而满者，桂枝去芍药汤主之。盖桂枝汤为太阳神方，调和其气，使出入于外内，又恐芍药之苦寒，以缓其出入之势。若脉不见促而见微，身复恶寒者，为阳虚已极，桂枝去芍药方中加附子汤主之。恐姜桂之力微，必助之附子而后可。

上节言误汗而阳亡于外，此节误下而阳衰于内。其方只一二味出入，主治判然。

按：阳亡于外，宜引其阳以内入，芍药在所必用；阳衰于内，宜振其阳以自立，芍药则大非所宜也。

桂枝去芍药加附子汤方

即桂枝去芍药加附子一枚，炮。

太阳头痛项强，发热恶寒之病，得之八日已过，至九日，正当少阳主气之期，藉其气以为枢转，故如疟状，亦见寒热往来。究竟发热恶寒，现出太阳本证，与真疟不同。所幸者，寒热并见之中，热较多而寒却少。太阳以阳为主，热多是主胜客负，露出吉兆。其人不呕，邪不转属少阳。清便欲自可，邪不转属阳明。其寒热一日二三度发，不似疟之有定候。太阳得少阳之枢转，邪气有不能自容之象。脉微者为邪衰。缓者为正复，皆为欲愈之证脉也。设脉但见其微，而不见其缓，是邪衰而正亦衰也。不见其发热，而但见其恶寒者，是客胜主负也。盖太阳底面即是少阴，今脉微，即露少阴脉沉细之机，恶寒即伏少阴厥逆及背寒之兆。此不独太阳虚，而少阴与太阳俱虚，不可更发汗、更下、更吐也。虽然证脉如此，宜其面色无热色矣。而面色反有热色者，以诸阳之会在于面。犹幸阳气未败，尚能鼓郁热之气而见于面。独恨阳气已虚，未能遂其所欲，自作小汗而解也。兹以其不能得小汗出，辨其面色有热色，而知郁热之气欲达于肌表；又察其肌表之气未知，而知周身必痒，邪欲出而不能出。宜桂枝麻黄各半汤以助之。

此一节，言病在太阳，值少阳主气之期而藉其枢转也。

桂枝麻黄各半汤方

桂枝去皮，一两十六铢　芍药、生姜切、甘草炙、麻黄去节，各一两　大枣擘，四枚　杏仁汤浸、去皮尖及双仁者，二十四个

上七味，以水五升，先煮麻黄一二沸，去上沫，纳诸药，煮取一升八合，去滓，温服六合。

太阳病，审其为桂枝证，用桂枝汤，照法煮取三升，分三服。若初服桂枝汤一升，反烦不解者，缘此汤只能治肌腠之病，不能治经脉之病，治其半而遗其半故也。宜先刺风池、风府，以泻经中之热，却与留而未服之桂枝汤二升，照法服之，则愈。

此一节，言太阳之病涉于肌腠，而复干于经脉也。风池二穴在头上三行；颞颥后发际陷中，足少阳之经穴，针入三分，留三呼。风府一穴上发际一寸筋内宛宛中，督脉之经穴，针入四分，留三呼。二者皆太阳经所过之处，故刺之以泻太阳之邪。

邪之在表与在肌，其治不可以或混，而病之在表与在肌，其气未始不相通。如审系太阳肌腠之病，服桂枝汤，取微似汗者佳。若逼取大汗流漓而出，病反

不除。其脉势必变浮缓而为洪大者，察其桂枝证未罢，当仍与桂枝汤，如前啜粥令微似汗之法。是法也可以发汗，汗生于谷也，即可以止汗，精胜而邪却也。凡系肌腠之病，宜无不愈矣。若犹未能即愈，寒热往来，其形似疟，但疟有定时，而此则作止无常。日再发而与疟分别者，不独肌病，兼见表病，表病汗出必解，宜桂枝二麻黄一汤。此服桂枝后少加麻黄之一法。

此一节，言太阳之气在肌而复通于表也。

桂枝二麻黄一汤方

桂枝去皮，一两十七铢　芍药一两六铢　麻黄去节，十六铢　生姜切，一两六铢　杏仁去皮尖，十六个　甘草炙，一两二铢　大枣擘，五枚

上七味，以水五升，先煮麻黄一二沸，去上沫；纳诸药，煮取二升，去滓，温服一升，日再服。

太阳之气由肌腠而通于阳明，服桂枝汤，当取微似有汗者佳。今逼取太过，则大汗出后，阳明之津液俱亡，胃络上通于心，故大烦。阳明之上，燥气主之，故大渴不解，阳气亢盛，诊其脉洪大无伦者，白虎加人参汤主之。

此一节，言太阳之气由肌腠而通于阳明也。

白虎为西方金神，秋金得令，而炎气自除。加人参者，以大汗之后，必救其液以滋其燥也。

白虎加人参汤方

知母六两　石膏碎、绵裹，一斤　甘草炙，二两　粳米六合　人参二两

上五味，以水一斗，煮米熟汤成，去滓，温服一升，日三服。

太阳之气，外行于阳，内行于阴。太阳与少阴为表里，其内行无论矣。而且有陷入于脾，不能外达者，将何以辨之？辨之于证与脉之相反。太阳为病，其证皆发热恶寒，太阳以阳为主，若热多寒少，为主胜客负，是将愈之吉兆。脉宜缓而不弱，今脉微弱者，脉与证相反，是证为太阳，其气内陷于至阴之中，全隐其太阳真面目，不得不为之区别曰：此证为阳，而脉则无阳也。阳主表，无阳则不可发其表汗，从脉不从证，断断然者，宜桂枝二越婢一汤方，从至阴中以发越之。

此一节，言太阳之气陷于脾，而脾气不能外达者，不发其表汗，宜越其脾气也。

桂枝二越婢一汤方

桂枝去皮、芍药、甘草各十八铢　生姜一两二铢　大枣擘，四枚　麻黄去节，十

八铢　石膏碎、绵裹，二十四铢

上七味，㕮咀，以五升水，煮麻黄一二沸，去上沫，内诸药，煮取二升，去滓，温服一升。本方当裁为越婢汤、桂枝汤，合饮一升，今合为一方桂枝二越婢一。按：读方下所注，知仲景所用皆古方，真述而不作之圣也。

不独陷于脾而不能外达，而且有陷于脾而不能转输者。太阳病，服桂枝汤，服后未愈。医者不审其所以未愈之故，或疑桂枝汤之不当，而又下之，仍然表证不解，而为头项强痛，翕翕发热，无汗，且又兼见里证，而为心下满微痛，小便不利者，然无汗则表邪无外出之路，小便不利则里邪无下出之路。总由邪陷于脾，失其转输之用，以致膀胱不得气化而外出，三焦不行决渎而下出。《内经》云：三焦、膀胱者，腠理毫毛其应，是言通体之太阳也。此时须知利水法中，大有转旋之妙用，而发汗亦在其中，以桂枝去桂加茯苓白术汤主之。所以去桂者，不犯无汗之禁也；所以加茯苓、白术者，助脾之转输，令小便一利，则诸病霍然矣。

此一节，言陷脾不转输之治法也。

桂枝去桂加茯苓白术汤方

芍药三两　甘草炙，二两　生姜、茯苓、白术各三两　大枣十二枚

上六味，㕮咀，以水八升，煮取三升，去滓，温服一升，小便利则愈。

伤寒脉浮，自汗出，小便数，心烦，微恶寒，脚挛急，此与桂枝证相似，但脚挛急不似。考少阴之脉，斜走足心，上股内后廉。凡辨证，当于所同处得其所独。今据此挛急之一证，便知太阳之标热合少阴之本热，为阴阳热化之病，热盛灼筋，故脚挛急。并可悟脉浮、自汗、小便数皆系热证，即有微恶寒一证，亦可知表之恶寒渐微，则里之郁热渐盛。其与桂枝证，貌虽相似而实悬殊。医者反与桂枝汤以攻其表，此误也。病人阳盛于内，得此辛热之药，《周易》谓亢龙有悔，阳亦外脱而亡，便见厥证，水涸而咽中干，水火离而烦躁，火逆而吐逆者，此时投以苦寒之剂不受，惟以干姜炮黑，变辛为苦，同气以招之，倍用甘草以缓之，二味合用，作甘草干姜汤与之，以从治之法复其阳。若厥愈足温者，更作芍药甘草汤与之，滋阴以退热，热退其脚即伸。若胃气不和谵语者，是前此辛热之毒留于阳明而不去，少与调胃承气汤荡涤其遗热，取硝、黄以待乎姜、桂也。他若太阳之本寒合少阴之标寒为病，阴阳俱虚，重发其汗，则汗不止而亡阳，复加烧针者，更逼其汗而亡阳，必用四逆汤主之。均系亡阳，而彼此悬隔。

此一节，言太阳标热合少阴本热之为病，误治而变证不一也。

甘草干姜汤方

甘草炙，四两　干姜炮，二两

上㕮咀，以水三升，煮取一升五合，去滓，分温再服。

芍药甘草汤方

白芍药四两　甘草炙，四两

上二味，㕮咀，以水三升，煮取一升半，去滓，分温再服之。

调胃承气汤方

大黄去皮、清酒浸，四两　甘草炙，二两　芒硝半升

上三味，㕮咀，以水三升，煮取一升，去滓，纳芒硝，更上火微煮令沸，少少温服之。

四逆汤方

甘草炙，二两　干姜一两半　附子生用去皮、破八片，一枚

上三味，㕮咀，以水三升，煮取一升二合，去滓，分温再服，强人可大附子一枚，干姜三两。

问曰：证象阳旦，按桂枝汤加附子增桂，名阳旦汤之法治之，而增剧厥逆，咽中干，两胫拘急而谵语。师曰曰字衍文。言夜半阴阳交接，手足当温，两脚当伸。后如师言，何以知此？答曰：两手六部皆名寸口，其脉下指即见为浮，而脉形宽阔为大。浮则为风，风为阳邪也；大则为虚，阴虚于内，不能为阳之守也。风则以阳加阳，故生微热，虚则阴液不足，故两胫挛。病证象桂枝，因取桂枝汤原方加附子一枚参其间，增桂枝三两，名阳旦汤。与服以令汗出，以附子温经，亡阳故也。盖附子为温经之药，阴寒用事，得之则温经以回阳，如桂枝加附子汤之治遂漏是也。阳热内盛，得之则温经以亡阳，如此汤之令汗出是也。审其厥逆，咽中干，烦躁，阳明内结，谵语烦乱，知其因服辛热之药所致，遂更易其治法，饮甘草干姜汤引外越之阳以返内。夜半天之阳生，而人之阳气亦还，两足当温，阴阳顺接而厥回。但阴津尚未全复，故胫尚微拘急，重与芍药甘草汤，苦甘生其阴液，尔乃胫伸。其谵语未止者，误服阳旦汤之热，视桂枝汤为倍烈，以致阳明内结烦乱，是胃中有燥屎，徒用调胃承气汤少与之，恐不足以济事，必以大承气汤令大便微溏，燥屎亦下，则止其谵语，故病可愈。

此一节设为问答，承上节而明误药之变证，更进一层立论。

肌腠实则肤表虚而自汗，入于经输，既有桂枝加葛根之法，而肤表实而无

汗入于经输者，治法何如？太阳病，项背强几几，前已详其说矣，其无汗为邪拒于表，表气实也。其恶风者，现出太阳之本象也，葛根汤主之。

此一节，言邪从肤表而涉于经输，与邪在肌腠而涉于经输者之不同，另立葛根汤取微似汗法。

张令韶云：自此以下四节，俱论太阳之气循经而入，不在肌腠之中也。

葛根汤方

葛根四两　麻黄去节，三两　桂枝去皮，二两　芍药切，二两　甘草炙，二两　生姜切，三两　大枣擘，十二枚

上七味，㕮咀，以水一斗，先煮麻黄、葛根，减二升，去沫，纳诸药，煮取三升，去渣。温服一升，覆取微似汗，不须啜粥。余如桂枝汤法将息及禁忌。

太阳之恶寒发热、头项强痛等证，与阳明之热渴、目疼、鼻干等证，同时均发，无有先后，名曰合病。合病者，两经之热邪并盛，不待内陷，而胃中之津液为其所逼而不守，必自下利，然虽下利而邪犹在表，未可责之于里。既非误下邪陷之里虚，断不可以协热下利之法治之，仍当以两经之表证为急，故以葛根汤主之。

此一节，言太阳合于阳明而为下利证也。

太阳与阳明合病，其机关全在乎下利，而兹不下利，而但作呕者，当求其说。盖太阳主开，阳明主合，今阳明为太阳所逼，本合而反开。开于下则下利，开于上则为呕，即以葛根加半夏汤主之。盖以半夏除结气，以遂其开之之势而利导之也。

此一节承上节而言太阳合于阳明，不下利而但呕也。二节言太阳与阳明合病，重在太阳之开一边，与下章合病用麻黄法不同，小注宜细玩而熟记之。

葛根加半夏汤方

即葛根汤原方，加半夏半升洗。

太阳病，头项强痛，自汗，恶风，为桂枝证，病在肌也。医反下之，致太阳之邪由肌而内陷，利遂不止。然邪虽内陷而气仍欲外出，其脉急数中时见一止而无定数，其名为促。脉促者，表邪未能径出而解也。邪欲出而未能迳出则喘，喘则皮毛开发而汗出者，此桂枝证误治之变。既变则宜从变以救之，不可再用桂枝汤，而以葛根黄芩黄连汤主之。

此一节，言太阳证虽已陷邪，亦可以乘机而施升发，使内者外之、陷者举之之妙也。

张令韶云：下后发喘汗出，乃天气不降、地气不升之危证，宜用人参四逆

辈。仲师用此方,专在表未解句。虽然仲师之书岂可以形迹求之耶?总以见太阳之气出入于外内,由外而入者亦可由内而出,此立证立方之意也。

葛根黄芩黄连汤方

葛根半斤　甘草炙,二两　黄芩三两　黄连三两

上四味,以水八升,先煮葛根减二升,纳诸药,煮取二升,去滓,分温再服。

太阳在肌之病,言之详矣。兹请专言其在表。太阳病,头痛发热,固不待言,而身疼,病在太阳之气也。经云:太阳主周身之气是也。其腰痛者,病在太阳之经也,经云:太阳之经,挟脊抵腰是也。经气俱病,即骨节亦牵连而疼痛,病从风得故恶风,邪伤肤表则肤表实而无汗,邪不得汗而出,则内壅于肺而喘者,不可用解肌之桂枝汤,必以发表之麻黄汤主之。

此一节,言太阳病在肤表之治法也。

张令韶云:自此以下三节,俱论太阳之气在表为麻黄汤证也。

柯韵伯曰:麻黄八证,头痛、发热、恶风,同桂枝证;无汗、身疼,同大青龙证。本证重在发热身疼,无汗而喘。又曰:本条不冠伤寒,又不言恶寒,而言恶风,先辈言麻黄汤主治伤寒,不治中风,似非确论。盖麻黄汤、大青龙汤,治中风之重剂;桂枝汤、葛根汤,治中风之轻剂,伤寒可通用之,非主治伤寒之剂也。

麻黄汤方

麻黄三两　桂枝去皮,三两　甘草炙,一两　杏仁去皮尖,七十个

上四味,以水九升,先煮麻黄,减二升,去上沫,纳诸药,煮取二升半,去滓,温服八合。覆取微似汗,不须啜粥。余如桂枝法将息。

前以葛根治太阳与阳明合病,重在太阳之开一边也。然二阳合病,其阳明主合之势过于太阳,则为内而不外之证,不可不知。何则?太阳之气从胸而出,而阳明亦主膺胸,若与阳明合病,二阳之气不能外达于皮毛。不能外达,势必内壅作喘而又见有胸满之的证者,切不可下,以致内陷者终不能外出,宜麻黄汤之发汗以主之。

此一节,言太阳与阳明合病之用麻黄法也,重在阳明主合一边,与上章用葛根法分别。

太阳病,头项强痛等证,五日少阴至十日已去,为十一日,正值少阴主气之期。其脉浮为太阳,细为少阴,而嗜卧者,太阳、少阴之气两相和合,故知其外已解也。设令胸满胁痛者,太阳之气欲从胸胁而出,不得少阴之枢转也。盖少阴为阴枢,少阳为阳枢,惟小柴胡汤能转其枢。兹与以小柴胡汤,药证若对即立效。若脉但浮而不细者,是太阳之气自不能外出,非关枢也,与麻黄汤以

达表。

此言太、少阴阳之气表里相通，而太阳又得少阴之枢以为出入也。

张令韶云：此以上三节皆用麻黄汤，而所主各有不同也。首节言太阳之气在表，宜麻黄汤以散在表之邪；次节言太阳之气合阳明而在胸，宜麻黄汤以通在胸之气；此节言太阳之气自不能外出，不涉少阴之枢，亦宜麻黄汤导之外出也。

张隐庵《宗印》云：此节言阳病遇阴、阴病遇阳，阴阳和而自愈，非表病变阴、阳病而得阴脉之谓。读论者，当知阴阳之道，变通无穷，幸勿胶柱，庶为得之。

麻黄证、桂枝证外，又有大、小青龙之证，不可不知。请先言大青龙之证：太阳中风，脉浮，浮为邪在于肌而表虚，表虚本有欲汗之势。此则浮中兼紧，紧为邪在于表而表实，表实而仍不得汗，是肌与表兼病也。发热为太阳标病，恶寒为太阳本病，是标与本俱病也。太阳之气，主周身之毫毛。太阳之经，连风府，上头项，挟脊，抵腰，至足。今一身皆疼痛，是经与气并病也。而且不得汗出，则邪热无从外出，而内扰不安为烦躁者，是烦躁由不汗出所致，与少阴烦躁不同，以大青龙汤之发表清里主之。若脉微弱，微为水象，微而兼弱，病在坎中之阳，少阴证也。少阴证原但厥无汗，今汗出而恶风者，虽有烦躁证，乃少阴亡阳之象，全非汗不出而郁热内扰者比，断断其不可服。若误服之，则阳亡于外而厥逆，阳亡于内而筋惕肉瞤，此为逆也。按：此句下，以真武汤救之，方、喻各本皆然。意者仲师当日，不能必用法者尽如其法，故更立真武一方救之，特为大青龙对峙。一则救不汗出之烦躁，兴云致雨，为阳亢者设；一则救汗不收之烦躁，燠土制水，为阴盛者设。烦躁一证，阴阳互关，不可不辨及毫厘。

此一节，言大青龙汤为中风不汗出而烦躁者之主方也。

张令韶云：合下四节，论大、小青龙功用之不同。

大青龙汤方

麻黄去节，六两　桂枝去皮，二两　甘草炙，二两　杏仁去皮尖，五十个　生姜切，三两　大枣擘，十二枚　石膏研碎，如鸡子大

上七味，以水九升，先煮麻黄，减二升，去上沫，纳诸药，煮取三升，去滓，温服一升，取微似汗。汗出多者，温粉扑之。一服汗者，停后服。汗多亡阳遂虚，恶风烦躁，不得眠也。

大青龙汤为少阴证之大禁。苟无少阴证者，不特中风之重者用之，即伤寒之轻者亦可用。伤寒脉不浮紧而浮缓，身不觉其疼，而但觉其重，而且重不常

重，亦乍有轻之时，似可以无用大青龙之大剂矣。然不汗出而烦躁，为大青龙之的证，苟非太发其汗，则内热无可宣泄，其烦躁亦何自而安乎？医者必审其不汗出非少阴之但厥无汗，烦躁非少阴水火之气相离。审证既确，亦可以自信而直断之曰此无少阴证者，以大青龙汤发之。

此一节，言伤寒之轻证，亦有用大青龙法，点出无少阴证者五字，以补出上节之大主脑也。者字承上节不汗出而烦躁言。上节云主之，以外内之热交盛，此方主其中而分解之。此节云发之者，外邪虽闭，而内之烦躁未甚，但发其外，而内自解也。

柯韵伯曰：中风轻者微烦，重者烦躁。伤寒轻者烦躁，重者必呕逆矣。又曰：脉浮紧者身必疼，脉浮缓者身不疼。中风、伤寒皆然，又可谓之定脉定证矣。

又有伤寒表之寒邪不解，而动里之水气，遂觉心下有水气。盖太阳主寒水之气，运行于皮肤，出入于心胸，今不能运行出入，以致寒水之气泛溢而无所底止。水停于胃则干呕，水气与寒邪留恋而不解，故发热。肺主皮毛，水气合之则发热而咳。是发热而咳，为心下有水气之阴证。然水性之变动不居，不得不于未然之时，先作或然之想。或水蓄正津不行，则为渴；或水渍入肠间，则为利；或逆之于上，则为噎；或留而不行，则为小便不利、少腹满；或如麻黄证之喘，而兼证处显出水证，则为水气之喘者，以上诸证，不必悉具，但见一二证是也。以小青龙汤主之。

此一节言伤寒太阳之表，而动其里之水气也。本方散心下之水气，藉麻黄之大力，领诸药之气布于上，运于下，达于四旁。内行于州都，外行于元府，诚有左宜右有之妙。

小青龙汤方

麻黄去节，三两　芍药三两　五味子半升　干姜三两　甘草炙，三两　细辛三两　桂枝三两　半夏汤洗，半升

上八味，以水一斗，先煮麻黄减二升，去上沫，纳诸药，煮取三升，去滓，温服一升。

且夫寒水之气，太阳所专司，运行于肤表，出入于胸膈，有气而无形。苟人伤于寒，则不能运行出入，停于心下，病无形之寒水，化而为有形之水气，水寒伤肺，而气上逆，则为咳而微喘，病在太阳之标，则现出标阳而发热。然水寒已甚，标阳不能胜之，虽发热而仍不渴，审证既确，而以小青龙汤与服。服汤已而渴者，此寒去欲解，而水犹未解也，仍以小青龙汤主之。再散其水气而愈。

此一节承上节以重申水气之义。

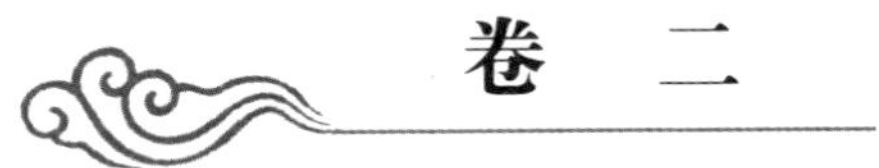

卷　二

辨太阳病脉证篇

在表在外，病各不同，麻黄桂枝汤亦各判，请汇集而参观之。太阳之病，皮肤为表，肌腠为外。外证未解，肌中之气为邪所伤，其脉因见浮弱者，当以甘温之药，资助肌腠之气血从汗而解，宜桂枝汤。

此一节，言桂枝汤为解外之剂也。

张令韶曰：自此以下十五节，言病有在表、在外之不同，汤有麻黄、桂枝之各异也。

柯韵伯曰：桂枝温能散寒，甘能益气生血，辛能发散外邪。故麻黄、青龙，凡发汗剂咸用之，惟桂枝汤不可用麻黄，而麻黄汤不可无桂枝也。何也？桂枝为汗药中冲和之品，若邪在皮毛，则皮毛实而无汗，故主麻黄以直达之，令无汗者有汗而解。若邪在肌肉，则肌肉实而皮毛反虚而自汗，故不主麻黄之径走于表，止佐以姜、枣、甘、芍调和气血，从肌肉而出皮毛，令有汗者复汗而解。二方之不同如此。今人不知二方之旨，以桂枝汤治中风，以麻黄汤治伤寒，失之远矣。

在表之邪未解，尚见太阳头项强痛等病，医者误下之，犹幸里气未夺，反上逆与表邪交错于胸中，而为微喘者，表未解故也。盖肌也表也，气原相通，邪从表而入肌，亦从肌而出表，故仍用桂枝加厚朴杏仁汤主之。盖杏仁降气，厚朴宽胸，方中加此二味，令表邪交错者，从肌腠出于皮毛而解矣。按时人往往于肌表二字认不清，所以终身愦愦。

此一节，言表邪未解者不可下，若误下之，仍宜用桂枝加味，令其从肌以出表。

桂枝加厚朴杏仁汤

即桂枝汤加杏仁五十枚　厚朴二两，炙，去皮

上七味，以水七升，微火煮，取三升，去滓，温服一升，覆取微似汗。

在外之邪未解，尚见太阳头项强痛等病，须知其为外证未解，不可下也，下之为治之逆。欲解外者，宜桂枝汤主之。

此一节，言误下后还用桂枝汤救外证之逆。

次男元犀按：桂枝汤本为解肌，误下后邪未陷者，仍用此方。若已陷者，当审何逆，从其变而治之。然则外证未解，救误如此，而内证未除者，救之当何如？师故举一隅以示人焉。

未汗而遽下之，既以桂枝汤为救误之法；先汗而复下之，亦藉桂枝汤为补救之资。太阳病，先以麻黄汤发汗，既汗而犹不解，正宜以桂枝汤继之。而竟不用桂枝汤而复下之，此粗工泥守先汗后下之法，不知脉理故也。脉浮者不愈。浮为在外，而反下之，故令不愈。今脉浮，故知在外，当须解外则愈，宜桂枝汤主之。

此一节，言先汗后下，察其脉浮病不解者，仍宜用桂枝汤以解外也。言外见麻黄汤后继以桂枝汤为正法也。

请再以表病用麻黄汤之法而言：太阳病，脉浮紧，是麻黄证的脉。无汗，发热，身疼痛，是麻黄证的证。医者不知用麻黄汤，至八日当阳明主气之期，九日当少阳主气之期不解，表证仍在，此虽为日已久，还当发其汗，麻黄汤主之。若服前药已，只见表邪得汗出而微除，而三阳之阳热内盛，阳盛则阴虚，故其人阳盛而发烦，阴虚而目瞑，剧者必逼血上行而为衄，衄出而经络之热随衄乃解。所以然者，以太阳主巨阳之气，阳明主悍热之气，少阳主相火之气，三阳合并而为热，阳气重故也，麻黄汤主之。

此一节，言病在太阳得阳明、少阳之气化，合并为热之治法也。但言发热不言恶寒者，主太阳之标阳而言也。

三阳气盛，汗之而不解者，既可使其从衄而解矣。而太阳本经之热，亦有自衄而解之证。太阳病，脉浮紧，发热，身无汗，不因发汗而其热自能从衄而解者，其病比上条三阳合并稍轻而易愈。盖血之与汗，异名同类。不得汗，必得血；不从汗解，而从衄解。此与热结膀胱血自下者，同一局也。

此一节，言不因三阳之气盛，不用麻黄之发汗，而太阳标阳之热，若得衄则无不解矣。

男蔚按：发热无汗，则热郁于内，热极络伤。阴络伤，血并冲任而出，则为吐血；阳络伤，血并督脉而出，则为衄血。此督脉与太阳同起目内眦，循膂络肾，太阳之标热借督脉作衄为出路而解也。

二阳并病，缘太阳初得病时，当发其汗，汗先出不通彻，因转属阳明，故谓之并病。夫既属阳明，则水谷之汗相续不绝，肌表中时自见其微汗出，若果不恶寒，则太阳之证已罢，可以议下矣。若太阳恶寒之病证不罢者，不可下，下之为治之逆。必须发汗，为治之顺。如此当知有小发汗、更发汗二法。可小发汗为偏于阳明在经之证。设面色缘缘正赤者，即面色有热色之象，为阳明之气怫郁在表，当以小发汗之剂解之。解之而不尽者，仍以药气熏之，中病则已。若太阳经气俱病之重证发汗不彻，不足言，仅为阳气怫郁不得越。缘前此当发太阳之汗而不汗，热邪无从外出，其人内扰不安而烦躁，此烦躁由于不汗所致，与大青龙证之烦躁同例。邪无定位，不知痛处，腹中、四肢皆阳明之所主，太阳之病邪并之，或乍在腹中，或乍在四肢，按之不可得其定位，呼出为阳，呼入为阴，阴阳之气不相交，故其人短气，然其人所以短气者，但坐，以汗出不彻以致阴阳之气不交，出入不利故也，更发其汗则愈。何以知汗出不彻？以脉滞涩不流利，故知其汗液不通也。

此一节，言太阳之病并于阳明也。

庞安常拟补麻黄汤，喻嘉言拟桂枝加葛根汤，二方俱隔靴搔痒。

病出汗不彻，且有小发、更发之法，况其为应汗不汗乎？然亦有法虽当汗，而独取尺脉为凭，为法外之法。脉浮数者，必发热，法当汗出而愈，若误下之，虽幸其邪尚未陷，而无如气被伤而身重，血被伤而心悸者，盖卫气营血外循行于经络之间，而肺卫心营内取资乎水谷之气，今下后为阳明水谷之气不充，不可发汗，当听其自汗出乃解。所以然者，尺中脉微，尺为阴而主里，此里阴之虚，慎勿乱药，唯糜粥自养，渐复胃阴。又依《内经》之说，月廓满则气血实、肌肉内坚，预告病人勿幸速效。须俟谷气充，天时旺，则表里之气实，而津液自和，便自汗出而愈。此法外之法也。

此一节，言汗乃血液，血液少者不可汗也。

由此法而推之，脉浮数之外更有脉浮紧之证。脉浮紧者，法当身疼痛，宜以麻黄汤发汗解之。假令尺中迟者，不可发汗，何以知其然？以营者水谷之精气也，和调于五脏，洒陈于六腑，乃能入之于脉。今尺中迟，乃知中焦之营气不足，血液虚少，不能入于脉故也。前云脉浮数，因误治而虚其阴，尚可勿药而俟其自愈。今则浮紧之脉，不易出汗，阴气本虚，不因误治所致，又不能俟其自复而作汗。若云先补后散、补散兼用，更为妄语。吾观虚人于未病时，服人参、地黄等药无数，尚且未见大效，岂邪盛无汗之际，得之即能补虚而不助邪乎？是必无之理也。当于本原处而求其治则得矣。

此一节承上节而续言脉浮紧之证，以见血液少者不可发汗。言外见虽发之而亦不能作汗也。

二者于尺中之脉，既知其不可，即便知其可矣。凡脉浮而紧，其尺中不迟者，病在表，而营不虚也，可以发汗，宜麻黄汤径发之，不必他虑也。脉浮而数，其尺中不微者，为里不虚也，可以发汗，宜麻黄汤径发之，又不必他虑也。

此一节，承上文两节之意而申言之。

上言营、言里而诊于尺中者，以营为阴也。营阴而卫阳和合而循行于肌表。今请再言卫气：病人常自汗出者，此为营气本和，然营气和者，而竟有常自汗之证奈何？盖因卫外之卫气不谐，以卫气之虚，不能共营气和谐故尔。盖卫为阳，营为阴，阴阳贵乎和合。今营自和而卫不能与之和谐，以致营自行于脉中，卫自行于脉外，两不相合，如夫妇之不调治者。当乘其汗正出时，与桂枝汤啜粥，是阳不足者温之以气，食入于阴，气长于阳。既汗复发其汗，则阳气振作，营卫因之以和，则汗不复出而愈，宜桂枝汤。

此一节，因上文营气不足而复及于卫气也。

病人脏腑无他病，惟有定时发热，因有定时自汗出，每热则汗出，与无热而常自汗出者不同。而推其所以不愈者，即《内经》所谓阴虚者阳必凑之，故少气，时热而汗出，此卫气因阳热之凑而不和也。治者先于其未发热之时发其汗，欲从汗以泄其阳热，并以啜粥，遵《内经》精胜而邪却之旨则愈，宜桂枝汤主之。

上节言卫气不和，乃卫气不与营气相和；此节言卫气不和，乃卫气之自不和也。

张令韶云：此二节言桂枝汤能和营卫而发汗，亦能和营卫而止汗也。柯韵伯云：一属阳虚，一属阴虚，皆令自汗，但以无热、有热别之，以常汗出、时汗出辨之，总以桂枝汤啜热粥汗之。

前言邪从衄解，一在八九日三阳热盛，服麻黄汤之后而解也；一在太阳本经热盛，亦有不服麻黄汤可以自衄而解也。然二者皆于衄后而解，亦有衄后而不解者，不可不知。伤寒，脉浮紧，不发汗，因致衄者，其衄点滴不成流，虽衄而表邪未解，仍以麻黄汤主之。俾元府通，衄乃止。不得以衄家不可发汗为辞，谓汗后有额上陷，脉紧，目直视不能眴，不得眠之变也。然彼为虚脱，此为盛盈，彼此判然。且衄家是素衄之家，为内因致衄；此是有因而致，为外因。

此一节，又补言衄后邪不解之症也。然邪解而脉微，邪不解而脉浮，以此为辨。

以上两言得衄而解，又言得衄而仍不解，大旨以汗之与血异名同类，不从汗解，必从衄解。既衄而不成衄者，又当从汗而解之，言之详矣。然衄证又当以头痛为提纲，以头为诸阳之会。督脉与太阳同起于目内眦，邪热盛则越于督脉而为衄也。然头痛病在上也，而察其病机则在于下：一曰大便，一曰小便。若伤寒不大便六日，六经之气已周，七日又值太阳主气之期，头痛有热者，热盛于里，而上乘于头，与承气汤，上承热气于下，以泄其里热。其头痛有热而小便清者，知热不在里，仍在表也，当须发汗，以麻黄汤泄其表热。此一表一里之证，俱见头痛。若头痛不已者，势必逼血上行而为衄，此可于未衄之前，以头痛而预定之也。然犹有言之未尽者，病在表者固宜麻黄汤，至于病在肌腠，其邪热从肌腠而入经络，头痛亦必作衄，宜以桂枝汤于未衄之前而解之。

此一节以头痛者必衄五字为主，而言在里、在表、在经之不同，欲学者一隅而三反也。

总而言之，桂枝与麻黄功用甚广，而桂枝汤更有泛应曲当之妙。伤寒服麻黄汤以发汗，服后汗出身凉为表邪已解，至半日许复发热而烦，是表邪解而肌邪未解也。又诊其脉不见桂枝之浮弱，仍见麻黄证之浮数者，知非麻黄证未罢，乃肌腠之邪不解，动君火之气而为烦所致。麻黄汤不可治烦，可更易麻黄汤之峻，而用啜粥调和之法以发其汗，宜桂枝汤主之。解肌以止烦。

此一节总结十五节，病有在表、在外之不同，汤有麻黄、桂桂之各异，而申言桂枝之用更宏也。

柯韵伯云：桂枝汤本治烦，服后外热不解而内热更甚，故曰反烦；麻黄证本不烦，服汤汗出，外热初解，而内热又发，故曰复烦。凡曰麻黄汤主之、桂枝汤主之者，定法也。服桂枝汤不解，仍与桂枝汤；汗解后复发烦，更用桂枝汤者，活法也。服麻黄汤复烦，可更用桂枝；服桂枝汤复烦者，不得更用麻黄。且麻黄脉证，但可用桂枝汤更汗，不可先用桂枝汤发汗，此又活法中定法矣。

汗、吐、下三者，攻邪之法也。凡病，若发汗，若吐，若下，用之得当，则邪去而病已。若汗、吐、下用之太过，为亡津液，而且有亡阳之患。虽其汗、吐、下之证仍在，不可复行汗、吐、下之法，姑慢服药，俟其阴阳之气自和者，邪气亦退，必自愈。

此一节，言汗、吐、下三法不可误用。

张令韶云：以下十三节皆所以发明首节之义，以见汗、吐、下之不可误施有如此也。

大下之后，复发汗，以致小便不利者，亡津液故也，勿用利小便之药治之。姑俟其津回，得小便利，则阴阳和，而表里之症必皆自愈。

此一节，言汗下逆施，重亡津液也。

下之后，复发汗，则气虚于外，不能熏肤充身，故必振寒，血虚于内，不能营行经脉，故脉微细。所以然者，以误施汗下，内外气血俱虚故也。

此一节，言汗下后，不特亡津液，并亡其内外之阴阳气血也。

男元犀按：此言倒施下、汗之误。病在外当汗解，而反下之，伤阴液于内，故脉微细；复发汗，又虚阳气于外，故身振寒。此为内外俱虚，阴阳将竭，视上节病较重。

下之后，复发汗，亡其阳气。昼日为阳，阳虚欲援同气之救助而不可得，故烦躁不得眠；夜为阴，阴盛则相安于阴分而安静。其于不呕，不渴，知其非传里之热邪；其于无表证，知非表不解之烦躁也。脉沉微，气虚于里也。身无大热者，阳虚于表也。此际不急复其阳，则阳气先绝而不可救，以干姜附子汤主之。

此一节，言汗、下之后，亡其阳气也。

干姜附子汤方

干姜一两　附子生用、去皮、擘破八片，二枚

上二味，以水三升，煮取一升，去滓，顿服。

发汗后，邪已净矣，而身犹疼痛，为血虚无以营身。且其脉沉迟者，沉则不浮，不浮则非表邪矣；迟则不数紧，不数紧则非表邪之疼痛矣。以桂枝加芍药生姜各一两、人参三两，新加汤主之，俾血运则痛愈。

此一节，言汗后亡其阴血也。

桂枝加芍药生姜人参新加汤

桂枝去皮，三两　芍药四两　甘草炙，二两　人参三两　生姜切，四两　大枣擘，十二枚

上六味，以水一斗二升，微火煮取三升，去滓，分温服，余依桂枝汤法。

且汗、吐、下不如法而误施之，既已增病，亦恐伤及五脏之气。先以热邪乘肺言之：盖太阳之气与肺金相合而主皮毛。若麻黄证标阳盛者，竟用桂枝汤啜粥以促其汗，发汗后，切不可更行桂枝汤，何也？桂枝之热虽能令其汗出，而不能除麻黄本证之喘，究竟汗为热汗，而麻黄本证之汗未尝出也。无大热者，热盛于内，上乘于肺，而外热反轻也，可与麻黄杏仁甘草石膏汤主之。取石膏止桂枝热逼之汗，仍用麻黄出本证未出之汗也。

此一节，言发汗不解，邪乘于肺，而为肺热证也。

张令韶云：自此以下五节，因误施汗、吐、下致伤五脏之气也。

柯韵伯云：温病、风温，仲景无方，疑即此方也。按柯氏此说，虽非正解，亦

姑存之，以备参考。

麻黄杏仁甘草石膏汤

麻黄去节，四两　杏仁去皮尖，五十个　甘草二两　石膏碎、绵裹，半斤

上四味，以水七升，先煮麻黄，减二升，去上沫，纳诸药煮取二升，去滓，温服一升。

以伤其心气言之，发汗过多，虚其心液，其人叉手自复冒于心，外有所卫而安也。心下悸，欲得按者，内有所依而愈安也，桂枝甘草汤主之。

此一节，言发汗而伤其心气也。

桂枝甘草汤

桂枝去皮，四两　甘草炙，二两

上二味，以水三升，煮取一升，去滓，顿服。

以伤其肾气言之，发汗过多之后，肾阳虚则水邪挟水气而上冲，故其人脐下悸者，欲作奔豚。然犹欲作而尚未作也，当先其时以茯苓桂枝甘草大枣汤主之。

此一节，言发汗后而伤其肾气也。

茯苓桂枝甘草大枣汤

茯苓半斤　甘草炙，二两　大枣擘，十五枚　桂枝去皮，四两

上四味，以甘澜水一斗，先煮茯苓减二升，纳诸药，煮取三升，去滓，温服一升，日三服。甘澜水法取水二斗，置大盆内，以杓扬之，水上有珠子五六千颗相逐，取用之。

以伤其脾气言之，发汗后，外邪已解，而腹胀满者，盖以汗虽出于营卫，实禀中焦水谷之气以成。今发汗伤其中气，致中虚不能运行升降，乃生胀满，以厚朴生姜半夏甘草人参汤主之。

此一节，言发汗而伤其脾气也。

同学周镜园云：太阳发汗，所以外通阳气，内和阴气。发汗不如法，致太阳之寒内合太阴之湿，故腹胀满之病作矣。

厚朴生姜甘草半夏人参汤

厚朴去皮、炙，半斤　生姜切，半片　半夏洗，半升　人参一两　甘草炙，二两

上五味，以水一斗，煮取三升，去滓，温服一升，日三服。

以伤其肝气言之，伤寒，若吐、若下后，中气伤矣。心下为脾之部位，土虚而风木乘之，故逆满，气上冲胸，即厥阴之为病，气上撞心是也。起则头眩，即

《内经》所谓诸风掉眩皆属于木是也。脉沉紧，肝之脉也。发汗则动经，身为振振摇者，经脉空虚而风木动摇之象也。《金匮》知肝之病，当先实脾，却是不易之法，以茯苓桂枝白术甘草汤主之。

此一节，言吐、下而伤其肝气也。

茯苓桂枝白术甘草汤

茯苓四两　桂枝去皮，三两　白术二两　甘草二两

上四味，以水六升，煮取三升，去滓，分温三服。

且也虚人不宜发汗，汗之则为虚虚。发汗后，病应解而不解，不应恶寒而反恶寒者，以其人本虚故也。虚则宜补，补正即所以祛邪，以芍药甘草附子汤主之。

此一节，言误发虚人之汗，另立一补救法也。

芍药甘草附子汤

芍药三两　甘草三两，炙　附子炮、去皮、破八片，二枚

上三味，以水五升，煮取一升五合，去滓，分温服。

虚人发汗且为虚虚，汗而又下，便入阴而危证矣。太阳病发汗，病不解，若下之，而病仍不解，忽增出烦躁之证者，以太阳底面即是少阴，汗伤心液，下伤肾液，少阴之阴阳水火离隔所致也。以茯苓四逆汤主之。

此一节，言虚人误施汗下，恐少阴水火之气因之离隔而难治。烦者阳不得遇阴，躁者阴不得遇阳也。

茯苓四逆汤

茯苓六两　人参一两　附子生用去皮、破八片，一枚　甘草炙，二两　干姜一两半

上五味，以水五升，煮取三升，去滓，温服七合，日三服。

要之病变虽多，不外虚实两证。凡发汗后恶寒者，虚故也，发汗后不惟不恶寒，而且但见其热者，实也。盖因发汗，以致胃燥而为实热之证。当和胃气，与调胃承气汤。甚矣！温补凉泻之不可泥也。

此一节总结上文数节之意，言虚证固多，而实证亦复不少，而又提出胃气二字，补出调胃承气汤一方，其旨微矣。

太阳病从微盛而转属，阳微则转属少阴为虚证，以太阳与少阴相表里也；阳盛则转属阳明为实证，以太阳与阳明递相传也。

存津液为治伤寒之要。太阳病，发汗后，大汗出，阳明水谷之津竭矣。故胃中干，土燥于中，心不交肾则烦，肾不能交心则躁不得眠，即《内经》所谓胃不

和则卧不安者是也。欲得饮水者，人身津液为水之类，内水耗竭，欲得外水以自救，只宜少少与饮之，令胃得水而不干，斯气润而和则愈，切不可误与五苓散。若脉浮，小便不利，乃脾气不能转输，而胃之津液不行也。微热，乃在表之邪未解也；消渴者，饮入而消，热甚于里故也。以脉浮在表而微热，以脾不转输，故小便不利而消渴。与五苓散，能布散水气，可以主之。

此一节，言发汗后胃之津液有干竭与不行之分别也。太阳病至胃气和则愈，言津液干竭。若脉浮至末言津液不行，当作两截看。

张令韶云：合下四节，皆论发汗后烦渴证也。

五苓散

猪苓去皮，十八铢　泽泻一两六钱半　茯苓十八铢　桂去皮，半两　白术十八铢

上五味为末，以白饮和服方寸匕，日三服。多饮暖水，汗出愈。

钱天来云：汉之一两，即今之二钱七分也。

汪苓友云：古云铢者，六铢为一分，即二钱半，二十四铢为一两也。

胃干之烦渴，当以五苓散为禁剂矣。而审系脾不转输之为渴，虽无微热与小便不利症，而治以五苓散则一也。发汗之后，表邪亦已，邪已则脉当缓。今脉不缓而浮数，以汗为中焦水谷之气所化，汗伤中气，则变其冲和之象也。烦渴者，汗伤中气，脾不转输而水津不能布散也，以五苓散主之。盖以五苓散降而能升，山泽通气之谓也。通即转输而布散之，不专在下行而渗泄也。

上节言汗后邪未解而烦渴，此节言邪既解而烦渴也。

何以言之？盖汗有血液之汗，有水津之汗，如伤寒，汗出而渴者，水津之汗也。汗出而脾虚，津液不能上输而致渴，以五苓散主之；若汗出而不渴者，血液之汗也，心主血脉，以茯苓甘草汤主之。方中茯苓、桂枝以保心气，甘草、生姜调和经脉。

此一节上二句申明上文两节之义，言水津之汗也；下二句补出血液之汗，另出方治。

茯苓甘草汤

茯苓二两　桂枝去皮，二两　生姜切，三两　甘草炙，一两

上四味，以水四升，煮取二升，去滓，分温三服。

且五苓散不特自内输布其水津也，而亦治表里证之水逆。如中风发热六日，是六经已尽，七日而又来复于太阳，而其发热不解而烦，谓之表证。而何以又谓之有表里证，以渴欲饮水为里证，合而言之，名为表里证也。盖风为阳邪，阳热甚则渴，不关于发汗亡津液所致也。《内经》云：饮入于胃，游溢精气，上输

于脾，脾气散精，上归于肺。今脾不能散精归肺，以致水入则吐者，名曰水逆，谓水逆于中土而不散也。以五苓散主之，助脾气以转输。

此一节，言五苓散之治水逆。近注以太阳为表为标，膀胱为里为本，此证名为犯本，又名为表里传，反多歧节，与本论之旨不合。

至于血液之汗主于心，上言主以茯苓甘草汤，尚未尽其量。医师未持病人之脉时，只见病人叉手自复冒其心，其心下悸而喜按明矣。而医师因行教试之法，令病人作咳，而病人竟不咳者，此必两耳聋而无闻也。所以然者，以重发汗，阳气不充于胸中，故手叉自冒；精气不充于两耳，故耳聋无闻。阳气、精气非一亦非二也。汗后交虚病故如此。岂茯苓甘草汤所可胜任哉？

此一节，言血液之汗发之太过，致伤心肾之气，非茯苓甘草汤所能治也。

后学周宗超按：正气虚之耳聋，与少阳邪盛之耳聋，分别在手自冒心。

其与五苓证相似而不同者奈何？发汗后，肺气已虚。若饮水多，则饮冷伤肺必作喘，以水灌之，则形寒伤肺亦作喘。此岂五苓所能治哉？

此一节，言汗后伤肺，五苓散不可以混施。

更有与五苓证之水逆相似者，尤不可混。发大汗之后，水药不得入口，以汗本于阳明水谷之气而成。今以大汗伤之，则胃气大虚，不能司纳如此，此为治之之逆。若不知而更发其汗，则胃虚阳败，中气不守，上下俱脱，必令吐下不止。此与五苓证之水逆何涉哉？

此一节，言发汗的胃虚水药不入之证，与五苓散大不相涉。

自未持脉至此，共三节，以反掉笔为结尾，故不必出方。然读仲景书，须于无字中求字，无方处索方，方可谓之能读。

少阴君火居上，少阴肾水居下，而中土为之交通。若发汗、吐、下后，上、中、下三焦俱为之伤，是以上焦之君火不能下交于肾，下焦之肾水不能上交于心。火独居上，阳不遇阴，故心虚而烦，胃络不和，故不得眠，若剧者，不得眠之盛。必反复颠倒，烦之极，自见其心中不爽快而懊憹，以栀子豉汤主之。以栀子入心而下交于肾，豆豉入肾而上交于心，水火交而诸证自愈。若少气者，为中气虚而不能交运于上下，以栀子甘草豉汤主之。即《内经》所谓交阴阳者，必和其中也。若呕者，为热气搏结不散而上逆，以栀子生姜豉汤主之。取生姜之散以止呕也。

此一节，言汗、吐、下伤其三焦之气，以致少阴之水火不交也。

张令韶云：自此以下六节，论栀子豉汤之证，有热有寒，有虚有实之不同。

栀子豉汤

栀子擘，十四枚　香豉四合，绵裹

上二味，以水四升，先煮栀子，得二升半，纳豉，煮取一升半，去滓，分为二服，温进一服。得吐者，止后服。二张以吐下后虚烦，无复吐之理。此因瓜蒂散用香豉而误传之也。

栀子生姜豉汤

即前方加生姜五两，煎法同。

栀子甘草豉汤

即栀子豉汤加甘草二两，煎法同。

发汗，若下之，其热宜从汗下而解矣。而竟不解为烦热，且烦不解，留于胸中而窒塞不通者，以栀子豉汤主之。盖以胸中为太阳之里，阳明之表，其窒塞因烦热所致，必令烦热止而窒塞自通矣。

此一节，言栀子豉汤不特交通上下，而且能调和中气也。按：此证最多，须当切记。

伤寒五日至六日，六经已周，大下之后，身热不去，心中结痛者，知太阳之里、阳明之表搏结，俱未欲解也，以栀子豉汤主之。

此一节，言栀子豉汤不特升降上下，而亦能和解表里也。

伤寒下后，多属虚寒，然亦有邪热留于心腹胃而为实热证者。热乘于心，则心恶热而烦；热陷于腹，则腹不通而满，热留于胃，则胃不和而卧起不安者，以栀子厚朴汤主之。取枳实之平胃，厚朴之运脾，合栀子之止烦以统治之也。

此一节，言栀子豉汤能清伤寒下后之余热也。

按：此证最多，又当切记。

栀子厚朴汤

栀子擘，十四枚　厚朴炙，四两　枳实水浸去瓤、炒，四枚

上三味，以水三升半，煮取一升半，去滓，分二服，温进一服。得吐者，止后服。

伤寒中有栀子证，医者不知用栀子汤，反以丸药大下之，则丸缓留于中而陷于脾矣。身热不去，此太阴脾土本脏之热发于形身也。微烦者，以脾为至阴，内居中土，上焦之阳不得内归于中土也。此热在上而寒在中，以栀子干姜汤主之。

此一节，言下后脾气虚寒，栀子又宜配以干姜以温脾也。

男蔚按：栀子性寒，干姜性热，二者相反，何以同用之？而不知心病而烦，非栀子不能清之；脾病生寒，非干姜不能温之。有是病则用是药，有何不可？

且豆豉合栀子，坎离交姤之义也；干姜合栀子，火土相生之义也。

栀子干姜汤

栀子擘，十四枚　干姜二两

上二味，以水三升半，煮取一升半，去滓，分二服，温进一服。得吐者，止后服。

凡用栀子汤，若病人旧微溏者，为脾气虚寒之体，病则不能化热，必现出虚寒之证，不可与服之。

此一节，言栀子虽能止烦清热，然苦寒之性却与虚寒之体不宜，故结此叮咛。

男元犀按：栀子下禀寒水之精，上结君火之实，既能起水阴之气而滋于上，复能导火热之气而行于下，故以上诸证，仲师用之为君。然唯生用之，真性尚存。今人相沿炒黑，则反为死灰无用之物矣。

虚人不可发汗，汗后变证无常。兹先言太阳：太阳发汗，其热当解，今汗出不解，正气虚也。其人仍发热，徒虚正气，而热仍在也。汗为心液，心液亡则心下悸。夫津液者，和合而为膏，上补益于脑髓。今津液不足，则脑为之不满，而头为之眩。身者，脾之所主，今脾气因过汗而虚，不外行于肌肉，则身无所主持而瞤动。眩之极，动之甚，其振振动摇不能撑持而欲擗地之状者，以真武汤主之。

此一节，言太阳过汗之变，而立一救治方也。

张令韶云：此章凡八节，皆言虚者不可汗也。

真武汤方

茯苓三两　芍药三两　生姜三两　白术二两　附子炮，一枚

上五味，以水八升，煮取三升，去滓，温服七合，日三服。

汗之不可轻发，必于未发之先，审察辨别而预断其不可。咽喉为三阴经脉所循之处。考脾足太阴之脉，挟咽；肾足少阴之脉，循喉咙；肝足厥阴之脉，循喉咙之后。三阴精血虚少，不能上滋而干燥者，不可发汗。或误发之，命将难全，亦不必再论变证也。

自此以下，皆承上文而言不可发汗而发之之变证也。

素有淋病，名曰淋家，其津液久虚，不可发汗，更走其津液。若发汗，则津液竭于外而血动于内，干及于胞中，必患便血。何以言之？《内经》云：膀胱者，津液藏焉。又曰：膀胱者，胞之室。是胞为血海，居于膀胱之外，而包膀胱，虽藏血、藏津液有别，而气自相通。参看太阳热结膀胱血自下证，则恍然悟矣。

淋家病，为膀胱气化不能行于皮毛，津液但从下走而为淋。膀胱已枯，若再发其汗，必动胞中之血，非谓便血自膀胱出也。

（节）

疮家久失脓血，则充肤热肉之血虚矣，虽身疼痛，患太阳之表病，亦不可以麻黄汤峻发其汗，发汗必更内伤其筋脉，血不荣筋，则强急而为痉矣。

（节）

血从阳经并督脉而出者为衄。汗为血液，凡素患衄血之人，名曰衄家，三阳之经血俱虚，故不可发汗，汗出则重亡其阴，必额上陷，脉紧急，目直视不能眴，不得眠。所以然者，以太阳之脉，起于目内眦，上额交巅；阳明之脉，起于鼻，交頞中，旁纳太阳之脉；少阳之脉，起于目锐眦。三经互相贯通，俱在于额上、鼻目之间。三阳之血不荣于脉，故额上陷、脉紧急也；三阳之血不贯于目，故目直视不能眴也；阴血虚少，则卫气不能行于阴，故不得眠也。此三阳之危证也。

（节）

血从阴经并冲、任而出，为吐为下，多则为脱。凡一切脱血之人，名曰亡血家，血属阴，亡血即亡阴，故不可发汗，若发其汗，是阴亡而阳无所附，阳从外脱，其人则寒栗而振。《内经》云：涩则无血，厥而且寒，是也。

（节）

平素患汗病之人，名曰汗家。心主血，汗为心液，患此病之人，其心虚血少可知。若重发其汗，则心主之神气无所依，必恍惚心乱，且心主之神气虚不能下交于肾，而肾气亦孤，故小便已，而前阴溺管之中亦疼，与禹余粮丸。愚按：本方失传，王日休补方用禹余粮、赤石脂、生梓皮各三两，赤小豆半升，共为末，蜜丸弹子大，以水二升，煮取一升，早暮各一服。然亦不过利水之品，毫无深义。

（节）

不特亡血不可发汗，即素寒者亦不可发汗。病人有素寒，复发其汗，汗乃中焦之汁，发汗更虚其中焦之阳气，其胃中必冷，且胃无阳热之化，则阴类之虫顿生，故必吐蛔。他若胃热之吐蛔，又不在此例矣。

张令韶云：本论逐节之后，必结胃气一条，以见不特吐下伤其胃气，即汗亦伤胃气也。治伤寒者，慎勿伤其胃焉，斯可矣。

病气在外，本当发汗，从外而解，而复从内以下之，此为治之逆也。若先发汗，外邪未尽，复从内入，因而下之，治不为逆。病气在内，本当先下之，从内而解，而反从外以汗之，为治之逆；若先下之，内邪未尽，势欲从外而出，因其势而汗之，治亦不为逆。

张令韶云：此章凡六节，前四节言病气随正气之出入以为出入，正气亦随病气之内外而为内外也。或从内解，或从外解，或救其里，或救其表，不可逆也。五节言阴阳和，正气之出入复其常，病气亦随之而解矣。末节言太阳之气随营卫之行于脉外而行于脉中也。

太阳伤寒，医者误下之，因误下而正气内陷，续得下利清谷不止，虽明知一身疼痛，为属表者，而此时不暇兼顾，急当救里。救里之后，审其身疼痛，知表证之未解，兼审其清便自调者，知里证之全瘳，于是复筹所急，曰急当救表。救里宜四逆汤，以复其阳；救表宜桂枝汤，以解其肌。生阳复，肌腠解，表里和矣。

此一节反应上文先下而后汗之意，以见下之而表里俱虚，又当救里救表，不必拘于先下而复汗之说也。

太阳病发热，头痛，病在表，则脉宜浮而反沉，此正气内虚也。若既汗之不差，其身体疼痛，仍然不罢，须知其表热为外发之假阳，脉沉为内伏之里阴。当凭脉以救其里，宜四逆汤。《内经》云：太阳本寒而标热。此证见标证之发热，不见本证之恶寒，以本寒之气沉于内，外无恶寒而内有真寒也。

此一节，言病在表而得里脉，又当救其里，不必如上文之身疼痛，而止救其表也。

太阳之气外行于三阳而从表，内行于三阴而从里。今表证而得里脉，恐沉必兼微，即《易》所谓履霜坚冰至之义也。

太阳病，当先发汗，今先下之而不愈，因复发汗，以此汗下失度，致表里俱虚，阴阳不相交接，其人因致首如有所覆戴之象，而为冒，此阴虚于下而戴阳于上也。冒家汗出自愈，所以然者，以阳加于阴，得阴气以和之，汗出表和故也。盖表里之气本相通，表和里亦和，不必复下，若审得里未和，然后复下之。

此一节，应上文先发汗而复下之之意也。

太阳病未解，诊其脉阴尺阳寸，不偏大偏微而俱见均停，阴阳之气旋转于中，自然变易一番，必先振栗，汗出而解。若邪盛于表，其阳寸之脉，必大于阴尺，而不均停。但使阳寸脉转微者，始与阴尺之脉停，为阳之遇阴，先汗出而解。若邪实于里，其阴尺之脉，必大于阳寸，而不均停。但使阴尺之脉转微者，始与阳寸之脉停，为阴之遇阳，下之而解。若欲下之，不得太过，只宜调胃承气汤主之。

此一节，言汗下亦所以和阴阳也。

太阳之为病，无不发热而汗之自出者，当求之营卫。盖人身之汗，主之者脉中之营，固之者脉外之卫。此为营气被卫气之所并而弱，卫气受邪风之所客而强，弱则汗不能主，强则汗不能固，邪风为害，故使汗出。欲救邪风者，宜桂枝汤。调和营卫气之气。

此一节，言太阳之气又从营卫之气出入于内外也。

伤寒五六日，经尽一周，气值厥阴，藉其中见之少阳而枢转。伤寒如此，中风亦如此，其症往来寒热，少阳之枢象也。胸为太阳之部，胁为少阳之部，太阳不得出，少阳不得枢，故为苦满，默字从火从黑。伏明之火郁而不伸，故其形默默。木火郁于中，致胃络不和，故不欲饮食，木火交亢，故为心烦，木喜条达而上升，故喜呕。此病气则在太阳，经气则值厥阴。厥阴之中见，则为主枢之少阳也。盖少阳之气游行三焦，在脏腑之外，十一脏皆取决之，故兼或然七症：或涉于心而不涉于胃，则胸中烦而不呕；或涉于阳明之燥气，则渴；或涉于太阴之脾气，则腹中痛；或涉于厥阴之肝气，则胁下痞硬；或涉于少阴之肾气，则心下悸而小便不利；或太阳藉少阳之枢转，已有向外之势则不渴，身有微热；或咳者，又涉于太阴之肺气矣。夫五脏之经输在背，主于太阳，而五脏之气由胸而出，亦司于太阳。今太阳之气逆于胸而不能外出，虽不干动在内有形之脏真，而亦干动在外无形之脏气，现出各脏之症。非得少阳枢转之力，不能使干犯之邪向外而解，必与以小柴胡汤助枢以主之。

此一节，言太阳之气不能从胸出入，逆于胸膈之间，内干动于脏气，当藉少阳之枢转而外出也。

张钱塘云：此章节凡十五节，皆论柴胡汤之证治。又云：小柴胡汤乃达太阳之气，从少阳之枢以外出，非解少阳也，是以有随证加减之法。李士材谓柴胡乃少阳引经之药，若病在太阳，用之若早，反引贼入门。后人不察经旨，俱宗是说谬矣。

小柴胡汤方

柴胡半斤　黄芩三两　人参三两　甘草三两　半夏洗，半升　生姜切，三两　大枣擘，十二枚

上七味，以水一斗二升，煮取六升，去滓，再煎取三升，温服一升，日三服。后加减法：若胸中烦而不呕，去半夏、人参，加瓜蒌实一枚；若渴者，去半夏，加人参合成前四两半，瓜蒌根四两；若腹中痛者，去黄芩，加芍药三两；若胁下痞硬，去大枣，加牡蛎四两；若心下悸、小便不利者，去黄芩，加茯苓四两；若不渴，外有微热者，去人参，加桂三两，温服取微汗愈；若咳者，去人参、大枣、生姜，加

五味子半升、干姜二两。

上言太阳之病而值厥阴之期，厥阴中见少阳。少阳主枢，太阳病值其主气之期而外出者，藉其枢之有力也。经云：少阳外主腠理，内主三焦。腠者，三焦通会，元真之处，血气所注。今血弱气尽，则腠理自开，太阳所受之邪气，因其气血虚而入，邪气与少阳中正之气两相击搏，俱结于少阳所部之胁下。正邪不两立，则分争，正胜则热，邪胜则寒，分争则往来寒热，离合无定则休作有时，经云：少阳之上，相火主之。兹则阳明之火郁而不伸，故其象默默。默默之象为少阳专见之症。不欲饮食，为木气内郁而胃络不和也。胃病必及脾，脏腑之膜本自相连，脾病其痛必在于下，即前所谓腹中痛是也。然腹中原不可以言下，今以胃邪在胃脘之高，而此痛反居其下，邪高故使呕也，用小柴胡汤，转少阳之枢，达太阳之气以主之。若服柴胡汤已而反渴者，是太阳之气不能从枢解，而转属于阳明之燥化也，以白虎加人参汤按法治之。

上节言太阳之气逆于胸中而动五脏之气，此言太阳之气结于胁下而伤太阴、阳明之气，亦当藉少阳之枢转而出也。

太阳之邪不解，可以柴胡转其枢；太阳之气内陷，不可以柴胡虚其里。得病六日，六经之气已周，而又来复于太阳，正是七日，诊其脉迟，气虚也。浮弱，血虚也。气血俱虚，而见太阳证之恶风恶寒，当于寻常之太阳证外，另参脉息、日期而分别。且又有独见之症，曰手足温，系在太阴也。此气血俱虚，医者不知，反二三下之，虚其中气，以致不能食，而胁下为少阳之部位，其枢逆而不转，故无往来寒热，惟满而且痛，面目及身黄，为太阴土气虚，而真色现也，虽颈项强，为太阳之经气不利，而脾不转输为小便难者，是中气虚之大关键。柴胡汤乃从内达外之品，里气虚者忌用，若与柴胡汤，里气虚陷，后必下重。夫呕渴乃柴胡汤之见证，而本渴而饮水呕者，中胃虚也。柴胡汤非中胃之药，不中与也。与之而中气愈虚。食谷者哕。此缘二三下之既误，不可以柴胡汤而再误也。

此一节，言太阳之气陷于太阴之地中，太阴、阳明气虚，不能从枢外出，又非柴胡汤之所主也。

前言服柴胡汤已而渴者，以法治之，不再用柴胡也。嗣言柴胡不中与者，戒用柴胡也。然有不可泥者。伤寒四五日，为阳虚入阴之期，身热恶风，颈项强，仍在太阳之分，而不入于里阴也。胁下满，得少阳之枢象也。手足温者，是系在太阴。今手足温而渴者，为不涉于太阴而涉于阳明也。上言服柴胡汤已而渴者，当以阳明之法治之。此不因服柴胡汤而渴，仍宜从枢而治，以小柴胡汤主之。至于项强、胁满、手足温等症，前言不中与，而兹特与之者，一以大下而里虚，一以未下而里不虚也。

此一节承上文两节推言之，凡病气不随经气入里而为燥化，与未陷里阴、里气未虚者，无不可以小柴胡汤治之。

太阳伤寒，值厥阴主气之期，浮分之阳脉涩，是少阳之枢不能外转也。沉分之阴脉弦，是厥阴木邪下于太阴，则太阴之营气受伤。法当腹中急痛者，先与小建中汤，建立中焦之营气，令腹痛渐愈。若不差者，与小柴胡汤主之。以转其枢，枢转则邪气外达而痛愈矣。

此一节，言太阳病值厥阴主气之期，内干太阴而腹痛，当行补益于内，而后枢转于外也。

按：原法腹痛，小柴胡汤去黄芩加白芍。

小建中汤方

桂枝去皮，三两　甘草炙，二两　大枣擘，十二枚　芍药六两　生姜切，三两　胶饴一升

上六味，以水七升，煮取三升，去滓，纳胶饴，更上微火消解，温服一升，日三服。呕家不可用建中汤，以甜故也。

伤寒中风，有柴胡证，但见一证便是，不必悉具。

此一节申明首节之义，以推广小柴胡汤之用也。

余通家周宗超云：以伤寒言之，转少阳之枢外出太阳也；以中风言之，厥阴不从标本，从中见少阳之治也，此解极见明亮。

且夫柴胡汤之用甚广也，即误下之后而里气不虚者亦可用之。凡柴胡汤如首节所言之病证，病涉于枢，原有欲出之机，一转即出，而医者竟下之，下之恐邪气乘下之虚，而入于里阴矣。若柴胡证不罢者，速宜复与柴胡汤，其气外转，必蒸蒸而振，热退而却复发热汗出而解。盖以下后伤其中焦之津液，欲作汗时，而为此一番之变动也。

此一节重申柴胡汤之妙，而所妙之在乎枢转也。

盖以枢者，内外之枢纽也，可从枢而外出，亦可从枢而内入。伤寒病，过服发表之剂，其恶风寒等症已解，而内虚之症渐形。至二日为阳明主气之期，三日为少阳主气之期，外邪既净，无庸从少阳之枢而外出。而发表后，虚弱不支之病，转入于所合之心包络。包络主血，血虚则心中悸，不独悸而且烦者，以烦涉于心主之血分，而不涉于枢胁之气分，故以小建中汤主之。

此一节，浅言之不过虚补二字，而言外合一枢字之义，见少阳三焦内合厥阴心包而主血，故亦可随枢而入也。心包主血，血虚神无附丽而自悸，则悸为

虚悸，而烦亦虚烦也。

陈平伯云：但云心中烦悸，不云无汗恶寒等症，可知服过麻黄汤后，表实已解，里虚渐著，故以此汤补之。否则，大青龙汤、栀子豉汤之证，误服害事。

少阳为阳枢，少阴为阴枢，其气相通。太阳病，过经十余日，十日为少阴主气之期，医反二三下之，逆其少阴之枢机。后四五日，乃十五六日之间，再作经，而又当少阳主气之期。太阳之气不因下陷，仍欲从枢而外出，故柴胡证仍在者，先与小柴胡汤以解外。若呕不止，是太阳之气不从枢外出，而从枢内入，干于君主之分，外有心下满急之病象，内有郁郁微烦之病情者，为未解也，与大柴胡汤下之，下其邪气，而不攻其大便则愈。

此言病在枢者，小柴胡汤达之于外，所以转之；大柴胡汤泄之于内，亦所以转之也。

大柴胡汤方

柴胡半斤　黄芩三两　芍药三两　半夏洗，半升　生姜五两　枳实炙，四两　大枣擘，十二枚

上七味，以水一斗二升，煮取六升，去滓，再煎，温服一升，日三服。一方用大黄二两，若不加大黄，恐不为大柴胡汤也。

此方原有两法，长沙辨而均用之。

少阳之枢并于阳明之阖，故用大黄以调胃。

伤寒十三日，经尽一周而又来复于太阳，若不解，又交于阳明主气之期，病气亦随经气而涉于阳明。阳明司合而主胸，少阳司枢而主胁。既满而又呕，是阳明之合不得少阳之枢而外出也。日晡所在申、酉、戌之间，阳明于其所旺时而发潮热，热才已而即微利，此本系大柴胡证，不知用大柴胡方法。下之而不得利，今反微利者，知医以丸药下者，丸缓留中，不得外出，非其治也。潮热者，阳明气实也，先宜小柴胡汤以解太阳之邪于外，后以柴胡加芒硝汤解阳明之邪于内而主之。盖胸胁满而呕，太少两阳之病，日晡所发潮热，阳明燥气之病也。

此一节，言太阳之气逆于阳明中土，亦当从枢而外出。其用柴胡加芒硝，亦从枢出之义，非若承气之上承热气也。

柴胡加芒硝汤

柴胡二两六铢　半夏二十铢　黄芩一两　甘草一两　生姜一两　人参一两　大枣四枚　芒硝二两

上八味，以水四升，煮取二升，去滓，纳芒硝，更煮微沸，分温再服。此药剂之最轻者，以今秤计之，约二两，分二服，则一服只一两耳。

伤寒十三日，再经已周，而又来复于太阳不解，则病气已过于阳明胃腑，名曰过经。过经谵语者，以胃腑有热也，当以汤药下之。若小便利者，津液偏渗，大便当硬，今不硬而反下利，诊其脉不与证相背，亦始谓之调和者，知医不以药下之，而以丸药下之，病仍不去，非其治也。若胃气虚寒而自下利者，脉当微而手足亦厥，必不可下。今脉与阳明胃腑证不相背，即可反谓之和者，以丸缓留中，留而不去，此为内实也，以调胃承气汤去其留中之秽，以和其胃气主之。

此一节，言病气随经气而过于阳明也。

太阳病不解，若从胸胁而入，涉于阳明、少阳之分，此小柴胡汤之证也。今从背经而入于本腑名为热结膀胱，膀胱在少腹之间，经曰：膀胱者胞之室也。胞为血海，居膀胱之外，热结膀胱，薰蒸胞中之血。血，阴也。阴不胜阳，故其人如狂，若血自下，则热亦随血而下者自愈，若其邪在外，犹是桂枝证，不解者，尚未可攻，当先解其外。外解已，但见少腹急结者，无形之热邪结而为有形之蓄血。乃可攻之，宜桃核承气汤方。

此一节，言太阳之邪循经而自入本腑也。

桃核承气汤方

桃仁去皮尖，五十个　桂枝二两　大黄四两　芒硝二两　甘草炙，二两

上五味，以水七升，煮取二升半，去滓，纳芒硝，更上火微沸，下火。先食温服五合，日三服，当微利。先食言服药在未食之前也。

伤寒八日，当阳明主气之期，九日当少阳主气之期。下之，伤其阳明之气，而为胸满，逆其少阳之气，而为烦惊，以少阳三焦内合心主包络故也。小便不利，为少阳三焦决渎之官失其职也。谵语，为阳明胃气不和也。一身尽重不可转侧者，少阳循身之侧，枢机不利故也，以柴胡加龙骨牡蛎汤主之。

此一节，言太阳之气因庸医误下，以致三阳同病，特立三阳并治之方，滋阳明之燥，助少阳之枢，而太阳不失其主开之职，其病仍从少阳之枢而外出矣。

柴胡加龙骨牡蛎汤方

半夏洗，二合　大枣六枚　柴胡四两　生姜一两半　人参一两半　龙骨一两半　铅丹一两半　桂枝去皮，一两半　茯苓一两半　大黄二两　牡蛎一两半

上十一味，以水八升，煮取四升，纳大黄切如棋子，更煮一二沸，去滓，温服一升。

伤寒腹满，为太阴证，谵语为阳明证，其脉不宜浮紧矣。乃取之寸口，三部脉浮而紧，其名曰弦。弦为肝脉，此肝乘脾之病也。《内经》：诸腹胀大，皆属于热。又云：肝气盛则多言。是腹满谵语，乃肝旺所发也。旺则侮其所胜，直犯

脾土，名之曰纵，谓纵势而往无所顾虑也，宜刺期门二穴，以制其纵。

此一节合下节，论病在有形之脏而不在无形之气也。在无形之气，则曰太阴、厥阴；在有形之脏，则曰脾、曰肝、曰肺也。

伤寒发热，病在表也。太阳主表，而肺亦主表。啬啬恶寒，皮毛虚也。太阳主皮毛，而肺亦主皮毛。金受火克，故大渴欲饮水，饮水过多，肺气不能通调水道，故其腹必满。若得自汗出，则发热恶寒之证便有出路。小便利，则腹满之证便有去路。此肺气有权，得以行其治节，则其病欲解。而不然者，发热恶寒如此，腹满又如此，此肝木乘肺金之虚而侮其所不胜也，名之曰横，谓横肆妄行，无复忌惮也。亦刺期门二穴，以平其横。

按：期门二穴，在乳下第二肋端，去乳头约四寸，肝募也，厥阴阴维之会，刺入四分。此穴刺法，能佐小柴胡汤所不及。

《活人》云：穴在乳直下肋骨近腹处是也，则是第二肋，当从下数起，恰在软肋之两端。是穴刺法，肥人一寸，瘦人半寸，不肥不瘦中取之。但下针令病人吸五吸，停针良久，徐徐出针，此平泻法也。

太阳病二日，正当阳明主气之期，以太阳之病而得阳明之气，阳极似阴，故扰动不安而反躁，医者误认为阴躁，而反以火熨其背，背为阳，阳得火热，而大汗出，汗乃胃中水谷之津，火热入胃，则胃中之水津竭，遂下伤水阴之气而躁，上动君火之气而烦，中亡胃中之津，必发谵语。十余日，又值少阴主气之期，得少阴水阴之气以济之，则阴气复而阳热除。先见振栗之象，旋而大便自下利者，此为阳明得少阴之气，阴阳和而欲解也。且夫阴阳之气，元妙难言也。而以一身之部位论，则身半以上为阳，身半以下为阴。若阳在上，而不得下交于阴，故其汗从腰以下不得汗，欲小便不得，反呕，阴在下，而不得上交于阳，故欲失溲，足下恶风，然上下所以不交者，责在胃实以隔之。前此止是胃中竭，后此则为大便硬。硬者必以法通之，不得拘于大便硬，小便当数而反不数及不多，印板套语，谓津液当还胃中，而不必遽通也。通之之后，得大便已，则燥结去，火邪泄。于是阴气旋转而上升，其头卓然而痛，阳气不明而下济，其人足心必热，此谷气下流故也。

此章凡十一节，皆言火攻之误，以明太阳为诸阳主气，阳为火，不可以火攻之也。即不用火，而羌、独、荆、防、姜、附、桂、茱之类皆是也。

太阳病中风，以火劫发汗，邪风更被火热，逼其血气从外流溢，失其行阴阳之常度。风为阳，火亦为阳，两阳交相熏灼，其身发黄。设阳邪盛于阳位，则犹可乘其势之欲衄，使之从衄而解。至于阳邪盛，乘阴分之虚而深入之，津液干涸，则小便难。而阴气、阳气之流溢者，至此俱觉虚竭，细察其周身全体则无汗而枯燥，但头汗为火热上攻而出，其津液不能周遍，则剂颈而还，邪热内郁，则腹满微喘，邪热上薰，而口干咽烂。其初阳明燥结，或止见不大便，稍久则神乱而谵语，甚者气逆而至哕，其病更深矣。四肢者，诸阳之本，邪热亢盛，则手足躁扰，捻衣摸床，俱为真阴立亡之象，恐非药力所能胜者。必察其小便尚利者，为一线之真阴亡而未亡，其人犹为可治。

此一节言火攻之危证也。汪苓友云：诸家注皆言小便自利，夫上文既言小便难，岂有病剧而反有自利之理？必须用药以探之，其人小便利犹为可治之证；如其不利，治亦罔效矣。此说亦通。按：探法，猪苓汤可用，或茵陈蒿汤亦妙。

伤寒脉浮，为太阳之病，当以麻黄汤化膀胱津液，出诸皮毛而为汗则愈，太阳与君火相合而主神，心为阳中之太阳。医以火迫劫之，遂致亡其上焦君火之阳，神气浮越必惊狂，起卧不安者，以桂枝去芍药，再加蜀漆牡蛎龙骨救逆汤主之。

前条中风，火劫其汗，证见亡阴，故小便利为可治。此条伤寒火劫其汗，证见亡阳，难俟阳之自复，故以此汤从手厥阴以复之。凡亡阴中之阳，必用附子以救之；此亡阳中之阳，因火迫劫，又非附子之所宜。

此一节为火逆出其方也。当知手厥阴证之专方，非火逆通用之方也。但汪苓友疑亡阳证恐不能胜蜀漆之暴悍，柯韵伯疑当时另有蜀漆，非常山苗也。愚每以茯苓代之，热盛者以白薇代之。

桂枝汤去芍药加蜀漆龙骨牡蛎救逆汤

桂枝去皮，三两　甘草炙，二两　生姜切，三两　牡蛎五两　龙骨四两　大枣擘，十二枚　蜀漆洗去腥，四两

上为末，以水一斗二升，先煮蜀漆减二升，纳诸药，煮取三升，去滓，温服一升。原本为末水煮，必有其故。

病形初作时，绝似伤寒，见恶寒、体痛、无汗等症，其脉似当弦紧。今诊其脉不弦紧而弱，弱者阴不足，阳气陷于阴分，伤其津液，其人口必渴。若被火攻者，津液愈亡，致胃中燥热，必发谵语。然脉弱者，虽不可汗，而见症既有发热，再审其脉弱中见浮，不妨服桂枝汤，啜热稀粥，从养阴法以解之，当汗出愈。

此一节，言脉弱者亦不可以火攻也。

按：仲景不出方，程郊倩拟用大青龙汤，未免太过。余注拟用桂枝汤，然于必渴二字亦扣不著。今拟小柴胡汤去半夏加瓜蒌根，仍与桂枝汤合半用，温服

覆取微汗较妥。

太阳病，法在发汗。然太阳之汗从下焦血液而生，若以火熏之，则血液伤而不得汗，下焦血液生之于肾，肾伤其人必躁。如经气已周，七日之数复到于太阳之经而不汗解，其火邪下攻则必清血，《内经》云：阴络伤则便血。此因火所致，名为火邪。一本清作圊。

此一节，言火邪之逆于下也。

脉浮热甚，阳气实也，不宜灸而反灸之，此为病证之实。反以陷下法灸之，是实以虚治，因火而动，必上攻于咽而咽燥，内动其血而唾血。盖火气通于心，经云：手少阴之脉，上膈、夹咽是也。火气循经上出于阳络，经云：阳络伤则血外溢是也。

此一节，言邪火之逆于上也。愚按：大黄泻心汤可用，或加黄芩，即《金匮》之正法。

微为虚之脉，浮为热之脉，虚热盛则真阴虚，慎不可灸。若误灸之，因致火盛，为邪上攻，则为烦逆。且阴本虚也，更追以火，使虚者愈虚；热本实也，更逐以火，使实者愈实。阴主营血，而行于脉中，当追逐之余，无有可聚之势，以致血散脉中，彼艾火之气虽微，而内攻实为有力，焦骨伤筋，大为可畏，所以然者，筋骨藉血以濡养之。今血被火而散于脉中，血一散则难复也。终身为残废之人，谁职其咎耶？

此一节，言火邪之逆中也。虚热之人，以火攻散其脉中之血，则难复也。愚按：速用芍药甘草汤，可救十中之一二。

脉浮病在表，宜以汗解。用火灸之，伤其阴血，不能作汗，邪无从出，反因火势而加盛。火性上炎，阳气俱火而上腾，不复下行，故病从腰以下，必重而痹，《内经》云：真气不周命曰痹，此因火而累气，故不名气痹而名火逆也。然未灸之先，岂无自汗而解者？须知欲自解者，必待其自汗。《内经》云：在心为汗。心之血液欲化为汗，必当先烦，乃有汗而解，何以知之？诊其脉浮，为外出之机先见，故知汗出而解也。

此一节，言误灸后之病形，并及未灸前自愈之脉证也。

汗为心液，烧针令其汗，则心液虚矣。针处被寒，核起而赤者，心虚于内，寒薄于外，而心火之色现也，少阴上火而下水，火衰而水乘之，故必发奔豚，其气从少腹上冲心者，灸其核上各一壮，助其心火，并散其寒，再与桂枝加桂汤，其方即于原方更加桂二两，温少阴之水脏，而止其虚奔。

此一节，言外寒束其内火，用火郁发之之义也。

汪苓友云：此太阳病未发热之时，误用烧针开发腠理，以引寒气入脏，故用此法。若内有郁热，必见烦躁等证，又不在此例矣。

桂枝加桂汤方

桂枝三两　芍药三两　生姜三两　甘草二两　大枣十二枚　牡桂二两

上六味，以水七升，煮取三升，去滓，温服一升。按：桂即桂枝也。

本方共五两，已经照数加入二两矣。今坊刻各本有加牡桂二两，相传已久，姑录存参。

火逆之证，颇类胃家病象。医者误认为里实证而下之，下之不愈，因复烧针，是下既夺其里阴，烧针复逼其虚阳，阴阳两相乖离而烦躁者，以桂枝甘草龙骨牡蛎汤主之。

此一节，为水逆烦躁者立交通心肾之方也。

桂枝甘草龙骨牡蛎汤方

桂枝一两　甘草二两　牡蛎二两　龙骨二两

上为末，以水五升，煮取二升半，去滓，温服八合，日三服。为末水煮，即此是法。

太阳伤寒者，若在经脉，当用针刺；若在表在肌，则宜发汗宜解肌，不宜针刺矣。若加温针，伤其经脉，则经脉之神气外浮，故必惊也。即《内经》所谓起居如惊，神气乃浮是也。

张令韶云：自此以上十一节，历言火攻之害。今人于伤寒病动辄便灸，草菅人命，可胜悼哉！

受业薛步云按：火劫发汗，今人少用此法，而荆、防、羌、独、姜、桂、芎、芷、苍、橘之类，服后温覆逼汗，皆犯火劫之禁。读仲景书，宜活看，不可死板。

卷　三

辨太阳病脉证篇

太阳病，当恶寒发热，今吐伤中气，津液外泄而自汗出，汗出而外证微，不恶寒发热，脾胃之气不足，而关上之脉见微细虚数者，此非本病，以医者吐之之过也。一二日吐之者，以二日为阳明主气之期，吐之则胃伤而脾未伤，故脾能运而腹中饥，胃不能纳而口不能食；三四日吐之者，以四日为太阴主气之期，吐之则脾伤而胃未伤。脾伤则不胜谷，故不喜糜粥，胃未伤仍喜柔润，故欲食冷食，朝为阳，胃为阳土，胃阳未伤，故能朝食，暮为阴，脾为阴土，脾阴已虚，故至暮吐，所以然者，以医误吐之所致也。前伤胃而不伤脾，后伤脾而不伤胃，非脾胃两伤之剧证，此为小逆。

此一节，言病由误吐，一时气逆使然。后人拟用大小半夏汤，然却不，仲师无方之妙。

述：此章凡四节，皆言吐之失宜，而变证有不同也。

太阳病不当吐而吐之，但太阳病原当恶寒，今吐后反不恶寒，不欲近衣者，此为吐之伤上焦心主之气，阳无所附而内烦也。

此一节，言吐之不特伤中焦脾胃之气，亦能伤上焦心主之气也。

病人脉一息六七至，其名曰数，数为热证，与虚冷之证不同，如数果为热，热当消谷而引食，而反见作吐者，此非热也。以过发其汗，令阳气外微，阳受气于胸中，故膈中之气亦虚，脉乃数也。数为外来之客热，非胃中之本热。无热不能消谷，以胃中虚冷，故吐也。

上二节之吐，言以吐致吐；此节之吐，言不以吐而致吐也。

病证在疑似不可定之际，必求诸病人之情。太阳病，既已过经不解，当辨其病留于何经之分，而不必泥于所值之气。约计十有余日，或留于阳明之分，则心下温温欲吐，而胸中痛，以心下与胸中为阳明之所主也。或留于太阴之分，则大便反溏，而腹微满，以大便与腹为太阴之所主也。胃络上通于心，脾脉又上膈注心，脾胃不和，故郁郁微烦。然以上诸证，或虚或实，不无疑议，必须审病人之情。先此十余日之时，自料其病若得极吐极下，而后适其意者，此胃实也，可与调胃承气汤微和胃气；若不尔者，为虚证，则不可与。若但欲呕，而无心下温温证；但胸中痛，而无郁郁微烦证；但微溏，而无腹满证者，此且非柴胡证，况敢遽认为承气证乎？然则承气证从何处而得其病情乎？以其呕即是温温欲吐之状，故知先此时自欲极吐下也。

此一节，言病证在疑似之间，而得其欲吐之情为主，兼参欲下以定治法。甚矣！问证之不可不讲也。

太阳病六日已过，而至七日，正当太阳主气之期。表证仍在，脉则宜浮，今脉微而沉，是邪不在表而在里矣。太阳之病，内传多在胸膈，今反不结胸，是病不在上而在下矣。其人发狂者，邪热内盛逼乱神明也。此证以热在下焦，小腹当硬满。然小便与血，皆居小腹，蓄而不行，皆作硬满。若小便自利者，知不关膀胱之气分，而在于冲任之血分，必用药以下其血乃愈。所以然者，以太阳之表热随经而瘀热在少腹之里故也，以抵当汤主之。

此与桃核承气证不同，彼轻而此重。彼为热结膀胱，乃太阳肌腠之邪从背膂而下结于膀胱；此为瘀热在里，乃太阳肤表之邪从胸中而下结于少腹也。

抵当汤方

水蛭熬，三十个　虻虫熬、去翅，三十个　桃仁去皮尖，三十个　大黄酒浸，三两

上四味，锉如麻豆，以水五升，煮取三升，去滓，温服一升。不下，再服。

血之与水，以小便之利与不利分之，请再申其说：太阳病，从胸而陷于中土，故身黄，脉沉结，少腹硬，小便不利者，乃脾气不能转输，水聚于少腹，为无血也。而小便自利，其人如狂者，非水聚，为血聚，血证谛也。必谛审其果是血证，方可以抵当汤主之。否则，不可姑试也。

此一节，申明上文小便自利之义也。

喻嘉言云：此条乃法中之法也。见血证为重病，抵当为重药。后人辨证不清，不当用而误用，与夫当用而不用，成败在于反掌，故重申其义也。

《内经》云：今夫热病者，皆伤寒之类也。伤寒有热，至所有之热，皆归于少腹，故少腹满，应小便不利，今反利者，热归血海，为有血也。但血结阴位，卒难荡涤，投药过多，恐伤中气，故当缓缓下之，然又恐药力太微，病根深固难拔，故应用之药，宜尽数以与之，不可更留余药，宜抵当丸。

此一节，变汤为丸，分两极轻，连滓而服，又法外之法也。

抵当丸方

水蛭熬，二十个　虻虫熬，去翅，二十五个　桃仁去皮尖，二十个　大黄酒浸，三两

上四味，杵，分为四丸。以水一升煮一丸，取七合服之。晬时当下血，若不下者，更服。晬时，周时也。

虽然辨蓄血者，既以小便利为断矣。然不详审其主证，而并辨其兼证，恐专执小便利之一说，概认为血证，亦非辨证之法。《内经》云：饮入于胃，游溢精气，上输于脾，脾气散精，上归于肺，通调水道，下输膀胱。故太阳病，小便利者，以其人饮水之多，夫饮水多而小便利，则水气下泄，应无心下悸之病矣；若不下泄而上凌，必心下悸，心恶水制也。是以小便少者，气不施化，必苦里急也。岂独血证然哉？

张钱塘云：上节以小便利不利，而辨其血之有无；此又以小便之多少，而验其水之有无，并以结前三节之意，以见不可概认为血证，其章法之精密如此。

问曰：吾闻太阳主开，病竟有不能出入内外，而固结于胸为结胸，少阴主枢，竟不能枢转出入，而固结于脏为脏结，其病状何如？答曰：结有正有邪，太阳之正气与邪气共结于胸膈有形之间，故按之则痛。寸以候外，太阳主皮毛，故寸脉浮，关以候中，病气结于胸中，故关脉沉，此名曰结胸也。

张钱塘云：此章论结胸、脏结、痞气之证，直至病胁素有痞方止。其中有经气之分、阴阳之异、生死之殊，学者所当细心体会也。

何谓脏结？答曰：胸虽不结，阴邪逆于心下，其外如结胸之状，而内则发于少阴，不如结胸之发于太阳也。上不涉于胸胃，故饮食如故，下干于脏气，故时时下利，寸脉浮，为少阴之神气浮于外也。关脉小细，为少阴之脏气虚于内也。沉紧为少阴之脏气结于内也。若此者名曰脏结。舌为心之外候，其舌上白苔滑者，阴寒甚于下而君火衰于上也，病为难治。脏结之状既明，而脏结之证不可不讲。脏结发于少阴，少阴上火下水，本热标寒，必得君火阳热之化则无病。今不得其热化，则为脏结无阳证。少阴主枢，今病不见往来寒热，是少阴之阳气不能从枢以出也。阳动而阴静，故其人反静。舌上苔滑者，为君火衰微，而阴寒气盛，不得不切戒之曰：不可攻也。

此承上文而言脏结之证也。

少阴上火而下水，其气交会于阳明中土，故脉现于关。沉与结胸无异，而小细紧为脏阴虚寒结证所独也。

按：程郊倩云：浮为寒伤表脉，沉为邪入于里脉。上节单言沉，沉而有力也，此节兼沉小细紧而言，脉之分别如此。

今试言结胸之因，并详其状而及其治。病发于太阳，太阳主外，宜从汗解，而反下之，则热邪乘虚而入，结于胸膈有形之间，因作结胸；病发于少阴，少阴主里，当救其里，而反下之，邪若结于下，则为脏结矣。今不结于脏，而结于心下，因而作痞。痞证发于阴，原无下法，不以下之迟早论也，其证治另详于后。而阳证之所以成结胸者，以下之太早故也。试再由其因而更详其状。太阳之脉上循头项。今结胸者，气结于内，遂不外行于经脉，以致经输不利，其项亦拘紧而强，有如柔痉反张之状。下之，令内之结气一通，则外之经输自和，宜大陷胸丸方。

张钱塘云：此言结胸、脏结之所因，而于脏结之中，复又推言痞结，以见痞之同发于阴，而不与脏结同者，脏结结于下，而痞结结于上也。结于下者，感下焦阴寒之气；结于上者，感上焦君火之化也。

大陷胸丸方

大黄半斤　葶苈熬，半升　芒硝半升　杏仁去皮尖、熬黑，半升

上四味，捣筛二味，纳杏仁、芒硝，合研如脂，和散，取如弹丸一枚。别捣甘遂末一钱匕，白蜜二合，水二升，煮取一升。温，顿服之。一宿乃下，如不下，更服，取下为效。禁如药法。

然亦有不可下者，当以脉为断。结胸证，寸脉当浮，关脉当沉。今诊其脉竟浮而大者，浮为在外，大为正虚，邪结于中，而正气反虚浮于外，定不可下。若误下之，里气一泄，正气无所依归，外离而内脱，则涣散而死。

此言结胸证乃太阳之正气，合邪气而结于内。若脉见浮大，是邪实固结于内，正虚反格于外也。

张钱塘云：正者主也，客者邪也，正邪并结者，客留而主人仍在，故可下之；邪结于中，而正反格于外者，主人去而客留，故不可下也。

然又有不因误下而定其危者。结胸证，外则项强如柔痉状，内则按之痛，诸证悉具，而且病发于太阳，竟动少阴之气化而为烦躁者，阳病入阴，虽未误下，亦死。

此一节，从上节危脉之外而补言危证也。

太阳中风之病，诊其脉浮而动数。风性浮越，故浮则为风，风为阳邪，故数则为热，阴阳相搏，故动则为痛，邪盛则正虚，故数则为虚。病太阳之肌表，则头痛；得标阳之热化，则发热；凡伤风必自汗，汗少则恶风，汗出多亦必恶寒。原无盗汗之证，盗汗亦无恶寒之证，今微盗汗出，而反恶寒者，乃中风稽久之证。虽不若初中之重，而要其表邪未尝解也。医反下之，表邪乘虚内入，故动

数之脉变迟，邪气与膈气在内相拒而痛，胃中被下而空虚，客气无所顾忌而动膈，膈上为心肺，主呼气之出；膈下为肝肾，主吸气之入。今为客气动膈，则呼吸之气不相接续，故短气；上下水火之气不交，故烦躁，烦躁之极，则心中懊侬，此皆太阳之气随邪气而内陷，心下因硬，则为结胸，以大陷胸汤主之。若不结胸，而陷于太阴湿土之分，则湿热相并，上蒸于头，但头汗出，津液不能旁达，余处无汗，剂颈而还，若小便不利，湿热因无去路，郁于内而熏于外，身必发黄也。

此一节，言中风误下而成结胸也。

大陷胸汤方

大黄去皮，六两　芒硝一升　甘遂一钱匕

上三味，以水六升，先煮大黄，取二升，去滓，纳芒硝，煮一两沸，纳甘遂末，温服一升。得快利，止后服。

结胸亦有不因下而成者。伤寒六日，为一经已周。至七日，又当来复于太阳，不从表解，而结于胸，则伤寒之邪郁而为热实，其证重矣。又诊其脉沉而且紧，沉为在里，紧则为痛为实。今心下痛，按之如石之硬者，非他药所可攻，必以大陷胸主之。

此一节，言伤寒不因下而亦成结胸也。

太阳伤寒十余日，热结在里，盖胸中为太阳之里也。若得少阳之枢转，复作往来寒热者，乃太阳藉枢转之机，仍欲外出，可与大柴胡汤，迎其机以导之。若不往来寒热，但结胸，而无大热者，此为太阳寒水之气不行于肤表，而内结在胸胁也。身上俱无汗，但头上微汗出者，水逆于胸而不能外泄也，以大陷胸汤主之。令水气泄于下而正气运于上，则枢转亦利矣。盖大柴胡汤为枢转之捷剂，而大陷胸汤为泄邪之峻药，虽不能转枢，然邪去而枢转亦何难之有？

张钱塘云：此言太阳不能从枢以外出，以致水逆于胸而成结胸也。太阳寒水之气，内出于胸膈，外达于皮肤，从枢以外出，则有往来寒热之象，不能从枢以出，而结于胸膈有形之间，则无形寒水之气，遂结而为有形之水矣。

太阳病，重发汗而复下之，亡其津液，津液亡于下，故不大便。自不大便起，计有五六日，又值阳明主气之期，津液亡于上，故舌上燥而渴，阳明旺于申酉，日晡时小有潮热，是兼见阳明之燥证。然从心下至少腹硬满而痛不可近者，则知阳明又不如此危恶，承气汤恐不能四面周到，以大陷胸汤主之。

此一节，言汗下亡其津液而成燥结胸之证也。

张钱塘云：《内经》谓二阳为维，谓阳明统维于胸腹之前也。夫太阳由胸膈而出入，是胸膈为太阳出入之门户，心下至少腹，又阳明之所纲维，两经交相贯通，故病太阳兼有阳明潮热之证也。

然结胸证又有大小之分也。小结胸病止从胸而结于胃络，止在心下，不比大结胸之高在心间，且不在少腹也。邪在络脉，按之则痛，不比大陷胸之痛不可按也。脉浮而滑者，浮为在外，滑则为热，里虽结热，而经气仍欲外达之象，以小陷胸汤主之。

此从结胸证中，而又分出小结胸证也。

小陷胸汤方

黄连一两　半夏洗，半升　瓜蒌实大者一个

上三味，以水六升，先煮瓜蒌，取三升，去滓，纳诸药，煮取二升，去滓，分温三服。

小结胸之病，虽曰止在于胸，而经气则上下而相通。太阳病过二日，而至三日，正当少阳主气之期，而不能得少阳枢转，无以自达，遂觉卧不安而不能卧，起不安而但欲起，病气不能外转，心下必至内结，诊其脉微弱者，此太阳之本有寒分也，何以言之？太阳本寒而标热，病反其本，治亦反其本。今病还是本寒，医者误认为标热而反下之。若利止，邪不下而即上，必作小结胸；利未止者，当四日太阳主气之期复下之，气随下陷，变本寒而为标热，则太阴脾家之腐秽遂从此发作，而协太阳之标热而下利也。

此一节，言小结胸而复推上下之经气相通也。

经气不独上下相通，而内外相通可因脉而知其证。太阳病外证未罢，必不可下，若误下之，其邪陷入，变证不一。若其脉促，为阳邪甚于内，欲出不能出，虽不作结胸者，胸中必有邪恋。言不结者，易于散越，此为欲解而未解也。若脉浮者，病干上焦，其脉道近此。太阳病下之太早，故必结胸也。脉紧者，伤寒脉紧，此因下而不下，迫于咽喉，故必咽痛；脉弦者，是邪陷于中，枢机不转，故必两胁拘急；脉细数者，细属阴，数主热，是阳邪陷入少阴，为两火相炎，故头痛未止；脉沉紧者，沉属里，紧主寒，太阳寒邪侵入阳明，故必欲呕；脉沉滑者，沉属里，滑为水，太阳之邪陷于太阴，水流湿也，故协热利；脉浮滑者，浮主风，滑主热，风性浮动，干动厥阴，故必下血。

上节言上下经气之相通，此节言内外经气之相通也。

内因之水结而不散，则为结胸之证，而外因之水入于皮肤，亦有小结胸之患。病在太阳之表，应以汗解之。医者反以冷水潠之，若于病人通身浇灌之，其在表之阳热被冷水止却不得去，较未用水之前，弥更热而益烦，热因水阻，则汗孔闭而肉上结粒如粟起，热却于内，故意欲饮水。外寒制其内热，反不作渴者，宜服文蛤散渗散其水气。若不差者，与五苓散，助脾土以转输，仍从皮肤而散之。如水寒实于外，阳热却于内，而为寒实结胸，无肌表之热证者，与三物小陷胸汤，若寒泄热，为反治之法。至若白散辛温散结，为从治之法，亦可服。

此一节，于小结胸外又补出寒实结胸证也。

文蛤散方

文蛤五两

上一味为散，以沸汤和一钱匕服，汤用五合。

白散方

桔梗三分　巴豆去皮心、熬黑、研如脂，一分　贝母三分

上三味为散，纳巴豆，更于臼中杵之，以白饮和服。强人半钱匕，羸者减之。病在膈上必吐，在膈下必利。不利，进热粥一杯；利过不止，进冷粥一杯。身冷皮粟不解，欲引衣自覆者，若水以潠之洗之，益令热却不得出，当汗而不汗则烦。假令汗出已，腹中痛，与芍药三两，如上法。

既有结胸之证，亦即有如结胸之证。太阳与少阳并病，二阳之经脉交会于头项，受邪则头项强痛，二阳之经脉皆起于目而行于头，受邪则目或旋晕而眩，头如覆戴而冒。夫病在太阳则结胸，病在少阳则胁下痞硬。今两阳并病，原非结胸之证，而时如结胸，不为胁下痞硬，而为心下痞硬者，当刺大椎第一间以泄太少并病之邪。不已，更刺肺俞以通肺气，斯膀胱之气化行而邪自不留；复刺肝俞，以泻少阳之邪，盖以胆与肝相表里也。慎不可发汗，以竭其经脉之血津。倘若误发其汗，则经脉燥热而谵语，相火炽盛而脉弦。若五六日谵语不止，六日值厥阴主气之期，恐少阳之火与厥阴之风相合，火得风而愈炽矣，当刺肝之期门，迎其气以夺之。

此一节，言太阳少阳并病，涉于经脉而如结胸，宜刺以泻其气也。并者，犹秦并六国，其势大也。

按：《图经》云：大椎一穴在第一椎上陷中，手足三阳督脉之会，可刺入五分，留三呼泻五吸。肺俞二穴，在第三椎下，两旁相去二寸五分，中间脊骨一寸。连脊骨算，实两旁相去各二寸，下仿此。足太阳脉气所发，可刺入三分，留七呼，得气即泻，肥人可刺入五分。肝俞二穴，在第九椎下，两旁相去各一寸五分，宜照上实折。可刺入三分，留六呼。期门二穴见上章。

病在经脉而如结者，不独男子也。妇人中风，发热恶寒，当表邪方盛之际，而经水适来。盖经水乃冲任厥阴之所至，而冲任厥阴之血，又皆取资于阳明。今得病之期，过七日而至八日，正值阳明主气之期，病邪乘隙而入。邪入于里，

则外热除而脉迟身凉，已离表证，惟冲任厥阴俱循胸胁之间，故胸胁下满，如结胸之状，而且热与血搏，神明内乱而发谵语者，此为热入血室也。治者握要而图，只取肝募，当刺期门，随其实而泻之。何以谓之实？邪盛则实也。

此节合下一节，皆言妇人热入血室，病在经脉，状如结胸者，正可以互证而明也。

经水未来，因病而适来者，既明其义矣。而经水已来，因病而适断者何如？妇人中风七八日，业已热除身凉，而复续得寒热，发作有时，其经水已来而适断者，果何故哉？盖以经水断于内，则寒热发于外，虽与经水适来者不同，而此亦为热入血室。其血为邪所阻则必结，结于冲任厥阴之经脉，内未入脏，外不在表，而在表里之间，仍属少阳，故使如疟之状，发作时，以小柴胡汤主之。达经脉之结，仍藉少阳之枢以转之，俾气行而血亦不结矣。

此一节，承上文而言中风热入血室，其经水已来而适断，当知异中之同，同中之异，各施其针药之妙也。

热入血室，不独中风有之，而伤寒亦然。妇人伤寒，寒郁而发热，当其时经水适来，过多不止，则血室空虚，而热邪遂乘虚而入之也。昼为阳而主气，暮为阴而主血。今主气之阳无病，故昼日明了。主血之阴受邪，故暮则谵语如见鬼状者，医者当于其经水适来而定其证曰：此为热入血室，非阳明胃实所致也。既非阳明胃实，则无以下药犯其胃气及上二焦。一曰胃脘之阳不可以吐伤之，一曰胃中之汁不可以汗伤之。惟俟其经水尽，则血室之血复生于胃腑水谷之精，必自愈。慎不可妄治以生变端也。

此一节，言妇人伤寒之入于血室也。郭白云云：前证设不差，服小柴胡汤。柯韵伯云：仍刺期门。

再由此而推言乎诸结：伤寒六日已过，至于七日，又值太阳主气之期。发热，病在太阳之标气；微恶寒，病在太阳之本气。病气不能从胸而出入，结于经脉之支，骨节之交，故支节疼痛，经气郁而欲疏，故微呕，不结于经脉之正络，而结于支络，故心下支结。外证未去者，以其寒热犹在也，以柴胡桂枝汤主之。取其解外，又达太阳之气，而解支节之结。

此一节，言太阳之气化而结于经脉之支别也。

柴胡桂枝汤方

柴胡四两　桂枝、黄芩、人参各一两半　甘草炙，一两　半夏洗，二合半　芍药一两半　大枣擘，六枚　生姜切，一两半

上九味，以水七升，煮取三升，去滓，温服。

支结之外，又有微结。伤寒过五日而至六日，为厥阴主气之期。经云：厥阴之上，中见少阳。已发汗而复下之，则逆其少阳之枢不得外出，故胸胁满不似结胸证之大结，而为微结，气不得下行，故小便不利。经云：少阳之上，火气治之，故渴。无枢转外出之机，故渴而不呕。热结在上而不在下，故别处无汗而但头汗被蒸而出。少阳欲枢转而不能，故为往来寒热。心烦者，少阳与厥阴为表里，厥阴内属心包，而主脉络故也。总之，太阳之病，六日而涉厥阴之气，不能得少阳之枢以外出，若此，此为未解也，以柴胡桂枝干姜汤主之。此汤达表、转枢、解结、止渴、理中，各丝丝入扣。

此一节，言太阳病值厥阴主气之期而为微结也。

柴胡桂枝干姜汤方

柴胡半斤　桂枝三两　干姜二两　瓜蒌根四两　黄芩三两　牡蛎二两　甘草炙，二两

上七味，以水一斗二升，煮取六升，去滓再煎，取三升，温服一升，日三服。初服微烦，复服汗出便愈。

微结中，又有阳微结之不同于阴结者，不可不知。伤寒太阳证五日为少阴主气之期，而六日，为厥阴主气之期，气传而病不传，仍在太阳之经。太阳之气上蒸，故头汗出，太阳之本气为寒，故微恶寒，太阳标阳之气不外行于四肢，故手足冷，此皆太阳在表之证也。心下满，口不欲食，大便硬，此皆太阳传里之证也。太阳之脉不宜细，今竟见脉细者，何也？细为少阴之脉，今以阳而见阴，则阳转微，此为阳微结，故见证必有表之头汗出、微恶寒、手足冷，复有里之心下满、不欲食、大便硬也。由此言之，随证以审脉则可，若舍证以言脉，则同类之可疑者不少。不独脉细为在里，即脉沉，亦为在里也。虽然随证审脉，既不可以板拘，而病证互见，又何以自诀？惟于切实处决之。今于头汗出一症，既可定其结为阳微。假令为少阴之纯阴结，不得复有外证，悉入在里，而见痛引少腹入阴筋之证矣。此证犹幸为半在里，半在外也。脉虽沉紧，究不得为少阴脏结之病，所以然者，三阴之经络剂颈而还。少阴证不得有头汗，今头汗出，故知为太阳之枢滞，非少阴之脏结也，可与小柴胡汤以助枢转，而里外之邪散矣。设外解而里不了了者，胃气不和也，得屎而解。此阳微结之似阴而要不同于阴结者如此。此可变小柴胡汤之法为大柴胡汤。

此一节，言阳微结之似阴，虽见里脉，而究与少阴之纯阴结有辨也。

小柴胡证、大陷胸证既各不同，而痞证更须分别。太阳伤寒至五日，为少阴主气之期，六日，为厥阴主气之期。大抵五六日之间，是少、厥、太三经之交

也。太阳主开，呕而发热者，欲从枢外出之象，其余皆为柴胡证悉具，医者不用柴胡，而以他药下之，下之犹幸其不下陷，所具之柴胡证仍在者，可复与柴胡汤。此虽已下之，却不为逆。服药之后，正气与邪气相争，正气一胜，则邪气还表，必蒸蒸而振，蒸蒸者，三焦出气之象；振者，雷击地奋之象。却发热汗出而解，少阳枢转气通于天也。若下之心下满而硬痛者，此为结胸也，宜大陷胸汤主之。但满而不痛者，乃病发于阴，误下之后而成，此为痞，痞证感少阴之热化，无少阳之枢象，柴胡不中与之，宜半夏泻心汤。

此一节，复以小柴胡证、大陷胸证、夹起痞证，言大陷胸不可与，即柴胡亦不可与也。特出半夏泻心汤一方，以引起下文诸泻心汤之义。

半夏泻心汤方

半夏洗，半升　黄芩、干姜、甘草炙、人参以上各三两　黄连一两　大枣擘，十二枚

上七味，以水一斗，煮取六升，去滓，再煮取三升，温服一升，日三服。

结胸、痞症，由于误下所致，可知下之不可不慎也。太阳少阳并病，宜从少阳之枢转。医者不知枢转之义，而反下之，逆其枢于内，则成小结胸，心下硬，枢逆于下，则下焦不合而下利不止，枢逆于上，则上焦不纳而水浆不下，枢逆于中，则中焦之胃络不和，故其人心烦。此并病误下之剧证也。

此一节，言太阳少阳并病误下之剧证也。

受业薛步云云：误下后太少标本，水火之气不能交会于中土。火气不归于中土，独亢于上，则水浆不下，其人心烦；水气不交于中土，独盛于下，则下利不止。此不可用陷胸汤，即小柴胡亦未甚妥，半夏泻心汤庶几近之。

知并病之不可以误下也，亦知阴证更不可以误下乎？伤寒病，在表则脉浮而在阴则为紧，浮中见紧者，可以定其为少阴之表证矣。何以言之？《少阴篇》云：少阴病，得之二三日，麻黄附子甘草汤微发其汗。以二三日无里证，故微发汗是也。医者不知，微发其汗而复下之，其紧初见于浮分者，旋而反入于里，变为沉紧。病发于阴而误下之则作痞，痞之所由来也。但痞与结胸异，彼以按之自硬，此以按之自濡，彼为有形之结痛，此但无形之气痞耳。

此一节，申言痞证之因。

痞证间有风激水气而成者，自当分别而观。太阳中风，动其寒水之气，水气淫于下则下利，水气淫于上则呕逆。然风邪在表，须待表解者，乃可从里攻之。若其人内水渗溢，则漐漐汗出，水有潮汐，则汗出亦发作有时。水搏则过颡，水激则在上，故为头痛。水饮填塞于胸胁，则心下痞而硬满，又引胁下而作

痛。水邪在中，阻其升降之气，上不能下，则干呕；下不能上，则短气，历历验之，知里证之未和。惟此汗出不恶寒之另一证者，即于不恶寒中知表证之已解，因而断之曰：此表解里未知也，以十枣汤主之。

此一节，于痞证外论及太阳中风激动其寒水之气而为痞也。漐，音蛰，汗出如小雨不辍貌。

十枣汤方

芫花熬　甘遂　大戟　大枣擘，十枚

上前三味等分，各别捣为散。以水一升半，先煮大枣肥者十枚，取八合去滓，纳药末。强人服一钱匕，羸人服半钱，温服之，平旦服。若下后病不除者，明日更服加半钱。得快下利后，糜粥自养。

痞证间有汗下虚其阴阳而成者，亦当分别而观。太阳病，在肌腠者宜桂枝汤以解肌。医者误以麻黄汤发汗，徒伤太阳之经而虚其表，遂致发热恶寒，比前较甚。若再用桂枝汤，啜热稀粥法则愈矣。医者不知，因复下之，更伤太阴之脏而虚其里，心下作痞。责之表里俱虚，阴气与阳气并竭，并竭则不交而为痞矣。且夫阴阳之为义大矣哉！自其浅言之，则气阳也，血阴也；自其深言之，阳有阳气，而阴亦有阴气。阴气为无形之气，随阳气循行于内外，不同于有形之阴血独行于经脉之中也。阴血止谓之阴，阴气谓之为阴亦可谓之为阳。此证无阳则阴独，其理虽奥，医者不可以不明。倘复加烧针，以强助其阳，火气因攻于胸而为烦。土败而呈木贼之色，其面色青黄，脾伤而失贞静之体，其肌肤瞤动而不安者，难治。今面色不青而微黄，是土不失其本色也。手足温者，犹见土气灌溉于四旁也，病尚易愈。

此一节，言汗下伤阴阳之气而成痞者，不可更用烧针也。

今闽、粤、江、浙医辈，不敢用麻黄汤，而代以九味羌活汤，香苏饮加荆、防、芎、芷、炮姜之类，视麻黄汤更烈。

痞发于阴，实感少阴君火之气而成，故其病心下不通而痞，以手按之，却不硬而濡，此病在无形之气也。诊其脉却不同误下入里之紧。关脉之上浮者，以关上为寸，浮为上升。此少阴君火亢盛之象，以大黄黄连泻心汤主之。泻少阴亢盛之火而交于下，则痞结解矣。

此一节，言痞感少阴君火之气而成，出其正治之方也。此外各泻心法，皆因其兼证而为加减也。

大黄黄连泻心汤方

大黄二两　黄连一两

上二味，以麻沸汤二升渍之，须臾，绞去滓，分温再服。

痞为少阴本热火亢，而有复呈太阳本寒为病者，亦须分别。心下痞，为少阴君火内结之证。而复恶寒，乃得太阳本寒之气，而且汗出者，为太阳本寒之甚而标阳又虚，难以自守之象，以附子泻心汤主之。盖以太阳、少阴，标本相合、水火相济，本气中自有阴阳水火，非深明阴阳互换之理者，不可以语此。

附子泻心汤方

大黄二两　黄连、黄芩各一两　附子炮、去皮、破、别煮取汁，一枚

上四味，切三味，以麻沸汤二升渍之须臾，绞去滓，纳附子汁，分温再服。

水火不交，其作痞固也，而土气不能转运者，亦因而作痞。太阳之本寒也，伤寒中风，但见恶寒之本病，不见发热之标病，汗之宜慎，而下更非所宜。医者不知其病止在本，汗后复以承气之类下之，故心下痞，与泻心汤欲泄其阳痞，而痞竟不解。所以然者，汗伤中焦之汁，下伤中宫之气，脾虚故也。脾虚不能上升而布津液，则其人渴而口中燥、烦，脾虚不能下行而调水道，则其人小便或短赤或癃闭而不利者，以五苓散主之。

上节言水火不交而成痞，此言土不灌溉而亦成痞也。

脾不和者，既因以成痞矣，而胃不和者亦然。伤寒汗出，外邪已解之后，惟是胃中不和，不和则气滞而内结，故为心下痞硬；不和则气逆而上冲，故为干噫，盖胃之所司者，水谷也，胃气和则谷消而水化矣。兹则谷不消而作腐，故为食臭，水不化而横流，故为胁下有水气，腹中雷鸣，下利者，水谷不消，糟粕未成而遽下。逆其势则不平，所谓物不得其平则鸣者是也。以生姜泻心汤主之。

上节言脾不转输而成痞，此节合下节，皆言胃不和而亦成痞也。

生姜泻心汤方

生姜切，四两　甘草炙，三两　人参三两　干姜一两　黄芩三两　半夏洗，半升　黄连一两　大枣擘，十二枚

上八味，以水一斗，煮取六升，去滓，再煎取二升，温服一升，日三服。

然而胃不和中，又有误下之虚证。太阳病，或伤寒或中风，不应下者，医反下之，虚其肠胃，则水寒在下而不得上交，故其人下利，日数十行，谷不化，腹中雷鸣，火热在上而不得下济，故其人心下痞硬而满，干呕，心烦不得安，此上下水火不交之理本来深奥。医者不知，只见其心下痞，谓邪热之病不尽，复误下之，则下者益下，上者益上，其痞益甚。此非热结，但误下以致胃中虚，客气乘虚上逆，故使心下硬也，以甘草泻心汤主之。此交上下者，调其中之法也。

此一节，承上节胃不和言胃中虚之证也。

甘草泻心汤方

甘草四两　黄芩三两　干姜三两　半夏洗，半升　大枣擘，十二枚　黄连一两

上六味，以水一斗，煮取六升，去滓，再煎取三升，温服一升，日三服。

痞不特上中二焦之为病也，即下焦不和亦能致痞。伤寒，服攻下之汤药，下后则下焦之气下而不上，故下利不止，上焦之气上而不下，故心下痞硬。伊圣泻心汤所以导心下之火热而下交也。服泻心汤已，则心下之痞满既除，而上中之气亦和矣。复以他药下之，则下焦之气益下而不能上，故利不止。医又认为中焦虚寒，以理中汤与之，利益甚。盖理中者，温补脾胃，其效专理中焦，此利不在中焦，而在下焦，当以赤石脂禹余粮汤主之。复利不止者，法在分其水谷，当利其小便。

此一节，言下焦不和以致痞，发千古所未发。

赤石脂禹余粮汤方

赤石脂碎，一斤　禹余粮碎，一斤

上二味，以水六升，煮取二升，去滓，分三服。

下后致痞，言之详矣，而发汗在吐下之后而成痞者奈何？伤寒吐下后，又发其汗，则夺其经脉之血液而为汗矣。心主血故虚烦，心主脉，故脉甚微，八日值阳明主气之期而从合，九日值少阳生气之期而不能枢转，故心下痞硬，而胁下亦痛，甚至阴虚阳亢，虚气上冲于咽喉，血不上荣头目，时形其眩冒，经脉动惕者，以吐下之后而汗之，则经脉之血告竭，而筋遂无所养也。久而不愈，恐肢体不为我用而成痿。

此一节，虽吐下与汗并言，却重在误汗一边。

汗吐下后病已解，而尚有痞、噫之证未除者，不可不备其治法。伤寒发汗，若吐若下，解后，心下痞硬，噫气不除者，此中气伤而虚气上逆也，以旋覆代赭石汤主之。

此节言治病后之余邪，宜于补养中寓散满镇逆之法。

旋覆代赭石汤方

旋覆花三两　人参二两　生姜切，五两　代赭石一两　大枣擘，十二枚　甘草炙，三两　半夏洗，半升

上七味，以水一斗，煮取六升，去滓；再煎取三升，温服一升，日三服。

下之太早，为结胸，为痞，此证之常也。而证之变者，又当别论。太阳温病、风温证，热自内发，宜用凉散而托解之，不宜下之太早也。下后，虽不作结

痞等证。而下之太早，其内热尚未归于胃腑，徒下其屎，不下其热，热愈久而愈甚矣。欲解其热，必不可更行桂枝汤，以热增热。须知温病风温证，为火势燎原而莫戢。若火逼于外，则蒸蒸而汗出，火逆于上，则鼾齁而作喘。内热已甚，而外反见其无大热者，可与麻黄杏子甘草石膏汤，顺其势而凉解之。此下后不干结痞而另有一证也。

此一节，因上下文皆言下后之证，亦姑备此证以参观也。诸本皆疑其错简，或谓其传写之误，然汉季及晋，为时未久，不可与秦以前之书并论。余读书，凡遇有不能晓悟之处，皆自咎识见不到，不敢辄以错简等说自文。

下后表证未解而作痞，不无里寒、内热之分。试言其里寒，太阳病不用桂枝汤解肌，外证未除，医者卤莽而数下之，致虚胃气，虚极则寒。中气无权，既不能推托邪热以解肌，遂协同邪热而下利。利下不止，胃阳愈虚，而阴霾之气愈逆于上，弥漫不开，故心下痞硬。此为表里不解者，以桂枝人参汤主之。

此一节合下节，皆言太阳表里不解而成痞也。

弟宾有按：此“协热”二字与别处不同。盖由肌热不从外解，故其方不离桂枝。

桂枝人参汤方

桂枝四两　甘草炙，四两　白术三两　人参三两　干姜三两

上五味，以水九升，先煮四味，取五升，纳桂，更煮取三升，温服一升。日再服，夜一服。

试言其内热，伤寒大下之后，复发其汗，则太阳之气逆于心胸，故心下痞，而恶寒之症仍在者，为表未解也。夫从外而内者，先治其外，后治其内，故不可攻痞，当先解表，必俟不恶寒之表证尽解，乃可以攻其痞。解表宜桂枝汤，攻痞宜大黄黄连泻心汤。

此一节，汪苓友谓其重出，而不知仲师继上节而复言之，以见表之邪热虽同，而里之变证各异。且表里同治，有用一方而为双解之法，双解中又有缓急之分，或用两方而审先后之宜，两方中又有合一之妙。一重复处，开出一新境，不可与读书死于句下者说也。

今试即痞证而总论之，可以从中而解，亦可以从外而解也。伤寒发热，汗出不解，邪结心中，而心下痞硬。然邪虽已结聚，而气机仍欲上腾，故呕吐。不得上出而复欲下行，故呕吐而又下利者，当因其势而达之。达之奈何？用大柴胡汤从中上而达太阳之气于外以主之。治痞者不可谓泻心汤之外无方也。

此一节，所以结痞证之义也。

按:此证宜用大柴胡汤之无大黄者。

又即结胸之证而总论之,以见大小陷胸汤外,又有吐法,以补其所未及也。病如桂枝证,但头不痛,项不强,知其病不在太阳之经脉矣。寸脉主上而微浮,设是风邪,当从胸以及于头而俱痛。今头项如故,惟胸中痞硬,何也?胸中乃太阳出入之地,本寒之气塞其道路故也。气上冲咽喉,喘促而不得自布其鼻息者,此为胸有寒也。经云:太阳之上,寒气主之。寒气结于胸,则太阳之气不能从胸以出,当吐以从高越之,宜瓜蒂散。此可见结胸之证不一。因下而成者固多,因汗而成者亦复不少,不因汗吐、下而成者亦有之,因其欲吐不得吐而成者亦有之。其治法亦不专主于大小陷胸汤等方也。

此一节,找足结胸证,言无剩义矣。

瓜蒂散方

瓜蒂熬黄,一分　赤小豆一分

上二味,各别捣筛,为散已,合治之,取一钱匕。以香豉一合,用热汤七合,煮作稀糜,去滓。取汁,和散,温,顿服之。不吐者,少少加,得快吐乃止。诸亡血虚家,不可与瓜蒂散。

又即脏结之证而总论之,在少阴止为难治,止为不可攻,在厥阴则为不治。病入胁下,平素有痞,其痞连在脐旁,为天枢之位。此脾气大虚而肝气自旺,总为肾家真阳衰败,致胸中之气不布,肝木之荣失养,三阴部分皆虚矣。又值寒邪内入,则脏真之气结而不通。其痛从脐旁引及少腹以入阴筋者,以少腹阴筋皆厥阴之部。厥阴为阴中之阴,不得中见之化。此名脏结,必死。可知结在少阴,无名火之化者,止曰难治,曰不可攻。以少阴上有君火,犹可冀其生也。结在厥阴,两阴交尽,绝不见阳,必死无疑矣。

此一节,所以结脏结之义也。

病在络与在经者不同,《金匮》既有热极伤络之论矣。太阳之病气在络,即内合于阳明之燥化。伤寒病,若吐、若下后,中气受伤,至七日,又当太阳主气之期,八日又当阳明主气之期,其病不解,则太阳之标阳与阳明之燥气相结合而为热。热结在里,表里俱热,热伤表气,故时时恶风,热伤里气,故大渴,感燥热之化,故舌上干燥而烦,推其燥而与烦之情形,欲饮水数升而后快者,必以白虎加人参汤,清阳明之络热而主之。

张钱塘云:邪之中人,必先于皮毛,次入于肌,次入于络。肺主皮毛,脾主肌,阳明主络。太阳病气在于皮毛,即内合于肺,故麻黄汤所以利肺气;在于肌,即内合于脾,故桂枝汤、越婢汤所以助脾气;在于络,即内合于阳明,故白虎汤所以清阳明之气。然均谓之太阳病者，以太阳为诸阳主气，皮毛肌络皆统属于太阳也。合下共三节，言太阳病在于络，合于阳明，而为白虎之热证也。

此章三节，论燥热火之气；下章风湿相搏两节，论风、寒、湿之气。所谓《伤寒论》一书，六气为病之全书也。

伤寒病，太阳之标热合阳明之燥气，热盛于内，而外反无大热。阳明络于口，属于心，故口燥渴而心烦。太阳循身之背，阳明循身之面，热俱并于阳明，则阳明实而太阳虚矣。可即于其背之微恶寒者，以知为阳明之燥热益盛焉，白虎加人参汤所以主之。

虽然解络热者，白虎为其所长，而表热则不可以概用。伤寒脉浮，发热无汗，其表不解者，与络无也，不可与白虎汤。若渴欲饮水，为热极伤络，可以直断其无表证者，以白虎加人参汤主之。

此申明白虎汤能解络热，而不能解表热也。

受业侄道著按：白虎证其脉必洪大，若浮而不大，或浮而兼数，是脾气不濡，水津不布，则为五苓散证。

魏子千曰：入于肌络者，宜桂枝汤；肌气之在里者，宜越婢汤；络气之入里者，宜白虎汤。

太阳少阳并病，心下硬，颈项强而眩者，是太阳之病归并于少阳。少阳证，汗下俱禁。今在经而不在气，经则当刺大椎、肺俞、肝俞，以泄在经之邪，慎勿下之。小结胸篇戒勿汗者，恐其谵语；此戒勿下者，恐其成真结胸也。

此三节，言太阳合并于少阳而为病也。

同学周镜园曰：此言太少并病证，在经脉不在气化，病经脉者当刺。少阳经脉下颈合缺盆，太阳经脉还出别下项，故颈项强。太阳起于目内眦，少阳起于目锐眦，故目眩。太阳之经隧在膀胱，其都会在胸肺。肺脉还循胃上口，上通心膈之间。胆脉由胸贯于膈，脉络不和则心下硬。故刺大椎，以通经隧之太阳；刺肺俞，以通都会之太阳；又刺肝俞，以通少阳之脉络。谆谆戒以勿下者，以病在经脉，宜刺不宜下也。

合病又与并病不同。并病者，彼并于此；合病者，合同为病也。太阳与少阳合病，太阳主开，少阳主枢。今太阳不能从枢以外出，而反从枢而内陷，其自下利者，内陷之故，与黄芩汤清陷里之热，而太阳之气达于外矣。若呕者，乃少阳之枢欲从太阳之开以上达，宜顺其势而利导之，用黄芩加半夏生姜汤。宣其逆气而助其开以主之。

黄芩汤方

黄芩三两　甘草炙，二两　芍药二两　大枣擘，十二枚上四味，以水一斗，煮取三升，去滓，温服一升，日再，夜一服。若呕者，加半夏半升、生姜三两。

太阳之病既归并于少阳，则以少阳为主矣。然亦知少阳三焦之气游行于上、中、下者乎？上焦主胸，中焦主胃，下焦主腹。伤寒，胸中有热，逆于上焦也。胃中有寒邪之气，逆于中焦也。腹中痛，逆于下焦也。欲呕者，少阳三焦之气逆于上、中、下之间，欲从枢转而外出也。治宜取小柴胡转枢之意而加减之，俾于寒热宜补，内外上下，丝丝入扣则愈，以黄连汤主之。

黄连汤方

黄连、甘草炙、干姜、桂枝各三两　人参二两　半夏洗，半升　大枣擘，十二枚

上七味，以水一斗，煮取六升，去滓，温服一升，日一服，夜二服。

风湿相搏，有从伤寒所致者，其证奈何？伤寒八日，当阳明主气之期。九日，当少阳主气之期，宜从少阳之枢而外出矣。乃不解而复感风湿，合而相搏，寒邪拘束，故身体疼，风邪煽火，故心烦，湿邪沉著，故不能自转侧，邪未入里，故不呕、不渴，脉浮虚而涩者，以浮虚为风，涩则为湿也。此风多于湿，而相搏于外，以桂枝附子汤主之。若患前证，其人脾受湿伤，不能为胃行其津液，故大便硬，愈硬而小便愈觉其自利者，脾受伤而津液不能还入胃中故也。此为湿多于风，而相搏于内，即于前方去桂枝加白术汤主之。湿若去，则风无所恋而自解矣。

此节合下节，皆言风湿相搏之病也。但此节宜分两截看："风湿相搏"至"桂枝附子汤主之"作一截，言风湿相搏于外也；"若其人"至"去桂枝加白术汤主之"又作一截，言风湿相搏于内也。要知此节桂枝附子汤是从外驱邪之表剂，去桂加白术汤是从内撤邪之里剂，下节甘草附子汤是通行内外之表里剂也。

桂枝附子汤

桂枝四两　附子去皮、炮、破八片，三枚　生姜切，三两　甘草炙，二两　大枣擘，十二枚

上五味，以水六升，煮取二升，去滓，分温三服。

桂枝去桂加白术汤方

白术四两　甘草炙，二两　附子炮，三枚　大枣擘，十二枚　生姜三两

上五味，以水七升，煮取三升，去滓，分温三服。初服其人身如痹，半日许复服之，三服尽，其人如冒状，勿怪。此以附子、术并走皮内，逐水气未得除，故使之尔。当加桂枝四两，此本一方二法也。

风湿相搏之病，见证较剧者，用药又宜较缓。风湿相搏，业已深入，其骨节

烦疼，掣痛不得屈伸，近之则痛剧，此风、寒、湿三气之邪阻遏正气，不令宣通之象也。汗出气短，小便不利，恶风不欲去衣，或身微肿者，卫气、营气、三焦之气俱病，总由于坎中元阳之气失职也。务使阳回气暖，而经脉柔和，阴气得煦，而水泉流动矣。以甘草附子汤主之。

此一节，承上节言风湿相搏病尚浅者，利在速去；深入者，妙在缓攻。恐前方附子三枚过多，其性猛急，筋节未必骤开，风湿未必遽去，徒使大汗出而邪不尽耳。故减去一枚，并去姜、枣，而以甘草为君者，欲其缓也。

此方甘草止用二两而名方，冠各药之上，大有深义。余尝与门人言，仲师不独审病有法，处方有法，即方名中药品之先后，亦寓以法，所以读书当于无字处著神也。

受业门人答曰：此方中桂枝视他药而倍用之，取其人心也。盖此证原因心阳不振，以致外邪不撤，是以甘草为运筹之元帅，以桂枝为应敌之先锋也。彼时不禁有起予之叹，故附录之。

甘草附子汤方

甘草炙，二两　附子炮、去皮、破，二枚　白术二两　桂枝四两

上四味，以水六升，煮取三升，去滓，温服一升，日三服。初服，得微汗则解。能食，汗止复烦者，服五合。恐一升多者，宜服六七合为始，此言初服之始。

是故不知证者，不可以言医；不知脉者，亦不可以言医，脉之不可不讲也。脉之紧要者，散见各证之中，不能悉举也，亦不必赘举也。然太阳总诸经之气，而诸脉之同者异者、似同而实异者、似异而实同者，有同中之异、异中之同者，虽曰不可言传，而亦无不可以意会矣。今欲举一以为隅反，即以太阳伤寒言之：太阳本寒而标热，若诊其脉象浮滑，浮为热在表，滑为热在经，此为表有标热，便知其里有本寒，《内经》所谓凡伤于寒，则为热病是也。宜以白虎汤主之。凭脉辨证之一法也，从此而比例之，思过半矣。

张钱塘云：上八节以风、寒、湿、热、燥、火之气，结通篇太阳之病，以见伤寒一论六淫之邪兼备，非止风寒也。此三节以浮滑结代之脉象，结通篇太阳之脉，以见太阳总统诸经之气，而诸脉之死生，亦俱备于太阳中也。

白虎汤方

知母六两　石膏碎，一斤　甘草二两　粳米六合

上四味，以水一斗，煮米熟汤成，去滓，温服一升，日三服。

浮滑恒脉之外，又有剧脉曰结，危脉曰代，不可不知。伤寒之脉，何以结

代，非洞悉乎造化阴阳之本者，不可与言。盖脉始于足少阴肾，生于足阳明胃，主于手少阴心。少阴之气不与阳明相合，阳明之气不与少阴相合，上下不交，血液不生，经脉不通，是以心气虚常作动悸，以炙甘草汤主之。补养阳明，从中宫以分布上下。

陈师亮曰：代为难治之脉，而有治法者何？凡病气血骤脱者，可以骤复；若积久而虚脱者，不可复。盖久病渐损于内，脏气日亏，其脉代者，乃五脏元气之候。伤寒为暴病，死生之机在于反掌，亦有垂绝而亦可救者。此其代脉，乃一时气乏，然亦救于万死一生之途，而未可必其生也。

炙甘草汤方

甘草炙，四两　生姜切，三两　桂枝三两　人参二两　生地黄一斤　阿胶二两　麦门冬半升　麻子仁半升　大枣擘，三十枚

上九味，以清酒七升，水八升，先煮八味，取三升，去滓，纳胶烊消尽，温服一升，日三服。一名复脉汤。

其结代之脉状何如？结能还而代不能还也。脉按之来缓，不及四至，而时一止复来者，是阴气结，阳气不能相将，此名曰结。然不特缓而中止为结，又脉来动而中止，更来小数，中有还者反动，是阴气固结已甚，而阳气不得至，故小数而动也，亦名曰结，此为阴盛也。结脉之止，时或一止，其止却无常数。若脉来动而中止，止有常数，既止遂不能自还，阳不能自还而阴代之，因而复动者，俨如更代交代之象，名曰代，此独阴无阳也。得此脉者，必难治。此毫厘之分，学者于此判之，指下则可言脉矣，岂独太阳已哉！

此一节，复申明结代之脉状，毫厘千里，务分仿佛中也。

卷　四

辨阳明病脉证篇

问曰：病有太阳阳明，有正阳阳明，有少阳阳明，何谓也？答曰：太阳阳明者，盖以阳明之上，燥气主之。本太阳不解，太阳之标热合阳明之燥热，并于太阴脾土之中。脾之津液为其所烁而穷约，所谓脾约是也。正阳阳明者，盖以燥气者，阳明之本也。天有此燥气，人亦有此燥气。燥气太过，无中见太阴湿土之化，所谓胃家实是也。少阳阳明者，盖以少阳之上，相火主之。若病在少阳，误发其汗，误利其小便，则水谷之津液耗竭，而少阳之相火炽盛，津竭则胃中燥，火炽则烦而实，实则大便难是也。

此一节，言阳明有太、少、正之分也。

何谓正阳阳明之为病？燥气为阳明之本气，燥气盛于上，则胃家实于内，一言以蔽之曰：胃家实也。

此复申明正阳阳明之为病也。

按沈尧封云：此是阳明证之提纲。后称“阳明证”三字，俱有胃家实在内。“胃家实”言以手按胃中实硬也。如大陷胸证，按之石硬，即名实热；栀子豉证，按之心下濡，即名虚烦。夫心下俱以濡硬分虚实，何独胃中不以濡硬分虚实乎？此说与柯韵伯之论相表里，虽非正解，亦可存参。

问曰：何缘得太阳阳明病？答曰：太阳之津液从胃腑水谷而生。患太阳病，若发汗，若下，若利小便，此皆亡胃中之津液。胃中无津液而干燥，其太阳未解之邪热，因转属于阳明。其不更衣，为肠内之实，肠内既实，其大便必难通而闭塞者，此名太阳转属之阳明也。

此一节，承上章太阳阳明病而言也。然重申胃家实之旨，是阳明病总纲。

问曰：有诸中者形于外，阳明病外证云何？答曰：胃热之外见者，肌肉之中蒸蒸然。热达于外，名曰身热，与太阳之表热不同也。热气内盛，濈濈然汗溢于外，名曰汗自出，与太阳之自汗不同也。表寒已解，故不恶寒，里热已盛，故反恶热也。只因有胃家实之病根，即见热盛汗出之病证，不恶寒反恶热之病情，内外俱备，方是阳明之的证。

此一节，补出阳明外证，合上节为一内一外之总纲。

问曰：身热不恶寒，既得闻命矣。今阳明病有始得之一日，不发热而恶寒者，何也？答曰：阳明主金气，金气微寒也，邪初入，故恶寒；及邪既入于肌肉之分，即从热化。虽得之一日，不待解散而恶寒将自罢，燥气内出，即自汗出而恶热也。此阳明之的候也。

此承上文不恶寒反恶热而言也。但上文言阳明自内达外之表证，此言风寒外入之表证。

问曰：阳明病未经表散，其恶寒何故自罢？答曰：阳明与他经不同，以其居中土也。中土为万物所归，故凡表寒里热之邪，无所不归，无所不化，皆从燥化而为实，实则无所复传。一日表气通于太阳，其始虽颇恶寒，而二日为阳明主气之期，正传而邪亦传。正再传，而邪有所归而不再传，故恶寒自止，此胃家实所以为阳明病之根也。

此复设问答以明恶寒自罢之故，并指出胃家实之根也。

过汗亡津液而转属阳明者固多，而汗出不彻与不因发汗者，亦有转属之证。本太阳病，初得病时发其汗，汗先出不彻，其太阳标热之气不能随汗而泄，而即与燥气混为一家，因此而转属阳明也。此外更有伤寒发热无汗，其时即伏胃不和之病机。呕不能食，不因发汗而反汗出濈濈然者，水液外泄则阳明内干，是转属之外又有一转属阳明之证也。

上文历言阳明本经之自为病，此复申明太阳转属阳明之义，除过汗亡津液外，又有此汗出不彻而转属、不因发汗而转属，合常变而并言之也。

三日为少阳主气之期，病固宜乘其气而枢转外出矣。今伤寒三日，现阳明证而脉大。如为邪归中土，无所复传，是不能从少阳之枢而解也。

述：自此以上六节，论阳明之气主表而外合太阳，主里而内关津液之义也。按此即高士宗所谓读论者，因证而识正气之出入，因治而知经脉之循行，则取之有本，用之无穷矣。

阳明与太阴，正气相为表里，邪气亦交相为系。伤寒，阳明脉大，今浮而缓，阳明身热，今止手足自温，是为病不在阳明，而系在太阴。太阴者，湿土也。湿热相并，身当发黄，若小便自利者，湿热得以下泄，故不能发黄。至七日已过，为八日值阳明主气之期，遂移其所系，而系阳明。胃燥则肠干，其大便无有不硬者，此为阳明也。

此节合下节，明阳明与太阴相表里之义也。

伤寒由太阴而转系阳明者，其人不特大便硬，而且濈然微汗出也。此承上节而补言阳明之汗出，即上章所云外证俱在其中矣。

阳明不特与太阴表里，而且与太阳、少阳相合。阳明中风，不涉于本气之燥化，而涉于少阳之热化，故口苦咽干，复涉于太阴之湿化，故腹满微喘，又涉于太阳之寒化，故发热恶寒，阳明脉本浮大，以阳明协于太阳，故脉象浮中不见大而见紧。浮紧之脉，宜从汗以解之，若误下之，阳邪内陷于中土，则中土不运而腹增满，少阳之三焦不能决渎，复增出小便难之新证也。

述：此言阳明之气不特与太阴为表里，抑且中合于少阳，外合于太阳也。

阳明本经自患之病，未曾久留太阳经而化热者，风自为风，寒自为寒，可于食辨之：若能食，名中风，以风能鼓动阳明之气也；不能食，名中寒，以寒能闭拒阳明之气也。然此特初病则然，久则为实满等证，虽能食者，亦归于不能食矣。

此一节，以食而辨风寒之气，即以食而验阳明之胃气。因正而辨邪，因邪而识正，善读者，能会心于文字之外则得矣。

试论中寒，阳明病，若中寒，阴寒过甚，不得本气燥热之化，则谷不消而不能食，水不化而小便不利。四肢为诸阳之本，胃阳虚而津液外泄，故手足濈然汗出。此欲作大便固而仍不固，欲作大瘕泄而仍不瘕，燥气用事必大便初硬，寒气用事而后半即溏。所以然者，以胃中冷，水谷不能泌别故也。

此言阳明中寒也。

试论中风，阳明中风之病，胃为阳土，风为阳邪，两阳相得，故初病时欲食，即此可以定其为中风矣。然病在阳明，小便当利，大便当硬，今小便反不利，大便反自调，是津液尚还入于胃中。但不得少阴之癸水以相合也。少阴主骨节，而不能上合于阳明，故其人骨节疼，且骨节合于肌肉之间，翕翕如有热状，似此阳不遇阴，病难自解。乃奄然烦躁而发狂，濈然汗出而解者，此少阴癸水之阴气不胜阳明谷神之阳气，两不相敌者忽而两相合，遂与作汗而共并，即战栗汗解之义也。脉若转迟而为紧则愈。盖以紧则为阴，阴气复而阳气平，戊癸合矣。

此言阳明中风也。

阳明病，欲解时，从申至戌上。盖阳明旺于申酉，病气得天时之助也。然此言阳明之表证，从微汗而解。若胃家实之证，值旺时更见发狂谵语矣。

此言阳明欲解之时，作一小结也。

阳明病，虽以胃家实为大纲，而治者当刻刻于虚寒上著眼。**阳明病**，胃气实则能食，今**不能食**，可以知其胃气之虚矣。医者反**攻其热**，则虚不受攻，寒复伤胃，**其人必哕**，**所以然者**，**胃中虚冷故也**。此胃气存亡之关头，不得不再为叮咛曰：**以其人胃气本虚**，**故攻其热必哕**。

此一节，言阳明中气虚寒之为病也。

胃气虚，则不能淫精于经脉。**阳明病**，**脉**宜大而反**迟**，是经脉不能禀气于胃也。《内经》云：食气入胃，浊气归心，淫精于脉，脉气流经。可知食气散于各经之中，自不厌其饱；若不能散达，止留滞于胃，故**食难用饱**。**饱则**浊气归心，不淫于脉流于经，所以**微烦**。不但此也，且不能循经上行而**头眩**，不能循经下行必见**小便难**。上下不行，则留滞于中为腹满，**此欲作谷疸**，黄疸病也。**虽**已**下之**，**而腹满如故**，**所以然者**，以胃虚不能淫精于经脉，**脉迟故也**。

此一节，言食气入胃，胃虚不能淫精于经脉也。

胃气虚，则不能输精于皮毛。**阳明病**，**法当多汗**，**今反无汗**，**其身痒如虫行皮中状者**，**此以**胃气**久虚**，不能输精于皮毛**故也**。《内经》云：输精皮毛，毛脉合精，行气于腑。可知内而经脉，外而皮毛，皆禀气于胃，胃虚皮毛经脉俱无所禀矣。

此一节，言胃气虚不能输精于皮毛也。

阳明居中土，主灌溉于上下、内外、四旁也。兹先言中寒气逆于上。**阳明病**，**法当多汗**，**而反**觉**无汗而小便利**，寒气中于里而水液下行也。至**二**日主气之期，以及**三日**不拘日数，**但**觉**呕而咳**，即《内经》所谓邪中于膺，则下阳明是也。**手足厥者**，胃阳虚寒，其气不能敷布于四肢也。《内经》云：阳明之脉循发际至头颅。阳明寒气牵连正气而上逆，故**必苦头痛**；**若不咳**，**不呕**，**手足不厥者**，为寒气已除。而阳明正气既能四布，即不上逆，**故头不痛**。

此节言阳明之气合寒气而上逆于头，不能灌溉于四旁也。凡言邪即以言正，言正即以言邪，为读仲师书第一要法。余于数节，必重申之，不厌于复也。

述：此章凡四节，论阳明居中土，主灌于上下、内外、四旁也。

再言中风气逆于上。**阳明病**，其证不一，然他证无论，**但头**旋目**眩**，此证不在阳明提纲之内，且有阳有阴有寒有热，从何处辨起？惟**不恶寒**，知病属阳明，而不属阴经矣。前云阳明病若能食名中风，**故**吾即于其**能食**，知为阳明胃热，而非阳明胃寒矣。由是热气上冲，肺受火烁**而**发**咳**，咳极**其人必咽痛**。**若**热不上干于肺而**不咳者**，**咽**亦**不痛**。

此一节，言阳明之气合风热而上逆于咽，不得流通于下也。

程扶生云：阴邪下利，故无汗而小便利；风邪上行，故不恶寒而头眩。寒而呕不能食，风则能食；寒则头痛，风则咽痛，是风寒入胃之辨也。

按：虽本章之意不重在此，而亦不可不知。

咳出于肺，当云喉咙痛，今胃热甚则咽痛，二者相连，气必相侵。

更有郁于中土之证。阳明病，其气不能外达于皮毛则无汗，不下输于膀胱则小便不利，心中懊侬者，中土郁而成热，热气为烦也。郁于中即现于外，身必发黄。

此节合下节，皆言阳明之气郁于中土，不得外达而下输也。

郁于中土，若误火更益其热，阳明病，医者不知所以无汗之故，以火强迫其汗，热邪被火，周身之气燥极，而热不外越，但上攻于额上而微汗出，又不得下泄而兼小便不利者，湿热相搏，亦必发黄。

此节即上节所言发黄之证，借被火以言其更甚也。凡误服羌、独、荆、防及姜、桂、乌、附之类，皆以被火概之。阳明之脉，起于鼻，行发际至额颅。

原主里阳明病，今诊其脉浮而紧者，仍见太阳表实无汗之脉。阳明被太阳之寒邪外束，则阳气不能宣发而为热，故必乘其所旺申酉时而潮热，如潮水之发作有定时。若脉但浮而不紧者，是见太阳表虚自汗之脉。阳明被太阳之风邪外涣，则阳气尽浮于表，及卧而阴血归肝之顷两不相顾，必为浮阳盗去而汗出。

述：此三节，言阳明主里，复外合于表气，内通于经脉，复还于胃中也。

阳明之脉，起于鼻，交额中，还出挟口。今阳明燥热之病，其口无不干燥，若热止在于经，其人但欲以口漱水，济其经热。漱毕吐去而不欲咽下者，热不在胃故也。阳明气血俱多，经中热甚则逼血妄行，因此必发其衄。

此言阳明之津液通于经脉而为衄也。

阳明病，本自汗出，医更重发汗，外热之病已差，而内尚微烦不了了者，此大便必硬故也。津液为胃所主，以发汗亡其津液，胃中干燥，故令大便硬。今姑不问其大便，当问其小便日几行。若汗出，本日小便日三四行，今于微烦之日止再行，故知大便不久自出，盖以大小便皆胃腑津液之所施也。今为小便数少，以津液当复还入胃中，故知不久必大便也。此胃腑实，大便硬，亦有不必下者，医人不可不知也。

此言阳明之津液复还于胃中也。

阳明证，既知有不必下者，更当知有不可下者。伤寒呕多，为阳明胃气之虚，胃气既虚，虽有阳明燥热之证，切不可攻之。

此一节，言胃气虚者不可下也。

述：阳明有胃气，有悍气，有燥气。胃气者，柔和之气也；悍气者，慓悍滑利，别走阳明者也；燥气者，燥金之气也。病在悍气者可攻，病在燥气者可攻，病在胃气者不可攻，病在燥气而胃气虚者亦不可攻。故此三节，俱言不可攻也。

按：师言其不可，非坐视而不救也，必有所以可者，在正面、旁面、对面，皆可以悟其治法。若常器之《补亡论》，必处处补出方治，无论其搔不着痒也。即有偶合之处，反令鸢飞鱼跃，水流花放，活泼文章，俱成糟粕。长洲汪苓友多宗其说，何其陋欤！

阳明病，外有身热，自汗出，不恶寒，反恶热之证，便知其内为胃家实之证。但胃家实，只指不下利而言，务宜活看，亦知其实处即是虚处。若心下硬满者，止在心下，尚未及腹；止是硬满，而不兼痛。此阳明水谷空虚，胃无所仰；虚硬虚满，不可攻之。若误攻之，则谷气尽而胃气败，利遂不止者死。若其利能自止者，是其人胃气尚在，秽腐去而邪亦不留，故愈。

此一节，言虚而假实者不可下也。

受业薛步云按：心下为阳明之膈，膈实者腹必虚。气从虚闭，是阳明假实证，攻之是为重虚。

《内经》云：中于面，则下阳明，以阳明之脉上循于面故也。阳明病，通面合见赤色，为阳气怫郁于表，不可攻之。若误攻之，胃气徒虚，津液大耗，热不得越，故必复发热，面色之赤者，亦变为色黄，《内经》云：三焦膀胱者，腠理毫毛其应。以三焦主腠理，膀胱应皮毛。今郁热在表，三焦失其决渎之官，膀胱失其气化之职，小便不利，为发黄之根也。

此一节，言外实内虚者不可下也。

不可攻者既明，而可攻者更不可以不讲。阳明病，不吐不下，可知其胃气不虚也。心烦者，以胃络上通于心，阳明之燥火与少阴之君火相合故也。胃气虽曰不虚，却是不和，可与调胃承气汤以和之。

此一节，言阳明胃腑不和，宜与调胃承气也。

述：此三节皆言可攻之证，而又以明三承气之各有所主也。

阳明病，脉迟，为阳邪入于里阴。然止言脉，犹不足凭也，必以汗出，知阳热之内蒸。然止言汗，亦不足凭也。虽汗出，为阳热之内蒸，而表未罢者，亦恒多汗出之症，必以不恶寒者，定其表证之已罢。然表证已罢，尤当再验其里证。阳明主肌肉，邪在表阳，则身轻易以转侧；若入于里阴，则其身必重。邪结于中，必碍呼吸而短气，腹满难以下通，势必上逆而为喘，此已属大承气证矣。然犹必身热变为潮热，知其热邪尽入于胃，乃可以指其实在。曰：有潮热者，此外欲解，可攻里也。又必通身热蒸之汗，变为手足濈然之汗，热与汗俱敛，止露出胃所主之四肢，为本证真面目，乃可指其实在。曰手足濈然而汗出者，此大便已硬也，以大承气汤主之。若其人汗出虽多，微发热恶寒者，外未解也，不可攻里。即不恶寒，而其热不潮，为胃未全实，未可与大承气汤，若其人腹大满，大便不通者，凡不见潮热之证，止可与小承气汤微和胃气，勿令大泄下。

大承气汤方

大黄酒洗，四两　厚朴炙、去皮，半斤　枳实炙，五枚　芒硝三合

上四味，以水一斗，先煮二物，取五升，去滓，纳大黄，更煮取二升，去滓，纳芒硝，更上火微煮一两沸，分温再服。得下，余勿服。

武陵陈氏云：方名承气，殆即“亢则害，承乃制”之义乎？亢极反兼胜己之化，承者以下承上也。夫天地一理，万物一气，故寒极生热，热极生寒，物穷则变，未有亢极而不变者。伤寒邪热入胃，津液耗，真阴虚，阳盛阴病。所谓阳盛阴虚，汗之则死，下之则愈。急以苦寒胜热之剂，救将绝之阴，泻亢盛之阳，承气所以有挽回造化之功也。然不言承亢，而言承气，何哉？夫寒热流转，不过一气之变迁而已。用药制方，彼气机之不可变者，力难矫之。亦第就气机之必变者，而一承之耳。设其气有阳无阴，一亢而不可复，则为脉涩、直视、喘满者死。何则？以其气机已绝，更无可承之气也。由是言之，圣人虽尽人工之妙，止合乎天运之常耳，不云承气而云何？

按：陈氏此注，必须熟读。

小承气汤方

大黄四两　厚朴炙、去皮，二两　枳实大者、炙，三枚

上三味，以水四升，煮取一升二合，去滓，分温二服。初服汤当更衣，不尔者尽饮之，若更衣者勿服之。

胃合海水，无病之人亦日日有潮，但不觉耳。病则气随潮而发现于外。故凡阳明病，必审其有潮热，又大便微硬者，方可与大承气汤，若大便不硬者，即不可与之，切勿概以潮热为可攻也。然而，大便又不可尽信也。若其人不大便已六七日，未敢必其果有燥屎与否？恐有燥屎，欲知之法，少与小承气汤，汤入腹中，下转而矢气者，此有燥屎，乃可以大承气攻之；若不转矢气者，为胃气之虚，此但初头硬，后必溏，不可攻之，攻之则胃气愈虚，必胀满不能食也。试观胃虚之人，渴欲饮水者，与水则哕。水且不宜于胃，而况攻下乎？据而言之，凡

得攻而潮热已退，其后复发潮热者，必大便复硬，但溏者既去，则所留者虽硬而甚少也，止须复以小承气汤和之。然亦必须转矢气者，乃可再投。若仍不转矢气者，并小承气且难再投，慎不可径用大承气以妄攻也。

此言大承气便硬，小承气行燥屎，各有所主，而胃气虚者，慎不可攻也。

阳明谵语，其中有虚实之不同、生死之各异者，不可不知。夫阳明病，实则语皆狂乱，名曰谵语，虚则聆其所语，如郑国之声而不正，轻微重复，名曰郑声。郑声，即重语也。盖谵语原非死证，而邪气入脏，以致精气不荣于目，至直视而谵语则危矣。更加喘满者，脾肺不交，而气脱于上，主死，及下利者，脾肾不固而气脱于下，亦主死。

此章统论谵语各证之治法也。谵语之时，聆其声有不正之声，轻微重复之语即是郑声。注家分而为两，皆相沿之误也。故止首节提出郑声，而后无郑声之证。

有亡阳而谵语者。汗为心液，心为阳中之太阳，发汗多，则心液虚矣。若重发汗者，心液为阴，阴虚于内，则心主之阳无所附，而遂亡于外矣。亡其阳，则神气亦昏而谵语。脉乃血脉，脉短者，心液亡，心气绝，故死；若脉不短，而且自和者，病虽剧亦不死。

此言亡阳谵语也。

有亡阴谵语者。伤寒，若吐若下后不解，其阴液亡矣。阴液亡，故不大便，五六日上至于十余日。阳明旺于申酉之间，其时名为日晡所，邪气随旺时而发潮热，且全显出本来燥气之象而不恶寒，且热甚神昏，无问答而一人独语，无所见而如见鬼状。若剧者，神识不为我用，发则不识人。阳奔于外而躁扰，故循衣摸床；阴孤于内而无所依，故心惕而不安；阳脱于上，故微喘；精不荣于目，故直视。此阳热甚而阴液亡，其生死只在一瞬之间，须于脉候决之。弦为阴脉，若脉弦者，为阴气未绝，可生；涩则无血，若脉涩者，为阴血已竭，必死。而苟病势尚微者，而苟病势尚发热谵语者，以大承气汤主之。若一服利，即止后服。盖以大承气用之得当可以养阴，不当亦所以亡阴也，可不慎欤！

此言亡阴谵语也。

按：柯氏云：吐下后不解，病有微剧之分。微者是邪气实，当以下解；剧者邪正交争，当以脉断其死生。弦者是气实，不矢为下证，故生；涩者是正气虚，不可更下，故死。生死二字，从治病者看出，又是一解，却是正解。

有亡津液而谵语者。阳明燥热之气为病，其人多汗，以津液外出，以致胃中干燥，大便必硬，硬则胃气不和而谵语，以小承气汤主之。若一服谵语止，更莫复服。

此言亡津液而谵语也。

然其中虚实之辨，当专辨其脉。阳明病，其作谵语，有虚有实。若发潮热，脉滑而疾者，此阳明里实也，以小承气汤主之。然服之多寡，亦因其证为进退，先与承气汤一升，服后腹中转矢气者，更服一升。若不转矢气，勿更与之。设明日不大便，脉反变滑疾为微涩者，微则气衰，涩则血少，此里虚也。邪盛正衰，法为难治，热邪虽盛，亦不可更与承气汤也。

此以脉而辨谵语之虚实。前欲与大承气，以小承气为法；今欲与小承气，即以小承气先与为试法，可见古人之谨慎如此。

按：柯氏云：势若不得不通者，可用蜜导。虚甚者，与四逆汤，阴得阳则解矣。愚以救逆当临时审其所急，不可预有成见。

且有在胃在肠，亦须分别。《内经》云：胃病则肠虚，肠满则胃虚。阳明病，若谵语，有潮热，反不能食者，胃满也，胃满则胃中必有燥屎五六枚也。若谵语潮热而能食者，肠满也，肠满则胃无燥屎，故但大便硬尔，俱宜大承气汤下之。

述：此以能食、不能食以验谵语，有燥屎、便硬之不同，而又以明肠胃更虚、更满之义也。

胃主纳谷，胃满则不能容谷，故不能食；肠主变化，肠满则难于变化，故但硬。然肠虽满而胃则虚，故又能食。

间有热入血室而谵语者，以冲任二脉为血室皆起于胞中，与阳明合故。阳明病，热逼于经，故必下血。血者神也，下血而即谵语者，血脱神昏也。此为热入血室。何以为血室？男女皆有之，在男络唇口而为髭须，在女月事以时下是也。但头汗出，而别处不到者，血下夺则无汗，热上扰则汗蒸也。肝统诸经之血，刺肝之期门，随其实而泻之，俾热从血室而外出于皮肤，濈然汗出则愈。

此言下血谵语也。

间有因风致燥而谵语者，奈何？夫汗多亡液，以致胃燥谵语固也。今汗出不见其多，而亦谵语者，以有燥屎有胃中，此为风也。谓风木之邪干于中土，风燥而非热燥也。燥实必须议下之，然亦俟其过经，俾有余不尽之风邪悉归胃中，并于燥屎，乃可下之。下之若早，风性涣动，善行数变，内伤神气，其语言必乱。以风邪尽入于里，邪盛则实，此为表虚里实故也。盖风燥症，俟过经宜下，下早以致里实证亦宜下。统其法曰下之则愈，统其方曰宜大承气汤。

此言风木之邪，燥其津液，而为谵语也。

攻里太早，致里实而谵语者，言之详矣。而攻表失法，致里实而谵语者，亦可并举而相参。伤寒四日，为太阴主气之期，五日为少阴主气之期，病邪随经气而内入则脉沉，太阴、少阴之气不相生而为喘满。沉为在里，而反发其表汗，则胃腑之津液越出，大便遂燥结为难。误发汗致其表虚，大便难，成为里实，其虚灵不昧之天君，因邪实而失其灵，实日增实，久则谵语。

此承上节表虚里实而补出寻常里实之因，以备互证也。

谵语亦有三阳合病者，太阳、阳明、少阳三阳合而为病。腹满，阳明经热合于前也；身重，太阳经热合于后也；难以转侧，少阳经热合于侧也。三证见，而一身之前后左右俱热气弥漫矣。口不仁而面垢，热合少阳之腑也；谵语，热合阳明之腑也；遗尿，热合太阳之腑也。三证见，而身内之上、中、下俱热气充塞矣。大抵三阳主外，三阴主内。阳实于外，阴虚于内，故不可发汗，以耗欲竭之阴，若发汗则谵语。阳浮于外，则阴孤于内，故不可下夺，以伤其欲脱之微阳。若下之则额上生汗，手足逆冷。医者审其未经汗下之误，兼治太阳、少阳，不如专顾阳明。若自汗出一证者，从阳明而得太阳、少阳之总归，白虎汤主之。苟非自汗出，恐表邪抑塞，亦不敢卤莽而轻用也。

此言三阳合病而为谵语也。

谵语亦有二阳并病者。太阳、阳明二阳并病，太阳病气俱已归并于阳明，无复有头痛、恶寒之表证，则为太阳证罢。但见有发潮热，手足漐漐汗出，大便难而谵语者，皆阳明结邪之里证也，下之则愈，宜大承气汤。

此言二阳并病而为谵语也。

阳明表证少而里证多，下法之外，发汗尚宜详慎，而温针更无论矣。然而病兼表里，又另有其法。阳明病在表，其脉则浮，而涉于里则又紧。咽连胃脘，脾开窍于口，阳明与太阴相表里，邪气相侵，故咽燥口苦；手太阴肺主天，足太阴脾主地，地气不升，天气不降，故腹满而喘，此病阳明之里也。发热汗出，不恶寒，反恶热，已详本篇之首，此病阳明之表也。土气不和，则为身重，此阳明之表里俱病也，可转其机为两解之法。若误发其汗，则伤肾液而躁，伤心液而愦愦，阴液既伤，则阳邪益炽，故病反增谵语。若误加烧针，则经脉受伤，必见怵惕，水火不交，则为烦躁不得眠。若下之，则胃中空虚，客气乘虚而动膈，又从膈而上乘于心，故心中懊憹。舌为心苗，舌上有苔者，热甚而为邪气所郁之象也。宜栀子豉汤，导火热以下降，引阴液以上升以主之。

此言阳明病兼表里，非汗、下、温针所能治也。

然栀子豉汤止热邪乘心之剂也，恐不能兼清阳明经气之燥热。若前证外更加渴欲饮水、口干舌燥者，为阳明经气之燥热也，又宜白虎加人参汤主之。

此承栀子豉汤而进一步言也。

白虎加人参汤止清阳明经气之燥热，若脉浮，发热，渴欲饮水，如前证外，更加小便不利一证者，为阳明累及太阴脾气，不能散精归肺，通调水道，下输膀胱所致也。第运脾调肺以导水，又必以清热滋阴为本，方不失为阳明之治法。以猪苓汤主之。

此承白虎加人参汤又进一步言也。

猪苓汤方

猪苓去皮、茯苓、阿胶、滑石碎、泽泻各一两

上五味，以水四升，先煮四味，取二升，去滓，纳下阿胶烊消，温服七合，日三服。

猪苓汤助脾气之转输、肺气之通调，利小便，甚为得法矣。若阳明病，汗出过多而渴者，为津液外越，以致中干作渴，非水津不布而渴也。即小便不利，不可与猪苓汤，以汗多胃中燥，恐猪苓汤复利其小便，更走其津液故也。

自阳明脉浮而紧至此，看似四节，实是一节。细玩其段段相承，上下联络，以见伤寒不可执定一法，用药当如转环也。

且阳明中有寒冷、燥热之分，不可不辨。试先言下焦之虚寒。夫虚则脉浮，而寒则脉迟。今阳明戊土不能下合少阴癸水而独主乎外，则表热；少阴癸水不能上合阳明戊土而独主乎内，则里寒。戊癸不合而下焦生阳之气不升，故下利清谷而不能止者，以四逆汤主之。

述：此节言阳明下焦虚寒也。本章凡三节，以上、中、下三焦，论阳明有寒冷、燥热之病也。

再言中焦之虚冷。若胃中虚冷，视下焦之生阳不启者，彼为火虚，此为土虚。其土虚亦本于火虚，虚极则寒，寒则失其消谷之用。每由食少而至于不能食者，若复令其饮水，则两寒相得而为哕。

此论阳明中焦虚冷也。

再言上焦经脉之燥热。热在经脉，故脉浮发热，热循经脉而乘于上焦，故口干鼻燥。其能食者，热在经脉，不伤中焦之胃气也。经脉热甚则发衄。

此言阳明上焦经脉燥热也。

阳明主合，若终合而无开机则死矣，所以言之不厌于复也。兹先以阳明之气不得交通于上下言之：阳明病，外证未解而遽下之，其外有热而手足温。热在于外，故不结胸。胃络不能上通于心，故心中懊憹。下后胃虚，故饥不能食。阳明之津液主灌溉于上下。今阳明气虚，其津液不能周流遍布，惟上蒸于头，

故但头汗出，而余外无汗者，宜交通其上下，以栀子豉汤主之。受业薛步云按：栀豉汤能开阳明之合，须记之。

此言阳明之气，不得交通上下，而为栀子豉汤证也。

述：合下五节，论阳明主合，贵得枢转以出，若合于心、胸、腹、胃之间，无开转之机，则死矣。

其或合于胸胁之间者，阳明病，发潮热，则大便应硬，小便应利矣。今大便溏而小便自可，知其气不涉于大小二便，止逆于胸胁之间也。至胸胁满而不能去者，宜从枢胁而达之于外，以小柴胡汤主之。

此言阳明之气合于胸胁之间，宜枢转而出也。

然而小柴胡之用不止此也。夫阳明之气由下而上，由内而外，出入于心胸，游行于腹胃，靡不藉少阳之枢。今阳明病，胁下硬满，不得由枢以出也。不得由枢以出，遂致三焦相混，内外不通矣。下焦不通，津液不下，而为不大便；中焦不治，胃气不和，而为呕；上焦不通，火郁于上，其舌上必现有白苔者，可与小柴胡汤调和三焦之气。俾上焦得通，而白苔去，津液得下而大便利，胃气因和而呕止，三焦通畅、气相旋转，身濈然汗出而解也。

此言小柴胡汤不特达阳明之气于外，更能调和上下之气，流通内外之津液也。

今从主合之理，藉枢开所以然者而深论之。阳明中风，少阳脉弦，太阳脉浮，阳明脉大。阳明兼见三脉，宜可以相藉而枢开矣。乃其气主合，又不能得枢开而短气。夫不能枢开而出，合于腹则腹部满，合于胁则胁下及心作痛。以手久按其心腹胁下之病处而气不通，以久按之，则合则复合也。阳明之脉起于鼻，其津液为汗。气合于内，津液不得外达，故鼻干，不得汗。阳明随卫气而行于阴，故嗜卧。土内郁而色外呈，故一身及面目悉黄。脾不能为胃行其津液，故小便难。阳明之气旺于申酉，邪热随旺时而发，故有潮热。阳明气逆于上，故时时哕。三阳之脉，循绕耳之前后，邪盛于经，故耳前后肿。医者取足阳明之经，随其实而刺之，虽刺之少差，然枢不外转而病不解。病过十日，又当三阴受邪。若脉续浮者，知其不涉于阴。仍欲从少阳之枢而出也，故与小柴胡汤以转其枢；若脉但浮，别无余证者，是病机欲从太阳之开而出也，故与麻黄汤以助其开。若不尿，腹满加哕者，是不从太阳之开、少阳之枢，逆于三阴也。夫不尿，则甚于十日前之小便难矣；腹满加哕，则甚于十日前之腹部满、时时哕矣。枢转不出，逆于三阴，谓非不治之证而何？

述：此节言阳明主合，必藉少阳之枢、太阳之开。若合而不能开转，则一息不运，针机穷矣。故经曰：太阳为开，阳明为合，少阳为枢，三经者不得相失也。

以上各法，无非使气机之旋转也。至于下法之穷，又有导法以济之。阳明病，自汗出，不可再发其汗，若再发其汗，兼见小便自利者，此为津液内竭。津液既竭，则大便硬不待言矣。然大便虽硬不可攻之，当须自欲大便，宜蜜煎导而通之。若土瓜根与大猪胆汁，皆可为导。

述：此言阳明气机总要其旋转，津液内竭者不宜内攻而宜外取也。盖以外无潮热，内无谵语，与可攻之证不同须待也。

蜜煎导方

蜜七合

上一味，纳铜器中，微火煎之，稍凝似饴状，搅之勿令焦著。欲可丸，并手捻作挺，令头锐，大如指，长二寸许，当热时急作，冷则硬。以纳谷道中，以手急抱，欲大便时乃去之。

猪胆汁方

大猪胆泻汁，一枚　醋少许。以灌谷道中，如一食顷，当大便出。

阳明可汗之证，亦有在肌表之分，兹先言其在肌。盖太阳以皮毛为表，阳明以肌腠为表。阳明病，表气虚则脉迟，邪干肌腠则肌腠实而肤表虚，故汗出多，微恶寒者，表未解也，可发汗，宜桂枝汤。

此节合下节，言阳明病在肌表而可以汗解也。盖阳明以肌腠为表，在太阳则谓之解肌，在阳明则谓之发汗也。

阳明病，邪在表则脉浮，邪在表则表气拒闭而肺气不利。无汗而喘者，发汗则愈，宜麻黄汤。

述：此阳明之表证、表脉也。二证俱是太阳，而属之阳明者，不头痛项强故也。要知二方全为表邪而设，不为太阳而设。见麻黄证即用麻黄汤，见桂枝证即用桂枝汤，不必问其为太阳、阳明也。若恶寒已罢，则二方所必禁矣。

热有郁于气分者，阳明居中土而色黄，阳明病，若发热汗出，此为热从汗越，不能发黄也。若热气上蒸于头，但头汗出，而身无汗，其汗剂颈而还。津液不能下行而小便不利，不能上行，而渴引水浆者，此为瘀热在里，土郁色现，身必发黄，以茵陈蒿汤主之。

述：此言热郁气分而为茵陈蒿汤证也。合下节，言阳明为燥热之经，总统气血，故可病于气而亦可病于血也。

茵陈蒿汤方

茵陈蒿六两　栀子十四枚　大黄去皮，二两

上三味，以水一斗，先煮茵陈，减六升，纳二味，煮取三升，去滓，分温三服。小便当利，尿如皂角汁状，色正赤。一宿腹减，黄从小便去也。

热有郁于血分者。《内经》云：上气不足，下气有余，久之不以时上，则善忘。今阳明证，其人善忘者，乃血随气行，俱并于下，故必有蓄血。所以然者，本有久瘀之血，停积于下。心主血，瘀血久停于下而不得上，则心气虚，故令善忘。阳明主燥，其屎虽硬，血又主濡，而大便反易。血久则黑，火极反见水化，故其色必黑，宜抵当汤下之。

述：此言热郁血分而为抵当汤证也。

师辨太阳蓄血证，必验其小便利；辨阳明蓄血证，必验其大便易，亦各从其腑而言之。

大承气为阳明之攻药，然胃实可攻，胃虚不可攻。阳明病，既下之，而热邪乘虚而内陷，心中懊憹而烦，绝似虚烦之栀子豉汤证。而审其胃中有燥屎者，为邪不陷于心而陷于胃。如徒用栀子豉汤无济于事，不可不攻。若腹只微满，为中土内虚，初头硬，后必溏，胃无燥屎，不可攻之。是则可攻不可攻，全凭燥屎之有无也。若有燥屎者，宜大承气汤。

述：此章凡六节，五节俱论大承气汤可以攻胃实，不可以攻胃虚，末节又提虚寒一条以结之。

弟宾有按：少腹按之软而不拒按者，无燥屎也，小腹硬而拒按者，有燥屎也。此辨证之捷诀。

何以知胃中有燥屎也？然辨之有法：阳明病下之后，病人不大便五六日，邪入下脘及肠中，环绕于脐作痛，烦极而至于躁，随所旺日晡所发作有时者，此有燥屎，故使不大便也。

此承上文胃中有燥屎者可攻而言也。

然胃实之证，必以脉实为凭，否则又须分别。病人阳气盛而烦热，阳若得阴，汗出则解。若不解，又如疟状，日晡所发热者，属阳明也。然又有表里之分，须凭脉以断之。若脉实者，为病在里，宜下之；若脉浮虚者，为病在表，宜发汗。下之，与大承气汤；发汗，宜桂枝汤。盖以脉为凭，不必以日晡发热而遽认为里实也。

述：此言凭脉之虚实，以辨表里，以施汗下，不可概与承气也。

脉实固宜下矣，然有大下后，六七日不大便，烦仍不解，腹仍满痛者，此有未尽之燥屎也。所以然者，以胃为水谷之海，能容水谷三斗五升，本有宿食未尽故也，宜大承气汤以推陈致新。是知大承气汤不独能下胃热，而亦能下宿食。

述:此承上文下之而言也。此证著眼在六七日,以六七日不大便,则六七日所食之物又为宿食,所以用得大承气。

下后有燥屎,既详其验法矣。而未下有燥屎者,又有验之之变法。病人小便不利,若津液还入胃中,则大便下而愈矣。今邪热耗灼,清道涸竭,大便不得其灌溉,则结聚不下而乍难,结者自结于中,其未结者,旁流而乍易,又于日晡所之时有微热,气满不得下而喘冒,胃气不得和而不能卧者,皆为有燥屎之征也,宜大承气汤。

此又识燥屎之变法,医人不可以不知也。

虽然阳明实热之证固多,而虚寒者亦复不少。胃主容谷,今食谷欲呕者,属阳明胃气虚寒也,以吴茱萸汤主之;若得此汤而呕反剧者,人必疑此汤之误,而不知阳明与太阴相表里,其食谷欲呕者,是阳明虚甚,中见太阴,为中焦之胃气虚寒也。服吴茱萸汤之后反剧者,是太阴虚回,中见阳明,为上焦之胃口转热也。此为从阴出阳,寒去热生之吉兆,可以析其疑曰:太阴湿土,喜得阳明之燥气,其病机属上焦而向愈也。书曰:若药不瞑眩,厥疾不瘳,其斯之谓欤?

述:上五节论阳明实热之让,此节又提虚寒一条,以结上文五节之意。

吴茱萸汤方

吴茱萸酒洗,一升　人参三两　生姜切,六两　大枣擘,十二枚

上四味,以水七升,煮取二升,去滓,温服七合,日三服。

前言太阳阳明,今试重申其转属之义。太阳病,寸缓为阳气虚;关浮为中气虚,尺弱为阴气虚。其人发热汗出,复恶寒,皆为桂枝证之未解。又于不呕,知其里气之和。里气既和,缘何心下又发痞?但心下痞,非本有之证者,此以医下之太早所致也。如其不因误下者,邪热入里则罢。太阳之本寒,从阳明之燥化,病人不恶寒而且口渴者,此太阳转属阳明也。其小便数者,津液下渗,大便必硬。是硬为津液不足,非胃家之有余,即不更衣十日,亦无所为痞满硬痛之苦也。若津液竭而渴欲饮水,宜少少与之,以润其燥。然此但因其渴而以通权之法救之。审其实系水津不布而渴者,又宜五苓散,助脾气之转输,而使水津之散布。夫曰十日无所苦,承气汤既不可用;饮水不至数升,白虎加人参汤又非所宜。惟助脾气以转输,多饮暖水以出汗,则内外俱松。须知病从太阳而入者,仍从太阳而出也。此散不能养液,但以阳明病与转属阳明者,或异或同,可分可合,亦视治者之活法耳。

述:此章凡七节,皆论太阳阳明也。首节统论转属之意,次节甚言津液之

不可亡，三节、四节申言亡津液遂成胃热脾弱之证，五节言发汗后转属阳明，六节言吐后转属阳明，七节总言发汗、吐、下皆能转属阳明，皆所以亡津液也。

津液根于身中之真阴，脉寸缓为阳微，而汗出少者，阴阳同等，为自和也；汗出多者，阴液亡而阳反独盛，故为太过，此皆自出之汗也。若阳脉不微而实，医因发其汗而出多者，亦为太过。太过为阳亢，与阴隔绝而不相和于里。何也？发汗亡其津液，而大便因硬也。

上节亡津液是本旨，而五苓散特为转属证之变治，非亡津液之主方，此节复足上文亡津液之意，而治法自在言外。汪苓友云即用下麻仁丸。愚以为麻仁丸未尽其量。

阳绝于里其脉奈何？盖胃土为阳土，贵得阴气以和之。若病人脉浮而芤，浮为亢阳，芤为孤阴，浮芤相搏，则胃之阳气盛而生热，热则津液愈竭，无以维其阳。其阳亢则与阴相绝，所谓阳绝于里者如此。

此又承上文而申言阳绝之脉。

愚按：浮为阳之阳，言阳邪也。其阳之阳，言人身之阳气也。

阴虚不能以和阳，诊之于手之气口则芤，诊之于足之趺阳则涩。趺阳者，胃脉也。胃为阳，脾为阴。今趺阳脉浮而涩，浮则胃之阳气强，涩则脾之津液泄而小便数。浮涩相搏，其津液不能返入胃中，而大便则难。夫脾土为胃行其津液者也。津液鲜少，则其脾无可奈何为穷约，麻仁丸主之。泻胃之阳即扶脾之阴也。

此从上文阳绝之脉而补出阴虚之脉，出其方治也。

麻仁丸方

麻子仁二升　芍药半斤　枳实炙，半斤　大黄去皮，一斤　厚朴炙、去皮，一尺　杏仁去皮尖、别作脂，一升

上六味，为末，炼蜜为丸，桐子大。每服十丸，日三服，渐加，以知为度。

有汗后而转属者，太阳病三日，发汗不解，热从内出，如甑釜之蒸蒸发热者，乃热邪内陷，与阳明水谷之气合并而为热，属于胃也。必也，釜底抽薪而热自愈，以调胃承气汤主之。

述：此言热邪由汗后而入于胃腑也。阳明者，无形之气化也；胃者，有形之胃腑也。

有吐后而转属者。夫有形之邪，在于胃之上脘，宜吐而越之。今伤寒吐后，则上脘之邪已去，而腹仍胀满者，乃中下之实邪未解也。宜与调胃承气汤。

此言吐后而热邪仍留而未解也。

总而言之，大凡太阳病若吐，若下，若发汗，则津液亡矣。津液亡于外，则燥热甚于内，故微烦；又走其津液而小便数，大便因小便之数而致硬者，与小承气汤和之愈。

此总论发汗、吐、下后皆可以转属于阳明也。

非关转属，其病为阳明自得之病。得病二日算起至三日，始满二日，值阳明主气之期，阳明为气血之主，邪伤则不能自振，故脉弱。自得之病不关转属，故无太阳柴胡证。胃热上乘于心则烦，烦极而卧不安则躁。胃居于心下，邪实于胃，故心下硬。胃气未虚则能食，今病至四五日，虽能食，亦不可遽以为能食而大下之，宜以小承气汤，不及升而少少与，微和之，令烦躁小安。至六日，仍不大便，仍与小承气汤，加至一升，使得大便而止。甚矣！小承气汤之不可多用也如此。若烦躁心下硬，其不大便至于六七日，似可以大下无疑矣，而只因其小便少一证者，津液尚还入胃中，虽不能食，而与谵语、潮热、有燥屎之不能食者不同。但初头硬，后必溏，未定成硬，攻之必溏。须待小便利，屎定成硬，乃可攻之，宜大承气汤。甚矣！大承气汤之不可骤用也如此。

述：此章凡五节，论阳明自病非关转属。首节反复辩论，以示不可轻攻之意。后四节又于阳明中从《内经》悍气之旨，悟出悍热之气为病最急，又不可泥于不可轻攻之说，徐徐缓下，以成莫救之患也。

然亦不可拘于不轻下之说以误事也。阳明有悍热之气，为害最速，不可不知。《灵枢·动输篇》云：胃气上注于肺，其悍气上冲头者，循咽上走空窍，循眼系，入络脑，出顑，下客主人，循牙车，合阳明，并下人迎。此卫气别走于阳明，故阴阳上下，其动若一。伤寒六七日，为一经已周，其悍热之气上走空窍，而循目系，故目中不了了，睛不和。其悍热之气别走阳明，上循空窍，不在表而亦不在里，故无表里证。惟其无里证，故大便不硬，而只觉其难。惟其无表证，故身不大热而止微热者，此悍气之病而为实也。急下之，宜大承气汤。急下之以救其阴，稍缓则无及矣。

述：此言阳明悍热为病是当急下，又不可拘于小便利而后下之也，不了了者，病人之目视物不明了也。睛不和者，医者视病人之睛光，或昏暗或散乱也。

按：此证初看似不甚重，至八九日必死。若遇读薛立斋、张景岳书及老秀才多阅八家书，惯走富贵门者从中作主，其死定矣。余所以不肯为无益之谈，止令拂衣而去矣。

又有宜急下者。阳明病，审其发热，系悍气之为热。其汗多者，为热势炎炎而津液尽出。亢阳无阴，缓则无及，急下之，宜大承气汤。

此言悍热之气内出，迫其津液外亡者之宜急下也。魏千子云：止发热汗出，无燥渴硬实之证，而亦急下者，病在悍气愈明矣。

更有宜急下者，悍热为病，阳气盛也。阳盛则阴虚，复发汗以伤阴液，其病不解，悍热之气反留于腹。其腹满痛者，与燥屎之可以缓下者不同，须急下之，宜大承气汤。

述：此言悍热之气不上走于空窍，而下循于脐腹者，亦宜急下也。

以上为阳明三急下证。

三急下之外，又有不可以言急，而亦不可以姑缓者，医者不可不明。腹虽不痛，而常满不减，即偶减一二分亦不足言，虽不甚危，亦当下之。以其病在阳明，无形之悍气从肓膜而聚，有形之胸腹又与阳明之本气不同，必宜大承气汤，方足以济之也。

述：承上文而言，腹满痛者固宜急下，若不痛而满云云，虽不甚急，而病在悍气，非下不足以济之也。

问曰：三急下证，本经并不说出悍气，兹何以知其为悍气也？答曰：阳明有胃气，有燥气，有悍气。悍气者，别走阳明，而下循于脐腹。《素问・痹论》云：卫气者，水谷之悍气也。其气慓疾滑利，不入于脉，循皮肤之中、分肉之间，熏于肓膜，散于胸膜。目中不了了、睛不和者，上走空窍也。发热汗多者，循皮肤、分肉之间也。腹满痛者，薰肓膜而散胸腹也。慓悍之气伤人甚捷，非若阳明燥实之证内归中土，无所复传，可以缓治也。故下一急字，有急不容待之意焉，所谓意不尽言也。学者得其意而通之，则缓急攸分，轻重立见，庶不临时舛错也。

按：仲师自序云撰用《素问》《九卷》，可知《伤寒论》全书皆《素问》《九卷》之菁华也。钱塘张氏注中补出悍气二字，可谓读书得间。然长沙何以不明提此二字乎？不知《伤寒论》字字皆经，却无一字引经，撰用之，所以入神也。

合病既审脉而知其顺与否，亦审脉而知其可下与否。阳明为金土，少阳为木火，二阳合病，则土受木克，金被火克，故必下利。若阳明脉大，与少阳脉弦相敌，其脉不负者，与病机为顺也。若只见少阳之脉弦，而不见阳明之脉大，为阳明负于少阳者，于正气为失也。然木火固能乘其所胜而克金土，金土却亦能乘其所不胜而侮木火，此胜彼屈，互相克贼，两败俱伤，名为负也。盖阳明负于少阳则下利，少阳负于阳明则有宿食。若脉滑而数者，乃内有宿食也。阳明戊土有余，少阳初生之甲木郁于土中，不能畅达，当下之，以平土中之敦阜，而助初生之甲木，宜大承气汤。

此言阳明少阳合病，审其应下者下之，中寓土郁夺之，木郁达之二义。

述：经云：食入于胃，散精于肝。又土得木而疏，阳明土胜，少阳木屈，则为顽土。故木不可太胜，土亦不可太旺，平则治，偏则病也。

病有不在阳明之经腑，而在于阳明之络者，不可不知。然而络病下后，又有瘀血与便脓血之不同。病人外无头痛恶寒之表证，内无谵语硬满之里证，发热七八日，值阳明主气之期，阳热不退则阴液日亏，虽脉浮数者，宜汗而不宜下。然发热而不恶寒，汗之不可，欲为发热证筹一去路，亦可斟酌下之，以除络中之热。然谓之可者，几经详慎，若差之毫厘，则为大不可也。假令已下，其脉浮而已解而数不解，是络热不因下而除，反乘下后内虚，而合于胃而为热。胃热则消谷善饥，至六七日，再值阳明主气之期，若不大便者，热得燥气而横，血因燥热而凝，知其有瘀血也，宜抵当汤。夫抵当汤为攻瘀之的方，兹不直断之曰主之，而仅商之曰宜者，盖欲临证者，审其有身黄、小便自利、善忘，如狂等证，而后用此剂而得宜也。若脉浮已解而数不解，而且下利不止，是血不为热灼而为瘀，反为热逼而下奔，必又协肠胃之热，而便脓血也。此证温剂有桃花汤，寒剂有白头翁汤，浅而易知，不必特立方治也。

此论邪干阳阴之络，处方宜详慎而灵活也。

阳明之里即是太阴，合其气则为黄，请先言寒湿。伤寒法应发汗，所以使热从汗越也。乃发汗已，而通身与目俱为黄，所以然者，暴感之寒邪，郁于表者已解，而以本有之寒湿病在里者不解故也。盖湿热之黄可下，而此以寒湿为黄不可下也，当于寒湿中求其法而治之。

此言寒湿发黄，不可误以湿热之法治之。五苓、真武皆正方也。时法加入茵陈蒿亦妙。

述：此章凡四节，论阳明之热合太阴之湿，而为发黄证。

湿热之黄，治法何如？伤寒七八日，又当再经之期，湿热现于外，故身黄如橘子色，湿热郁于里，故小便不利。其腹微满者，因小便不利所致也，以茵陈蒿汤主之。

此言湿热郁于内外也。

伤寒，湿热已发于外，而不郁于里，故只身黄发热，而无别证者，以栀子柏皮汤主之。

此言湿热之发于外也。

栀子柏皮汤方

栀子擘，一十五个　甘草炙，一两　黄柏二两上三味，以水四升，煮取一升半，去滓，分温再服。

伤寒，表证未解而瘀热在里，与太阴之湿气混合，身必发黄，以麻黄连翘赤小豆汤主之。

此言湿热之瘀于内也。

述：太阳之发黄，乃太阳之标热下合太阴之湿气。阳明之发黄，亦阳明之燥热内合太阴之湿化。若止病本气而不合太阴，俱不发黄，故曰太阴者，身当发黄；若小便自利者，不能发黄也。

麻黄连翘赤小豆汤方

麻黄去节，二两　赤小豆一升　连翘二两　杏仁去皮尖，四十个　大枣擘，十二枚　生梓白皮一升　生姜二两　甘草炙，二两

上八味，以潦水一斗，先煮麻黄，再沸，去上沫，纳诸药，煮取三升，分温三服，半日服尽。按：无梓皮，以茵陈代之。

卷 五

辨少阳病脉证篇

少阳者一阳也。少阳之为病奈何?《内经》云:少阳之上,相火主之。苦从火化,火胜则干,故口苦,咽干。又云:少阳为甲木。风虚动眩,皆属于木,故目弦也。少阳气化之为病如此。

此节为少阳证之提纲,主少阳之气化而产也。

柯韵伯云:太阳主表,头痛项强为提纲。阳明主里,胃家实为提纲。少阳主半表半里之位,仲景特揭口苦、咽干、目眩为提纲,至当不易之理也。盖口、咽、目三者,不可谓之表,亦不可谓之里,是表之入里,里之出表处,所谓半表半里也。三者能开能合,恰合枢机之象。苦、干、眩者,皆相火上走空窍而为病也。此病自内之外,人所不知,惟病人自知。诊家所以不可无问法。

三证为少阳病机,兼风寒杂病而言。

少阳之脉,从耳后入耳中,出走耳前。少阳中风,风扰其窍道,故两耳无所闻。少阳之脉起目锐眦,风火交攻,故目赤。少阳之枢机不运,故胸中满。少阳相火之气内合于君火,火盛而生烦者,为少阳自受之风邪,不可吐下,以伤上下二焦之气。若吐下以伤之,则因吐而伤少阳三焦之气,上合厥阴之心包而悸。因下而伤少阳胆木之气,内合厥阴之肝而惊。

此言少阳自受之风邪,戒其不可吐下也。上节提其总纲,专就气化而言;此节补出经脉病治,就经脉而言也。

少阳伤寒,脉现出本象之弦,并现出寒伤经气之细,少阳之脉上头角,故头痛。少阳之上,相火主之,其发热者,露出相火之本象,此属少阳自受之寒邪也。少阳主枢,非主表,不可发汗,惟小柴胡汤加减为对证。若发汗,竭其津液,以致胃干,则发谵语。夫枢者,少阳也。而所以运此枢者,不属于少阳而属胃,胃之关系綦重也。胃和则能转枢而病愈;胃不和,则少阳三焦之气内合厥阴心包而烦,少阳胆气失其决断之职而悸。推而言之,胃为五脏六腑之本,皆可以少阳属胃之一说悟之也。

此言少阳自受之寒邪，戒其不可发汗也。合上节所谓少阳有汗、吐、下三禁是也。汉文辞短意长，读者当于互文见意。

少阳为病，何以谓之转属？本太阳标阳之病，不解，与少阳相火为一属。今因不解，而转入少阳者，少阳不得枢转，则胁下硬满，枢机逆而胃气不和，则干呕不能食，不能由枢而开合，故往来寒热。然尚未吐下，中气犹未伤也。脉沉紧者，枢逆于内，不得外达也。与小柴胡汤，达太阳之气，使之从枢以外出。

此言太阳之转属少阳，非少阳之自为病也。

若已经吐、下、发汗，三禁之外，又加温针助火兼伤经脉，四者犯一，则发谵语，以谵语为此证关键。可知柴胡汤证不见而罢，此为少阳枢坏之病。审其或犯吐下而逆，或犯发汗而逆，或犯温针而逆，知犯何逆，随其所犯而以法救治之。

此言已犯吐、下、发汗之禁，当审其救治之法也。补出温针，见温针虽不常用，而其为祸更烈也。时医辄用火灸，更以人命为戏矣。

太阳主开，阳明主合，少阳主枢。三阳合病，则开、合、枢俱病矣。关上为少阳之部位，今脉见太阳之浮，阳明之大，二阳浮大之脉，俱上于少阳之关上，是二阳开合之机俱逆于少阳枢内而不能出也。入而不出，内而不外，则三阳之气俱行于阴，故但欲眠睡，开目为阳，合目为阴。今卫外之阳气乘目合之顷，内行于阴，则外失所卫而出汗。

此虽三阳合病，而以少阳为主也。庞安常云：脉不言弦者，隐于浮大也。

邪在少阳，入阴最近，此以循次而言也。然入阴原不必拘于次也。即如伤寒六七日，阴阳六气相传，一周已过，又当来复于太阳之期，若得少阳之枢转，正可以从太阳之开而出矣。今身无大热，其人烦躁者，此为太阳已去，故身无大热，邪入少阴，故见烦躁也。是可见枢有权则转外，枢失职则内入，当于少阳一经三致意也。推而言之，太阳与少阴一表一里、雌雄相应之道也。若当太阳主气之期，不从表而出于阳，即从里而入于阴矣。而少阳直入于厥阴者亦然。今医者止守日传一经之说，必以太阳传入阳明、阳明传入少阳、少阳传入太阴等经矣。岂知经气之传有定，至于病气，或随经气而传，或不随经气而传，变动不居有如是哉！

此从少阳而推广传经之义也。

然亦有以次相传者。伤寒三日，为少阳主气之期，亦阴阳交换之时也。若病气随经而行，则三阳为尽，三阴当以次受邪，邪入太阴，则不能食而呕矣，乃其人反能食而不呕，其病邪不随经而入于太阴。太阴为三阴之首，既不受邪若此，即此知其为三阴俱不受邪也。

此言少阳亦有以次而传，与上文互相发明。

述：此当与太阳篇至七日以上自愈者，以行其经尽节合看，则传经了然。

伤寒三日，乃少阳主气之期，若脉弦大为病进。今少阳本弦之脉转而为小者，不惟不入于阴，即少阳之病亦欲已也。经曰：大为病进，小为病退者此也。

此承上文而言少阳之病欲自已也。

少阳病，欲解时，从寅至辰上。盖以少阳之气旺于寅卯，至辰上而其气已化，阳气大旺，正可胜邪故也。

此言少阳病之得旺时而愈也。

愚按：少阳病脉证并治法，仲师原论只十条。注家因寥寥数条，疑其散失不全，或疑为叔和散编入诸经，辩论不一，余向亦信从之。自甲寅至庚申，每日诊病后，即谢绝应酬，与《伤寒论》《金匮》二书为寝食，乃知前此之所信从者误也。今姑节录其说，而辨正于后，起今古而同堂，谅韵伯、平伯诸先生当亦许余为直友也。

柯韵伯云：六经各有提纲，则应用各有方法，如太阳之提纲主表，法当汗解，而表有虚实之不同，故立桂枝、麻黄二法。阳明提纲主胃实，法当下解，而实亦有微甚，故分大、小承气。少阳提纲有口苦、咽干、目眩等症，法当清火。而火有虚实，若邪在半表，则制小柴胡以解虚火之游行、大柴胡以解相火之热结，此治少阳寒热往来之二法也。若邪入心腹之半里，则有半夏泻心、黄连、黄芩等剂。叔和搜采仲景旧论，于少阳、太阴二经不录一方，因不知少阳证，故不知少阳方耳。著《论翼》将小柴胡汤、大柴胡汤、柴胡桂枝干姜汤、柴胡桂枝汤、柴胡加龙骨牡蛎汤、黄连汤、黄芩汤皆移入内。陈平伯云：少阳一经居半表半里之界，凡伤寒在经之邪由阳入阴者，每从兹传入，名曰阳枢。不离半表，而仍不主乎表，故不可发汗；不离半里，而又不主乎里，故不可吐下。惟小柴胡和解一法，为本经的对之方。然病机有偏表偏里之殊，即治法有从阴从阳之异，所以麻、桂、承气无加减，而小柴胡汤不可无加减也。总之，往来寒热为本经所必有之证，故柴胡一味为本方所不减之药，其余则出入加减，随证而施。

愚按：柯韵伯以大、小柴胡二方为少阳半表之方，半夏泻心汤等为少阳半里之方。又云：少阳主寒热，属于半表，则寒热往来于外，属于半里，其寒热虽不往来于外，而亦相搏于中，故黄连汤、半夏泻心汤、黄芩汤、黄芩加半夏生姜汤，所治痞、痛、利、呕等证，皆是其说，却亦近道，然而浅矣。至陈平伯所言伤寒在经之邪由阳入阴，从兹传入，皆系门外话。至云惟小柴胡和解一法为本经的对之方，病机有偏表偏里之殊，治法有从阴从阳之异，其说亦为近道，然而泥矣。二家不知小柴胡是太阳病之转枢方，阳明及阴经当藉枢转而出者亦用之。少阳主枢，谓为少阳之方，无有不可，若谓为少阳之专方，则断断乎其不可也。近时注家，凡论中有柴胡之方，俱汇入少阳，甚者四逆散亦附其内，反以仲师活泼泼之妙成为印板。论中露出柴胡证三字，俨如云端指示，究竟柴胡证何尝是少阳证耶？移易圣经，亦自贻荒经之诮耳！

辨太阴病脉证篇

太阴气之为病，太阴主地而主腹，故腹满为本证之提纲。然腹之所以满者，地气不升也。地气不升，则天气不降，不降故上者不能下而吐，食不下；不升则下者不能上，而自利益甚。太阴湿土主气，为阴中之至阴，阴寒在下，而湿气不化，故时腹自痛。若误以痛为实而下之，则脾土愈虚，不能转运，必于脾部之胸下结硬。此以气而言也。更以经言之，足太阴脉入腹，属脾，络胃；手太阴脉起于中焦，下络大肠，还循胃口，上膈，属肺，其义亦同。至以脏而言虽脾也，而肺亦属焉，该于经气之中，不复再赘。

此太阴证之提纲也。

太阴中风，风淫末疾，故四肢烦疼，其脉为浮可知矣。今轻手诊其阳分则微，知风邪之当去矣；重手按其阴分则涩，知气血之衰少矣。又统诊其部位，上过寸下过尺而长者，是脉络相通，故为欲愈。

此言太阴腹满之内证，转而为四肢烦疼之外证，微涩之阴脉，转而为长之阳脉，由内而外，从阴而阳，故为欲愈之候也。

按：是后言太阴中风，未言太阴伤寒，至第六节方言太阴伤寒，学者当知仲景书互文见意。

太阴病，欲解时，从亥至丑上。何也？太阴为阴中之至阴，阴极于亥，阳生于子，至丑而阳气已增，阴得生阳之气而解也。

此言太阴病解之时也。

陈亮师云：此言太阴病解之时。太阴坤土，其象为纯阴。亥为阴之尽，与纯阴相类。阴极则复，至子则一阳生，而为来复之时。四季皆属土，而运气以丑未为太阴湿土。子丑乃阳生之时，阴得阳则解，故主乎丑，而不主乎未，以未为午后一阴主之时也。从亥言之者，阴极则阳生，故连类而及之也。

太阴内主脏气，而外主肌腠。太阴病，脉浮者，病在肌腠也，可轻发肌中之微汗，宜桂枝汤。

此言太阴病之在外也。

受业侄道著按：脉浮者，太阴之土气运行也。可发汗者，太阴之地气上而为云也。桂枝汤在太阳名为解肌，在太阴名为发汗，何以言之？盖太阳以皮毛为表，太阴以肌腠为表也。

王宇泰云：病在太阳，脉浮无汗，宜麻黄汤。此脉浮，当亦无汗，而不言者，谓阴不得有汗，不必言也。不用麻黄汤而用桂枝汤，盖以三阴兼表病者俱不当大发汗也。须识无汗亦有用桂枝汤也。

按：时说以桂枝汤为太阳专方，而不知亦阴经之通方也；又以为治自汗之定法，而不知亦治无汗之变法也。

太阴病在外者，既有桂枝之治法矣。若病在内，自利不渴者，无中见之燥化，此属太阴，以其脾脏有寒故也，当温之，宜服四逆辈。

此言太阴病之在内也。自利者，不因下而利也。凡利则津液下注，多见口渴，惟太阴湿土之为病不渴。

受业黄奕润按：以不渴一症认太阴，是辨寒、热利之金针。

程郊倩云：三阴同属脏寒。少阴、厥阴有渴症，太阴独无渴症者，以其寒布中焦，总与龙雷之火无涉。少阴中有龙火，水底寒甚则龙升，故自利而渴，厥阴中有雷火，故有消渴。太阳一照，雷雨收声，故发热则利止，见厥复利也。

愚按：脾不输津于上，亦有渴症，然却不在太阴提纲之内。郊倩立言欠圆，然亦不可少此一论，为中人以下开互证之法。

《内经》云：太阴之上，湿气主之，中见阳明。是以不得中见之化，则为脏寒之病。若中见太过，又为湿热相并之病。此太阴之所以有寒复有热也。伤寒脉浮而缓，手足自温者，系在太阴，而中见阳明之化也。阳明之热合于太阴之湿，即时当发身黄；若小便自利者，湿热得以下泄，不能发黄，至七八日，又值阳明主气之期，一得阳热之化，正气与邪气相争而暴烦，故虽暴烦下利日十余行，必当自止。所以然者，太阴中见热化，以脾家实，仓廪之腐秽当去故也。

此言太阴伤寒自利欲解之证也。按：成注云：下利烦躁者死，谓先利而后烦，是正气脱而邪气扰也。兹则先烦后利，是脾家之正气实，故不受邪而与之争，因暴发烦热也。

又有太阳转属之证。本太阳病，医反下之，太阳之气陷于太阴之地中，因而腹满时痛时止者，乃太阳转属太阴也。宜启下陷之阳以和不通之络，以桂枝加芍药汤主之。若满甚而为大实，常痛不定以时者，此脾胃相连，不为太阴之开，便为阳明之合。以桂枝加大黄汤主之，权开阳明之捷径，以去脾家之腐秽。

此言太阳转属太阴之病也。

受业汪桂小山云：太阳标热误下之，不特转属于太阴，亦转属于阳明也。腹满时痛，脾气不濡也，宜桂枝汤加芍药，入太阴出太阳也。大实痛者，转属阳明也。桂枝汤加大黄者，入阳明出太阳也。

桂枝加芍药汤方

桂枝三两　芍药六两　甘草二两　生姜三两　大枣十二枚

上五味，以水七升，煮取三升，去滓，分温三服。

桂枝加大黄汤方

即前方加大黄二两。

大实痛，权借大黄、芍药之力，以行腐秽固已。然脾胃相连，而脾气又资藉于胃气也。胃之气贯于脉，胃之强弱，征于便之利不利。太阴为病，脉弱，其人陆续自便利，其胃弱可知矣。设或不得已而通因通用，当行大黄、芍药者，亦宜减少其分两而用之。以其人胃气弱，大便易动故也。胃气为生人之本，太阴然，即六经亦莫不然也。

此一节承上节而言，减用大黄、芍药者，以胃气之不可妄伤也。

附录：

沈尧封云：太阴、阳明俱属土，同主中州，病则先形诸腹。阳明为阳土，阳道实，故病则胃家实，而非满也；太阴为阴土，阴道虚，故病则腹满，而不能实也。凡风、燥、热三阳邪犯阳明，寒与湿二阴邪犯太阴。阳邪犯阳则能食而不呕，阴邪犯阴则不能食而吐；阳邪犯阳则不大便，阴邪犯阴则自利，证俱相反可认。若误下则胃中空虚，客气动膈，在阳邪则懊憹而烦，在阴邪则胸下结硬。倘再误攻，必致利不止而死。此太阴病之提纲也。凡称太阴，俱指腹满言。

柯韵伯云：太阴脉布胃中络于嗌，故腹满嗌干。此热伤太阴，自阳部注经之证，非论中所云太阴自病也。仲景以太阴自病为提纲，因太阴主内，故不及中风四肢烦疼之表；又为阴中至阴，故不及热病嗌干之证。太阴为开，又阴道虚，太阴主脾所生病，脾主湿又主输，故提纲主腹满时痛而吐利，皆是里虚不固，湿胜外溢之证也。脾虚则胃亦虚，食不下者，胃不主纳也。要知胃家不实便是太阴病。

愚按：仲师太阴病脉证只有八证，后人谓为散失不全及王叔和之变乱，而不知八条中有体、有用、有法、有方，真能读之，则取之无尽，用之不竭矣。所可疑者，中风证四肢烦疼，言其欲愈之脉，而不言未愈时何如施治。太阴病脉浮宜桂枝汤，而不言脉若不浮如何施治。惟于自利不渴脏寒证出其方曰四逆辈，凡理中汤、通脉四逆汤、吴茱萸汤之类皆在其中。又于太阳误下转属腹时痛证，出桂枝加芍药汤方，大实痛证出桂枝加大黄汤方，又以胃气弱减大黄、芍药为训，此外并无方治，以为少则诚少矣，而不知两节两出其方，大具经权之道，宜分两截看。仲景所谓太阴证，与《内经》人伤于寒为热病腹满嗌干证不同。提纲皆言寒湿为病，以四逆辈为治内正法，桂枝汤为治外正法。自第一节至第五节，一意浅深相承，不离此旨，所谓经也，此为上半截。第六节言太阴湿土不与寒合而与热合，若小便利则不发黄。若暴烦下利则腐秽当去，是常证之外略有变局，另作一小段，为承上起下处。第七节言太阳病误下转属太阴，腹满时痛，大实痛者，以桂枝加芍药、加大黄为主治，一以和太阴之经络，变四逆辈之温而为和法，变桂枝汤之解外而为通调内外法，是于有方处通其权也；一以脾胃相连，不为太阴之开便为阳明之合，既合而为大实痛，不得不借阳明之捷径以去脾家之腐秽。要知提纲戒下，原因腹时痛而言，此从正面审到对面以立法。又于暴烦下利十余行自止节言愈尚未言方，此从腐秽既下后，而想到不自下时之治法。是于无方处互明方意，以通权也，此为下半截。总而言之，四逆辈、桂枝汤及桂枝加芍药、桂枝加大黄汤，皆太阴病之要剂。若不渴，则四逆辈必须。若脉弱，则芍、黄等慎用。脉浮有向外之势，桂枝汤之利导最宜。烦疼当未愈之时，桂枝加芍药汤亦可通用。

陈平伯谓：桂枝加芍药汤为太阴经之和剂。又谓三阴皆有经病，仲景各立主方，太阴经病主以桂枝加芍药汤，少阴经病主以麻黄附子细辛汤，厥阴经病主以当归四逆汤。原文虽止八条，而诸法无有不具。柯韵伯等增入厚朴生姜半夏甘草人参汤、白散、麻仁丸等方，欲广其用，反废其活法。大抵未读圣经之前，先闻砭剥叔和之语，谓非经文无不可以任意增减移易，致有是举耳。

辨少阴病脉证篇

《内经》云：少阴之上，君火主之。又云：阴中之阴肾也。是少阴本热而标寒，上火而下水，其病不可摸捉。故欲知少阴之为病，必先知少阴之脉象，其脉薄而不厚为微，窄而不宽为细；又须知少阴之病情，其病似睡非睡、似醒非醒、神志昏愦，但见其欲寐。所以然者，少阴主枢转，出入于内外，今则入而不出，内而不外故也。

述：此先论少阴标本水火阴阳之气，其见于脉证有如是也。手足之少阴俱在内。

按:柯注云:仲景以微细之病脉、欲寐之病情,提纲立法于象外,使人求法于象中。凡证之寒热与寒热之真假,仿此义以推之,真阴之虚实见矣。

蔚谨按:心病于神则脉微,肾病于精则脉细。欲寐,病于阴;不得寐,病于阳。今欲寐而不得寐,故曰但欲寐。

少阴上火而下水,水火济则阴阳交,而枢机转矣。少阴病,其脉从肺出络心,注胸中。胸中不爽,欲吐而不能吐,心中热烦,不能寐而但欲寐,此水火不济,阴阳不交,机枢不转之象也。五日正少阴主气之期,至六日其数已足。火不下交而自利,水不上交而作渴者,此属少阴之水火虚也。水虚无以沃焚,火虚无以致水,虚故引水自救,此少阴病寒热俱有之证也。若少阴热则小便必赤;若小便色白者,白为阴寒,少阴阴寒之病形悉具,此确切不移之诊法也。然吾又原其小便之所以白者,以下焦虚而有寒,全失上焦君火之热化,不能制水,故令色白也。

此言少阴上火下水之病也。

少阴阴阳不交之病,病人脉沉分之阴、浮分之阳俱紧,少阴原有寒,而复受外寒也。阴不得有汗,今反汗出者,阴盛于内而亡阳于外也,此属少阴,阴阳不交之故,不交则阳自阳而格绝于外,反有假热之象,法当咽痛;不交则阴自阴而独行于内,必有真寒之证,而复上吐下利。

此言少阴阴阳不交之病也。

少阴病,不可发汗,不可不知,何也?少阴病,金水不能相滋而为咳,少阴失闭藏之职而为下利,二者为少阴常有之证。若咳、利而复谵语者,知足少阴之精气妄泄,手少阴之神气浮越,必被火气劫故也。然不特谵语,且小便必难,以汗与小便皆身中之津液,以强责少阴汗,以竭其津液之源也。

此言少阴病不可发汗,以火劫汗之祸更烈也。少阴原有灸法,而少阴之热证又以火为仇。

次男元犀谨按:少阴咳下利,治有两法:寒剂猪苓汤,热剂真武汤之类,皆可按脉证而神明之。

《内经》云:心部于表,肾治于里,是少阴有里亦有表也。少阴病,肾水之气少则脉细,君火之气不升则脉沉数。此病为在少阴之里,不可发汗以伤其里气。

此言少阴之里病不可多汗也。程扶生、汪苓友、郑重光注解俱以邪热传里而言,误矣!

少阴为气血之主，脉为气血之先。少阴病因反发热，权用麻黄、附子以微汗之。若脉微，则不可发汗以伤其阳，以脉微，汗而亡阳故也。因里热甚可权用下法，但误汗后，心阳已虚，而尺脉弱涩者，阴亦虚也，复不可下之以伤其阴。盖微为无阳，涩为少血，汗之亡阳，下之亡阴。此少阴阴阳两虚，既不可汗，复不可下如此。

此言少阴证之虚者，不可汗又不可下，不可误施而伤其根本也。

少阴欲愈而可治之证不可不知。少阴病，阴寒盛则脉紧。至七日外而八日，乃阳明主气之期，忽然自下利，脉变紧象而暴微，手足亦不厥而反温。盖脉紧反去者，为少阴得阳明之气，少阴病为欲解也。凡阳气暴回则烦，坚冰得暖则下。今虽发烦与下利，乃戊癸合化，生阳渐伏，必自愈。

此言少阴得阳热之气而解也。

余自行医以来，每遇将死证，必以大药救之。忽而发烦下利，病家怨而更医，医家亦诋前医之误，以搔不著痒之药居功，余反因热肠受谤。甚矣！名医之不可为也。附笔于此，以为知者道。

少阴病，水胜土虚则下利，若利自止，土气复也。虽见恶寒之甚，其身屈曲向前而踡卧，然身虽恶寒，而手足为诸阳之本，禀于胃气，若手足温者，中土之气和也。有胃气则生，故可治。

此言少阴得中土之气可治也。

少阴病，恶寒而踡，寒气甚矣。然时或自烦，而绝无躁象，烦时自觉其热，欲去衣被者，君火在上也。阴寒之气见火而消，故为可治。

此言少阴得君火之气为可治也。

少阴中风，风为阳邪，则寸口阳脉当浮，今脉阳寸已微，则知外邪不复入矣。病在少阴，则尺部阴脉当沉，今阴尺反浮者，则内邪尽从外出矣，为欲愈。

此言少阴中风欲愈之脉也。少阴伤寒之愈脉，自可类推。

少阴病欲解时，从子至寅上。盖谷经解于所王之时，而少阴独解于阳生之时，阳进则阴退，阳长则阴消，即所谓阴得阳则解也。

此言少阴得夜半之生阳而解也。

少阴而得太阳标阳之热化则生。少阴阴寒之病，上吐下利，而手足不逆冷，反发热者，此少阴而得太阳之标阳也。阴病得阳，故为不死。若不得太阳之标热，则少阴之气反陷于下，而脉不至者，当灸少阴之太溪二穴七壮，以启在下之阳。

此论少阴病而得太阳标阳之热化也。

太溪二穴在足内踝后五分跟骨上动脉陷中。

少阴热化太过而亦而病。少阴病，八日，为阳明主气之期，九日为少阳主气之期，病气由阴而渐出于阳。身以外为阳，手足为诸阳之本，一身手足尽热者，阳气盛也。所以然者，以少阴之本热移在膀胱，膀胱为胞之室。膀胱热不得外发于肢体而为热，必内动其胞中之血而为便血也。

此言少阴热化太过，脏病于腑，而为便血也。

按：柯注下利便脓血，指大便言；热在膀胱而便血，是指小便言。汪注肾主二便，从前后便而出，皆是。

少阴热化太过，内行于里，热深者厥亦深，故少阴病但厥无汗，本无发汗之理。医者不知，而强发之，不但不能作汗，反增内热，必动其少阴之血，逆行上窍。然未知从何道之窍而出，少阴之脉循喉咙，挟舌本，系目系，或从口鼻，或从目出，是名下厥上竭。然其名亦何所取？考《内经·厥论》云：阳气衰于下则为寒厥，阴气衰于下则为热厥。其起必于足下者，以阳气起足五指之表，阴气起于足五指之里也。今以但厥无汗之少阴病，因发汗而鼓激少阴热化之邪自下而逆上，上因失血而竭。少阴原少血之脏，血竭故为难治。

此言少阴热化太过，误发少阴汗之变证难治也。

以上三节，皆言少阴热化证。

少阴病，标寒外呈，必定恶寒，恶寒之甚，其身必踡，以少阴之脉，从然谷至俞府，皆行身之前，脉起足心，足恶寒则引起而踡也。若少阴标寒内陷，不止恶寒，而且自利，此内外皆寒，不得君火之本热，病之至危者也。然犹幸其手足之温，验阳气未绝，若手足逆冷者，为真阳已败，不治。

述：此章凡六节，皆言少阴阳气衰微，而为不治之死证也。

少阴阴寒为病，得太阳之标阳可治，得君火之本热可治，下焦之生气上升可治，中焦之土气自和可治，四者全无，故为难治。

少阴病，上吐下利，恐阴阳水火之气顷刻离决。然阴阳水火之气全藉中土交合，若中土气败，则阴不交于阳而躁，阳不交于阴而烦。且土气既败，不能旁达，而为四肢逆冷者，死。

此言少阴藉中土之气上下而达四旁，若胃气绝，则阴阳离，故主死也。

少阴病，下利不止，则阴竭于下矣。若下利既止，其人似可得生。乃利虽止，而头竟眩，眩甚则昏冒，且时时自冒者，主死。何也？人身阴阳相为倚附者也。下利则阴竭于下，阴竭则孤阳无依，遂上脱而为眩冒之死证。可见阳回利止则生，阴尽利止则死矣。可见利止而眩冒为死证，利不止而眩冒更为死证矣。

此言少阴孤阳上脱者死也。时时自冒句下一自字，见病非外来，气脱时自呈之危象。

少阴病，阳气不行于四肢，故四逆；阳气不布于周身，故恶寒而身踡；阳气不通于经脉，故脉不至。且不见心烦，而惟见躁扰者，纯阴无阳之中，忽呈阴证似阳，为火将绝而暴张之状，主死。

此言少阴有阴无阳者死也。

少阴病六日已过，至七日，乃由阴而阳之候，一呼一吸为一息，呼出心与肺，吸入肾与肝。今息高者，少阴气绝于下，止呼出而不能吸入，生气上脱，有出无入，故死。

此言少阴生气脱于上者死也。

少阴病，脉微细沉，但欲卧，为阳虚不能外达，惟行于内也。汗出，为阳气不能外达，外失所卫而不固也。不烦，自欲吐，为不得上焦君火之化也，此少阴阴寒之本病，尚非必死之候，亦非必不死之候也。惟于五日为少阴主气之期，至六日而足其数，视其阴阳胜复何如耳。如五六日间，真阳自复，或因药力而复，阳复则寒解；否则阴胜而危，故少阴病以五六日为生死之关。如至五六日，其病不解，上言汗出为阳亡于表，今则自利，为阳绝于里，里寒甚于表寒也。上言不烦欲吐，为里本无热，今则复烦躁，为寒邪逼脏，真寒反为假热也。止言但欲卧，是阳气受困，今则不得卧寐者，是真阳被逼，无所归而飞越也，此皆阳气外脱，主死。

此言少阴阳气外脱者死也。

少阴标寒而本热，太阳标热而本寒。少阴病，始得之，当不发热，今反发热，是少阴而得太阳标热之化也。既得太阳之标热，其脉应浮。今诊其脉沉者，为虽得太阳之标，而仍陷少阴之里也。以麻黄附子细辛汤主之，使少阴、太阳交和于内外则愈。

此言少阴得太阳之标阳，而太阳之标阳又陷于少阴之里阴也。

麻黄附子细辛汤方

麻黄去节，二两　细辛二两　附子炮、去皮、破八片，一枚

上三味，以水一斗，先煮麻黄减二升，去上沫，纳诸药，煮取三升，去滓，温服一升，日三服。

述：此章凡九节，论少阴自得之病，或得太阳之标，或得君火之化，或得水阴之气，或在于表，或在于里，或在于经，或归于中土，不可执一而治也。

少阴病反发热，自始得之以及二三日，值少阳主气之期，阴枢藉阳枢以转出，宜麻黄附子甘草汤微发其汗。夫太阳主表，而内合于少阴；少阴主里，而外合于太阳。今以二三日无少阴之里证，止是发热得太阳之表证，故微发汗也。

此言少阴得太阳之表证，二三日可微发汗。

麻黄附子甘草汤方

麻黄去节，二两　甘草炙，二两　附子炮、去皮，一枚

上三味，以水七升，先煮麻黄一二沸，去上沫，纳诸药，煮取三升，去滓，温服一升，日三服。

少阴病，得之二三日以上，自二日以及三日，各随三阳主气之期，以助上焦君火之热化也。下焦水阴之气不能上交于君火，故心中烦；上焦君火之气不能下入于水阴，故不得卧。法宜壮水之主以制阳光，以黄连阿胶汤主之。

此言少阴上焦君火之热化也。

黄连阿胶汤方

黄连四两　黄芩一两　芍药二两　鸡子黄二枚　阿胶三两

上五味，以水五升，先煮三物，取二升，去滓，纳胶烊尽，小冷，纳鸡子黄，搅令相得，温取七合，日三服。

受业周易图按：鸡属酉金而黄象地，用二枚者，取地二之阴以补心也。

少阴病，君火不宣，而太阳寒水之气用事，得之一日，正当太阳主气之期，足其数至于二日，火用不宣，全无燥渴，故日中和。背为阳，阳中之阳心也，又太阳其行在背。其人背恶寒者，是心主阳衰、太阳寒盛之证，当灸之。灸鬲、关二穴，以救太阳之寒，灸关元一穴，以助元阳之气。法宜益火之源，以消阴翳，以附子汤主之。

此节言少阴病上焦君火衰微，反得太阳之寒化。下节言下焦生阳不起，从阴而内注于骨也。

附子汤方

附子炮、破八片、去皮，二枚　茯苓二两　人参二两　白术四两　芍药三两

上五味，以水八升，煮取三升，去滓，温服一升，日三服。

少阴病，下焦生阳之气不周于一身，故身体痛，生阳之气不充于四肢，故手足寒；生阳之气不行于骨节，故骨节痛。脉沉者，生阳之气陷而不举也，亦以附子汤主之。

述：君火者，上焦君主之心火。生阳者，下焦水中之生阳，即先天之真火

也。少阴病，不得君火之热化者死，热化太过者病；不得生阳之气者死，生阳渐复者生。

按：柯注此与麻黄附子甘草汤，皆是治少阴证，而有出入之不同。经曰：少阴之阴，其入于经也，从阳部注于经，其出者从阴内注于骨。发热脉沉，无里证者，从阳部注于经也；身体痛，骨节痛，脉沉者，从阴内注于骨也。从阳注经，是表热里寒，病从外来，故温而兼散；从阴注骨，是表寒里虚，病从内出，故温而兼补。

感君火之化，而病有形之经脉，奈何？少阴病，热化太过，则闭藏失职而下利，热化太过，则阴络受伤而便脓血。须知便脓血者，大肠郁化之腐脓与阴络之血相并而出，与下利清谷不同也，以桃花汤主之。

此合下二节，言少阴感君火之热化，不病无形之气化，而病有形之经脉也。

桃花汤方

赤石脂一半全用、一半筛末，一斤　干姜一两　粳米一升

上三味，以水七升，煮米令熟，去滓，温服七合，纳赤石脂末方寸匕，日三服。若一服愈，余勿服。

少阴病，君火之热化太过者，二日阳明主气之期，得燥气之助而更甚；过少阳之三日，阳经已遍。至四日太阴，以及五日，正为少阴主气之期，热气欲奔注而下利。其未利之前，必先腹痛。下利则水液全归于大肠，其未利之前，必先小便不利，旋而下利不止，其便非清谷而为脓血者，亦以桃花汤主之。

此即上节之义，而复详其病情也。

凡病在经脉者，宜刺之。少阴病，下利，便脓血者，经脉之病也，可刺。

受业黄奕润云：此亦申明上文之义。少阴内主水火，外主经脉。水火病于内，不能循经脉出入，故标阴之水气干于脾而下利，本热之火气干于胃而便脓血。刺之则经脉通，水火运行内外矣。

按：常器之云：可刺幽门二穴，在腹第二行，挟巨阙两旁各五分。交信二穴。在内踝上二寸。郭白云云：刺当作灸。而不知经脉之病宜刺不宜灸也。柯韵伯云：便脓血亦是热入血室所致，刺期门以泻之。病在少阴而刺厥阴，实则泻其子也。

虽然少阴先天水火之气皆赖后天中土以资生而资始也，医者必明乎此，方可与言少阴之证治。少阴病，上吐下利，则中土虚矣；中土虚不能灌溉四旁，故手足厥冷，不能交媾水火，故烦躁。其烦躁欲死者，水自水，火自火，阴阳欲合而不得也，以吴茱萸汤主之。

此一节，言少阴水火之气，皆本阳明之水谷以资生，而复交会于中土，以总结上文数节之义。

少阴上火下水而主枢机。今少阴病，水在下而火不能下济，故下利，火在上而水不能上交，故咽痛，上下水火不交，则神机枢转不出，故胸满，且神机枢转不出，郁于内则心未有不烦者，以猪肤汤主之。

述：此章凡四节，俱论少阴主枢，旋转内外，无有止息，逆则病也。

猪肤汤方

猪肤一斤

上一味，以水一斗，煮取五升，去滓，加白蜜一升，白粉五合，熬香，和令相得，温分六服。

少阴之脉，从心系上挟咽。今少阴病，二三日，乃三阳主气之期。少阴君火，外合三阳，上循经脉而及咽。其咽痛者，可与甘草汤；服汤后不差者，与桔梗汤。

述：此言少阴之气循经而上逆于咽也。

甘草汤方

甘草二两

上一味，以水三升，煮取一升半，去滓，温服七合，日二服。

桔梗汤方

桔梗一两　甘草二两

上二味，以水三升，煮取一升，去滓，分温再服。

少阴病，咽中伤而溃烂生疮，不能语言，声不出者，奈何？盖少阴之脉，入肺循咽喉。肺属金主声，金空则鸣。肺受火气所烁，而喉咙为之窒塞故也。以苦酒汤主之。

述：此言少阴水阴之气不能上济君火也。

或问：仲景言咽痛，咽以咽物，于喉何与，而云语声不出耶？答曰：喉与咽相附，仲景言少阴病热咽痛，而喉咙即在其中。

苦酒汤方

半夏洗、破如枣核大，十四枚　鸡子去黄、内上苦酒、著鸡子壳中，一枚

上二味，纳半夏著苦酒中，以鸡子壳置刀环中，安火上，令三沸，去滓，少少含咽之。不差，更作三剂。

少阴主枢。少阴病，热气不能从枢而出者，既有甘草汤、桔梗汤之治法矣。

而寒气不能从枢而出，逆于经脉之中，而为咽中痛，非甘草、桔梗二汤所能治也，以半夏散及汤主之。

述：此言少阴枢机逆于经脉，不能环转而四散也。

半夏散及汤方

半夏洗、桂枝去皮、甘草炙，以上各等分

上三味，各别捣筛已，合治之。白饮和服方寸匕，日三服。若不能散服者，以水一升，煎七沸，纳散两方寸匕，更煎三沸，下火令小冷，少少咽之。

少阴下利四逆，有寒热虚实之不同也。试先论虚寒：少阴脉微细、但欲寐之病，不见他证，只见下利，为阴寒在下，君火不得下交，大失闭藏之职，以白通汤主之。

述：此节单论下利，以起下文五节之意。

此章凡六节，言少阴四逆有寒热、虚实之不同，不必尽属于阳虚也。

凡言少阴病，皆指脉微细、但欲寐而言。

白通汤方

葱白四茎　干姜一两　附子生用、去皮、破八片，一枚

上三味，以水三升，煮取一升，去滓，分温再服。

脉之生原始于肾，从下而上，由阴而阳，自内而外。少阴病，下利，脉微者，肾脏之生阳不升也，与白通汤，以启陷下之阳。而利竟不止，反见厥逆无脉，阴邪上逆而干呕，虚阳飞越而发烦者，此非药之误也。以阴寒极盛，骤投热药而拒格耳，必取热因寒用之法，与白通加猪胆汁汤主之，使药力与病气相安。服此汤，脉暴出者，灯光之焰，主死；脉微续者，为阳气渐复，主生。

此言少阴之生阳陷下，视前证而较重也。

白通加猪胆汁汤方

葱白四茎　干姜一两　附子生用、去皮、破八片，一枚　人尿五合　猪胆汁一合

上前三味，以水三升，煮取一升，去滓，纳胆汁、人尿，和令相得，分温再服。若无胆，亦可用。

少阴病，二三日，三阳主气，得阳热之化，病当自已矣。若不已，至四日又值太阴主气之期；交于五日，已满太阴之数。太阴主腹，故腹痛，脾主转输，故小便不利，脾主四肢，故四肢沉重而疼痛，自下利者，少阴之水病，而中土之闸折也。盖肾者水也，而主乎水者，生阳之火也。火衰不能生土，土虚不能制水，水寒用事，此为有水气，乃真武之正证。然水性无定，其人或咳，或小便利，或

下利，或呕者，为真武之兼证。正证宜真武汤主之。兼证宜真武汤加减主之。

此言少阴之生阳虚，而中土因以受病也。

真武汤加减法见上。

若咳者，加五味子半升，细辛、干姜各一两；若小便利者，去茯苓；若下利者，去芍药加干姜二两；若呕者，去附子加生姜足前成半斤。

少阴病，下利清水完谷，寒在里也。里寒而外反热，阴盛格阳也。惟其阴盛，故手足厥逆，脉微欲绝，惟其格阳，故身反不恶寒，其人面赤色。或涉于太阴而腹痛，或涉于中胃而干呕，或循经挟咽而咽痛，或中焦谷神内虚，利止而脉不出者，俱以通脉四逆汤主之。

此言少阴内真寒而外假热也。

通脉四逆汤方

甘草炙，二两　附子生用、大者去皮、破八片，一枚　干姜三两

上三味，以水三升，煮取一升二合，去滓，分温再服。其脉即渐而出者愈，非若暴出者之自无而忽有、既有而仍无，如灯火之回焰也。面赤色者，加葱九茎；腹中痛者，去葱加芍药二两；呕者，加生姜二两；咽痛者，去芍药加桔梗一两；利止脉不出者，去桔梗加人参二两。

四肢为诸阳之本，四逆俱属阳气虚寒，然亦有阳气内郁者。少阴病，枢机不利，不能转阳气以达于手足，以致四肢厥逆，医者宜认定四逆谓主证，而枢机无主，随见或然之证，亦以互参。其人于四逆见证中，或病涉于肺而咳，或涉于心而悸，或涉于腑而小便不利，或标寒病于内而腹中痛，或本无郁于下而泄利下重者，统以四逆散主之。

此言少阴四逆亦有里热而致也。或咳，或利，或小便不利，同小青龙证；厥而心悸，同茯苓甘草证；或咳，或利，或小便不利，又同真武证，种种是水气为患。肾为水脏，水性无定，变证处实不离其本相。

愚按：少阳为阳枢，小柴胡汤为转阳枢之专方；少阴为阴枢，此散为转阴枢之专方。学者于二方细细体会，并于两方加减处细细寻绎，知其异并知其同，知其同中之异，并知其异中之同，则于本经治法思过半矣。

四逆散方

甘草炙　枳实破、水渍、炙　柴胡　芍药

上四味，各十分，捣筛，白饮和服方寸匕，日三服。后加减法：咳者，加五味子、干姜各五分，并主下利；悸者，加桂枝五分；小便不利者，加茯苓五分；腹中痛者，加附子一枚，炮令坼；泄利下重者，先以水五升，煮薤白三升，去滓，以散

三方寸匕，纳汤中，煮取一升半，分温再服。

凡少阴下利，俱属下焦虚寒，然亦有脾不转输，水津不布而利者。少阴病下利，六日为六经已遍，又交太阳所主之七日，乃阴尽出阳之期也。而利竟未止，且见肺气不调而咳，胃气不和而呕，水津不上布而渴，君火不得下交而心烦。至此，变但欲寐之本证而为不得眠者，其为热甚而躁动明矣。兹亦不用寒凉之剂，惟助脾气之转输，水津四布而诸证俱愈，如云行雨施，乾坤自有一番新景象矣。以猪苓汤主之。

此言少阴下利，不属于里寒，而出一输脾利水之治法也。利水之中兼育真阴，是又法外之法。

少阴上火下水，其病有水与火之分，其治若焚与溺之救。请先论君火之亢：少阴病，得之二日，合阳明之燥化，又交于少阳主气之三日，不能合阴阳二枢以外转，反合君相二火以内焚。其证口燥咽干者，君火炽盛，水阴枯竭也。急下之，上承热气而下济水阴，缓则焦骨焚身，不可救矣，宜大承气汤。

述：此章凡四节，论少阴上火下水而主枢机出入者也。病在上之火者宜下之，病在下之水者宜温之。或下或温，如救焚溺，宜急而不宜缓也。首节论君火亢于上，次节论木火煽于中，三节论少阴枢转不出逆于地中，末节论少阴阴寒在下不能上达。急下急温，各有攸宜。

《难经》云：从前来者为实邪，肾之前肝也。少阴病，自利清水，乃水阴不能上济而惟下泄。且所泄者止是清水，与清谷不同，其色纯青，乃肝木之色。火得木助，一水不能胜二火也。心下为土之位，土受木克必痛。少阴证以口中和、口干燥为辨寒热之金针。而此口干燥者，为火盛水竭无疑矣，亦当急下之，救垂竭之水而遏燎原之火，宜大承气汤。

此少阴之水阴，为木火交煽而烁竭，虽既利之后，亦宜再利，通因通用也。然自利止是清水，可知水愈去而谷愈结，仍是通因塞用。

少阴病，六日，交于七日，又值太阳主气之期，其病当由阴出阳而愈矣。乃君火之气，不能从枢而出，竟陷于太阴地土之中，以致腹胀不大便者。《内经》云：暴腹胀大，皆属于热。又云：一息不运，则针机穷者此也。不可不急下之，以运少阴之枢，使之外出，宜大承气汤。

述：此论少阴君火枢转不出，逆于地中也。

少阴先天之气发原于下而达于上。少阴阴寒之病，脉沉者，生气衰微不能上达也。急温之，以启下焦之生阳，宜四逆汤。

述：此言少阴之气不能由下而上也。脉沉而四逆、吐利、烦躁等证，已伏其机，脉沉即宜急温。所谓见微知著者，消患于未形也。

究之少阴水火寒热之气变幻无常，医者能于所以然处得其悟机，则头头是道矣。少阴病，饮食入口则吐，阴寒之气甚，拒格而不纳也。然何以遽定其为少阴乎？惟于不饮食之时，审其心中温温，欲吐复不能吐，以此定其为少阴枢机之病也。然胸中痰实之病，当其始得之，亦有欲吐不吐及微厥而手足发寒，与少阴寒邪相似。但少阴之脉必微细，痰滞之脉必弦迟。若脉弦迟者，此为胸中痰实，不可温其下焦也。当吐以越之。夫惟以弦迟之脉，知其膈上有痰而可吐。若膈上有寒饮，系少阴之寒气上弥。气本无形，故为有声无物之干呕者，不可吐也，急温之，温之则寒散而饮亦去矣，宜四逆汤。

按：此言少阴阴寒之气上弥，得食则吐，未得食则欲吐不吐，时而干呕也。中段言痰实脉证，为借宾定主笔。

述：此二节，言少阴水火寒热之气，以终少阴之义。

少阴阴寒之证宜温。然肾为坎而主水，不宜偏温，固不待言；而心属离卦，离得坤之中爻，亦不得过于偏温也。然而温之自有其道。少阴病，里寒下利，诊其脉得阳虚之微、阴虚之涩，阳虚不能胜阴，则阴寒上逆而作呕；阴虚不能内守。则津液外越而汗出。脉证如此，亦不过揣摩其大略，犹未敢定其必然也。然则将何以必之乎？必之于数更衣而反少者。盖以阳虚则气下坠，阴弱则勤努责也。此时既欲救阳，又欲护阴，用药不可偏胜。再四思维，只当温药扶阳养阴外，其上取百会穴而灸之。既已用姜附辈之补阳而温中，更当助姜附辈之升阳而行上，则下利可止，此即下病上取法也。

述：少阴上火下水，而主神机出入。故少阴篇中俱论阴阳、水火、神机枢转、上下出入之至理。知正气之出入如是，即知邪气之出入亦如是。因邪以识正，由正以识邪，邪去则正自复，正复则邪自去。攻也补也，一而二、二而一也，悟此可以入道矣。若徒泥章句，不能通其意于言外，虽日读仲景书，日用仲景方，终属门外汉耳！

卷 六

辨厥阴病脉证篇

《内经》云：厥阴之上，风气主之，中见少阳。是厥阴以风为本，以阴寒为标，而火热在中也。至厥阴而阴已极，故不从标本，从于中见。厥阴气之为病，中见少阳之热化，则消渴。厥阴肝木在下，厥阴心包在上，风木之气从下而上，合心包，风火相击，则气上撞心，心中疼热。火能消物，故饥，胃受木克，故虽饥而不欲食。蛔感风木之气而生，蛔闻食臭则上于膈，故食则吐蛔。厥阴之标阴在下，阴在下而反下之，在阴无阳，故利不止。

此言厥阴自得之病，乃厥阴病之提纲也。

厥阴风木主气，厥阴中风，同气相感也。风为阳病，浮为阳脉。今脉微浮，以阳病而得阳脉，故为欲愈；若不浮，不得阳脉也，故为未愈。

述：此言厥阴中风有欲愈之脉，有未愈之脉也。三阳经中风有中风形证，伤寒有伤寒形证。三阳中惟太阴篇有太阴中风四肢烦疼、太阴伤寒手足自温二证，而少阴、厥阴，但有中风之脉，而无中风之证。盖二经受病，邪入已深，风寒形证，更无分别。但阴经之脉当沉细，今反浮者，以风为阳邪，元气复而邪将散，故脉见微浮也，浮则欲愈矣。若脉不浮，是邪深入不能外散，故为未愈。

厥阴病欲解时，从丑至卯上。何也？少阳旺于寅卯，从丑至卯，阴尽而阳生也。解于此时者，中见少阳之化也。

此言厥阴病愈之时也。

厥阴病，阴之极也。若渴欲饮水者，得中见之化也。得中之病，即从中治，宜少少与之愈。若多与，则入于太阴而变证矣。

此言木火亢盛，得水济之，则阴阳气和而病自愈。

男元犀按：水为天一之真，以水济火，贵乎得当。此曰欲饮水者，与消渴引饮有重轻也。

述：厥阴篇自提纲后止此三节提出厥阴病，其余则曰伤寒，曰病，曰厥，曰下利，而不明言厥阴病者，以厥阴从中治，而不从标本也。

手冷至肘、足冷至膝为四逆。手冷至腕、足冷至踝为厥。凡诸四逆厥者，多属阳气大虚，寒邪直入之证，而热深者，亦间有之。虚寒厥逆，其不可下固不待言，即热深致厥，热盛于内，内守之真阴被烁几亡，不堪再下以竭之。吾为之大申其戒曰：此皆不可下之。推而言之，凡阴虚阳虚之家，即不厥逆，其不可下也亦然。

述：此起下文诸节厥逆之意。

阴阳寒热原有互换之理。厥阴伤寒，先得厥阴之标阴则厥，后得少阳中见之热化则发热。即得热化，则向之厥时而利者，必于热时自止。医者治之得法，从此厥不再作，而利亦不再下矣。否则，复得标阴之气，仍如前之见厥复利，循环不已，而病势日加矣。

此言阴阳寒热互换之理也。

然而寒热胜复，视乎胃气。厥阴伤寒始得时，即得少阳中见之热化，故发热。既至于六日，一经已过，复作再经，不得少阳中见之化，其厥反至于九日之久。厥而即利，前详其义，兹不复赘。大凡厥利者，当不能食。今反能食者，恐为除中。何以谓之除中？以其除去中气，求救于食，如灯将灭而复明之象也。当以索饼试之，索饼为肝之谷，能胜胃土。今食以索饼，而不暴然发热者，知胃气尚在，故能任所胜之谷气而相安，此可以必其热来而厥回利愈。夫厥阴之厥，最喜热来，诚恐暴然之热一来，不久即出而复出也。后三日脉之，其热续在者，乃中见之热化犹存，即一阳之生气有主，期之旦日寅卯、夜半子丑而愈。所以然者，本发热六日，厥反九日，今复续补发热三日，并前六日，亦为九日，以热与厥期无太过，不及而相应，故期之旦日，夜半愈。若再后三日脉之而脉数，其热不罢者，此为中见太过，少阳热气有余，逆于肉里，必发痈脓也。

此论寒热胜复之理，而归重于胃气也。

弟宾有按：索饼，素饼也。不入荤腥，故名素。夜半阳生，旦日阳长，阳进而阴退也。

述：此节大意，谓发热则厥利止，热去则复厥利。故厥阴发热，非即愈候。厥利转为发热，乃属愈期耳。是以厥转为热，夜半可愈。热久不罢，必发痈脓。可知仲景不是要其有热，要其发热而厥利止，厥利止而热亦随罢，方为顺候。何注家不达此旨，强为注释，以致厥阴篇中，无数圣训反成无数疑窦耶！

前言脉数为热，便知脉迟为寒。伤寒脉迟，六七日，正藉此阴尽出阳之期，得阳之气而要望其阳复也。医者不知，而反与黄芩汤彻其热，则惟阴无阳矣。

盖厥阴为阴之尽，当以得阳为主，忌见迟脉，而反见之。脉迟为里寒，今与黄芩汤，复除其外热，则内外皆寒。腹中应冷，当不能食，今反能食，此名除中，谓中气已除而外去，必死。由此观之，伤寒以胃气为本之旨愈明矣。

述：此承上文脉数而推及脉迟，反复以明其义。

厥阴伤寒先病标阴之气而厥，后得中见之化而发热。既得热化，其下利必自止，而反汗出，咽中痛者，阴液泄于外，而火热炎于上也。《内经》云：一阴一阳结，谓之喉痹。一阴者，厥阴也；一阳者，少阳也。病厥阴而热化太过，其喉为痹。所以然者，以下利不当有汗，有汗则阳热反从汗而上升也。最妙是发热之时，阳守中而无汗，则热与厥应，而利必自止；若厥止而热与利不止，是阳热陷下，必便脓血。夫既下陷而为便脓血者，则阳热不复上升，而其喉不痹。上下经气之相通如此。

述：此言热化太过，随其经气之上下而为病也。

厥阴伤寒，若一二日未愈，过于三日之少阳，则从阳而交于阴矣。至四五日未愈，过于六日之厥阴，则又从阴而复于阳矣。阴阳不可见，见之于厥热二证。在阴而厥者，在阳必发热，以此知其前与后之由。四五日之前，遇阳而热者，一二日之后，遇阴必厥，以此知其深与微之病。厥深者热亦深，厥微者热亦微，此阴阳往复之理也。厥之治法应下之，以和阴阳之气，而反发汗者，必火热上炎，口伤烂赤，以厥阴之脉循颊里、环唇内故也。

此一节，遥承上节诸四逆厥者不可下之，恐人泥其说而执一不通也。注家谓单指厥而言，非是。

按：前云不可下者，指承气等方而言也；此云应下之，指热证轻有四逆散，重有白虎汤，寒证有乌梅丸是也。

沈尧封云：此正邪分争，一大往来寒热病也。厥深热亦深，厥微热亦微，犹言寒重则发热亦重，寒轻则发热亦轻，论其常理也。其有不然者，可以决病之进退矣。故下文即论厥少热多、厥多热少，不知注伤寒者，皆以热字作伏热解，遂令厥阴病有热无寒矣。不思乌梅丸是厥阴主方，如果有热无寒，何以方中任用姜、附、桂、辛、椒大辛热耶？盖厥阴为三阴之尽，病及此者，必阴阳错杂。况厥阴肝木于卦为震，一阳居二阴之下，是其本象。病则阳泛于上，阴伏于下，而下寒上热之证作矣。其病脏寒，蛔上入膈，是下寒之证据也；消渴，心中疼热，是上热之证据也。况厥者逆也，下气逆上，即是孤阳上泛，其病多升少降。凡吐蛔、气上撞心，皆是过升之病，治宜下降其逆上之阳，取《内经》高者抑之之义。其下之之法，非必硝、黄攻克实热方为下剂，即乌梅丸一方已具。方中无论黄连、乌梅、黄柏，苦、酸、咸纯阴为下降，即附子直达命门，亦莫非下降药也。下之而阳伏于下，则阴阳之气顺，而厥可愈矣。倘误认为外寒所束，而反发其汗，则心中疼热之阳尽升于上，而口伤烂赤矣。

阴阳偏则病，而平则愈。厥阴伤寒病，其标阴在下，故厥五日；热化在中，故热亦五日。盖以五日足一候之数也。设六日，过五日一候之数，当复厥，不厥者，中见之化胜，不复见标阴之象也，故自愈。然或至于六日而仍厥，而其厥之罢终不过于五日，而以发热五日较之，亦见其平，故知其不药而自愈。

述：此言厥热相应，阴阳平，当自愈也。

手之三阴三阳相接于手十指，足之三阴三阳相接于足十指。凡厥者，阴阳气不相顺接，便为厥。厥者，手足逆冷是也。

此申明上文致厥之由，并起下文诸厥之病，承上接下之词也。

按：陈平伯云：本条推原所以致厥之故，不专指寒厥言也。看用凡字冠首，则知不独言三阴之厥，并该寒热二厥在内矣。盖阳受气于四肢，阴受气于五脏，阴阳之气相贯，如环无端。若寒厥则阳不与阴相顺接，热厥则阴不与阳相顺接也。或曰：阴不与阳相顺接，当四肢烦热，何反逆冷也？而不知热邪深入，阳气壅遏于里，不能外达于四肢，亦为厥冷，岂非阴与阳不相顺接之谓乎？仲景立言之妙如此。

受业周易图按：阴阳者，厥阴、少阳也。厥阴统诸阴之极，少阳总诸阳之始，一行阴道而接于阳，一行阳道而接于阴，阴阳相贯，如环无端，此顺接也。否则，阴阳之气不交，则为厥矣。

厥有相似者，必须细辨，吐蛔尤其显然者也。而躁而不烦与烦而不躁，为少阴、厥阴之真面目，亦生证、死证之大关头。伤寒病，脉微为少阴之本脉，而厥为少阴之阴证，至再复于太阳之七日、阳明之八日，不得阳热之化，不特手足厥冷，而周身之肤亦冷。其人躁动而无暂安时者，孤阳外脱，而阴亦不能为之守也。此为少阴之脏真将绝，而厥，非为厥阴之蛔厥也。蛔厥者，其人当吐蛔。以吐蛔为厥阴主证之大眼目也。今病者不躁而静，静中而复有时发烦，与无暂安时者不同，此为脏寒，蛔不安而上入于膈，故因蛔之上膈而烦，又因蛔之下膈，须臾而烦复止，得食而呕，即所谓饥不能食是也。又烦者，即所谓气上撞心，心中热是也。蛔闻食臭出，其人当自吐蛔，即所谓食则吐蛔是也。厥阴为风木之脏，虫从风生，故凡厥阴之变证不一，无论见虫不见虫，辨其气化，不拘其形迹，皆可约其旨为蛔厥者，统以乌梅丸主之。又主久利方。何也？以厥阴证非厥见利，此方不特可以治厥，而并可以治利。凡阴阳不相顺接，厥而下利之证，亦不能舍此而求方。

此借少阴之脏厥，托出厥阴之蛔厥，是明托法。节末补出又主久利四字，言外见本经厥、利相因，取乌梅丸为主，分之为蛔厥一证之专方，合之为厥阴各证之总方。以主久利而托出厥阴之全体，是暗托法。作文有借宾定主之诀，余请与儒医说此腐话。

乌梅丸方

乌梅三百个　细辛六两　干姜十两　黄连一斤　当归四两　附子炮，六两　蜀椒炒去汗，四两　桂枝六两　人参六两　黄蘗六两

上十味，异捣筛，合治之。以苦酒渍乌梅一宿，去核，蒸之五升米下，饭熟捣成泥，和药令相得，纳臼中，与蜜杵二千下，圆如梧桐子大。先食饮服十丸，日三服，稍加至二十丸。禁生冷、滑物、臭食等。

厥阴不特藉少阳之热化，而尤藉少阳、少阴之枢转。厥阴伤寒，微从少阳之热化则热少，微现厥阴之标阴则厥微。惟其热少厥微，故手足不厥冷，而止见指头带寒。少阳主阳之枢，少阴主阴之枢，阴阳枢转不出，故默默不欲食。少阳主烦，厥阴主躁，阴阳不能以骤交，故俟数日，若小便利、色白者，枢转利，而三焦之决渎得气，此热从水道之下行而除也。然病以胃气为本，故必以食验之。其人欲得食，胃气和，其病为愈；若厥而呕，少阴枢转不出也，胸胁烦满者，少阳枢转不出也。阴阳并逆，不得外出，内伤阴络，其后必便血。《内经》云：阴络伤则便血是也。

以上俱言厥阴藉少阳之热化，而此言热化之外又藉其枢转，且又藉阳枢挟阴枢而俱转也。

热邪内陷，既为便血证矣。而寒邪内陷，其证若何？病者手足厥冷，厥阴乏中见之化，而标阴之为病重矣。胸在上而主阳，腹在下而主阴。今阴邪各从其类，不结于上，故言我不结胸，结于下故小腹满，以手按之而痛者，以厥阴之脉过阴器抵少腹，此冷结在小腹内之膀胱关元也。

述：上节热邪枢转不出，逆于阴络而便脓血；此节寒邪枢转不出，逆于膀胱关元而为冷结也。

脐下四寸为中极，三寸为关元。少阳之气出于中极，循关元而上。

厥阴伤寒发热四日，厥反三日，复热四日，即厥与热之日数比较，厥少热多者，为阳气进而阴气退，其病势当易愈；若四日至七日，寒去而热不除者，阳气太过，阴血受伤，其后必便脓血。

此节言阴阳胜负可以日数之多寡验之也。

厥阴病多有便血者，以厥阴主包络而主血也。

述：张注：《内经》云：人之伤于寒也，则为热病，热虽盛不死，是伤寒以热为贵也。然热不及者病，太过者亦病。故此二节论寒热之多少，以明不可太过与不及也。

厥阴伤寒，厥四日，热反三日，复厥五日，其病势为进，即其厥与热之日数比较，寒之数多，而热之数少，阴气盛而阳气退，故其病势为进也。

上节言热胜于厥而伤阴，此节言厥胜于热而伤阳也。

陈平伯云：上条以热多而病愈，本条以厥多而病进。注家皆以热多正胜、厥多邪胜立论，大失仲景本旨。如果热多为正胜，当幸其热之常在，以见正之常胜，何至有过热便脓血之变？且两条所言之厥，皆因热深，非由寒胜。发热与厥总是邪热为祸，有何正胜、邪胜之可言？乃仲景以热多为病愈，厥多为病进者，是论病机之进退，以厥为热邪向内，热为热邪向外。凡外来客热，向外为退，向内为进也。故热多为病邪向愈之机，不是病邪便愈之候。所以纵有便脓血之患，而热逼营阴，与热深厥逆者，仍有轻重。若是厥多于热者，由热深壅闭，阳气不得外达四肢，而反退处于邪热之中。复申之曰：阳气退故为进。见厥多热少因阳气退伏，不因阳虚寂灭，于热深之病机为进也。此虽引而不发之旨，然仲景之意自是跃如，奈何注家不能推测，反将原文蒙晦耶！按：此说未免矫枉过正。

厥阴有不治之证，不可不知。伤寒六日，厥阴主气，既至七日，值太阳主气之期，竟不能得阳热之化。阳欲绝而不行于脉，故脉微，阳欲绝而不行于四肢，故手足厥冷。虚阳在上而不能下交于阴，故烦；真阴在下，而不能上交于阳，故躁。此阴阳水火不交之故，宜灸厥阴，以启阴中之生阳，而交会其水火。若灸之而厥不还者，阳气不复，阴气乖离，故死。

此言上下水火不交而死也。言厥阴之病，俱见少阴之死证，以少阴为厥阴之母，乙癸同源，穷则反本之义也。

张令韶云：灸厥阴，宜灸荥穴、会穴、关元、百会等处。荥者，行间穴也，在足大指中缝间。会者，章门穴也，在季胁之端，乃厥阴、少阳之会。关元在脐下三寸，足三阴经脉之会。百会在顶上中央，厥阴督脉之会。

沈丹彩云：可灸太冲二穴，在足大指下后二寸陷中，灸三壮。盖此穴系厥阴脉之所注也。

此章凡六节，皆论不治之死证。

厥不还者死，可知厥阴病发热为不死证矣。然发热亦有三者为死证：一者，厥阴伤寒，既见发热，则利当自止，而反下利；身虽发热，而手足反见厥逆，是孤阳外出，独阴不能为之守，而躁不得卧者，阴盛格阳，主死。

此言厥阴发热，以躁不得卧定为死证也。

二者，厥阴伤寒，以热多厥少为病退，病退则利渐止而厥渐回矣。今既见发热，热甚而下利至甚，热利不止而厥亦不止者，即《金匮》所云六腑气绝于外者手足寒，五脏气绝于内者利下不禁。脏腑气绝，故主死。

此言厥阴发热，以厥不止定为死证也。

三者，厥阴伤寒六日为厥阴主气之期，交七日又有太阳阳热之化，故不利，若热微而渴，汗濈濈而微利者，是阳复之证，不可认为虚脱。倘若骤然便见发热而下利，其人汗出不止者，热、汗、下一时并见，乃真阳之气虚脱于内而为利，浮散于外而为热为汗，主死。所以然者，表里之阳气皆去，阴气独存，有阴无阳故也。

此言厥阴发热，以汗出不止定其为死证也。

然以上皆亡阳之死证，而亡阴死证不可不知。伤寒五六日，六经已周也，不伤于气而伤于血，故不结胸；既不结胸，则腹亦不硬而软濡。脉乃血脉，血虚则脉亦虚。阴血虚于内，不能与阳气相接于外，故手足复厥者，慎不可下。此厥不为热深，而为亡血，若误下之，则阴亡而阳亦亡矣，故死。

上节言亡阳而死，此节言亡阴而死也。

病既见少阳之热化而发热，而仍得厥阴之阴寒而厥。厥至于七日，六气已周，而又来复于太阳，而厥应止矣。今则不惟不止，反加下利者，此阴盛虽未至于死，而亦为难治。总之，厥阴为阴之尽，不得阳热之化，即为不可治矣。

述：此言六气已周，病不解而为难治之证也。

阳盛则促，虽手足厥逆，亦是热厥，忌用火攻。然有阴盛之极，反假现数中一止之促脉。但阳盛者，重按之指下有力；阴盛者，重按之指下无力。伤寒脉促，知其阳盛之假；手足厥逆者，知其阴盛之真，可于厥阴之井、荥、经俞等穴灸之，以通其阳。盖以厥阴为阴之极，贵得生阳之气也。

此言厥证之寒也。

述：此章凡八节，皆论厥证之有寒有热，有虚有实也。

伤寒脉滑而厥者，阳气内郁，而不得外达，外虽厥而里有热也，白虎汤主之。

此言厥证之热也。脉滑为热，然必烦渴引饮，乃为白虎汤之对证。

受业何鹤龄按：白虎汤论中两见：一见于阳明篇，曰伤寒脉浮滑，表有热里有寒也；此篇曰伤寒脉滑而厥者，里有热也。盖以脉滑为热，彼滑脉从浮分而见，故主表热，而此为里热，其滑脉从沉分而见可知也。

经脉流行，常周不息。若经血虚少，则不能流通畅达，而手足为之厥寒，脉细按之欲绝者，以当归四逆汤主之。若其人内有久寒者，宜当归四逆加吴茱萸生姜汤主之。

此言经脉内虚，不能荣贯于手足，而为厥寒之证也。

内者，中气也，姜、萸以温中气。

一说久寒即寒疝、癥瘕之属。

沈尧封云：叔和释脉云，细极谓之微，则此之脉细欲绝，即与微脉混矣。不知微者薄也，属阳气虚；细者小也，属阴血虚。薄者未必小，小者未必薄也。盖营行脉中，阴血虚，则实其中者少，脉故小；卫行脉外，阳气虚，则约乎外者怯，脉故薄。况前人用微字多取薄字意，试问微云"澹河汉"薄乎细乎？故少阴论中，脉微欲绝用通脉四逆主治，回阳之剂也。此之脉细欲绝，用当归四逆汤主治，补血之剂也。两脉阴阳各异，岂堪混释？

受业何鹤龄按：此厥阴不能上合于心包也。心包主血亦主脉，横通四布。今心包之血不四布，则手足厥寒，又不能横通于经脉，则脉微欲绝，故以此汤养血通脉以主之。

当归四逆汤方

当归三两　桂枝三两　芍药三两　细辛三两　大枣二十五个　甘草炙，二两　通草按：即今之木通是也、今之通草名通脱木、不堪用，二两

上七味，以水八升，煮取三升，去滓，温服一升，日三服。

当归四逆加吴茱萸生姜汤方

即前方加吴茱萸半升、生姜三两，以水六升、清酒六升和煮，取五升，去滓，分温五服。

陈平伯云：仲景治四逆，每用姜附。今当归四逆汤中，并无温中助阳之品，即遇内有久寒之人，但加吴茱萸、生姜，不用干姜、附子，何也？盖厥阴肝脏藏营血而应肝木，胆腑内寄，风火同源。苟非寒邪内犯，一阳生气欲寂者，不得用大辛大热之品以扰动风火。不比少阴为寒水之脏，其在经之邪可麻、辛与附子合用也。是以虽有久寒，不现阴寒内犯之候者，加生姜以宣泄，不取干姜之温中；加吴茱萸以苦降，不取附子之助火。分经投治，法律精严，学者所当则效也。

受业林士壅按：此证何以辨为真厥阴中风之病？盖风为阳邪一也，入于一

经，则随一经之气变其面目。论中提六经之病，皆加一为字可味。中于厥阴，阳邪盛则其厥愈深，其脉愈细，所谓先厥后必发热也。大要从本篇提纲处细绎其旨，而得其真。今且于本节后半若其人内有久寒者八字对面寻绎出来，彼曰内，便知此之为外，太阳篇有外不解用桂枝汤之例。彼曰久，便知此为暴病，非十日已去过经不解之邪。彼曰寒，寒为阴邪，便知此为中风之阳邪，故君当归补厥阴之血，即取桂枝汤为解外之法，加细辛、木通，烈而且通，因病未久，而期速去之意。去生姜，重加大枣，以风为阳邪，与厥阴合为一家，恐助辛、桂之热，当驯辛、桂之性。若内有久寒，方加吴萸、生姜、清酒之温。一为中风主治，一为伤寒主治。

经脉内虚而厥，既有当归四逆之治法矣，而阳虚而厥，治之奈何？大汗出为表阳虚，热不去为阳气外越，内拘急为阴气内盛，四肢疼为阳虚不能四达，又下利为下焦之生阳下泄。厥逆而恶寒者，表阳脱于外，生阳泄于下也，以四逆汤主之。回表阳之外脱，救生阳之下陷。

此阳虚而厥，反作假热之象也。

陈亮师云：大汗出，谓如水淋漓；热不去，谓热不为汗衰。盖言阳气外泄，寒邪独盛。表虚邪盛如此，势必经脉失和，于是有内拘急、四肢疼之证也。再见下利，厥逆，阴寒内盛，恶寒，阳气大虚，故用四逆汤急急温经复阳以消阴翳。

陈平伯云：大汗、身热、四肢疼，皆是热邪为患。而仲景便用四逆汤者，以外有厥热、恶寒之证，内有拘急、下利之候。阴寒之象内外毕露，则知汗出为阳气外亡，身热由虚阳外越，肢疼为阳气内脱。不用姜附以急温，虚阳有随绝之患，其辨证处又只在恶寒下利也。总之，仲景辨阳经之病，以恶热、不便为里实；辨阴经之病，以恶寒、下利为里虚，不可不知。

愚按：上节言内有久寒而厥，只用生姜、吴茱萸；此节言热不去，厥逆而恶寒，重用干姜、生附子，学者务宜于此处讲究。

阳亡于外而大汗，若阳脱于内而大下利，外亡内脱而厥冷者，四逆汤主之。

此阳虚而厥，无假热之象也。上节有假热，此节无假热。

陈亮师云：汗而云大，则阳气亡于表；下利云大，则阳气亡于里矣。如是而又厥冷，何以不列于死证条中？玩本文不言五六日、六七日，而但云大汗大下，乃阴寒骤中之证。凡骤中者，邪气虽盛，而正气初伤，急急用温，正气犹能自复，未可即称死证。不比病久而忽大汗大下，阴阳即脱而死也。故用四逆汤，胜寒毒于方危，回阳气于将绝，服之而汗利止，厥逆回，犹可望生。

程扶生云：不因汗下而厥冷者，用当归四逆；因汗下而厥冷者，用四逆，此缓急之机权也。

喻氏曰：此证无外热相错，其为阴寒易明，然既云大汗大下，则阴津亦亡。但此际不得不以救阳为急，俟阳回，乃可徐救其阴也。

愚按：救阴非熟地之类，四逆汤加人参足矣。

亦有因痰水而致厥者，厥虽不同，究竟统属于厥阴证内，不可不知。试先言痰厥：病人无他证，忽然手足厥冷，以四肢受气于胸中，胸中为痰饮结聚，斯气不能通贯于四肢矣。脉乍紧者，以痰脉怪变无常，不紧而忽紧，忽紧而又不紧也，实指其病原之所在。曰邪结在胸中，胸者心主之宫城。心为邪碍，心下满而烦，烦则火能消物，故饥；满则痰火壅塞，虽饥而仍或不能食者，治法高者越之，此病在胸中，当须吐之，宜瓜蒂散。

此言痰之为厥也。

受业黄奕润按：此厥阴不病阴脏之虚寒，而病胸中之阳位。既在胸中，不必治其风木，惟吐去胸中之邪，则木欣欣而向荣矣。

再言水厥，伤寒手足厥，其证不一，而惟审其心下悸者，为水停于心之下、胃之上。心为阳脏而恶水，水气乘之，是以悸动。宜乘其未入胃之时，先治其水，当服茯苓甘草汤。虽曰治水，却治其厥，倘若不尔，则水从上脘渍入于胃，必作利也。夫厥证最忌下利，利则中气不守，邪愈内陷。故与其调治于既利之后，不若防患于未利之前，所以宜先治水。

此言水之为厥也。茯苓甘草汤方见太阳篇二卷。

魏念庭云：此厥阴病预防下利之法。盖病至厥阴，以阳升为庭愈，邪陷为危机。若夫厥而下利，则病邪有陷无升，所以先治下利为第一义，无论其厥之为寒为热，而俱以下利为不可犯之证。如此条厥而心下悸者，为水邪乘心、心阳失御之故，见此则治厥为缓，而治水为急，何也？厥犹可从发热之多少，以审进退之机；水则必趋于下，而力能牵阳下坠者也。法用茯苓甘草汤以治水，使水通而下利不作，此虽治末，实治本也。若不治水，则水渍入胃，随肠而下，必作下利。利作则阳气有降无升，厥、利何由而止？故治厥必先治水也。

厥证以作利为大忌，未利宜预防其自利。若误下而利不止，不可不立救治之法，以尽人事。伤寒六七日，乃由阴出阳之期，医者不知，误施大下之后，虚其阳气，故寸口之阳脉沉而迟，阳虚不与阴相接，故手足厥逆。且大下之后，虚其阴气，故下部之阴脉不至，阴虚亦不与阳接。阴阳两不相接，此手足厥逆之所由来也。厥阴之脉，贯膈，上注肺，循喉咙之后。大下后亡其津液，遂成肺痿，故咽喉不利，而唾脓血。泄利不止者，厥阴首节以下之利不止为示戒，今误下为生气内陷之剧证矣，此为难治。然亦不忍置之而不治，姑以麻黄升麻汤主之。

此承上节必作利，而言大下后之剧证也。

钱天来云：厥阴为含阳之体，阳气藏于至阴之中，乃阴之极处。所以本篇首条，即有下之利不止之禁。在阳经尚有表证未解者，况阴经本不可下而妄下之，使未解之经邪陷入于至阴之中乎？寸脉者，气口也。经云：气口独为五脏主胃，阳衰而寸脉沉迟也。手足，四肢也。经云：四肢为诸阳之本，阳虚故手足厥逆也。下后阳虚于下，故下部脉不至；下寒则热迫于上，故咽喉不利而吐脓血也。即前所谓厥后热不除者，必便脓血；热气有余，必发痈脓及口伤烂赤之变证也。泄利不止，寒邪在下，所谓厥者必利，亦即下之利不止之义也。正虚邪实，阴盛阳衰，寒多热胜，表里舛错，治寒则遗其热，治热必害于寒，补虚必助其实，泻实必益其虚，诚为难治。仲景不得已，立麻黄升麻汤主之。

麻黄升麻汤方

麻黄去节，二两半　升麻一两一分　当归一两一分　知母、黄芩、萎蕤各十八铢　石膏碎，绵裹、白术、干姜、芍药、天门冬去心、桂枝、茯苓、甘草炙，各六铢

上十四味，以水一斗，先煮麻黄一两沸，去上沫，纳诸药，煮取三升，去滓，分温三服。相去如饮三斗米顷，令尽，汗出愈。

伤寒三日之后，阳入于阴，至四五日病未愈，则气值于厥阴。其人腹中痛，为太阴之部位，若转气下趋少腹者，由太阴而仍归厥阴之部位。是厥阴不得中见之化，反内合于太阴，寒气下趋，惟下不上，此欲自利也。

此言厥阴寒利也。

述：自此以凡十八节，皆论厥阴下利有阴阳、寒热、虚实、生死之不同也。

伤寒，人平日本自虚寒利下，医复吐下之，则上热为下寒所格，盖以寒本在下，而更逆之以吐下，下因下而愈寒，上因上而愈热。若火之上炎，食入口即吐，不宜于橘、半、甘草，以干姜黄连黄芩人参汤主之。

此言厥阴因吐下而为格阳证也。若汤水不得入口，去干姜，加生姜汁少许，徐徐呷之。此少变古法，屡验。

干姜黄连黄芩人参汤方

干姜、黄芩、人参、黄连各三两

上四味，以水六升，煮取二升，去滓，分温再服。

厥阴若得中见之化则自愈。下利为标阴在下之病，有微热而渴，则为火气在中矣。更得脉弱者，可以定其少阳微阳渐起，遂断之曰：今自愈。

此言得中见之化。

下利脉数，少阳火热胜也。有微热，汗出，厥阴、少阳两相和合，亦可断之曰：今自愈。然紧与数相似而实不同，数为阳为热，紧为阴为寒。吾谓数脉自愈者，以其得少阳之化也。设今不数而复紧，是复得厥阴之气矣，故为未解。

此亦言得中见之化，又以数、紧二脉分言其解与未解也。

厥阴下利，手足厥冷，阳陷下不能横行于手足也。无脉者，阳陷下不能充达于经脉也。灸之，起陷下之阳，手足应温而竟不温，然手足虽不温，而犹望其脉还为吉兆；若脉亦不还，反加微喘者，是下焦之生气不能归元而反上脱也，必死。所以然者，脉之源始于少阴，生于趺阳。少阴、趺阳为脉生始之根，少阴脉不至，则趺阳脉不出。故少阴在下，趺阳在上，故必少阴上合，而负于趺阳者，戊癸相合，脉气有根，其证为顺也。其名负奈何？如负载之负也。

此言厥阴下利阳陷之死证，而并及于脉之本源也。

厥阴下利，脉当沉迟。若寸脉反见浮数，乃热邪上乘心包也。尺为阴部，涩则无血。尺中自涩者，阴血虚也。阳盛阴虚，迫血下行，必清脓血。

此言热伤包络而便脓血也，包络手厥阴而主血也。

上节言阴盛伤阳，此节言阳盛伤阴。

厥阴内合脏气而中见少阳，不在于里，即在于中，故无表证。下利清谷，脏气虚寒也。脏气虚寒，当温其里，不可攻表，攻表汗出，则表阳外虚，里阴内结，故必胀满。经云：脏寒生满病是也。

此言厥阴脏气虚寒而下利，不可发汗也。

厥阴下利，喜得少阳中见之化，少阳之脉弦而不沉，若脉沉弦者，为少阳初阳之气下陷，故利而下重也；夫少阳为阴中初阳，不可不及，亦不可太过。若脉大者，则为太过，其利未止；若脉见微弱之阴象，又见数之阳象者，乃阴中有阳，正合少阳之象，为欲自止。考之《内经》有身热则死之说，而此得中见之化，为阴出之阳，虽发热，不死。

此言厥阴下利而中见之气下陷也。下重是火邪下迫于肛门，见下白头翁汤证。然亦有木气不升，恐苦寒无以升达木气。喻嘉言借用小柴胡汤，亦是巧思暗合。即局方人参败毒散，亦颇有意义。

厥阴阴寒在下，则为下利，脉沉而迟，三阳之气上循头面，阳格于上，则其人面少赤，虽身有微热，喜其得少阳之热化，但得少阳之热化少，而得厥阴之标阴多。其下利清谷者，厥阴之标阴全陷于下可见也。阳热在上，阴寒在下，两不相接，危在顷刻。惟大具旋转乾坤之手者，取少阴篇大方救之，从阴出阳，俨有龙战于野之象，必郁冒汗出而解。然虽解而病人必微厥，所以然者，其面戴阳，阳在上而不行于下，下焦阳虚故也。

此言三阳阳热在上，而在下阴寒之利，犹冀其上下交通而得解也。师于最危之证，审其有一线可回者，亦不以不治而弃之，其济人无已之心，可谓至矣！但此证医家托别故而远去，病家听于命而不药，余每遇此，独肩其任，十中亦可愈其六七。持无如三四证之未愈者，受怨招谤，实徒自苦，至今而不能改者。区区此心，如是则安，不如是则不安也。

厥阴下利证，前言脉数，有微热汗出，今自愈；又言有微热而渴，脉弱者，今自愈。皆言得中见之化也。设不差，乃中化太过，上合厥阴心包，必随下迫而清脓血。盖少阳三焦属火，厥阴心包亦属火，两火相并，以有热故也。

此遥承第三、第四节而言也。

下利生死之证，论之详矣，而兹再言，申其利后。下利后中土虚也，中土虚则不能从中焦而注于手太阴，故脉绝，上贯四旁，虚则手足不温而厥冷。脉以平旦为纪，一日一夜终而复始，共五十度而大周于身。晬时为环转一周。而脉得还，手足温者，中土之气将复，复能从中焦而注于太阴，故生；脉不还者，中土已败，生气已绝，虽手足不逆冷，亦主死。

述：此言生死之机全凭于脉，而脉之根又藉于中土也。夫脉生于中焦，从中焦而注于手太阴，终于足厥阴，行阳二十五度，行阴二十五度，水下百刻一周。循环至五十度，而复大会于手太阴。故脉还与不还，必视乎晬时也。

陈亮师云：此言下利后死证。诸节皆言下利，此节独言下利后，则与少阴下利止而头眩、时时自冒者同意也。利后似乎邪去，殊不知正气与邪气俱脱之故。晬时脉还手足温者，阳气尚存一线，犹可用四逆、白通等法，否则死期近矣，敢望生哉？

此证若是久利脉绝，断无复还之理。若一时为暴寒所中，致厥冷脉伏，投以通脉四逆、白通之类，尚可望其还期，然医家之肩此重任亦难矣！

伤寒下利，日十余行，则胃气与脏气俱虚矣。证虚而脉反实者，无胃气柔和之脉，而真脏之脉见矣，主死。

述：此言证虚脉实者死也。

谷入于胃，藉中土之气变化而腐，以成糟粕，犹奉心化赤而为血之义也。若寒伤厥阴，厥阴之标阴气盛，谷虽入胃，不能变化其精微，蒸津液而泌糟粕。清浊不分，以致下利清谷，阴盛格阳，以致里寒外热，汗出而厥者，与少阴篇之通脉四逆汤证相似，亦宜以通脉四逆汤主之，启生阳之气，而通心主之脉。

此言里不通于外，而阴寒内拒；外不通于里，而孤阳外越。非急用大温之剂，必不能通阴阳之气于顷刻。

厥阴协中见之火热而利，谓之热利下重者，热郁于下，气机不得上达也，以白头翁汤主之。

述：上节言里寒下利而为清谷，此节言里热下利而为下重也，即《内经》所谓暴注下逼，皆属于热之旨也。《条辨》云：下重者，厥阴经邪热下入于大肠之间，肝性急速，邪热甚则气滞壅塞，其恶浊之物急欲出而不得，故下重也。

白头翁汤方

白头翁二两　黄连、黄蘗、秦皮各三两

上四味，以水七升，煮取二升，去滓，温服一升。不愈，更服一升。

厥阴病，下利腹胀满，为里寒；身体疼痛者，为表寒。夫脏寒生满病，厥阴之脉挟胃，寒甚则水谷之气下行，阴寒之气上逆，故不惟下利，而且胀满也。表里相权，以里为主，必也先温其里；里和而表不解，始乃专攻其表。温里宜四逆汤，攻表宜桂枝汤。

此节言寒在表里，治有缓急之分也。

述：下利而腹胀满，其中即伏清谷之机。先温其里，不待其急而始救也。里和而表不解，可专治其表。朱注云：攻，专治也。此不曰救，而曰攻，义同。

下利欲饮水者，以有少阳火热在中，阴液下泄而不得上滋故也，以白头翁汤主之。

此节言热淫上下，方有一贯之道也。

述：此申明白头翁汤能清火热以下降，而引阴液以上升也。

厥阴下利，谵语者，中见火化，与阳明燥气相合，胃气不和，有燥屎也。厥阴忌下，有燥屎不得不下也，宜小承气汤微和胃气。

述：此言中见火化，上合燥气，而为阳明燥实证也。

前既详下利后之死证，今试言下利后不死之证。下利后，水液下竭，火热上盛，不得相济，乃更端复起而作烦。然按之心下濡者，非上焦君火亢盛之烦，乃下焦水阴不得上济之烦，此为虚烦也，宜栀子豉汤以交水火。

此言下利后水液竭，不得上交于火而为虚烦也。

厥阴包络属火而主血，呕家有痈脓者，热伤包络，血化为脓也。此因内有痈脓腐秽，欲去而呕。若治其呕，反逆其机，热邪内壅，无所泄矣。必不可治呕，脓尽则热随脓去，则自愈。

述：此章凡四节，俱论厥阴之呕，有气血、寒热、虚实之不同也。

厥阳病，气机上逆而呕，里气大虚而脉弱，气机下泄而小便复利，身有微热，见厥者，阴阳之气不相顺接也。上者自上，下者自下，有出无入，故为难治。若欲治之，且以四逆汤主之。

述：此言上下内外气机不相顺接，而为难治之证也。

有声无物而干呕，其所吐止是涎沫，兼见头痛者，厥阴之脉挟胃上巅故也，以吴茱萸汤主之。

此言厥阴阴寒极盛，津液为寒气绊逆而上，故所呕皆涎沫，而无饮食、痰饮，而且逆行巅顶而作头痛，非此大剂不能治此剧暴之证。方中无治头痛之药，以头痛因气逆上冲，止呕即所以治头痛也。

厥阴主合，不特藉中见之化，尤藉中见之枢。今呕而发热者，合而不能枢转也，以小柴胡汤主之。

此厥阴病从少阳之枢而治之也。发热二字，应是寒热往来。

述：厥阴与少阳为表里，邪在厥阴，惟恐其厥逆下利。若见呕而发热，是脏邪还腑，自阴出阳，无阴邪变逆之患矣，故当从少阳法治之。

伤寒以胃气为本，不独厥阴然也，而厥阴不治，取之阳明，尤为要法。伤寒大吐大下之，则内既极虚，复极汗出者，则外亦极虚。虚则气少，不得交通于内，徒怫郁于外，故以其人外气怫郁，恰如外来之邪怫郁于表。医人认为邪热不得汗，复与之水，以发其汗，既虚且寒，因而得哕，所以然者，胃中寒冷故也。

述：此言伤寒以胃气为本，故特结胃气一条，以终厥阴之义。盖汗、吐、下皆所以胃气，故于此总发明之。

仲景书哕即呃也。哕为重症，与方书呕吐哕作一类者不同。

哕既有虚寒之证，亦有实热之证。厥阴之经，抵少腹，挟胃，上入咽嗓。凡哕呃之气必从少腹而起，由胃而上升于咽嗓故也。伤寒哕而腹满，必其人前后便不利，水火之气不得通泄，反逆于上而作哕矣。视其前后，知何部不利，利之则哕愈。

述：即一哕通结六经之证，以见凡病皆有虚实，不特一哕为然也。然即一哕，而凡病之虚实皆可类推矣。故于此单提哕证一条，不特结厥阴一篇，而六篇之义俱从此结，煞是伤寒全部之结穴处也。夫伤寒至哕，非中土败绝即胃中寒冷，然亦有里实不通，气不得下泄，反上逆而为哕者。《玉机真脏论》曰：脉盛、皮热、腹胀、前后不通、闷瞀，此谓五实。身汗得后利，则实者活。今哕而腹满，前后不利，五实中之二实也。实者泻之，前后大小便也。视其前后二部之中何部不利，利之则气得通，下泄而不上逆，哕即愈矣。夫以至虚至寒之哕证，而亦有实者存焉，则凡系实热之证，而亦有虚者在矣。医者能审其寒热虚实，而为之温凉补泻于其间，则人无夭折之患矣。

辨霍乱病脉证并治法

问曰：病有霍乱者何？答曰：中土为万物之所归，邪伤中土，邪气与水谷之气一时交乱，故上呕吐而下利。邪正纷争，仓忙错乱，名曰霍乱。

此节言霍乱之邪在内也。

问曰：病发热，头痛，身疼，恶寒，尽同太阳伤寒，只是上吐下利一时并作，杂以太阴证在内者，此属何病？答曰：此名霍乱。霍乱之为名，自来定于吐下，又或吐利止而霍乱之内邪已解，而表邪未解，复更发热也。

此言霍乱之邪，内外俱病，内解而外未解，则霍乱复转为伤寒矣。夫曰利止，不曰吐止者，省文也。

伤寒，其脉因吐利后气虚而微，因吐利后血虚而涩者，其吐利本是霍乱，今更发热，又是伤寒。却至四日太阴、五日少阴，至阴经主气之上，或转入于脏阴，则脏阴受邪，必复下利，何则？此证本由霍乱，呕吐下利而得者，今若下利，是为重虚，不可治也。若利止发热，至四五日，而病人欲似大便，而反矢气，仍不利者，为不入于阴，而仍属阳明也。属阳明则燥气在上，便必硬，十三日经气两周自愈，所以然者，以行其经尽故也。

此承上文而言，霍乱之邪若从内而外，即是伤寒，内而益内，转入于阴，即为不治之证。

霍乱下利止后，复更发热，而为伤寒，当便硬，硬则胃阳已复，寒邪已去，能食者愈。今反不能食，到后经中，复值阳明主气之期，胃和故颇能食，即复过一经，三传而至十三日，亦能食；又过十三日之一日，乃十四日，又当阳明主气之期，阳明气旺当愈。若不愈者，又当于别经中求之，不专属于阳明也。伤寒传经，当活泼泼看去，不可胶柱而鼓瑟也。

此再申上文之义。

霍乱利止后，恶寒脉微，阳气虚不能支而复利。夫中焦取汁，化而为血，下利则伤其中焦气，血之根源亏矣，利虽止而亡血也，用四逆加人参汤主之。四逆汤补阳气，加人参以滋中焦之汁。

此言虚寒利后，温药中须得补气以致水之妙也。

四逆加人参汤方

即于四逆汤方内加人参一两。

呕吐而利，一时并作，病名霍乱，头痛发热，身疼痛，内霍乱而外伤寒。得阳明之燥气而热多欲饮水者，以五苓散主之，助脾土以滋水精之四布。不得燥气而寒多不用水者，理中焦而温补其虚寒，以理中丸主之。然丸不及汤，丸缓而汤速也。

述：此言霍乱内伤脾土，无论寒热，而皆以助脾为主也。

理中丸方

人参、甘草炙、白术、干姜各三两

上四味，捣筛为末，蜜丸如鸡子黄大。以沸汤数合和一丸，研碎，温服之，日三服，夜二服。腹中未热，益至三四丸，然不及汤。汤法以四物依两数切，用水八升，煮取三升，去滓，温服一升，日三服。附加减法：

若脐上筑者，肾气动也，去术加桂四两；吐多者，去术加生姜三两；下多者，还用术；悸者，加茯苓二两；渴欲得水者，加术足前成四两半；腹中痛者，加人参足前成四两半；寒者，加干姜足前成四两半；腹满者，去术加附子一枚。服汤后如食顷，饮热粥一升许，微自温，勿发揭衣被。总结服汤后法。

吐利止，为内邪已解；而身痛不休者，则外之余邪尚未尽也，是当消息和解其外，宜桂枝汤小微和之。

此言里和而表未和也。消息二字最妙，不然四逆汤、桂枝新加汤证与此证只差一黍。

霍乱之为阴虚者，中焦之津液，内灌溉于脏腑，外濡养于筋脉。吐则津液亡于上矣，利则津液亡于下矣。汗出，则津液亡于外矣。亡于外则表虚而发热恶寒；亡于上下，无以荣筋而四肢拘急，无以顺接而手足厥冷者，以四逆汤主之。助阳气以生阴液，方中倍用炙甘草以味补阴。

述：此言四逆汤能滋阴液也。此证尚可治者，在发热一证为阳未尽亡。

滋阴二字，不可令张景岳、薛立斋、李士材、冯楚瞻、叶天士一流人闻之，费了多少熟地黄、地黄炭、何首乌之类以误人也。

霍乱之为阳虚者。既吐且利，阳气亡于上下矣。小便复利，而大汗出，阳气亡于表里矣。下利清谷，里寒甚也。寒甚于内，而格阳于外，故内寒外热，诊其脉微而欲绝者，惟阴无阳，生阳不升故也，宜急回阳，以四逆汤主之。

述：此言四逆汤能助阳气也。

阳虚二字，不可令熟于张景岳、薛立斋杂说之人闻之，以人参、黄芪等药误人不少。

阴阳气血俱虚，水谷津液俱竭，无有可吐而吐自已，无有可下而下自断。

亡阴亡阳之证仍在，故汗出而厥，四肢拘急不解，脉微欲绝者，再宜通脉四逆加猪胆汁汤主之。启下焦之生阳，助中焦之津液。

述：此合上两节之证而言也。上节以四逆汤滋阴液，次节以四逆汤助阳气，此节气血两虚，又宜通脉四逆加猪胆汁汤，生气而补血也。

然治此当以胃气为主也。吐利之病，在内若发汗，先从外以解之，恐伤胃气也。今按其脉平，外解而内亦和也。但尚有小烦者，食入于胃，浊气归心，一时不能淫精于脉也。盖吐利初愈，以其脏腑新虚，不能胜受胃中之谷气故也。谷气足，经脉充，胃气复，烦自止矣。今之治伤寒者，辄禁其食，贻害不少。然与之有时，不令太早，与之有节，不令太过，则愈。

此言人以胃气为本。经曰：得谷者昌，失谷者亡。霍乱吐利，胃气先伤，尤当顾之，故结此一条，以终霍乱之义。师每篇俱以顾胃气为总结，以人有胃气则生也，治病者当知所重矣。然今医亦耳食此二字，反以四君子汤、补中益气汤、归脾汤等为补中之剂；以栀子豉汤、竹叶石膏汤、调胃承气汤、泻心汤等为败胃之剂。江、浙、闽、粤四省尤甚，堪发一喟！

辨阴阳易差后劳复脉证

伤寒，男子病新差，而妇人与之交得病，名曰阳易；妇人病新差，而男子与之交得病，名曰阴易。言男女互相换易也。阴阳易之为病，其形相交，其气相感。形交则形伤，其人身体重；气交则气伤，其人少气。夫奇经冲、任、督三脉，皆行少腹、前阴之间。前阴受伤，故少腹里急，或引阴中拘挛，或热邪循三经而上冲于胸，髓海不足，而为头重不欲举，精不灌目，而为眼中生花，精不荣筋，而为膝胫拘急者，以烧裈散主之。

述：此言伤寒余热未尽，男女交媾，毒从前阴而入，传奇经冲、任、督三脉，而为阴阳易之病也。

烧裈散方

上取妇人中裈近隐处，剪烧灰，以水和服方寸匕，日三服，小便即利，阴头微肿则愈。妇人病，取男子裈裆烧灰。

伤寒大病差后，营卫气血、阴阳水火始相调和而交会，若劳伤之而病复作者，以枳实栀子豉汤主之。胃气新复，运化不及，若有宿食者，加大黄如博棋子大，五六枚。

此言新差后有劳复、食复之症也。劳复者，病后无大劳，如因言语思虑、梳澡迎送之类，复生余热也。食复者，《内经》所谓多食则复，食肉则遗是也。

若犯房而复者，名女劳复，华元化谓为必死。愚随证以大剂调入烧裩散救之。

枳实栀子豉汤方

枳实炙，三枚　栀子擘，十四枚　豉绵裹，一升

上三味，以清浆水七升，空煮取四升，纳枳实、栀子，煮取二升，下豉，更煮五六沸，去滓，温分再服，复令微似汗。

按：清浆水是淘米水，二三日外味微酸者，取其安胃兼清肝火。一说取新净黄土以水搅匀，澄之，取其水之清者，盖欲藉土气以入胃耳。余每用，俱遵前说。

伤寒差已后，不因劳食而更发热者，乃余邪未尽而留于半表半里之间，宜转其枢，以小柴胡汤主之。若脉浮者，热发在表也。以汗解之；若脉沉实者，热发在里也。以下解之。

述：此五节，言伤寒差后余邪未尽，有虚实，有寒热，有水气，有在表者，有在里者，有在表里之间者，皆宜随证而施治之也。按《尚论篇》云：汗下之法，即互上条，汗用枳实栀子之微汗，下用枳实栀子加大黄之微下，存参。

太阳寒水之气从下而上运行于肤皮。今大病差后，太阳之气不能通行周遍于一身，止逆于下焦，从腰以下有水气者，以牡蛎泽泻散主之。盖腰以上属阳，阳水当从外泄；腰以下属阴，阴水当从下泄也。

述：大病后用诸药峻攻，何反不顾其虚耶？正因水势未犯半身以上，急排其水，所全甚大。设用缓药，则阴水必侵入阳界，治之无及矣。倘因大病后遽行温补，岂知其后且有大患哉！

牡蛎泽泻散方

牡蛎　泽泻　瓜蒌根　蜀漆洗去腥　葶苈熬　商陆根熬　海藻洗去咸，以上各等分

上七味，异捣，下筛为散，更入臼中治之，白饮和服方寸匕。小便利，止后服，日三。

大病差后，喜唾，是脾虚不能收摄津液，乃至久不了了者，胃上有寒，不能行其津液，以致涎沫涌出，当以圆药缓缓温之，宜理中丸。

述：上节差后而得实证，此节差后得虚寒之证，无虚虚实实立论之章法也。

伤寒解后，气血虚少，血少不能充肌肉，渗皮毛，故形体消瘦而虚羸，中气虚，故少气。上言胃土有寒则喜唾，此证胃中有热则气逆欲吐者，以竹叶石膏

汤主之。

述:上节言虚寒证,此节言虚热证也。

竹叶石膏汤方

竹叶二把　石膏一斤　半夏洗,半升　麦门冬一升　人参三两　甘草炙,二两　粳米半升

上七味,以水一斗,煮取六升,去滓,内粳米,煮米熟汤成,去米,温服一升,日三服。

病人脉不浮,不沉实,为脉已解,脉解而病之解,为真解矣。而日暮乃阳明之旺时,微烦,盖以大病新差之人,强与以谷,脾胃气尚弱,一时不能消谷,故令微烦。不必用药消之,只须减损其谷,则能消化而愈。何以谓之损?少少与之,非不与也。

述:此又结谷气一条,以明病后尤当以胃气为本,而胃气又以谷气为本也。损谷即是纳谷之妙用,所谓以少许胜人之多许也。

凡病人起居坐卧,俱听其自然,不可勉强,强则非所欲,反逆其性而不安矣,不特一食也。

辨痓湿暍脉证

伤寒所致太阳痓、温、暍三种,宜应别论。以为与伤寒相似,故此见之。痓,充至切。暍音谒。

言三种所因虽不同,而俱伤太阳之气,与伤寒相似,故于伤寒之后见之。

太阳中风之病,入于经俞,则强急反张,动摇口噤而为痓。风伤标阳,故发热;阳邪伤阳,阴液不通,故无汗。标阳既已,外应即不当恶寒,今反恶寒者,标本俱病也。纯阳无阴,故名曰刚痓。

此言刚痓,《金匮》有方。

太阳病,同前证,惟发热汗出,风入经俞而表里虚也。不恶寒者,病标阳而无本寒之气也。阳之汗,以天地之雨名之。汗出,则刚强之气稍折而柔和,故名曰柔痓。

此言柔痓,《金匮》有方。

太阳病,底面即是少阴,今痓病发热,是太阳表证,脉沉而细者,是少阴里脉,与寻常痓脉按之紧如弦、直上下行者不同,名曰痓。为难治。按:此三字,宜从《金匮》补入。

余著《金匮读》论之甚详,而补其方屡用屡效。

太阳病作痉者，血虚无以营养其经脉也。发汗太多，汗即血也。即一汗证可以例产后、金疮、一切血虚之证，皆因之而致痉。

此言所以致痉之由也。

经云：因于风者，上先受之，故痉病上而身热；未及于下，故下而足寒，风伤太阳之经，故颈项强急；风伤太阳之气，故恶寒；阳气上行于头面，故时头热，面赤；太阳之脉起于目内眦，风热伤于经脉，故目脉赤；颈项因强急而不能动，独头面呈风象而摇，强急则筋不舒而牙紧闭，故卒然口噤，况风邪客于会厌乎？背反张者，风邪入于经俞也，此刚柔二痉之见病也。

述：此形容痉病之象，以明痉病不与伤寒中风同也。

按：前言刚柔二痉，《金匮》以刚者用葛根汤，柔者用桂枝加瓜蒌根汤，皆太阳之治法，非既成痉病之治法也。《金匮》用大承气汤，具旋转乾坤之手段。余著《金匮读》于仲师欲言未言处补出两方，皆是起死回生之剂。

关者，机关之室，真气之所过也。节者，周身三百六十五节，骨节之交，神气之所游行出入者也。湿伤太阳，流于关节而为病，则心所主神真之气为湿邪所伤，故关节疼痛而心烦；湿为阴邪，故脉沉而细者，此名湿痹。然风、寒、湿三气皆能为痹，不独湿也。欲辨其为真正湿痹之候，必其人水道不行而小便不利，湿淫于内，而大便反快，但当利其小便，则湿从小便而去矣。

此言湿流关节之病也。然湿者，六气之一也。但一气中，犹有分别：雾露之气，为湿中之清，伤人皆中于上；雨水之湿，为湿中之浊，伤人皆中于下。亦称太阳者，病由营卫而入，营卫皆属太阳也。此条论地气之湿乃湿之浊者，故曰但当利其小便。若雾露之清邪，即当以微似汗解之。下条纳药鼻中以取嚏，亦外治之解法也。此证师未立方，而五苓散及甘草附子汤之类可悟。

湿家之为病，湿行于周身肌肉之间，故一身尽痛；湿与阳气合并而为热，故发热；湿热郁于肌肉之间，故身色如似熏黄。

述：上节言湿邪凝著于内，不能化热而为湿。此节言湿邪发热于外，化而为热而为熏黄也。

按：熏黄如烟熏之状，黄而带黑也。黄家有阴阳之别，阳黄明亮，阴黄暗黑。师于《金匮》有五苓散加茵陈，与论中茵陈蒿汤等方，寒热不同，不可不辨。

湿病禁下者不可不知。湿家病在太阳，太阳之脉上额交巅，夹背脊而行于两旁。雾露之湿，清邪中上，邪著太阳，阳气聚而不行，故其人他处无汗，而但头汗出；湿邪滞碍，而其经输不利，故背强；湿为阴邪，阴气盛于表，故欲得被复而喜向火，此其病尚在于表也。若下之太早，则寒湿之邪陷入于胃而为哕，且胃居中焦，胃病则上下二焦亦病。上焦之气不降，则浊气郁塞而胸满；下焦之气不升，则气化不行而小便不利；舌上如苔者，乃湿滑而白似苔非苔也。总由寒湿之邪陷于胸膈，命门之阳郁在下焦，以丹田有热，胸中有寒八字为不易之勘语，丹田有热，故渴欲得水；胸中有寒，故虽欲得水而不能饮，则口燥似喜水又似恶水，其难过之状而为烦也。

受业何鹤龄按：张氏拟补黄连汤，闽医相沿用五苓散。

述：此湿邪误下之逆于胸，而为下热中寒之证也。此合下节俱言湿家不可下也。

湿家误下之，则额上汗出，以阳明之脉交额中，此阳明之气绝，而真液上泄也。且见微喘，以太阳之气与肺相合而主皮毛，此太阳之气绝，而真气上脱也；且见小便利者，以少阳三焦司决渎而出水道，此少阳之气绝，而阴津下注也。三阳气绝，上下离脱，故死。若下利不止者，中土败而地气陷，不必三阳气绝而亦主死。

述：此言湿家下之而上脱下泄，而为不治之死证也。

问曰：风胜为行痹，湿胜为着痹，一属阳，一属阴，风湿不和，而两相搏，以致一身尽疼痛。若阴阳和则雨露降，法当汗出而解。然阳之汗以天之雨名之，值天阴雨不止，医云此阴雨之时，天人之气相应，正可发其汗；今汗之，而其病犹有不愈者，何也？答曰：汗者所以和阴阳也。若发其汗，汗大出者，风为阳邪，但风气去，即阳气衰。阳衰阴盛，而阴邪之湿气仍在，是故不愈也。若治风湿者，发其汗，但微微似欲汗出者，则阴阳两不相负而风湿俱去也。

述：此节论风湿，次节论寒湿，末节论所以致风湿而寒湿亦在其中矣。

雾露之湿为清邪，自上受之。湿家病，关节不疼痛，止是半身以上疼痛，不发热似熏黄，而发热止是面黄。肺司气而主皮毛，湿袭于皮毛，故气不顺而喘；阴证无头痛，湿未入阴，故头痛；湿袭皮毛，内壅肺气，故鼻塞；湿气弥沦而不散，亦扰心主而生烦。此湿邪但在上焦，毫不犯里，故其脉现出阳之大。不犯胃气，自能饮食，脾气亦舒，而腹中和，因而断之曰脏腑无病。病在头中寒湿，故鼻塞。病浅不必深求，毋庸制剂，止内辛香开发之药于鼻中，宣泄头中之寒湿则愈。

述：此言寒湿伤于高，表里气自和，宣通其空窍而自愈也。

按：朱奉议用瓜蒂散纳之。

病者风湿相搏，一身尽疼，发热，每于日晡所剧者，以日晡所为阳明王时，太阴湿土郁而不伸也，此名风湿。然所以致此风湿之病，乃伤于汗出当风，汗随风复入皮腠而为风湿也；或久伤取冷，所以致风湿也。致风湿者以此，而其所以致寒湿者，亦可以类推矣。

述：上节言治风湿之法，而未及致风湿之因，故特申明其故，以终湿痹之义。

钱天来云：病因汗出当风。夫汗出则腠理开，当风则风乘腠理矣。风邪既入，汗不得出，以离经之汁液，既不得外出皮毛，又不能内返经络，留于肌腠而为湿，此即人身汗液之湿也。其或暑，汗当出之时，伤于纳凉太过，使欲出之汗不得外泄，留著肌腠而致病，与汗出当风无异也。《金匮》用麻黄杏仁薏苡甘草汤。

太阳中热者，暍是也。暍者暑也，暑干肌腠，而表气虚微，所以其人汗出；太阳以寒为本，故恶寒；暑热之邪内合太阳之标热，故身热而渴也。

述：此三节论暍伤太阳。暍者，暑也。《金匮》用白虎加人参汤。

太阳中暍者，其证身热疼重而脉微弱。此以夏月因受暑热而复伤冷水，水行皮肤中所致也。推之夏月阳浮阴伏，凡畏热贪凉，皆可以冷水例之。病在阴经，即为阴证，岂可一以清凉治暑哉！

此言暑热常合湿邪为患。《金匮》治以一物瓜蒂汤：方用瓜蒂二十七个，水一升，煮取五合，去滓，顿服。后人推广其义，用五苓散、大顺散、小半夏茯苓汤、十味香薷饮、白虎加苍术汤皆兼治湿也。

无形之热，伤其肺金，用白虎汤救之；有形之湿，壅其肺气，用瓜蒂汤通之。

太阳中暍者，病标本之气，故发热恶寒；病所循之经，故身重而疼痛；热伤气，故其脉弦、细、芤、迟；膀胱者，毫毛其应，故小便已，洒洒然毛耸；阳气虚不能营于四肢，故手足逆冷；小有劳身即热，气虚不能自支也；口开，前板齿燥，以劳而动阳热，阴津不能上滋也。此表里经脉俱虚，不可汗、下、温针。倘若误认为伤寒而发汗，则表虚而恶寒甚，若因其寒甚而加温针，则经脉虚而发热甚；若因其发热甚而数下之，则里虚而津液伤，故淋甚。

此言中暍之阴证，发热恶寒，至手足逆冷，皆阴寒之脉证。小有劳三句，是虚而有热之见证。火、汗、下皆为所戒，而治法从可推矣。

金匮要略浅注

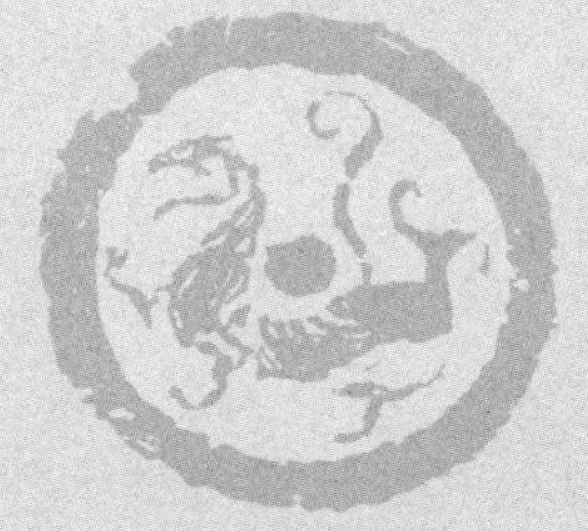

凡 例

一、《金匮》为仲景治杂病之书，其深文奥义与《伤寒论》同。近医崇其名而亡其实，能发明之者绝少。然圣人之道，千古常昭，自唐宋以来，医书汗牛充栋，庸庸者勿论，其中有可观者不下十余家。虽不可谓得仲景之真传，而间有善悟暗合者，亦有千虑一得者，散之各书，难以参考。今取各书之菁华，约为小注，即于《金匮》本文中另以小字条贯之。凡本文中所有之义，既无漏而弗详；本文所无之义，不敢妄添蛇足。又于各节之虚字，寻绎其微妙之旨而畅达言之，所谓读于无字处也。

一、予所刻各种，原以补前人所未备，非务博也，亦非有意求新也。而海内诸君子，许可者虽多，而畏其难而思阻者亦复不少。惟《伤寒论浅注》与此书，字字皆前贤所已言，语语为中人所共晓。盖二书本深深而深之旨反晦矣，故于浅之一字加之意焉。

一、《金匮要略》，赵以德、胡引年、程云来、沈目南、喻嘉言、徐忠可、魏念庭、尤在泾辈所著之书盛行于海内，凡业医者无有不备。余即于书中取其能发挥本文之旨者，重订而收录之，以为迎机之导。至于囿于气习处，惑于异说处，逞其臆见处，前后不相贯难通处，不得不为之改正。然改正处以《素问》《灵枢》为主，以《难经》为辅，以《千金》《外台》等书而推广之，以各家诸刻而互参之，必求其与仲师本章本节上下节有阐发无滞碍者，然后注之，是则予之苦心也夫！

一、余注是书将半，二儿元犀到直，余命其仿《伤寒论》各方歌括体例韵注续成六卷，余重加改正，歌解颇明，记诵颇便，命录附于卷后。

一、《金匮要略》自第一篇至第二十二篇，皆仲景原本，二十三篇以后前贤谓为宋人所续，注家多删之。余向著《金匮读》四卷，亦删之，严朱紫之辨也。兹刻仍宋本之旧录，其本文不加注解而分别之。

一、原文有附方，云出《千金》《外台》诸书，似属后人赘入。然方引药味颇亦不凡，或原为仲景所制，因述彼习用之书名，今悉如徐镕传本附列，但亦不加注解以分别之。

读 法

一、《金匮要略》，仲景治杂病之书也，与《伤寒论》相表里。然学者必先读《伤寒论》，再读此书，方能理会。盖病变无常，不出六经之外。《伤寒论》之六经，乃百病之六经，非伤寒所独也。《金匮》以《伤寒论》既有明文，不复再赘，读者当随证按定六经为大主脑，而后认证处方，才得其真谛。

一、论中言脉，每以寸口与趺阳、少阴并举，又自序云：按寸不及尺，握手不及足，人迎、趺阳三部不参等语是遍求法，所谓撰用《素问》九卷是也。然论中言脉，不与趺阳、少阴并举者，尤多是独取寸口法，所谓撰用《八十一难》是也。然仲景一部书，全是活泼泼天机。凡寸口与趺阳、少阴对举者，其寸口是统寸、关、尺而言也，与关尺并举者，是单指关前之寸口而言也。然心荣肺卫应于两寸，即以论中所言之寸口，俱单指关前之寸口而言，未始不可也。且足太溪穴属肾，足趺阳穴属胃，仲景用少阴、趺阳字眼，犹云肾气、胃气。少阴诊之于尺部，趺阳诊之于关部，不拘于穴道上取诊，亦未始不可也。然而仲景不言关尺，止言少阴、趺阳，何也？盖两寸主乎上焦，荣卫之所司，不能偏轻偏重，故可以概言寸口也。两关主乎中焦，而脾胃之所司，左统于右，若剔出右关两字，执著又不该括，不如止言趺阳之为得也。两尺主乎下焦，两肾之所司，右统于左，若剔出左尺两字，执著又不该括，不如止言少阴之为得也。至于人迎穴，在结咽为阳明之动脉，诊于右关更不待言矣。而且序言指出三部二字，醒出论中大眼目，学者遵古而不泥于古，然后可以读活泼泼之仲景书。

一、《金匮》所载之证，人以为不全，而不知其无微弗到，何也？人人所共知者，不必言也，所言者，大抵皆以讹传讹之证。中工所能治者不必论也，所论者无一非起死回生之术。书之所以名为《要略》者，盖以握要之韬略在此也。谓为不全，将何异乎坐井观天也。

一、读《金匮》书，读其正面，必须想到反面，以及对面、旁面。寻其来头为上面，究其归根为底面，一字一句，不使顺口念去。一回读，方得个一番新见解，愈读愈妙。读《周易》及熟于宋儒说理各书者，更易发明。余治举子业，凡遇理致题，得邀逾分许可者，半由得力于此。

一、风、寒、暑、湿、燥、火六气为病，《金匮》惟以风寒括之者，盖风本阳邪，寒本阴邪，病总不离阴阳二气，故举此二邪为主而触类引而伸之，而推究其表里、阴阳、虚实、标本，常变之道，如罗经既定子午，而凡各向之正针兼针，一目了然。

一、《金匮》合数证为一篇，当知其妙。如痉湿暍合为一篇者，皆为太阳病；百合狐惑阴阳毒合一篇者，皆为奇恒病；中风与历节合为一篇者，皆言风邪之变病；血痹虚劳合为一篇者，皆言气血之虚病。惟咳嗽证，一与肺痿肺痈上气合篇，多系燥火之病；一与痰火合篇，多系寒饮之病，二咳流同而源则异。寒疝与腹满宿食各为一篇，皆为腹中之病；狐疝与趺蹶动肿转筋蛔虫合为一篇，皆为有形之病，二疝名同而实则异，其间无所因袭而自为一类者，不过疟痺等症而已。凡合篇各症，其证可以互参，其方亦或可以互用，须知以六经钤百病，为不易之定法，以此病例彼病，为启悟之捷法。

一、标本之说，唐宋后医书多混用。此字眼今则更甚，大抵以五脏为本，六腑为标；以脏腑病为本，六气病为标；以温方、补方为治本之法，以汗吐下清等方为治标之法。此说一行，而医道晦矣。须知标本中气说本《内经》。经云：少阳之上，火气治之，中见厥阴；阳明之上，燥气治之，中见太阴；太阳之上，寒气治之，中见少阴；厥阴之上，风气治之，中见少阳；少阴之上，热气治之，中见太阳；太阴之上，湿气治之，中见阳明。所谓本也，言风、寒、湿、热、燥、火为本。本之下，中之见也；言阴阳表里相通互为中气。见之下，气之标也，言三阴三阳为标。又云：少阳太阴从本，少阴太阳从标，阳明厥阴不从标本，从乎中也。其说详于《伤寒论浅注》首卷。学者当以《内经》为体，以仲景书为用，如流俗所言标本，切不可附和其说，而为有识者笑。

叙言

余奉讳里居，每婴痁疾，偶念方书，茫无津涘。因叹前贤如坡公沈存中辈，皆明于医理，用以济世利物，其不效者，特格物未至耳。吴航陈修园先生，精岐黄术，以名孝廉宰畿辅。晚归里中，与先大夫结真率会，余尝撰杖侍坐，聆其谈医，洞然有一方见垣之眼。窃谓近世业医者，无能出其右也。今先生捐馆数年矣，令嗣灵石传其业，世咸推重焉。

先生前所刻医书若干种已传海内，今复读其《金匮要略浅注》一十卷，明显通达，如视诸掌，虽王叔和之阐《内经》不是过也。灵石又遵庭训，为《金匮歌括》六卷取韵语之便于记诵，附以行世，犹先生志也。昔范文正公有言：不为良相，则为良医。先生在官在乡，用其术活人，岁以千百计。况著书以阐前人之旨，为业医者之钘摫，其功岂浅鲜哉！

灵石以序见委，余固不知医，然窃愿为医者讲明其理，庶有以济世利物而勿误人于生死之交也。是为序。

道光十年岁次庚寅仲春望后愚侄林则徐拜撰

卷　一

脏腑经络先后病脉证第一

问曰：上工治未病，何也？师曰：病不外邪正虚实，邪气盛则实，正气夺则虚，则邪正统于虚实中也。夫上工治未病者，见肝邪之为实病，知已病之肝必传未病之脾，当先实脾。若春之三月，夏之六月，秋之九月，冬之十二月。四季脾王，不受邪，即勿补之。所以然者，脏病惟虚者受之，而实则不受，脏邪惟实则能传，而虚则不传也。中工不晓邪实则相传，见肝之病不解，先实未病之脾，惟治其肝。不防其传也。夫肝虚之病，补其本脏之体则用酸，经云：木生酸，酸生肝，遂其曲直之性也。补之犹恐不及，则用助。助其阳必用焦热之药，使心旺而气感于肝也，助其阴必以苦，用苦寒之药，养心液之不足，泄君火之有余，则木得其养矣。助之犹恐不足，以用益。益用甘味之药调之。盖稼穑作甘，则用培土升木之法，其法悉备于乌梅丸之中也。若中工不解，误以酸入肝，焦苦入心，甘入脾，三句为克制之治，然则肝虚正治之法，当从何处求之？以下十二句，是述中工之误，以为补脾能伤肾，肾气微弱则水不行，水不行则心火气盛，则伤肺。肺被伤，则金气不行，金气不行则肝气盛，则肝自愈，以此治肝补脾之要妙也。然则上工治肝虚之病则用此酸甘焦苦之药，按调补助益之妙法，若治肝实之病则不在治肝虚之例可用之。经曰：无虚虚无实实，补不足，损有余，是其义也。余脏准此。余脏，他脏也。实者，防其传，先治其未病之脏；虚者，补其虚，求本脏之体用。遵经旨而治之，则得矣。

此论五行之理，以次而传，别中上二工之治，学者当审其虚实，而分其治法焉。

按：肝阴脏，论标本，挟心包之火；论表里，含少阳之气，故恶燥而复喜暖。治之之法，补用酸者，肝属木，木生酸，酸生肝，补本脏之体，顺曲直之性也。助用焦苦者，焦药性温，入心，俾心气旺而感于肝也。如木得阳春之气，则欣欣向荣矣。过暖则为热，如盛夏溽暑熏蒸，枝垂叶萎，故必佐以苦寒之药，入心以清其火，养液以维其阳，阴长阳潜，木得遂其条达之性矣。肝苦急，与甘味以缓之，为调肝补土之义也。以下脾能伤肾十二句，是述中工误认克制之说，以为治肝补脾之要妙，故复申之曰：肝虚则用此法，此字指调补助益而言。又曰：实则不在用之。言实者，当防其传，不在补虚之例，此仲师虚实并举之旨，以明正治之法也。又引经而证曰：虚虚实实，补不足，损有余，是其义也。汉文古奥，注家往往多误。

男元犀按：肝与胆同居，体阴而用阳，藉胆火以为用，故《内经》不从标本，而从中见。《金匮》助用焦苦者，焦苦俱入心而亦主火为用，其义一也。实者降其火，用其用；虚者补其火，助其用，别其用之不同也。知肝传脾者，肝属厥阴巽木，脾属太阴坤土，以阴传阴，侮其所胜之义也。本节先君小注中，实出乌梅丸一句，取厥阴全体之治，于群书无字中会出，是文家化境也。按《厥阴篇》：消渴，气上撞心，心中疼热，饥而不欲食，食则吐蛔，下之利不止，以及便血、吐脓、烦呕、厥热等证，立乌梅丸一方，降逆止利，顺接阴阳法，破阴行阳，为传转法，借以调肝实脾，以明体用之妙也。夫以体用言之，方用乌梅，酸平入肝，纳气补其体；当归苦温，入肝养血而通经，俾气血调而木得遂矣；人参甘寒，益脾中之阴；干姜苦温，补脾中之阳，令阴阳和则脾健，而邪不能侵矣。黄连、黄柏苦寒入心降火，降炎上之火，以温下寒，此为用其用也；蜀椒、桂枝焦辛入心，补阳气，散寒水，令心君旺，而下交于肾，此为助其用也。妙在细辛之辛香，交通上下，领诸药环转周身，调气血，通络脉，以运其枢；附子入肾，镇浮阳，暖水脏，以固其根。味备酸甘焦苦，性兼调补助益，统厥阴体用而并治之，则土木无忤矣。中工不晓此理，以补土制水，纵火刑金，则是治一脏而殃及四脏，恶在肝虚之治法哉！

夫人禀五常，日在五气之中，而实因风气而生长，风即气，气即风，所谓人在风中而不见风是也。风气虽能生万物，亦能害万物，如水能浮舟，亦能覆舟。若五脏得和风，则元真通畅，其呼吸出入间，徐疾有度，上下得宜。人即安和。否则一失其和，则为客气邪风，中人多死。然风有轻重，病有浅深。虽千般疢难，总计不越三条：一者，中虚人经络受邪入脏腑，为内所因也；二者，中实人，脏腑不受，惟外体四肢九窍，血脉相传，壅塞不通，为外皮肤所中也；三者，房室金刃，虫兽所伤。非由中外虚实感召其邪，是为不内外因也。以此详之，病由以此三条而都尽。若人能养慎，不令邪风干忤经络，适中经络，未流结脏腑，即以发汗和解之法医治之，则内因之病可免也。四肢才觉重滞，即导引吐纳，针灸膏摩，勿令九窍闭塞。则外因之病可解也。更能无犯王法，禽兽灾伤，房室勿令竭之。此不内外之因可免也。凡服食节其冷热苦酸辛甘，各适其宜。不遗形体有衰，病则无由入其腠理。腠者，是一身之空隙。三焦通会元真处；理者，是合皮肤脏腑内外井然不紊之文理也。

此以风气二字，提出全书之大主脑也。上论肝病，按虚实体用之治法，为开宗第一义，可知独重者在此。此节即畅发之，风气二字宜串讲，切不可泥旧注，以八风六气板之也。六气之害人，在风尤为亲切，但五气有损无益，风则生长因之。《内经》云：风生木，木生肝。又云：神在天为风。又云：大气举之。佛经以风轮主持天地，人得风气以生，日在风中而不见风，鼻息出入，顷刻离风即死。可知人之所以生者，风也。推而言之，木无风，则无以遂其条达之情；火无风，则无以遂其炎上之性；金无风，则无以成其坚劲之体；水无风，则潮不上；土无风，则植不蕃。书中切切以风为训，意者，和风一布，到处皆春矣。所患者，风失其和，即为客气邪风，所以特立三因救治之法。考后贤陈无择《三因方》，以六淫邪气所触，病从外来者为外因；五脏情志所感，病从内生者为内因；饮食房室，跌扑金刃所伤，不从邪气情志所生者，为不内外因，而不知仲景以客气邪风为主，故不以外感内伤为内外，而以经络脏腑为内外也。

问曰：病人有气色见于面部，愿闻其说。师曰：鼻者，明堂也。明堂光泽则无病。若鼻头色青，为木郁克土。故腹中疼，又苦冷者，为亡阳，主死；鼻头色微黑者，为脾负而肾气胜之，为有水气；色黄者，脾病而生饮，为胸上有寒；色白者，经云：白为寒。又云：血脱者色白，若非寒即为亡血也；设色见微赤，而非夏月火令，而见秋月金旺之时者，死；再验之于目，目虽肝之开窍，而实五脏精华也。其目直视正圆不转者，痉，属阴绝阳强，为不治；又目色青为血凝泣而不流，故主痛；目色黑为劳，劳则伤肾是也。色赤为风，风为阳邪也。目色黄者便难，脾病不运也。目色鲜明者，有留饮。经云：水病人，目下有卧蚕，面目鲜泽也。

此言医家之望法也。通面周身，俱有色可察，仲景独取之鼻与目者，示以简要也。

师曰：闻声之法，《内经》言之甚详，然握其大要，亦不过上、中、下三者而已。病人常则语声寂寂然，少阴主静之象也。猝则喜惊呼者，厥阴肝木，在志为惊，在声为呼，病在肝肾。为骨节间病。此闻声而知其为下焦病也。声虽有五脏之分，而皆振响于肺金，而转运于心苗。心苗者，舌也。今语声喑喑然不彻者，为心膈间病。《内经》谓：中脏盛满，气胜伤恐者，声如从室中言，是中气之湿也。此闻声而知其为中焦病。语声啾啾然，细而仍长者，为头中病。此闻声而知其为上焦病也。

此言医家闻法也。大要在此，学者由此一隅而三反可矣。

师曰：闻声辨及呼吸，微矣。然合呼吸而辨之，不如分辨其呼之若此又苦彼，吸之若此又若彼，微而又微矣。兹先就其呼之多而不与吸并言者，征其息。息出不顺，至于摇肩者，为心胸中邪气实坚；息出引胸中上气者，为肺气不降而作咳；息出时有痰沫阻遏，不容气返之势而张口短气者，为肺痿吐沫。

此节合下节言闻法之最细者，先于呼吸出入之气，而辨其病之在上在下，为实为虚也。徐忠可曰：此节三者，全于呼而认其病之在心肺也。然竟不言呼而曰息者，盖出气虽大，中无小还，不能大呼。故揭出摇肩，息引，张口六字，而病之在呼者宛然，然不得但言呼也。

师曰：再言其吸，若病人吸气不得下行而轻微急数，审其腹满便硬，阻之于中，其吸气止到中焦而即返。其病在中焦，实也，当下之，令实去气通则愈；若中焦实而无气虚者，不下之则无以泄其实，而生气息，竟下之则益以伐其根，而生气亡，法为不治。且可由中焦推之上下，虚在上焦者，心肺之阳不能下交于阴，心肺道近，故其吸促；虚在下焦者，肝肾之阴不能上交于阳，肝肾道远，故其吸远，吸为收摄元气之主，促与远皆元气亏也。此虽与中焦实而元气虚之不治者有间，而究虚在真元。皆为难治。呼吸之间，周身筋脉动摇振振者，则为形气不能相保，无论上、中、下虚实，皆不治。

上节言息，息兼呼吸而言，偏重在呼也。此节不言呼，而专言吸，又于吸中而分上、中、下虚实之辨，徐忠可谓为闻法之最细，信哉！

师曰：两手寸、关、尺，统名寸口。寸口脉动者，弦洪毛石缓五脉，因其合于春夏秋冬，四季之王时而动，其色亦应之。假令肝旺于春，其脉当弦，而色当青，推之四时各随其色。所谓春脉弦而色青，夏脉洪而色赤，秋脉毛而色白，冬脉石而色黑，四季脉缓而色黄是也。若肝旺于春，其色当青而反色白，脉当弦而反浮涩，非其时色脉，皆当病。

此言医道贵因时而察其脉色也。脉色应时为无病，若色反时，病也；脉反时，亦病也；色反脉，脉反色，亦病也。推而言之，症与脉相合者顺，相生者吉，相反者，治之无不费力也。

问曰：有时未至而气至，有时已至而气不至，有至而不去，有至而太过，何谓也？师曰：十一月冬至之后，值甲子日夜半为少阳所自起，至于正月中雨水为少阳方起而出地之时，少阳王而万物始生，天得温和，此天气之常也。今以未得甲子，而天气因先温和，此为时未至而气先至也。以已得甲子，而天气犹未温和，为时已至而气不至也。以已得甲子，而天大寒不解，此为时已至而应去而不去也。以已得甲子，而天温如盛夏五六月时，此为时已至而至之太过也。由此推之，冬至后值甲子日起，少阳六十日，阳明六十日，太阳六十日，太阴六十日，少阴六十日，厥阴王各六十日，六六三十六而岁功成。人在气交之中，有因时而顺应者，有反时而衰旺者，有即因非时异气而致病者，医者可不一一而知其由来乎？

此一节论天气而不及医，然随时制宜之道，在其中也。尤在泾云：上之至谓时至，下之至谓气至。盖时有常数而不移，气无定刻而或迁也。冬至之后甲子，谓冬至后六十日也。盖古造历者，以十一月甲子朔夜半冬至为历元。依此推之，则冬至后六十日当复得甲子，而气盈朔虚，每岁递迁，于是至日不必皆值甲子，当以冬至后六十日花甲一周，正为雨水之候为正。雨水者，冰雪解散而为雨水，天气温和之始也。云少阳起者，阳方起而出地，阳始生者，阳始盛而生物，非冬至一阳初生之谓也。窍尝论之矣。夏至一阴生，而后有小暑大暑；冬至一阳生，而后有小寒大寒。非阴生而反热，阳生而反寒也。天地之道，否不极则不泰，阴阳之气，剥不极则不复。夏至六阳尽于地上，而后一阴生于地下，是阴生之时，正阳极之时也。冬至六阴尽于地上，而后一阳生于地下，是阳生之时，正阴极之时也。阳极有大热，阴极而大寒，自然之道也。则所谓阳始生，天得温和者，其不得与冬至阳生同论也，审矣。至未得甲子，而天已温，或已得甲子，而天反未温，及已得甲子，而天大寒不解，或如盛夏五六月时，则气之有盈有缩，如候之或后或先，而人在气交之中者，往往因之而病，惟至人为能与时消息无忤耳。

师曰：病人脉浮者在关前，以关前为阳，其病在表；浮者在关后，以关后为阴。其病在里，然关后虽为里之部位，而浮却非里证之正脉，不过为表之里，而非里之里，故其病不在腹中少腹，而为腰痛背强，膝胫不能行，然形伤不去，穷必及气，此关后脉浮，可以必其短气而为此证之极也。

浮脉原主表，此于浮脉中分出表里，欲人知浮脉之变也。推之沉脉，原主里，亦可于沉脉中分为表里。迟脉原主寒，数脉原主热，更无不可于迟数中分出寒热也。是亦望乎一隅而三反之。

问曰：经云：厥阳独行，何谓也？师曰：阴阳皆行者，顺也。此为有阳无阴，故称厥阳。厥者，逆也。阴阳独行，逆而不顺之谓也。

此举厥阳为问答，以见阴阳之不可偏也。《内经》云：阴平阳秘，精神乃治；阴阳离决，精神乃绝。阴阳之道大矣哉！尤在泾云：厥阳独行者，孤阳之气，厥而上行，阳失阴则贼，犹夫无妻则荡也。《千金方》云：阴脉上解，血散不通，正阳遂厥，阴不往从，此即厥阳独行之旨欤！

问曰：两手寸脉及心肺之部位不见其浮，但见沉大而且滑，沉则为实，谓血之实也。滑则为气，谓气之实也。实与气并，两实相搏，血气入脏即死，入腑即愈，此名以脏腑为卒厥，以脏腑分其生死。何谓也？师曰：脏如宝藏之藏，义取深藏，实邪一入而不出，故唇口青，身冷，为入脏，即死；腑为外府之府，本司出纳，实邪可入而可出。如身和，汗自出，为入腑，即愈。

此言邪气盛则实之生死也。尤在泾云：实谓血实，气谓气实，实气相搏者，血与气异而俱实也。五脏者，藏而不泻，血气入之，卒不及还，神去机息，则唇青身冷而死。六腑者，传而不藏，血气入之，乍满乍泻，气还血行，则身和汗出而愈。经云：血之与气，并走于上，则为大厥。厥则暴死，气复返则生，不返则死是也。

问曰：邪气盛则实，正气夺则虚。如脉大而滑，实邪之强有力，脏固不能当其猛矣。今卒厥，病脉不大而小，不滑而涩，尽脱去大且滑之象。因而别之曰：脉脱，是脱换之脱，非脱散之脱，但脉既脱换，虚实悬殊，入脏入腑，吉凶亦宜更易，而仍守入脏即死，入腑即愈之说，何谓也？师曰：斯说也。大旨以出阳为浅，传阴为深。非为卒厥一病，凡百病入脏入腑皆然。譬如浸淫疮，从口起流向四肢者可治，从四肢流来入口者不可治；盖以口属阴，四肢属阳，阴阳分属脏腑，脏腑二字，隐而难测，以里外二字该之，浅而易晓，吾将为丁宁曰：凡病在外者可治，入里者即死。

此言正气夺则虚之生死也。按此因卒厥而推言百病，脉脱二字，诸家俱误解。李玮西云病在外二句，概指诸病而言，即上百病皆然之意。入里者死，如瘴气入腹，脚气冲心之类。

问曰：阳病十八，何谓也？师曰：三阳之气，主躯壳之外，如头痛，项、腰、脊、臂、脚掣痛。六者，虽兼上下，却以其在躯壳之外，故谓之阳病。病在外者，有营病、卫病、营卫兼病之殊，是一病而有三也。三而六之，故合为十八病也。又问曰：阴病十八，何谓也？师曰：三阴之气，主躯壳之里，如咳、上气、喘、哕、咽、肠鸣、腹胀、心痛、拘急。九者，虽兼脏腑，以其在躯壳之里，故谓之阴病。病在里有或虚或实之异，是一病，而有二也。九而二之，故合为十八病也。然三阴三阳，六气之传变无形也。五脏六腑，脏腑之病证有形也。脏腑受风、寒、暑、湿、燥、火六淫之邪，又各有气分、血分、气血并受之二端，六而三之，则为十八。五脏病各有十八，合而计之共为九十病。人又有六腑之病，视脏稍微，微有十八病，合而计之共为一百八病，其数各井然而不紊，至于久视伤血，久卧伤气，久坐伤肉，久立伤骨，久行伤筋，名为五劳，大饱伤脾，大怒气逆伤肝，强力举重坐卧湿地伤肾，形寒饮冷伤肺，忧愁思虑伤心，风、雨、寒、暑伤形，大怒恐惧不节伤志，名为七伤，气极、血极、筋极、骨极、肌极、精极名为六极，妇人十二瘕、九痛、七害、五伤、三因共计三十六病，非六气外淫所致，均不在其中。学者自当分别而论也。虽然以上所言，阴阳脏腑各证，皆就人身之受邪者，分其名目，犹未就邪气之分属，而究其所以然也。大抵轻清之邪居上，重浊之邪居下，从天得者，为大邪中表，从人得者，为小邪中里，馨饪之邪，从口入者，为宿食也。五邪中人，以类相从。各有法度。风为阳类而中于午前，寒为阴类而中于暮，湿重浊而伤于下，雾轻清而伤于上。再验之一身。风为阳邪。令脉缓而浮。寒为阴邪。令脉紧而急。雾邪轻清而伤皮腠，湿邪重浊而流关节，宿食止伤脾胃，而不及经络腠理，极寒之时，令阳内伏而不固外，病多伤经，热极之时，令阳浮于外，而暑热并之；汗出则络伤，病多伤络。合而言之，无非以类相从之理也。

此一节，由阴阳脏腑五邪之分合异同，经气时候原委，以及所当然者如彼，所以然者如此，欲学者体认于文字之外侧得矣。附寻《千金》妇人三十六病，以备参考。十二瘕者，谓所下之物，一如青泥，二如青血，三如紫汁，四如赤皮，五如脓痂，六如豆汁，七如葵羹，八如凝血，九如青血似水，十如米汁，十一如月浣，十二如经度不应期也。九痛者：一阴中痛伤，二阴中淋痛，三小便即痛，四寒冷痛，五月水来腹痛，六气满注痛，七汗出阴如虫啮痛，八胁下痛，九腰痛。七害者：一害食，二害气，三害冷，四害劳，五害房，六害娠，七害睡。五伤者：一孔痛，二中寒热痛，三小腹急牢痛，四脏不仁，五子门不正。三因者：一月水闭塞不通，二绝产乳，三羸瘦不生肌肉。

又《康熙字典》字注云：读与馨同。吴医唐立三云：饪为烹调生熟之节，则馨饪句为馨香可口过食之而停滞也。

问曰：病有急当救里救表者，何谓也？师曰：病，为医者误下之，续得下利清谷不止，里证其急而身体疼痛者，表证亦不可缓，二者相权，急当先救其下利清谷之里，姑且后其表之身体疼痛，若服药后清便自调而身仍痛者，急当救表也。

此言证有表里之殊，治有缓急之异也。《伤寒论》中最详，不必多赘。

夫病者，有平时之痼疾，而加以一时之卒病，卒者易攻，痼者难拔，审其先后，当先治其卒病，后乃治其痼疾也。

前言病有表里之不同，治者权缓急而分其先后；此言病有新旧之不同，治者审难易而分其先后也。

师曰：五脏病，各有所得者愈，有得之情志相胜者，如怒伤肝，得悲而愈，悲胜怒之类。有得之时日者，如病在肝，愈于夏，喜得子气，制其胜我之类。有得之饮食者，肝色青，宜食甘；心色赤，宜食酸；肺色白，宜食苦；脾色黄，宜食酸；肾色黑，宜食辛是也。有得之自得其位者，肝病愈于丙丁，起于甲乙；心病愈于戊己，起于丙丁；脾病愈于庚辛，起于戊己；肺病愈于壬癸，起于庚辛；肾病愈于甲丁，起于壬癸是也。五脏病各有所恶，心恶热、肺恶寒、肝恶风、脾恶湿、肾恶燥是也。而且各随其所不喜者为病。何以谓之不喜？与其各有得者，相反皆是，不反以所恶为不喜也。姑即所不喜者，举一端而言之。病者素不应食，而反暴思之，是脏气为邪气所变，而食之转助病气，必发热也。若伤寒证渴欲饮水少与之法，不在此例也。

此一节，言病以脏气为本也。五脏病以有所得而愈者，谓得其所宜，足以安脏气而却病气也。各有所恶，各随其所不喜为病者，谓失其所宜，适以忤脏气而助病邪也。所及，所恶，所不喜，著一所字，所包者广。

夫诸病在脏，法宜攻下，而阳明入腑则不传，脏犹脏治也。若果实在肠胃，虽十日不更衣无所苦，谓不宜急下也。而惟阳明，少阴中，有急下之证，夫曰急下，似当直攻而无疑矣。然攻之一法，最为元妙。若欲攻之，当随其所同中得其所独而攻之。阳明中得其急下三证：一曰：六七日，目中不了了，睛不和。一曰：阳明病，发热汗多者。一曰：发汗不解，腹满痛者。此急防其悍气盛而阴绝也。少阴中得其急下三证：一曰：少阴病，得之二三日，口燥舌干者。一曰：少阴病，自利清水，色纯青，心下必痛，口干燥者。一曰：少阴病，六七日，腹胀不大便者。此急防其火不戢，将自焚也。如所得者不在可攻之例，第见其渴者，即论中所云：少阴病，下利六七日，咳而呕渴，心烦不得眠者是也。阳明病，脉浮发热，渴欲饮水，小便不利者是也。二证均与猪苓汤。寓育阴于利水之中，则热从小便去，而渴亦止，此与攻下法相表里也。余皆仿此。

此一节，言邪之在脏者宜攻，而攻法之神妙者，在于随其所得四字。徐忠可顺文敷衍，绝无发明。尤在泾以水血痰食添出蛇足，二君皆未得言中之旨。

痉湿暍病脉证第二

痉之为言，强也。其证颈项强急，头热足寒，目赤头摇，口噤背反，详于下文。初起不外太阳。太阳病，病在标阳，则发热邪在肤表，则肤表实而无汗，既在标阳，不宜恶寒而反恶寒者，本亦病也。以其表实，名曰刚痉；太阳病，病在标阳，则发热邪中肌腠，则肌腠实；而肤表反虚，故汗出，标病而本不病，故但发热而不恶寒，以其表虚，名曰柔痉。

此言太阳病有刚柔二痉。推原痉之所自始，为辨痉之法，非痉家之本证也。刚痉脉宜紧弦，柔痉脉宜浮弦。仲景未言，可以悟出。

痓，充至切，读去声，恶也；痉，其颈切，音敬。风强病也。旧本以痉为痓，传写之误也。今改正之。其病皆由血精津少，不能养筋所致，燥之为病也。然《内经》谓：诸痉强直，皆属于湿，何其相反若是乎？而不知湿为六淫之一，若中于太阴，则从阴化为寒湿，其病流于关节而为痹；若中于阳明，则从阳化为湿热，热甚而阳明燥化之气愈烈，其病烁筋强直而为痉。是言湿者，言其未成痉之前；言燥者，言其将成痉之际也。经又云：赫曦之纪，上羽其病痓，言热为寒抑，无汗之痉也。又云：肺移热于肾，传为柔痓。言湿蒸为热，有汗之痉也。《千金》谓：湿病热入肾中刚为痉。小儿痫热盛亦为痉。圣经贤训可据，其为亡阴筋燥无疑。然而太阳底面，即是少阴，入脏即死，入腑即愈，首篇言之详矣。兹太阳病发于标阳，无有不热，发热则脉不宜沉细矣。今反脉沉而细者，是证见太阳，脉见少阴，而背项强直等证并见。名之曰痉，为难治。

此一节言太阳之里少阴，痉病在少阴，最重之证也。故于辨其刚柔之后，特笔以提斯，欲人之知所重也。

病在太阳，未必遽成痉也。而太阳之接壤，即是阳明，太阳之里面，即是少阴，阳明少阴，两关津液，津液伤则筋失所养而成痉，此痉病之由也。今太阳病，发汗太多，津液非脱则少阴伤，阳明亦燥，筋失所养。因致痉。

夫风病，不知用桂枝汤解之，而以下药下之，下多则亡阴，阴亡阳无所制则灼筋而成痉，若下后复发其汗，汗多则亡阳。经云：阳气者，精则养神，柔则养筋。今下而复汗，身必拘急。

疮家，脓血出多，津液将涸，虽身疼痛，表证未净，亦不可发汗，汗出则津液愈竭，筋失所养而成痉。

此推致痉之由，从太阳推到阳明少阴。言汗、下、疮家，三者致痉，皆由脱液伤津，皆兼此二经而言也。妇人产后亡血过多，因而成痉，亦可以此说括之。

痉有本证，可以备言其形状，亦有误治之变证。变脉，可以略陈其大概，今请先言其本证。经云：因于风者，上先受之。故病痉者上而身热未及于下，故下而足寒，风伤太阳之经，故颈项强急，风伤太阳之气，故通身恶寒，阳气上行于头面，故时头热面赤，太阳之脉起于目内眦，风热伤于经脉，故目赤。颈项皆强急而不能动，独头虽风象而动摇，强急则筋不舒，而牙关紧闭，且风客会厌，而语言不出，所以卒然口噤，背反张者，风邪入经输也。此痉病本证之形状也。若不知其为痉，而误发其汗者，汗之沾濡衣被则为湿，湿之陆续不干则生寒，寒湿相得，其表因汗而益虚，虚甚即恶寒甚。盖痉之未成，太阳原有感寒之证，而痉之既成，阳邪用事，热甚灼筋，何致恶寒之甚，此为误治而一变也。发其汗已，不独证之一变，而其强直之脉亦变屈曲如蛇。

此论痉家之本证，而异及于误治之变证、变脉也。

脉如蛇，阴之象也。君子正有履霜坚冰至之忧，乃暴然见其腹胀大者，遂转忧而为喜，冀其为欲解，即首篇入脏即愈之义。况胀为有形之实证，大承气汤即对病之良方矣。乃诊其脉如故，仍是如蛇之象，而反伏加弦者。此为变而又变之痉。

此一节承上节汗后变证变脉外，又变一脉证也。师不出方，余于《伤寒论》发汗后腹胀条，悟出厚朴生姜甘草人参半夏汤，俟其胀稍愈，再以法治之。

痉家之本证，既已备言，即变证变脉，亦复明示矣。痉家之本脉何如？夫痉为颈急强直之病，其脉亦颈急强直，按之紧如弦，谓其自寸至尺直上下行。与督病之脉相似，但督浮而此沉耳。

此一节补出痉病之本脉也。自病者，身热足寒，至此三节，合作一大节读。

痉为太阳中风之病，风为阳邪，误用烧针则为逆，若见有灸疮，则风火相煽，其阴立亡。难治。

此一节言痉病误灸之难治也。师不出方，《伤寒论》火逆诸方，亦恐其过温，余用风引汤减去桂枝，干姜一半研米煮服，往往获效。

太阳病，头项强痛，发热恶风，自汗，论所谓桂枝证也。其证备，但身体强，几几然，为风邪入于经输，《内经》云：邪入于输，腰脊乃强是也。然经输之病，脉应浮数，今按其脉反沉迟，盖沉为痉之本脉，迟为津液不足，营卫之行不利，是痉证尚未全备，而痉脉先已见端。此不为伤寒而为痉，以瓜蒌桂枝汤主之。

此一节为痉病之将成未成者出其方也。然细按方法，必是中风自汗之变证，柔痉用此，刚痉用葛根汤。

瓜蒌桂枝汤方

瓜蒌根三两　桂枝三两　芍药三两　甘草二两　生姜二两　大枣十二枚

上六味，以水九升，煮取三升，分温三服，取微汗，汗不出，食顷啜热粥发之。

太阳病，头项强痛，发热恶寒等证悉备，表实既已。无汗而邪气不得外达。

小便反少，邪气又不得下行，正不胜邪，其气遂逆上而冲胸，口噤不得语，面赤头摇，项背强直，势所必至，此欲作刚痉，以葛根汤主之。

此一节为刚痉之将成未成者出其方也。究为太阳之治法，非痉证之正治法。

葛根汤方

葛根四两　麻黄去节，三两　桂枝二两　甘草二两　炙芍药二两　大枣十二枚　生姜三两

上七味，以水一斗，先煮麻黄，葛根减二升，去沫，内诸药煮取三升，去滓，温服一升。覆取微似汗，不须啜粥。余如桂枝汤法将息及禁忌。

痉之为病，至于入里而胸满气闭而口噤，卧不著席，反张甚也。筋为热灼，下为脚挛急，上必牙关紧而齘齿，此或为少阴火亢，或为阳明燥化，救焚在此顷刻，起死即在此须臾。可与大承气汤。以急下之，为下其热以救阴，非下其便以宽胀。

此一节为痉之既成，出一救治之正方，大旨在泻阳明之燥气而救其津液，清少阴之热气而复其元阴，大有起死回生之神妙。或问：凡曰可与，则犹有相酌之意，岂因大承气之过峻而云然乎？而不知此证，舍大承气并无他法，犹恐服大承气之后，重证犹未尽除，还当审其缓急，而商其再服与否，此际令凭医家之定识定力也。或一下之后，病势已减，审系阳明，以白虎加人参汤滋阳明之燥，审系少阴，以黄连阿胶汤救少阴之阴。二汤可以频服，服后又以竹叶石膏汤收功。抑或以三汤用于大承气之前，全要心灵手敏，此仲师可与二字言外之意也。

男元犀禀按：竹叶石膏汤去粳米之逗留热气，并以竹沥半杯易竹叶，可从古法而变通之。

大承气汤方

大黄酒洗，四两　厚朴去皮，半斤　枳实炙，五枚　芒硝三合

上四味，以水一斗，先煮枳朴取五升，去滓，内大黄煮二升，去滓，内芒硝，更上火微一两沸，分温再服。得下，余勿服。

湿者，六淫之一也。亦为中风伤寒，自太阳始，但风寒之太阳病，病在肌表，湿之太阳病，病在关节。关者，机关之室，真气之所过也。节者，骨节之交，神气之所游行出入者也。今病湿，则神真之气为湿邪所伤，故关节疼痛而烦，湿为阴邪，故脉沉而细者，湿不在外而在内。此名中湿，亦名湿痹。痹之为言，闭也。湿痹之候，闭气不化则小便不利，闭湿于内则大便反快，治者但当利其

小便。则湿从小便而去矣。

此言湿流关节之病也。然湿者,六气之一也。但一气中犹有分别,雾露之气,为湿中之清,伤人皆中于上;雨水之湿,为湿中之浊,伤人皆中于下;亦称太阳者,病由营卫而入,营卫皆属太阳也。此条论地气之湿,乃湿之浊者,故曰:但当利其小便。若雾露之邪,当以微似汗解之。

湿家之为病,湿盛于外者,阳必郁于内,湿盛于外,则一身尽疼,阳郁于内,则发热,湿热郁于肌肉之间,则身色如烟之熏黄而带黑也。

上节言湿邪痹于内,而不能化热。此节言湿邪郁于内而发于外,化热而为黄也。

湿家,病在太阳之脉,上额交巅,夹脊背而行于两旁。雾露之湿,清邪中上,著太阳,阳气聚而不行,故其人他处无汗。但头汗出,湿邪滞碍而其经输不利,故背强,湿为阴邪,阴气盛于表,故欲得被覆而喜向火。病尚在表,若下之太早,则寒湿之邪陷于胃,而为哕,胃病则上下焦亦病,上焦之气不降,则气道壅塞而或胸满,下焦之气不升,则气化不行,而小便不利。舌上如胎者,乃湿滑而白,似胎而非胎也。总由寒湿之邪陷于胸膈,命门之阳郁于下焦。以丹田有热,胸上有寒,八个字为不易勘语,丹田有热,故渴欲得饮,胸上有寒,故欲饮而不能饮,则其口燥以喜水而又恶水,其懊憹不可明言之意,则为烦也。

此言清邪中上,病在上而误下之,其变证有如此之多也。

湿家误下变证,既如此之多,若不明言其死证,恐医者犹执迷不悟也。湿家误下之,头汗已,后而额上汗出,以阳明之脉交额中,此阳明之气脱绝,而真液上泄也。且见微喘,以太阳之气与肺相合,而主皮毛,此太阳之气绝,而真气上脱也。且见小便不利者,以少阳三焦司决渎而出水道,此少阳之气绝,而津液下注也。三阳气绝,上下离脱,故死;若下利不止者,中土败而地气陷,不必三阳气绝而亦主死。

此承上若下之三字而备言误下之死证,而为医者大加警觉也。

湿又别其为风湿者,不可不知。风为阳,湿为阴,内有湿而外感于风,则为风湿不和而两相搏,以致一身尽疼痛,若阴阳和则雨露降,法当微似汗自出而解,然阳之汗以天之雨名之。值天阴雨不止,医者不知所以然之理,竟云此可发其汗,汗之病犹不愈者,何也?盖汗者所以利阴阳也。若发其汗,汗大出者,风为阳邪。但风气从大汗而去,大汗而阳衰,阳衰则阴转盛,而阴湿之邪气仍在,是故不愈也。若治风湿者,但微微似汗出者,则阴阳两不相负,而风湿俱去也。

此于湿证中别出风湿之病，明其治法，而不遽出其方者，即引而不发之妙也。盖字是答辞，周秦多用此笔法。

湿又别其为寒湿者，亦不可不知，雾露之湿为清邪，自上受之。湿家病，身虽疼而无一身皆疼，不过疼在身之上半而发热，止见面黄而身色不似熏黄，肺司气而主皮毛，湿袭于皮毛，故气不顺而喘，阴证无头痛，湿未入阴，故头痛；湿袭皮毛，内壅肺气，故鼻塞。湿气弥沦，扰乱心主，而发烦，湿邪止在上焦，未尝犯里，故其脉大，不犯胃气，自能饮食，能饮食则腹中尚和而无病，其病在头中寒湿，故鼻塞，病浅不必深求，止内辛香之药于鼻中宣泄头中之寒湿则愈。

此于湿证中又别出寒湿之病。寒湿不止雾露之清邪，而举一邪伤高表者以为隅，则邪伤通身者，包在言外。举一外法通其空窍者以为隅，则内服调其经络脏腑者，包在言外。下节诸方，按脉证而求，其丝丝入扣则得矣。

前言中湿，但当利其小便者，以湿之在内言之也。若湿家之表证其身烦疼，而不发黄，可知未郁于内而为热也。且无小便小利，可知未入于里而为痹也。表则宜汗，而不宜大汗，斟酌其适。可者，当与麻黄加术汤发其微似汗为宜，慎不可以火攻之。致火气逼汗，过多而变证也。况又有湿与热合，致衄增黄之虑乎！

此为湿之属表无汗者，出一至当不易之方也。喻氏谓：麻黄得术，虽发汗而不至多汗；术得麻黄，行里湿而亦可行表湿。止此一味加入，所谓方外之神方，法中之良法也。

麻黄加术汤方

麻黄去节，三两　桂枝二两　甘草炙，一两　白术四两　杏仁去皮尖，七十个

上五味，以水九升，先煮麻黄减二升，去上沫，内诸药，煮取二升半，去滓。温服八合，覆取微似汗。

风湿之证，前既详言，犹未言其致此风湿之因也。病者风湿相搏。一身尽疼，其发热，每在于申酉戌之日晡所剧者，以阳明旺于申酉戌，当其旺时，邪正相搏，则增也。此名风湿。然所以致此风湿之病乃伤于汗出当风，汗随风复入皮腠而为风湿也。或久伤取冷亦所以致此风湿也。致风湿者以此，而所以致寒湿，亦可类推矣。可与麻黄杏仁薏苡甘草汤。

此又为风湿无汗者而立其方也，寒湿亦可用之。上节麻黄加术汤为大剂，此方为小剂，亦随其证之微甚而择用之，亦随其证之上下，而取亲上亲下之理也。

麻黄杏仁薏苡甘草汤方

麻黄半两　杏仁去皮尖，十个　薏苡半两　甘草炙，一两

上锉麻豆大，每服四钱匕，水一盏半煎八分，去滓，温服。有微汗，避风。

风湿之病，脉浮为风，身重为湿，若见此脉此证，汗不出而恶风者，为实邪。大剂有麻黄加术汤，小剂有麻黄杏仁薏苡甘草汤可用。若汗出恶风者，为虚邪，以防己黄芪汤主之。

此为风湿证汗自出者出其方也。合上二方，即《伤寒论》麻黄汤、大青龙汤、桂枝汤之意乎！钱天来云：病因汗出当风，夫汗出则腠理开，当风则风乘腠理矣。风邪既入，汗不得出，以离经之汗液，即不得外出皮毛，又不能内返经络，留于肌腠而为湿，此即人身汗液之湿也。其或暑汗当出之时，伤于纳凉太过，使欲出之汗不得外泄，留著肌腠而致病，与汗出当风无异也。

按：《金匮》以痉、湿、暍三证合篇，痉证兼温，暍证亦兼湿，湿证最重，必须如此活看方得。

防己黄芪汤方

防己一两　甘草炙，半两　白术七钱半　黄芪一两一分

上锉麻豆大，每抄五钱匕，生姜四片，大枣一枚，水盏半，煎八分，去滓温服。喘者，加麻黄半两；胃中不和者，加芍药三分；气上冲者，加桂枝三分；下有陈寒者，加细辛三分。服后当如虫行皮中，从腰下如冰，后坐被上，又以一被绕腰以下，温令微汗，差。

伤寒至于八九日，九日值少阳主气之期，宜从少阳之枢而外出矣。乃不解，而复感风湿合而相搏，寒邪拘束，故身体疼，风邪扇火，故心烦，湿邪沉著，故不能自转侧，邪未入里，故不呕不渴，脉浮虚而涩者，浮虚则为风，涩则为湿也。此风多于湿之证，以桂枝附子汤主之。若脾受湿伤，不能为胃行其津液，则大便坚，大便愈坚，则小便愈觉其自利者，脾受伤，而津液不能还入胃中故也。即于前方去桂枝加白术汤主之。湿若去，则风无所恶而自解矣。

此又于伤寒不愈，合风湿为病而出二方也。上方治风多于湿，下方治湿多于风。

桂枝附子汤方

桂枝四两　附子炮、去皮、破八片，三枚　生姜切，三两　甘草炙，二两　大枣擘，十二枚

上五味，以水六升，煮取二升，去滓，分温三服。

白术附子汤方

白术四两　附子炮、去皮，三枚　甘草炙，二两　生姜三两　大枣十二枚

上五味，以水三升，煮取一升，去滓，分温三服。一服觉身痹，半日许再服，三服都尽，其人如冒状，勿怪。即是术附并走皮中逐水气，未得除故耳。凡方中有如虫行状，如醉状，如冒状者，皆药势将行使然也。

伤寒合风湿而病，上既详言之矣。若其病较剧者，用药亦须较缓。今风湿相搏，业已深入，其骨节疼烦掣痛，不得屈伸，近之则痛剧，此风、寒、湿三气之邪，阻遏正气，不令宣通之象也。汗出短气，小便小利，恶风不欲去衣，或身微肿者，荣气、卫气、三焦之气俱病，总由于坎中元阳之气失职也。务使阳回气暖，而经脉柔和，阴气得煦，而水泉流动矣。以甘草附子汤主之。

此承上节，言风湿相搏，在外者，利在速去，深入者，妙在缓攻。师恐前方附子三枚过多，其性猛急，筋节未必骤开，风湿未必遽去，徒使大汗出而邪不尽耳，故减去一枚，并去姜枣，而以甘草为君者，欲其缓也。

甘草附子汤方

甘草炙，二两　附子炮、去皮，二枚　白术二两　桂枝四两

上四味，以水六升，煮取三升，去滓，温服一升，日三服。初服得微汗则解，能食，汗出，复烦者，服五合，恐一升多者，宜服六七合为妙。

暍者，暑也。暑亦六淫之一，故先伤太阳。太阳中暍，病标本之气，故发热恶寒，病所过之经，故身重而疼痛，热伤气，故其脉弦、细、芤、迟。膀胱者，毫毛其应，故小便已，洒洒然毛耸，阳气虚，不荣于四肢，故手足逆冷，小有劳，身即热，气虚不能自支也。口开，前板齿燥。以劳而动阳热，阴液不能上滋也。此表里经脉俱虚，不可汗下温针。倘若误以为伤寒，而发其汗，则表虚而恶寒甚；若因其寒甚，而加温针，则经脉虚而发热甚；若因其发热甚，而数下之，里虚而津液伤，则淋甚。

此言中暑之证，从经脉表里俱病处绘出虚证模样。意者，寒则伤形，责其实；热则伤气，责其虚也。汗下火皆为所戒，而治法从可知矣。

太阳中热者，暍是也。暑于肌表，而气虚微，所以汗出太阳以寒为本，所以恶寒，暑热之邪，内合太阳之标热，所以身热而渴，以白虎加人参汤主之。

此言中暑而不兼湿之证治也。

白虎加人参汤方

知母六两　石膏碎、绵裹，一斤　甘草炙，二两　粳米六合　人参三两

上五味，以水一斗，煮米熟汤成，去滓，温服一升，日三服。

太阳中暍，身热疼重，而脉微弱，此以夏月因暑热而复伤冷水，水行皮中所致也。一物瓜蒂汤主之。推之夏月阳虚阴伏，凡畏热贪凉，皆可以伤冷水例之。病在阴经，即为阴证，岂可一以清凉治暑哉！

此言暑同湿邪为患而出其方治也。后人用五苓散、大顺散、小半夏加茯苓汤、十味香薷饮、白虎加苍术汤，皆推广其法而兼治湿也。

瓜蒂汤方

瓜蒂二十个

上锉，以水一升，煮取五合，去滓，顿服。

暑者，夏令炎热之气也。有伏病，有正病，有变病。何为伏病？经云：凡病伤寒而成热者，先夏至为病温，后夏至为病暑。是病伏于冬时，愈郁而愈热，与温病同例也。何为正病？经云：热气大来，火之胜也。又云：火热受邪，心病生焉。言夏时酷暑炎热，人感之而为暑病，病在心也。白虎加人参汤，是其正治欤！何谓变病？元人谓，静而得之为中暑，处于高厦凉室，畏热贪凉而成病，其恶寒与伤寒同，而发热较重以别之，心烦以别之，脉虚以别之。此病在人事，不在天时，故谓之变也。然而更有深义焉。暑必挟湿，是暑阳而湿阴也。夏月伏阴在内，是暑热而阴寒也。读者当得其言外之旨。

卷　二

百合狐惑阴阳毒病证治第三

论曰：百合病者，分为百脉合为一宗，无经络可别。悉致其病也。第见其证，意欲食而复不能食，口欲言，而又不言，而常默默，欲卧而又躁，而不能卧，欲行而又懒，而不能行，欲饮食，或有美时，或有不欲闻食臭时，如寒无寒，如热无热，口苦，小便赤，诸药不能治。得药则剧吐利，如有神灵者。身形如和，以上诸证，全是恍惚去来不可为凭之象，惟凭之于脉与溺，确知其为热。其脉微数，数则主热也。溺出膀胱，膀胱为太阳之府，其脉上至巅顶，溺时头痛者，太阳乍虚，而热气乘之也。今每溺时而头每痛者，乃热气之甚者，必六十日之久，月再周而阴气复，阴气复而阳邪平，然后乃愈；若溺时头不痛，淅淅然者，则病稍浅矣，大约四十日可愈；若溺时快然，但头眩者，则更浅矣，不过二十日可愈。其百合证多于伤寒大病后见之，或未病而预见，热气先动也。或病四五日而出，或二十日或一月后见者，遗热不去也。各随证治之。

此详言百合病之证脉也。此证多见于伤寒大病前后，或为汗、吐、下失法而变，或平素多思不断，情志不遂，或偶触惊疑，猝临异遇，以致行住坐卧饮食等，皆若不能自主之势，此病最多，而医者不识耳。

程云来云：头者，诸阳之首。溺则阳气下施，头必为之摇动。曷不以老人小儿观之？小儿元气未足，脑髓不满，溺将出，头为之摇，此阳气不能充故耳；老人血气衰，肌肉涩，脑髓清，故溺出时，不能射远，将完必湿衣，而头亦为之动者，此阳气已衰，不能施射故耳。由此观之，溺出头之痛与不痛，可以观邪之浅与深矣。故百合病溺出头痛者，言邪舍深而阳气衰也。内衰则入于脏腑，上则牵连脑髓，是以六十日愈。若溺出头不痛淅淅然者，淅淅如水洒淅皮毛，外舍于皮肤肌肉，尚未入脏腑之内，但阳气微耳，是以四十日愈。若溺出快然，但头眩者，言邪犹浅，快则阴阳和畅，营卫通利，脏腑不受邪，外不淅淅然，则阳气尚是完固，但头眩者，是邪在阳分，阳实则不为邪所牵，故头不疼而眩，是以二十日愈也。其说亦通。

百合病，见于发汗之后者，以其不应汗而汗之，以致津液衰少者，以百合知母汤主之。

百合知母汤方

百合七枚　知母三两

上先以水洗百合渍一宿，当白沫出，去其水。更以泉水二升煎取一升，去滓，别以泉水二升，煎知母取一升，去滓，后合和，煎取一升五合，分温再服。

百合病，见于下之后者，以其不应下而下之，以致热入于下也。以百合滑石代赭汤主之。

百合滑石代赭汤方

百合擘，七枚　滑石碎、绵裹，三两　代赭石如弹丸大、碎、绵裹，一枚

上先煎百合，如前法，别以泉水二升，煎滑石、代赭，取一升，后合和重煎，取一升五合，分温再服。

百合病见于吐之后者，以其不应吐而吐之，以致内伤脏阴也。以百合鸡子汤主之。

百合鸡子汤方

百合擘，七枚　鸡子黄一枚

上先煎百合如前法子，内鸡子黄，搅匀，煎五分，温服。

百合病不经吐下发汗、病形如初者，即所谓未病预见是也。此固热气先动，以百合地黄汤主之。然亦有太阳病久久不愈，始终在太阳经者，亦用此汤。

百合地黄汤方

百合擘，七枚　生地黄汁一升

上先煎百合如前法子，内地黄汁，煎取一升五合，分温再服。中病勿更服，大便当如漆。

百合病一月不解，变成渴者，热壅皮毛，皮毛为肺之合也。以百合洗方主之。

百合洗方

百合一升，以水一斗

渍之一宿，以洗身。洗已，食煮饼，勿以盐豉也。

百合病洗后而渴不差者，内热盛而津伤也。以瓜蒌牡蛎散主之。

瓜蒌牡蛎散方

瓜蒌根、牡蛎各等分

上为细末，饮服方寸匕，日三服。

百合病如寒无寒，如热无热，原病无热，今变发热者，其内热可知也。以百合滑石散主之。

百合滑石散方

百合炙，一两　滑石三两

上为散，饮服方寸匕，日三服。当微利者止服，热则除。

百合病见于阴者，以阳法救之，即《内经》用阳和阴之道也。见于阳者，以阴法救之。即《内经》用阴和阳之道也。若见阳之病而攻其阴，则并伤其阴矣。乃复发其汗，是重伤其阳也。此为逆；见阴之病，攻其阳，则并伤其阳矣。乃复下之，是重竭其阴也。此亦为逆。

程扶生云：前治皆用阴和阳法也。此复补以用阳和阴，故仲景用思，最为精密。

狐惑之为病，虫病也。状如伤寒，默默欲眠，目不得闭，卧起不安，何其如此之躁，实因虫扰之为害也。虫蚀于喉为惑，蚀于阴为狐，而且不欲饮食，恶闻食臭，虫闻食臭而动，动则令烦心有如此者，而且虫大动则交乱于胃中，胃主面目。其面目之乍赤、乍黑、乍白。亦随虫之聚散而变易，蚀于上部则喉伤而声自嗄，以甘草泻心汤主之。蚀于下部则邪伤厥阴，厥阴为阴之尽，其病自下而冲上，故咽干，以苦参汤主之。蚀于肛者，以雄黄熏之。熏洗二法，皆就其近治之也。

此言狐惑之病证治法也，《伤寒论》乌梅丸，亦可消息用之。

甘草泻心汤方

甘草炙，四两　黄芩、干姜、人参各三两　半夏半斤　黄连一两　大枣二十枚

上七味，以水一斗，煮取六升，去滓，再煎取三升，温服一升，日三服。

苦参汤方

苦参一升，以水一斗，煎取七升，去滓，熏洗，日三。

雄黄熏法

雄黄为末，一味　筒瓦二枚合之，烧，向肛熏之。

病者脉数，无热，微烦，默默但欲卧，汗出。初得之三四日，目赤如鸠眼，七八日，目四眦黑，若能食者，脓已成也。赤小豆当归散主之。

尤在泾云：脉数微烦，默默但欲卧，热盛于里也。无热汗出，病不在表也。三四日目赤如鸠眼者，肝脏血中之热，随经上注于目也。经热如此，脏热可知，其为蓄热不去，将成痈肿无疑。至七八日，目四眦黑，赤色极而变黑，则痈尤甚矣。夫肝与胃，互为胜负者也。肝方有热，势必以其热侵及于胃，而肝既成痈，胃即以其热并之于肝。故曰：若能食者，知脓已成也。且脓成则毒化，毒化则不特胃和，而肝亦和矣。赤豆、当归乃排脓血、除湿热之良剂也。

又曰：此一条，注家有目为狐惑病者，有目为阴阳毒者，要之亦是湿热蕴毒之病。其不腐而为虫者，则积而为痈，不发于身面者，则发于肠脏，亦病机自然之势也。仲景意谓与狐惑阴阳毒同源而异流者，故特论例于此欤！

赤小豆当归散方

赤小豆浸令芽出，晒干，三升　当归十分

上二味，杵为散，浆水服方寸匕，日三服。

阴阳二毒，是感非常灾疠之气，从口鼻而下入咽喉，致死甚速，试以阳毒言之。阳毒之为病，为异气中人之阳也。面赤斑斑如锦纹，咽喉痛，吐脓血。五日经气未遍，故尚可救治，五日之外，五脏相传俱受邪，至七日阴阳经气已周而再行，则不可治，升麻鳖甲汤主之。

异气适中人之阴，则为阴毒。阴毒之为病，面目青，身痛如被杖，咽喉痛，五日经气未遍，故尚可救治，至七日阴阳经气已周而再行，则不可治，升麻鳖甲汤去雄黄蜀椒主之。

此方阴阳二毒，治之不可姑缓也。仲师所论阴毒阳毒，言天地之疠气，中人之阳气阴气，非阴寒极、阳热极之谓也。盖天地灾疠之气，便为毒气。人之血气，昼行于阳，夜行于阴，疠气之毒，值人身行阳之度而中人，则为阳毒。面者，诸阳之会，阳毒上于阳位，故面赤斑斑如锦纹。阳毒上逼胸膈，故吐脓血，以阳气法天，本乎天者亲上也。值人身行阴之度而中人，则为阴毒。邪入于阴，则血凝泣，血不上荣于面，而面目青，血不环周于一身，而身痛如被杖，以阴气主静，凝而不流之象也。夫阴阳二毒，皆从口鼻而下入咽喉。咽喉者，阴阳之要会也。感非时之疠气，则真气出入之道路，不无妨碍，故二毒俱有咽喉痛之证。要之异气中人，毒流最猛，五日经气未遍，尚可速治，若至七日，阴阳经气已周，而作再经，则不可治矣。方用升麻鳖甲汤以解之。升麻，《本经》云：气味甘平苦，微寒无毒。主解百毒，辟瘟疫邪气，入口皆吐出，中恶腹痛，时气毒疠，诸毒喉痛口疮云云。君以升麻者，以能排气分，解百毒，能吐能升，俾邪从口鼻入者，仍从口鼻而出。鳖甲气味酸平无毒，佐当归而入肝，肝藏血，血为邪气所凝，鳖甲禀坚刚之性，当归具辛香之气，直入厥阴，而通气血，使邪毒之侵于营卫者，得此二味而并解。甘草气味甘平，解百毒，甘能入脾，使中土健旺，逐邪以外出。妙在使以蜀椒辛温，雄黄苦寒，禀纯阳之色，领诸药以解阳毒，其阴毒去雄黄，蜀椒者，以邪毒不在阳分，不若当归、鳖甲直入阴分之为得也。

升麻鳖甲汤方

升麻、当归、甘草各二两　蜀椒炒去汗，一两　鳖甲炙、手指大，一片　雄黄研，半两

上六味，以水四升，煮取一升，顿服之。老小再服取汗，阴毒去雄黄、蜀椒。《肘后方》阳毒用升麻汤，无鳖甲，有桂。阴毒用甘草汤，无雄黄。

疟病脉证并治第四

师曰：疟者，寒热往来之有定候也。虽有三阳三阳之异，而其舍总不外乎半表半里之间，少阳主乎半表半里，脉必弦。今为之提其大纲曰：疟脉自弦。而弦中之兼见者。弦数者多热，弦迟者多寒，一隅可以三反也。至于因证施治，弦小紧者，及其小而知其在里，可下之而差，弦迟者，多寒无有疑义，即可温之，弦紧而不小者，知其在表而不在里，可以发汗针灸也，弦而浮大者，知其邪在高分，可以吐而越之，弦数者多热，治则宜清，而热极生风，当知其为风发也，若以上因脉施治诸法，治之而犹不止，更当以饮食消息止之。即《难经》所谓损其脾者，调其饮食，适其寒温之旨也。

此方疟证不离少阳，以弦脉为主，随其兼见者而施治也。末一句言治之不愈，求之脾胃，是为久疟虚疟者立一大法也。徐忠可、尤在泾诸家之解俱误。

男元犀按：《素问·疟论》言之甚详，大约邪气与卫气并居，合则病作，离则病休。一日发者，正气不虚，易愈。间日与三日，正气虚，内薄于阴，难愈。仲景以《内经》之旨深远、难与中人以下说法，另寻阴阳出入大冲要处，独取少阳为主，以补《内经》未言之旨，并示后人握要之图，开口即云疟脉自弦，看一自字，大有深意，见疟证虽各不同，而少阳脉之真面目，自不可掩。

病疟，以月计一日一发，当十五日愈。以五日为一候，三候为一气，一气十五日也。人受气于天，天气更则人身之气亦更，更气旺则不受邪而愈也。设不差，当月尽解；是又更一旺气也。如其更二气而不差，当云何？师曰：此疟邪不衰，与气血痰饮。结为癥瘕，名曰疟母，当急治之，宜鳖甲煎丸。

此言疟邪因人正气之衰旺，以为消长也。上节以饮食消息止之，为治久疟

之正法。若有疟母，先急除其有形之癥瘕，再培其无形之元气，医者切不可托言小心，酿成姑息养奸之祸，如景岳方何人饮、休疟饮、追疟饮，皆调停两可，走江湖之套技。

鳖甲煎丸方

鳖甲炙，十二分　乌扇烧，即射干，三分　黄芩三分　柴胡六分　鼠妇三分　干姜、大黄、桂枝、石韦去毛、厚朴、紫葳即凌霄、半夏、阿胶、芍药、牡丹、䗪虫各五分　葶苈、人参各一分　瞿麦二分　蜂巢炙，四分　赤硝十二分　蜣螂熬，六分　桃仁二分

上二十三味为末，取煅灶下灰一斗，清酒一斛五升，浸灰，俟酒尽一半，着鳖甲于中，煮令泛烂如胶漆，绞取汁，内诸药煎为丸，如梧子大，空心服七丸，日三服。《千金方》用鳖甲十二片，又有海藻三分，大戟一分，无鼠妇、赤硝二味。

师曰：阴气孤绝，阳气独发，阳独发，气为火蚀，火无水济。则热少而气烦冤，阴孤绝，无以濡外，无以守中，则手足热而欲呕，名曰瘅疟。若欲知其但热不寒之所以然者，须知其邪气内藏于心，外舍分肉之内，令人消烁肌肉。肌肉为阴，阳极则消也。

按：《内经》所论之瘅疟，撮其大略，以肺素有热，而偶受风寒，内藏于心，外舍分肉，表则寒而里则热，缘阴气内虚不能与阳相争，故但热而不作寒也。师不出方，余比例而用白虎加桂枝汤，以白虎清心救肺，以除里热，加桂枝调和营卫，以驱外邪，诚一方而两扼其要也。即先热后寒，名为热疟，亦以白虎清其先，桂枝却其后，极为对证，此法外之法也。然此节与《内经》稍异，师又略节经文，不言及外感风寒，以阴气孤绝，阳气独发二句为主，方内有桂枝，又未中的，师早已熟审矣。若明薛立斋、张景岳、赵养葵，用六味地黄汤及玉女煎之说，反致滞邪行热而增剧，俗传疟痢三方，为害更速，师于此等重症而不出方者，欲人寻绎而自得也。《伤寒论》自序云：若能寻余所集，思过半矣，此物此志也。

男元犀按：下节白虎加桂枝汤，是《内经》所言之瘅疟，非师所云云瘅疟之治也。师未出方，似可借用竹叶石膏汤之类，而梨汁、甘蔗汁，亦可以佐之。

又有温疟者，冬不藏精，则水亏而火盛，火盛于内，外为寒气所格而不出，则火内郁，日盛一日，至春令感温气而发，夏令感热气而发。是病在伏气，与乍感不同，故其脉如平，但此病当凭证而不凭脉。《难经》云：温病之脉，行在诸经。不知何经之病，即此意也。身无寒，但热，骨节烦疼，时呕，为热从肾出，外舍其合，而上并于阳明也。以白虎加桂枝汤主之。盖于大凉肺胃之中，加一辛温之品，因其势而利导之也。

此言温疟与《内经》不同，而其义则相表里也。然余谓仲师书，读其正面，须知其对面，须知其反面，须知其旁面，则顺逆分合，如织锦回文，字字扣得著。上节言瘅疟，单主阴绝阳发，以补经文之未尽，至于经文所云，肺热加以外感，为瘅疟之正证，亦包括在内，均一瘅疟，不无毫厘千里之判，此所以不率尔而出方也。至此节论温疟，又与《内经》不同，意者伏气外出之征，其始也。热为寒郁而内藏，其发也，寒因热盛而俯首。究竟酿此猖狂之热祸，皆缘寒邪之格外为祸端，以白虎清其热势，加桂枝追其所由来，可谓面面周到。且所云所寒但热疼呕之证，俱是《内经》瘅疟之正证，师于此补叙其正证，补出其正方，文法错综变化，非细心人不能体会。虽然篇首有弦数者，风发一句，《伤寒论》有风温一证，于此可以悟开大觉路，即可以普济无量苍生矣。

白虎加桂枝汤方

知母六两　石膏一斤　甘草炙，二两　粳米二合　桂枝三两

上五味，以水一斗，煮米熟汤成，去滓，温服一升，日三服。

疟少热多寒者，非真寒也。缘无形之寒气，挟有形之痰饮，伏于心间，阳气不能外透于肌表，故多寒，甚则有寒无热，心为牡脏，因名之曰牝疟，以蜀漆散主之。驱其心胸结伏之痰饮，则内陷之邪，亦转旋而外出。

此言牝疟证也。方中云母无真，未能速效。且此方原是宣通心阳，使气行于肌表，则不至偏阴用事，却不专在于涌吐也。故不注明吐之一字，余借用桂枝去芍药，加蜀漆龙骨牡蛎救逆汤如神。

蜀漆散方

蜀漆烧去腥、云母烧二日夜、龙骨等分

上三味，杵为散，未发前，以浆水服半钱匕。

附：《外台秘要》三方

牡蛎汤

牡蛎、麻黄各四两　甘草二两　蜀漆三两

上四味，以水八升，先煮蜀漆、麻黄，去上沫，得六升，内诸药煮取二升，温服一升。若吐则勿更服。

尤在泾云：此系宋孙奇等所附，盖亦蜀漆散之意，而外攻之力较猛矣。赵氏云：牡蛎软坚消结，麻黄非独散寒，且可发越阳气，使通于外，结散阳通，其病自愈。

柴胡去半夏加瓜蒌根汤

治疟病发渴者，亦治劳疟。

柴胡八两　人参、黄芩、甘草各三两　瓜蒌根四两　生姜三两　大枣十二枚

上七味，以水一斗二升，煮取六升，去滓，再煎取三升，温服一升，日三服。

徐忠可云：疟邪在半表半里之间，入与阴争则寒，出与阳争取热，此少阳之象也。是谓少阳而兼他经之证则有之，谓他经而全不涉少阳，则不成其为疟矣。所以小柴胡为少阳主方，渴易半夏加瓜蒌根，亦治少阳成法也。攻补兼施，故亦主劳疟。

柴胡桂姜汤

治疟寒多微有热，或但寒不热，服一剂如神。

柴胡半斤　桂枝三两　干姜二两　瓜蒌根四两　黄芩三两　甘草炙，二两　牡蛎二两

上七味，以水一斗，煮取六升，去滓再煎取三升，温服一升，日三。初服微烦，复服汗出便愈。

赵氏曰：此与牝疟相类而实非。牝疟邪客心下，此风、寒、湿痹于肌表，肌表既痹，阳气不得通于外，遂郁伏于营血之中，阳气化热，血滞成瘀，著于其处，遇卫气行阳二十五度及之则病作。其邪之入营者，既无外出之势，而营之素痹者，亦不出而与阳争，故少热或无热也。是用柴胡为君，发其郁伏之阳；黄芩为佐，清其半里之热；桂枝、干姜，所以通肌表之痹；瓜蒌根、牡蛎除留热，消瘀血；甘草和诸药，调阴阳也。得汗则痹邪散瘀热行，而病愈矣。

中风历节病脉证并治第五

中风之病，《内经》论之甚详，而读者每苦不得其要，且多与痹合论，同中之异，更不可以不辨。夫风之为病，中人彻于上下，故当半身不遂，或著于一处。但臂不遂者，此不为风而为痹，此风与痹之大分别也。然风从虚入，热从风发，故诊其脉虚为微而热为数，可以一言定之曰：中风既成之证使然。若未中之前，初中之顷，则不尽然也。

此一节，先辨风与痹之殊，后之脉微而数，中风使然八字，提出中风之大纲，如大海行舟，茫茫无际，中按罗经，以定子午，则所向自无差错。余注之曰：风从虚入，指阳虚而言也。阳字指太阳而言，太阳虚，则不能卫外而为固，故脉微。余又注之曰：热从风发，以其人素有内热，而风中之，风为阳邪，内热外风，风火交煽，故脉数。学者当知此八个字，是大慈大悲菩萨，立于云端指示，以下

止有四方。首方则为初中时邪未侵心者，示一堵塞法；次方为既中后，邪已入心为瘫痫者，示一下热法；三方为邪已入心，病如狂状者，示一表里兼治法；四方为风攻于头而不去，示一外治法。细绎方意，无非着眼于少阴，少阴兼手足而言，寒从水化而归于下，以足少阴为主，风从火化而归于上，以手少阴为主。知其真证，便得真方，学者当于引而不发之中，得其跃如之妙。

虽然风从虚入，虚则脉微，热从风发，热则脉数，此为风证之既成，从少阴而化热者言之也。若论其初，风不挟寒，则为和风，唯其挟寒，则伤人甚速，始伤皆由营卫，心营肺卫，必以寸口为凭，若中风而偏于寒者，寸口脉浮而紧，紧则为寒，浮则为虚；寒虚相搏，邪在皮肤；正不足而邪乘之也，气行脉外，血行脉中，浮而有余者，必沉而不足，故以浮者断为血虚，血虚则无以充皮肤而养络，故络脉空虚；又无以循常度以御邪，故贼邪不泻，或左或右；邪气所伤，则筋脉不用而反缓，无邪之处，则其正气独治而即急，正气引邪，其口目㖞僻不遂。左㖞者邪反在右，右㖞者邪反在左，不可不知也。虽然或左或右，则有邪正缓急之殊，而为表为里，亦有经络脏腑之别。若邪在于络，络邪病表，故肌肤不仁；邪在于经，经邪病里，即筋骨重滞而不胜；邪入于腑，则胃腑燥热，其支脉络心，大妨神气之出入，即不识人；邪入于脏，心肾二脏，俱连舌本，脏气厥而不至舌下，故舌即难言，且廉泉亦开，口必吐涎。

此为初病中风之偏于寒者，而详其证之递深也。师未出方，徐忠可云：节下侯氏黑散即次之，疑系此证之方。然余谓四肢烦重，心中寒甚者为的剂，若风火交煽，喻嘉言取用驱风至宝膏甚妙。方用：

防风二两半　白术一两半　芍药二两半　芒硝五钱　生石膏一两　滑石三两　当归二两半　黄芩一两　甘草二两　大黄五钱　连翘五钱　川芎三两半　麻黄五钱　天麻一两　山栀子五钱　荆芥五钱　黄柏五钱　桔梗一两　薄荷五钱　熟地黄一两　羌活一两　人参一两　全蝎五钱　细辛五钱　黄连五钱　独活一两

共二十六味，为末，炼蜜丸弹子大，每服一丸，细嚼，茶酒任下，临卧服。但此方医者病人，或疑其散，或疑其攻，或疑其杂，往往不肯服而死，盖有命焉，不可强也。吕纯阳大丸更效。

又按：风中经络与腑者，可用驱风至宝膏。若入脏，最防进入于心，宜用侯氏黑散，于驱补之中，行其堵截之法。至于风引汤，按法用之，无往不利。

侯氏黑散方

治大风，四肢烦重，心中恶寒不足者。《外台》用治风癫。

菊花四十分　白术、防风各十分　桔梗八分　黄芩五分　细辛、干姜、人参、茯苓、当归、川芎、牡蛎、矾石、桂枝各三分

上十四味，杵为散，酒服方寸匕，日一服，初服二十日，温酒调服。禁一切鱼肉大蒜，常宜冷食，六十日止，即药积腹中不下也，热食即下矣，冷食自能助药力。

徐忠可云：此为中风家挟寒而未变热者，治法之准则也。谓风从外入，挟寒作势，此为大风，证见四肢烦重，岂非四肢为诸阳之本，为邪所痹而阳气不运乎？然但见于四肢，不犹愈体重不胜乎？证又见心中恶寒不足，岂非渐欲凌心乎？然燥热犹未乘心，不犹愈于不识人乎？故侯氏黑散用参、苓、归、芎，补其气血为君；菊花、白术、牡蛎，养肝、脾、肾为臣，而加防风、桂枝，以行痹著之气；细辛、干姜以驱内伏之寒，兼桔梗、黄芩，以开提肺热为佐；矾石所至，除湿解毒，收涩心气，酒力运行周身为使。庶旧风尽出，新风不受，且必为散，酒服至六十日止，又常冷食，使药积腹中不下，盖邪渐侵心，不恶热而恶寒，其由阴寒可知，若胸中之阳不治，风必不出，太阳之气，行于胸中，徐氏此注，精细之至。故先以药填塞胸中之空窍，壮其中气，而邪不内入，势必外消。此即《内经》所谓塞其空窍，是为良工之理。若专治其表里，风邪非不外出，而重门洞开，出而复入，势将莫御耳。

男元犀按：徐氏煞此九个字，真阅历有得之言，不可顺口读去。喻嘉言云：方中取用矾石以固涩诸药，使之积留不散，以渐填空窍，必服之日久，风自以渐而息。所以初服二十日，不得不用酒调下，以开其痹著，以后则禁诸热食，惟宜冷食，如此再四十日，则药积腹中不下，而空窍塞矣。空窍填则旧风尽出，新风不受矣。盖矾惟得冷即止，得热即行，故嘱云热食即下矣。冷食有能助药力，抑何用意之微耶？

愚按：风家挟寒，虽未变热，而风为阳邪，其变甚速，观此方除热之品，与祛寒之品并用，可见也。高明如尤在泾，尚有疑义甚矣，读书之难也。余每用此方，病人惑于人言而不敢服，辄致重证莫救，不得已遵喻嘉言法，用驱风至宝膏，或借用后卷妇人门竹叶汤，一日两服多效。然亦有不得不用此散者，亦必预制以送，不明告其方，以杜庸俗人之论说也。

又有中风而偏于风者，亦辨其脉于寸口。寸口脉迟而缓，迟者，行之不及，不及则为寒，缓者，至而无力，无力则为虚，营行脉中，沉而见缓，则为之血，卫行脉外，浮而见缓则为中风。然营卫俱在肤表与肌腠，尚未中经也。若邪气中经，营卫气弱，津血凝滞。则身痒而瘾；若心气不足，邪气入中，则邪混胸中，阻

遏正气，为胸满而短气。

此为中风之偏于风者，而详其证之递深也。风为阳邪，其脉主缓，师未出方。徐忠可云：此节下即以风引汤攻之，疑系此证之方。余甚服其识，然与驱风至宝膏互服亦妙。此节以迟脉托出缓脉，言迟则为寒者，以扇动之气虽寒而自人受之，则为阳邪，故分疏营卫二句，单承缓而不言迟，则可知其所独重矣。

风引汤

除热瘫痫。

徐忠可云：风邪内进，则火热内生，五脏亢甚，迸归入心，故以桂甘龙牡通阳气安心肾，为君；然厥阴风木与少阳相火同居，火发必风生，风生必挟木势侮其脾土，故脾气不行，聚液成痰，流注四末，因成瘫痪，故用大黄以荡涤风火湿热之邪，为臣；随用干姜之止而不行者以补之，为反佐；又取滑石、石膏清金以伐其木，赤白石脂，厚土以除其湿，寒水石以助肾水之阴，紫石英以补心神之虚，为使。故大人小儿风引惊痫，皆主之。何后世以为石药过多而不用，反用脑麝以散真气、花蛇以增恶毒耶？

愚按：用前方而尚恐其不及者，宜黄连阿胶汤，从少阴之本以救之；余热不除，虚羸少气，近于痿证者，以竹叶石膏汤清补之。二方如神。

风引汤方

此方主清热以除其风。

大黄、干姜愚按：应减半用、龙骨各四两　桂枝、甘草、牡蛎愚按此品应加倍，各二两　寒水石、滑石、赤石脂、白石脂、紫石英、石膏各六两

上十二味杵，粗筛，以苇囊盛之，取三指撮，井花水三升煮三沸，温服一升。治大人风引，小儿惊痫瘈疭，日数发，医所不疗，除热方。

巢氏云：脚气宜风引汤。按喻嘉言云：本文有正气引邪，㖞僻不遂等语，故立方即以风引名之。

更有防己地黄汤，治风逆入心，风乘火势，火藉风威，其病如狂状，妄行，独语不休，热进于内而外反无热，浮为风之本脉，而风火交扇。其脉益浮。

此亦风逆入心之治法也。徐灵胎云：此方他药轻而生地独重，乃治血中之风也，此等法最宜细玩。

愚按：《金匮》书寥寥数语，读者如疑其未备，然而所包者广也。中风以少阴为主，此节言风进于少阳之征，出其方治曰病如狂状妄行独语不休者，盖以手少阴心火也。阳邪进之，则风乘火势，火借风威，其见证无非动象。曰无热者，热归于内，外反无热，即《伤寒论》桂枝二越婢一汤证，外无大热之例也。曰

其脉浮者，风火属阳之本象也。然有正面，即有对面，手足少阴，可一而二之，实二而一之者也。考之唐宋后各家之论中风，曰昏迷不醒等证，其不为狂状可知也。曰猝倒口噤等证，其不为妄行狂语可知也。曰面为粧朱，可知寒盛于下，格阳于上，不能无热也。曰冷汗不止，可知其四肢厥逆不止，无热也。曰脉脱，曰无脉，又将何以言浮乎？盖以足少阴肾水也。阴邪进之，则寒水相遭，寒冰彻骨，其见证无非静象，方书用三生饮一两，薛立斋又加人参一两者，盖指此也。若痰涎如涌，三因白散可用；真阳上脱，气喘痰鸣，黑锡丹可用。凡此皆为四逆证之例，究非中风之本证，其证见于《伤寒论》中，《金匮》阐之于中风门外，所以示立法之纯也。

防己地黄汤方

防己、甘草各一分　桂枝、防风各三分

上四味，以酒一杯渍之，绞取汁，生地黄二斤，㕮咀蒸之，如斗米饭久，以铜器盛药汁，更绞地黄汁，和。分再服。按：此方表里兼治，后人驱风至宝膏方，从此方悟出。

头风摩散

此方偏头风之治法也。附子辛热以劫之，盐之咸寒以清之，内服恐助其火，火动而风愈乘其势矣。兹用外摩之法，法捷而无他弊，且躯壳之病，《内经》多用外法，如马膏桑钩及熨法皆是，今人不讲之矣。

头风摩散方

大附子一枚　盐等分

上二味为散，沐了，以方寸匕摩疾上，令药力行。

愚按：中风，大证也。《内经》与风痹、风懿等证并论，读者莫得其要。后世主火、主气、主血、主痰、主虚，纷纷不一，而且以真中、类中分门，张景岳又以非风另立一门，而中风究系何病？究用何方？茫然无据，每致患者十难救一。今读《金匮》此论，以风字专指八方之风，中字从外入内，如矢之射人一般。病从太阳而起，在外在腑者为浅，在内在脏者为深，进于少阴者为较重，何等明亮！何等直捷！何等精粹！间有言之未尽者，余不于小注、总注，遵先生之大旨而补之，庶无驳而不纯，编而不举之憾。其云邪在于络二句，言络邪病表，在六经之表也。其云邪在于经二句，言经邪病里，在六经之里也。其云邪入于腑，即不识人二句，腑指阳明之胃腑也。其云邪入于脏，舌即难言二句，脏指少阴之脏也。均以风引汤为主，余又以驱风至宝膏佐之。本卷附方，亦可消息而借用之，但不可令喧客夺主耳。而第一方侯氏黑散，为逐风填窍之神剂，凡中风证初患未经变热者宜之，病后尤赖以收功，免致再患，为终身之废疾。《金匮》论只七节，方只四首，其实论外有论，方外有方，所贵读者之善悟也。江西喻嘉言喜读仲景书，著《医门法律》全录《金匮》原文，而参以时说，以致夺朱乱雅。其中有彼善于此者，如资寿解语汤，治中风脾缓，舌强不语，半身不遂等证，方用：

防风、炮附子、天麻、酸枣仁各一钱　肉桂、羚羊角各八分　羌活、甘草各五分

水煎，入竹沥二匙，姜汁一滴服。

又于此方去羌活，加熟地黄、枸杞子、菊花、胡麻仁、天门冬，治肾虚风入不语，以少阴脉萦舌本也。又补录地黄饮子方，治舌喑不能言，足废不能用，以肾虚气厥不至舌下，方用：

熟地黄、巴戟天、山茱萸、肉苁蓉、石斛、炮附子、五味子、白茯苓、石菖蒲、远志、肉桂、麦冬各五分

加生姜五片、枣二枚、薄荷五叶、水一杯半煎八分服。

嘉言引此数方，大与《金匮》所论相反，后人遵其法而多误。《医学梯阶》讥其驳杂，信不诬也。余在直隶供职，著《金匮要略浅注》，此一证稿经三易，忽于防己地黄汤证，从对面反面处会悟，遂不禁拍案大呼曰：风为阳邪，烂熟语，大有精义！他若阴邪为病，如三生饮、三因白散、黑锡丹等法，当辟之于中风门外，即加味六君子汤。嘉言注云：治四肢不举，属于脾土虚者，须用此治其本，不可加入风药。方用：

人参、白术、茯苓、甘草、陈皮、半夏各一钱　麦门冬三钱　姜三片　枣二枚

水二杯煎六分，加竹沥一小盏，温服。口渴者，去半夏，加葳蕤、石膏。虚甚不热者，加附子。此亦主虚而立论，或为善后调理之法则可。若中风时，藉此汤培元气以胜邪，亦何异于闭门而追寇哉！

病有递历关节而痛者，名曰历节。大抵由于肝肾先虚，而心阳复郁而起，诊其两手寸、关、尺之寸口脉沉而弱，沉即主骨，弱即主筋，沉即为肾，弱即为肝；脉象如此，肝肾之虚可知也，然人身之汗，由于心液所化，今汗出入浴水中，虽有形之水，不能直入，而无形之寒气，从汗孔而内侵。如水伤心，盖心火也，水火也，外水内火，郁为湿热，则病成历节痛而黄汗亦时出，然此非中风不遂者比。故但曰历节。

此言历节之病，明其病因，大抵寒郁其热，究其病源，大抵虚致邪聚也。然汗出入水四字，言寒热互搏，不过于最易见者示其端，惟善读《易》者，可以悟其理也。尤在泾云：此证若非肝肾先虚，则虽水气，未必便入筋骨，非水湿内侵，

则肝肾虽虚，未必便成历节，仲景明其委而先溯其源，以为历节多从虚得之也。又云：后《水气篇》中云：黄汗之病，以汗出入水中浴，水从汗孔入得之。合观二条，知历节黄汗，为同源异流之病，其瘀郁上焦者，则为黄汗，其并伤筋骨者，则为历节也。

亦有湿热在内，因风而成历节者，难以一言括其病由，惟以饮酒汗出当风所致八个字，浅浅言之，人可共晓。然致之则不三：一曰在胃，胃脉取之趺阳。若趺阳脉浮而滑，滑本主实，今诊其脉，滑则知其谷气之实，然则谷何以不行而实，岂非酒湿先伤之乎！浮为阳象，今诊其脉，浮则知其胃热而汗自出。然则胃何以致热，岂非风搏其湿而化热乎？一曰在肾，肾脉取之太溪，亦谓之少阴脉，若少阴脉浮而弱，弱则血不足，浮则为风，风血相搏，即疼痛如掣，然则风何以得至于少阴？岂非因酒湿挟风乘之乎？一曰肥盛之人，若肥盛之人，其脉不滑而为涩小，便知因湿阻滞而短气，因风作使而汗自出，风湿相搏，则历节疼不可屈伸，然则肥人多湿，其脉宜滑，今何以骤见涩小？岂非酒湿困之乎？且汗出之后，其痛宜从汗而解，今何以汗出而疼不可忍？岂非湿而挟风乎？三证不同，而因湿热而受风则一，可以一言断之曰：此皆饮酒汗出当风所致。

此节中分三段，皆言饮酒汗出当风，而成历节也。饮酒主湿热而言，凡湿热内盛之人，皆以饮酒例之，与上节汗出入水，俱宜活看。上节拈出水字为例，以阴邪郁其内热者，视诸此也。此节拈出风字为例，以阳邪搏其湿热者，视诸此也。

上言脉沉而弱，沉即主骨，弱即主筋等，尚未出方，兹更申言其其虚极之证，而补其方。诸肢节疼痛，历节之证既成也。身体尫羸其虚证一望便见，而且脚肿如脱，气绝于下，头眩短气，气虚于上，温温欲吐，气逆于中。此三焦气血两虚，以桂枝芍药知母汤主之。

此言肝肾俱虚，虚极而营卫三焦亦因之而俱病也。徐忠可云：桂枝行阳，知芍养阴，方中药品颇多，独挈此三味以名方者，以此证阴阳俱痹也。又云：欲制其寒，则上之郁热已甚，欲治其热，则下之肝肾已痹，故桂芍知附，寒热辛苦并用而各当也。

桂枝芍药知母汤方

桂枝四两　芍药三两　甘草、麻黄、附子各二两　白术、知母、防风各四两　生姜五两

上九味，以水七升，煮取二升，温服七合，三日服。

上言因虚而病历节，既出其方治矣，而所以致虚之由，未言也。盖致虚由，

不止一端，因虚而病，不止历节一证，兹请更详其病由，兼别其疑似，如饮食间味过酸则病肝而伤筋，筋伤则不收持而缓，名曰泄；过咸则病肾而伤骨，骨伤则不能立而痿，名曰枯；枯泄相搏，名曰断泄，断泄者，荣气涸流而不通，荣不通则卫不独行，荣卫俱微，盖荣卫者，水谷之气，三焦受气于水谷，而四肢秉气于三焦，故荣卫微则三焦气乏，而无所御，四属失养而断绝，由于精微不化于上，而身体羸瘦，阴浊全注于下，他处瘦小，而独足肿大，而且黄汗出，胫常冷，此肝肾虽虚，不由于湿当风所致，不成历节，绝无发热之证也。假令发热，便为历节也。

此承上节肝肾俱虚证，而究其致虚之由，而推广言之。又以因虚成病，不发热者为劳伤，而发热者为历节，虚同而证则不同也。徐忠可云：历节与黄汗最难辨，观仲景两言假令发热便为历节，似历节有热而黄汗无热，然仲景叙黄汗，又每曰身热，则知黄汗亦可有热，总无不热之历节耳。若黄汗由汗出入水中浴，历节亦有由汗出入水而水伤心，故黄汗汗黄，历节或亦汗黄，则知历节之汗亦有不黄，总无汗不黄之黄汗耳。若历节言肢节疼，言疼痛如掣，黄汗不言疼痛，则知肢节痛，历节所独也。若黄汗言渴，言四肢、头面肿，言上焦有寒，其口多涎，言胸中窒不能食，反聚痛，暮躁不得眠，而历节但有足肿黄汗，则知以上证，皆黄汗所独也。若是者何也？黄汗历节，皆是湿郁成热，逡巡不已，但历节之湿，邪流关节，黄汗之湿，邪聚膈间，故黄汗无肢节痛，而历节少上焦证也。

病历节不可屈伸，疼痛，上既言其症，今可补其方，以乌头汤主之。

尤在泾云：此治寒湿历节之正法也。徐忠可云：病历节，括足肿发热言，承上文也。按足肿而膝胫不冷，似可加黄柏、知母。

乌头汤方

亦治脚气疼痛，不可屈伸。

麻黄、芍药、黄芪、甘草炙，各三两　乌头㕮咀，五枚，以蜜三升，煎服一升，即出乌头，大附子亦可

上四味，以水三升，煮取一升，去滓，内蜜煎中，更煎之，服七合。不知，尽服之。

矾石汤

治脚气冲心。

矾石二两

上一味，以浆水一斗五升，煎三五沸，浸脚良。此脚气外治之方也。前云

疼痛不可屈伸,以乌头汤主之。至于冲心重证,似难以外法律功。然冲心是肾水挟脚气以凌心,而矾能却水,兼能护心,所以为妙,想必以乌头汤内服后,又以此汤外浸也。

附方

考岐伯谓中风有四:一曰偏枯,半身不遂;二曰风痱,于身无所痛,四肢不收;三曰风懿,奄忽不知人;四曰风痹,诸痹类风状。风懿,即该中风卒倒内,《金匮》不重举。

古今录验续命汤

治中风痱,身体不能自收持,口不能言,冒昧不知痛处,或拘急不得转侧。

麻黄、桂枝、甘草、干姜、石膏、当归、人参各三两　杏仁四十粒　川芎一两五钱

上九味,以水一斗,煮取四升,温服一升,当小汗,薄覆脊,凭几坐,汗出则愈,不汗更服,无所禁,勿当风。并治但伏不得卧,咳逆上气,面目浮肿。

徐忠可云:痱者,痹之别名也。因营卫素虚,风入而痹之。故外之营卫痹,而身体不能自收持,或拘急不得转侧;内之营卫痹,而口不能言,冒昧不知痛处,因从外感来,故以麻黄汤行其营卫,干姜、石膏调其寒热,而加芎、归、参、草,以养其虚。必得小汗者,使邪仍从表出也。若但伏不得卧,咳逆上气,面目浮肿,此风入而痹其胸膈之气,使肺气不得通行,独逆而上攻面目,故亦主之。

千金三黄汤

治中风,手足拘急,百节疼痛,烦热心乱,恶寒,经日不欲饮食。

麻黄五分　独活四分　细辛、黄芪各二分　黄芩三分

上五味,以水六升,煮取二升,分温三服。一服小汗出,二服大汗出。心热加大黄二分,腹满加枳实一枚,气逆加人参三分,悸加牡蛎三分,渴加瓜蒌根三分,先有寒,加附子一枚。

徐忠可云:此风入营卫肢节之间,扰乱既久,因而邪袭肾府,手足拘急,阳不运也;百节疼痛,阴不通也;烦热心乱,热收于心也;恶寒经日,不欲饮食,肾家受邪,不能交心关胃也。故以麻黄通阳开痹,而合黄芪以走肌肉,合黄芩以清邪热,独活、细辛专攻肾邪为主,而心热腹满,气逆悸渴,及先有寒,各立加法,为邪入内者,治法之准绳也。

近效术附汤

治风虚头重眩,苦极,不知食味,暖肌补中,益精气。

白术一两　附子炮、去皮，一枚半　甘草炙，一两

上三味，锉，每五钱匕，姜五片，枣一枚，水盏半煎七分，去滓，温服。

按：喻嘉言云：经谓内夺而厥，则为风痱。仲景见成方中，有治外感风邪，兼治内伤不足者，有合经意，取三方，以示法程。一则曰古今录验续命汤，治营卫素虚而风入者，再则曰千金三黄汤，治虚热内炽而风入者，三则曰近效术附汤，治风已入脏，脾肾两虚，兼诸痹类风状者，学者当会仲景意，而于浅深寒热之间，以三隅反矣。

崔氏八味丸

治脚气上入少腹，不仁。

干地黄八两　山茱萸、山药各四两　泽泻、茯苓、牡丹皮各三两　附子一枚　桂枝一两

上八味末之，炼蜜丸，梧子大，酒下十五丸，日再服。按宜服三钱。

按：汉之一两，今之三钱零。此方附子用一枚，计今之法码，重应一两。此方地黄应用二两六钱六分，山药、山茱萸应用一两三钱三分，泽泻、茯苓、丹皮应用一两，桂枝应用三钱三分，附子一枚应用一两。今人分两多误，今特核正，如若多用，照此递加。

千金越婢加术汤

治肉极热，则身体津脱，腠理开，汗大泄，厉风气，下焦脚弱。

麻黄六两　石膏半斤　生姜二两　甘草二两　白术四两　大枣十五枚

上六味，以水六升，先煮麻黄，去上沫，内诸药，煮取三升，分三服。恶风加附子一枚，炮。

卷　三

血痹虚劳病脉证并治第六

问曰：血痹之病，从何得之？师曰：夫尊荣之人，形乐而志苦，志苦故骨弱，形乐故肌肤盛，然骨弱则不能耐劳，肌肤盛则气不固，若重因疲劳则汗出，汗后愈疲而嗜卧，卧中不时动摇，加被微风，遂得而干之。风与血相搏，是为血痹。但以血痹入两手寸、关、尺六部。脉本自微涩，一见脉微，则知其阳之不足，一见脉涩，则知其阴之多阻，而其邪入之处在于寸口，以左寸之心主营，右寸之肺主卫也。今诊其关上之寸口小紧，紧为邪征，又合各部之微涩，可知阳伤，而邪困以阻其阴，必得气通，而血方可循其度。宜针引阳气，令脉和紧去则愈。此言血痹之症，由于质虚劳倦，列于虚劳之上，与他痹须当分别也。

血痹症脉之通体阴阳俱微，前言微涩，今言微而不言涩，以涩即在微中也。寸口脉在关上者亦微，尺中小紧，前言紧在关上之寸口，今言紧在尺中，非前后矛盾也？邪自营卫而入，故紧止见于寸口，即入之后，邪搏于阴而不去，故紧又见于尺中也。外证身体不仁，虽如风痹之状，其实非风，以黄芪桂枝五物汤主之。经云：阴阳形气俱不足者，勿刺以针，而调以甘药。兹方和营之滞，助卫之行，甘药中亦寓针引阳气之义也。

此节与上节合看，其义始备。其方即桂枝汤，妙在以芪易草，倍用生姜也。

黄芪桂枝五物汤

黄芪三两　芍药三两　桂枝三两　生姜六两　大枣十二枚

上五味，以水六升，煮取二升，温服七合，日三服。

虚劳病，其机一见于脉，即当早治。夫男子平人，脉大为七情色欲过度，内损肾精，势将为劳，脉极虚，为饥饱劳役过度，内损脾气亦为劳。病者须当治之以早也。

此以大虚二脉，提出虚劳之大纲。意者肾经损则真水不能配火，故脉大；脾气损则谷气不能内充，故脉虚。二脉俱曰为者，言其势之将成也。《难经》

云：损其脾者，益其饮食适其寒温；损其肾，益其精。未雨绸缪，其在斯乎！

虚劳病，见于脉者，尚隐而难窥，而征之于色，则显而易见。男子面色无华而浅薄者，主气不布精而口渴及失血过多而亡血，卒然之顷，或气不顺而喘，心不宁而悸，更诊其脉，若脉之浮于外者，便知其里之虚也。甚则为真阴失守，孤阳无根，气散于外，精夺于内之急证，可不畏哉！

此言望色而得其虚，又当参之于脉，而定其真虚与否也。

男子劳而伤阳，阳气不足，其脉虚沉弦，不关外邪，其身无寒热，但病短气里急，小便不利，面色白，为阳伤之易见者，人可共知，而上虚则眩，当随时自见其目瞑阳虚阴必走，有时兼见为鼻衄，丹田、气海、关元等穴，俱在少腹，元阳伤则少腹满，此为劳而伤阳使之然。劳而伤阴之为病，阴病而虚，虚阳愈炽，其脉浮大，手足烦，春夏木火炎盛之际，气浮于外，则里愈虚而剧，秋冬金水相生之候，气敛于内，则不外扰而差，阴虚而阳必荡，故阴寒精自出，精枯而骨渐痿，故酸削不能行。此为劳而伤阴使之然。男子精气交亏，气亏而脉浮弱，精亏而脉涩，为得天之禀不足，当无子，盖其人之精气定是清冷。

此三节首言劳而伤阳，是承第一节脉极虚为劳句来；次言劳而伤阴，是承第一节脉大为劳句来；三言精气俱亏，本于赋禀，是承第二节脉浮里虚也二句来。然阴阳有互根之理，天定胜人，人定亦可胜天，此中调燮，补救之道，良医功同良相。若熟江湖，经走富贵门者，恃有八仙长寿丸、六八味丸，左右归丸、人参养荣汤、补中益气汤、金水六君煎、百花膏、加味归脾汤、加味逍遥散等之捷径，不必言及此也。

以上各证，虽有阳明之殊，而总不外乎一虚，于虚中求一真面目，当知有精、气、神三宝，于精、气、神中求一真救治，则惟有桂枝龙骨牡蛎汤一方，谓为失精家之主方，而以上阴阳互见之证，亦在其中，亦且精、气、神之为病，千变万化，无不总括其中。夫肾主闭藏，肝主疏泄。失精家，过于疏泄，故少腹弦急，前阴为宗筋之所聚，气随精而过泄，故阴头无气而自寒，肝开窍于目，黑水神光属肾，肝肾虚故目弦，肾之华在发，肝藏血，发者血之余，肝肾虚故发落，以上诸症，征之于脉。脉极虚、芤、迟，迟为清谷，芤为亡血，虚为失精。然失精家脉复不一，苟脉得诸芤动微紧，男子为阴虚不得阳之固摄而失精，女子为阴虚不得阳之刚正而梦交，桂枝龙骨牡蛎汤主之。是汤也，伊圣阐阴阳造化之微，与小建中等方相表里，用得其法，则头头是道矣。

此为阴虚者出其方也。其方看似失精梦交之专方，而实为以上诸证之总方也。时医止知桂枝为表药，龙牡为涩药，妄测高深，皆不读《神农本草经》之过也。自夫失精家至桂枝加龙骨牡蛎汤止，隐承第一节脉大为劳意，言虚阳盛而真阴虚者，故以脉之浮大边为主，而间有沉、弦、微、紧者，仍露出阳衰之象，盖以阴根于阳，阴病极则并伤其阳也。故其方以桂枝汤调阴阳，加龙骨牡蛎，以专滋其阴，可知阴虚中又有阴阳之分也，故小注中多以阴阳分析。

又按：《小品》云：虚弱浮热汗出者，此方除桂枝，加白薇、附子各三分，名曰二加龙骨汤。盖以桂性升发，非阴虚火亢者所宜，况此证之汗，因虚阳鼓之而外溢，必得白薇之苦寒泻火，即是养阴，附子之辛热导火，亦是养阴，功同肾气丸。但肾气丸《金匮》中五见，皆从利小便中而治各证，不若此方之泛应曲当也。究之偏于阴虚者宜此，否则原方及小建中等方，阴阳并理，面面周到，可谓入神。唐王焘《外台秘要》多用仲师、《小品方》。

桂枝龙骨牡蛎汤方

桂枝、芍药、生姜各三两　甘草二两　炙龙骨、牡蛎各三两　大枣十二枚

上七味，以水七升，煮取三升，分温三服。

男元犀按：龙者，天地之神也。龙骨者，龙之所脱也。海者，水之所归也。牡蛎者，海气之所结也。古圣人用此二味，绝大议论，今人以固涩止脱四字尽之，何其浅也！

天雄散方

天雄炮，三两　白术八两　桂枝六两　龙骨三两

上四味，杵为散，酒服半钱匕，日三服。不知稍增之。

按：天雄药铺无真，当以大附子代之。

尤在泾云：此疑亦后人所附，为补阳摄阴之用也。

男元犀按：尤注未确，先君移于八味肾气丸方之后，而详注之，可谓发前人所未发。

男子平人，脉虚弱细微者，元阳不足矣。阳不足则不能卫外而为固，且阳病而阴不能自长，阴亦不足，故不能自守，而喜盗汗也。人年五六十，阳气就衰，脉不宜大，而其病脉反大者，非真阳之有余，乃虚阳之上亢，痹侠脊背之左右两行，为太阳之径道，太阳为诸阳主气，阳气虚则痹而不行也。若阳气以劳而外张，外张则寒动于中，而为肠鸣，火热以劳而上逆，上逆则与痰相搏，而生于腋下为马刀、生于颈旁为侠瘿者，皆为劳得之。脉沉小迟，三者相并，是阳气全虚，故名脱气，气脱则躯乃空壳。其人疾行，则气竭而喘喝，阳虚则寒，寒盛于外，则手足逆寒，寒盛于中，则为腹满，甚则溏泄，食不消化也。脉轻按弦而重按大，弦则为阳微而递减，大则为外盛而中芤，减则阳不自振为诸寒，芤则阴

不守中为中虚，虚寒相搏，此名为革。革脉不易明，以弦减芤虚二脉形容之，则不易明者明矣。见此脉者，妇人则不能安胎而半产，不能调经而漏下，男子不能统血则亡血，不能藏精则失精。

自男子平人脉虚弱微细起，至亡血失精止，隐承第一节脉极虚亦为劳意，分四小节。言虚阴盛而真阳衰者，故以脉之沉、紧、弦、细边为主，而间有芤大者，仍现出阳虚之象，盖以阳根于阴，阳病极则并伤其阴也。小注中以阴阳分疏，即此故也。下一节约其大要以出方，再下一节，从前方而推进一步，再下一节以阴阳之总根在下，举一少腹一小便，以示一隅之举也。

阳虚之证，前论颇详，兹再约其大要，而出其方治。虚劳病如元阳之气不能内充精血，则营枯而虚，为里急，为悸，为衄，为腹中痛，为梦失精，如元阳之气不能外充四肢口咽，则气虚而燥，为四肢酸疼，为手足烦热，为咽干口燥，《内经》云：劳者温之。又云：调以甘味。小建中汤主之。

此为阳虚者，出其方也。然小建中汤调其阴阳，和其营卫，建其中气，其用甚广，附录尤注于后。

尤在泾云：此和阴阳、调营卫之法也。夫人生之道，曰阴曰阳，阴阳和平，百疾不生，若阳病不能与阴和，则阴以其寒独行，为里急，为腹中痛，而实非阴之盛也。阴病不能与阳和，则阳以其热独行，为手足烦热，为咽干口燥，而实非阳之炽也。昧者以寒攻热，以热攻寒，寒热内贼，其病益甚，惟以辛甘苦甘，和合成剂，调之使和，则阳就于阴，而寒以温，阴就于阳，而热以和，医之所以贵识其大要也。岂徒云寒可治热，热可治寒而已哉？或问和阴阳，调营卫是矣，而必以建中者，何也？曰：中者，脾胃也。营卫生成于水谷，而水谷转输于脾胃，故中气立，则营卫流行，而不失其和。又中者，四运之轴，而阴阳之机也。故中气立，则阴阳相循，如环无端，而不极于偏。是方甘与辛合而生阳，酸得甘助而生阴，阴阳相生，中气自立，是故求阴阳之和，必于中气，求中气之立者，必以建中也。

徐忠可云：劳字从火，未有劳症而不发热者也。又劳字从力，以火能蚀气，未有劳症而力不疲者也。人身中不过阴阳血气四字，气热则阳盛，血热则阴盛，然非真盛也。真盛则为血气方刚，而壮健无病矣。惟阴不能与阳和，阳不能与阴和，故变生以上数节所列之证，阴阳中更有阴阳之分，寒热互见，医者当如堪舆家按罗经以定子午，则各向之宜忌，以及兼针之可否，无不可按法而行矣。至于亡血失精，阴虚阳虚皆有之者，阴极能生热也，故见脉在浮大边，即当知阴不能维阳，肾为阴之主，务交其心肾，而精血自足。见脉在细小边，即当知阳不能胜阴，脾为阳之主，即补其中气，而三阳自泰。故仲景特拈此二大扇，以为后人治虚劳之准，至阴虚热极而燥，此虚劳之坏证也。朱奉议创出滋阴一法，授庸医以耽延时日，依阿附和之术，大失治虚劳正法。后人见滋阴亦有愈者，乃用参不用参，聚讼不已，岂知仲景以行阳固阴为主，而补中安肾，分别用之，不专恃参，不专滋阴，为恢恢游刃也哉？

按：阳虚阴虚，古人亦有是说，而朱紫之最混者，薛立斋倡之，张景岳和之，至于今止知多寒者，可施芪、术、姜、附等为阳虚，多热者，可施地、冬、归、芍等为阴虚，而斯文扫地尽矣。余于前注，亦以阴虚阳虚分析，然而里急腹中痛，四肢酸疼，手足烦热，脾虚也。悸，心虚也。衄，肝虚也。

男元犀按：血从清道出为鼻衄，从浊道出为吐血，下溢为便血，统属于冲、任、督之脉为病，以冲、任、督之脉，皆属于肝也。

失精，肾虚也；咽干口燥，肺虚也。五脏皆属于阴，故谓阴虚之病。然《内经》云：脾为阴中之至阴。又云：阴病治阳。故先以温药建其脾土，而五脏皆循环而受益。谓为阳虚盖以阴之失阳而虚也。

男元犀按：此注又从前注深一层立论，阴虚阳虚分解，犹是为中人以下说法。

小建中汤方

桂枝二两　甘草三两　芍药六两　生姜三两　饴糖一升　大枣十二枚

上六味，以水七升，煮取三升，去滓，内胶饴，更上微火消解，温服一升，日三服。

虚劳里虚脉急，以及眩、悸、喘、渴、失精、亡血、腹痛诸证之不足，相因而至，以黄芪建中汤主之。

此一节，即前节之证。前节之方，而推广言之也。

尤在泾云：里急者，里虚脉急，腹中当引痛也。诸不足者，阴阳诸脉并俱不足，而眩、悸、喘、渴、失精亡血等证，相因而至也。急者，缓之必以甘。不足者，补之必以温，而充虚塞空，则黄芪尤有专长也。

黄芪建中汤方

即小建中汤内加黄芪一两半，余依上法。气短胸满者加生姜，腹满者去枣加茯苓一两半，及疗肺虚损不足，补气，加半夏二两。

按：气短何以不加人参？胸满何以不加橘皮？而俱加生姜乎？腹满加茯苓，以茯苓不根不苗得气化而生，以气化者气化，犹为思议可及；而去枣者，恐枣之甘能壅满，然何以饴糖，甘草之大甘而不去乎？又何以疗及肺虚损不足乎？补气加半夏，更为匪夷所思，今之医师，请各陈其所见。

虚劳腰痛为肾气虚而不行，小腹拘急，小便不利者，为膀胱之气，虚而不化，以八味肾气丸主之。

此补言下焦之证治也。八味肾气丸为温肾气化之良方，若小便多者，大为禁剂，自王太仆著《元和经》极赞其功，然用者颇少。至薛立斋以之统治百病，赵养葵之《医贯》，奉为神丹，李士材、张景岳因之，以治本一说，文其模糊两可之术，误人不少。

又按：《金匮》于桂枝龙骨牡蛎汤后，突出天雄散一方，与前后文不相连贯，论中并无一言及之，以致各注家疑为后人所附，而不知此方绝大议论，方中白术为补脾圣药，最得土旺生金，水源不竭，纳谷者昌，精生于谷之义，且又得桂枝化太阳之水腑，天雄温少阴之水脏。水哉，水哉！其体本静，而川流不息者，气之动，火之用也。更佐以龙骨者，盖以龙属阳，而宅于水，同气相求，可以敛纳散漫之火而归根，以成阴阳平秘之道。《金匮》于虚劳证，穷到阴阳之总根，而归之于肾。曰腰痛，曰小腹拘急，曰小便不利，略拈数证，以为一隅之举，恐八味肾气丸之力量不及，又立此方，诚为炼石补天手段。其证治方旨，俱未发明者，即《内经》禁方之意，重其道而不轻泄也欤！

八味肾气丸方见妇人杂病

虚劳诸不足，风气百疾，山药丸主之。

此方虚劳，内外皆见不足，不止上节所谓里急诸不足也。不足者，补之。前有建中、黄芪建中等法，又合之桂枝加龙牡等法，似无剩义，然诸方补虚则有余，去风则不足。凡人初患伤风，往往不以为意，久则邪气渐微，亦或自愈。第恐既愈之后，余邪未净，与正气混为一家，或偶有发热，偶有盗汗，偶有咳嗽等证。妇人经产之后，尤易招风。凡此皆为虚劳之根蒂，治者不可着意补虚，又不可着意去风。若补散兼用，亦驳杂而滋弊，惟此丸探其气味化合所以然之妙，故取效如神。

薯蓣丸方

山药三十分　人参七分　白术六分　茯苓五分　甘草二十分　当归十分　芍药六分　白蔹二分　川芎六分　麦冬六分　阿胶七分　干姜三分　大枣为膏，百枚　桔梗五分　杏仁六分　桂枝十分　防风六分　神曲十分　柴胡五分　豆黄卷十分　干地黄十分

上二十一味，末之。炼蜜为丸如弹子大，空服酒服一丸。一百丸为剂。

又有一种心火炽盛，实由肝郁而成。木能生火，火盛则肝魂不安，此虚劳

兼见之症，亦虚劳常有之症，故特为之分别曰虚劳虚烦不得眠，以酸枣仁汤主之。

此以挟火不得眠者，另作一节。上承风气，下起瘀血，如制义之小过渡法，行文之变换如此。

酸枣仁汤方

酸枣仁二升　甘草一两　知母、茯苓各二两　川芎一两

上五味，以水八升，煮酸枣仁得六升，内诸药，煮取三升，分温三服。

气血肉骨筋劳伤，名为五劳，五劳虚极，一身羸瘦，腹满，不能饮食，伤在脾胃故也。原其受伤之因，或食伤、忧伤、饮伤、房室伤、饥伤、劳伤，以致经络营卫气伤，劳热煎熬。内有干血，肌肤不润，如鳞甲之交错，目得血而能视，血干则两目黯黑，凡里急由于干血者，以法缓其中，虚羸由于干血者，以法补其虚，其法维何？大黄䗪虫丸主之。

尤在泾云：虚劳证，有挟外邪者，如上所谓风气百疾是也。有挟瘀郁者，则此所谓五劳诸伤，内有干血者是也。夫风气不去，则足以贼正气，而生长不荣，干血不去，则足以留新血，而渗灌不周，故去之不可不早也。此方润以濡其干，虫以动其瘀，通以去其闭，而仍以地黄芍药甘草和其虚。攻血而不专主于血，一如山药丸之去风，而不着意于风也。

喻氏曰：此世俗所称干血劳之良治也。血瘀于内，手足脉相失者宜之，兼入琼玉膏补润之剂尤妙。

大黄䗪虫丸方

大黄蒸，十分　黄芩二两　甘草三两　桃仁一升　杏仁一升　芍药四两　干地黄十两　干漆一两　虻虫一升　水蛭百枚　蛴螬百枚　䗪虫半升

上十二味，末之，炼蜜如丸，酒服五丸，日三服。

按：䗪虫取其蠕动吸血，今药铺不备，阙之亦可。惟虻虫、水蛭，必不可缺，医者必预蓄于平日，否则仓卒难觅矣。干漆炒至烟尽，或以川三七代之。

愚按：《金匮》治虚劳证，通篇分两截看。上半篇言病之自内而出，以阴阳二证之互见者，为阴阳互根之道，论中用笔神妙，须当细心体会，村学师谈制义，谓为罗纹体，而汉文早已备其法耳。下半篇言病之自外而来，以风气百疾，劳伤血瘀二证，分为两扇，盖以风气不去，则正气日衰，瘀血不去，则新血不生，久则致成劳证。风气固自外而来，而血瘀证，虽在于内，而久视伤血，久卧伤气，久坐伤肉，久立伤骨，久行伤筋，名为五劳。大饱伤脾；大怒气逆伤肝；强力举重，坐湿地伤肾；形寒饮冷伤肺；忧愁思虑伤心；风雨寒暑伤形；大怒恐惧不

节，伤志，名为七伤。《金匮》止云食伤、忧伤、饮伤、房室伤、饥饱伤、劳伤六者，详略稍异，而大旨则同。盖以劳与伤，皆由外及内，以致内有干血，外形甲错等证，此上下截四扇，为劳证之大纲也。中间以虚烦不得眠证，另叙作一小顿，行文变换，非大作家不能领会。至于附方《千金翼》，补入先生炙甘草汤一方，为热极而燥者，指出救阴滋养之中，必用姜桂大辛以鼓其气，气之所至，水亦至焉。《肘后方》补入先生獭肝散一方，为冷极成劳者，指出阴邪依附之患，必得獭肝应月而增减，正阴得位，而阴邪化焉。此二证，时医一目为百日劳，一目为劳瘵病，万死中犹寻出一线生路，古圣贤济人无已之心，数千年来，无一人发挥得出，诚一大可恨事。

附方

《千金翼》炙甘草汤

治虚劳不足，汗出而闷，脉结，悸，行动如常，不出百日。危急者，十一日死。

甘草炙，四两　桂枝、生姜各三两　麦冬半升　麻仁半升　人参、阿胶各二两　大枣三十枚　生地黄一斤

上九味，以酒七升，水八升，先煮八味取三升，去滓，内胶消尽，温服一升，日三服。

肘后獭肝散

治冷劳，又主鬼疰一门相染。獭肝一具，炙干末之，水服方寸匕，日三服。

按：獭肉性寒，惟肝独温，所以治冷劳。

徐忠可云：劳无不热，而独言冷者，阴寒之气，与邪为类，故邪挟寒入肝，而搏其魂气，使少阳无权，生生气绝，故无不死。又邪气依正气而为病，药力不易及，故难愈。獭者，阴兽也。其肝独应月而增减，是得太阴之正，肝与肝为类，故以此治冷劳，邪遇正而化也。獭肉皆寒，惟肝性独温，故尤宜冷劳。又主鬼疰一门相染，总属阴邪，须以正阳化之耳。

肺痿肺痈咳嗽上气病脉证治第七

问曰：热在上焦者，因热病咳，因咳而为肺痿。肺痿之病，从何得之？师曰：或从汗出，或从呕吐，或从消渴，小便利数，或从便难，又被快药下利，重亡津液，肺虚且热故得之。曰：寸口脉数，数则为热，热易口干，乃其人咳，口中反有浊唾涎沫者何？师曰：肺病则津液不能布化，停贮胸中，得热煎熬，变为涎

沫，侵肺作咳，唾之不已，故干者自干，唾者自唾，愈唾愈干，所以成为肺痿之病。若口中不吐浊唾涎沫，而火热之毒上攻，但辟辟作空响而发燥，咳声上下触动其病即胸中隐隐作痛，脉反滑数，此为肺痈，咳唾脓血。肺痈之所以别乎肺痿如此，然二证皆属于热，故其脉皆数，须知脉数而虚者为肺痿，脉数而实者为肺痈。实即滑也，此肺痿肺痈之辨也。

此言肺痿肺痈，一由于热，但有虚实之分。痿者，萎也，如草木之萎而不荣，为津固而肺焦也。痈者，壅也。如土之壅而不通，为热聚而肺溃也。肺痿，口中反有浊唾涎沫，肺痈，则口中辟辟燥，二证似当以此分别。然此下肺痈条，亦云其人咳，咽燥不渴，多唾浊涎，则肺痿、肺痈二证多同，惟胸中痛，脉数滑，唾脓血，则肺痈所独也。然又有可疑者，此言肺痈脉滑，滑者实也。下条又言脉微而数，何其相反乃尔乎？而不知滑数者，已成而邪盛，微数者，初起而火伏，二说相为表里也。

问曰：肺痈之病必咳逆，方其未见痈时而脉之，何以知此为肺痈？当有脓血，往往于既吐之后则死，其脉何类？师曰：肺痈既成则滑数，当其未成之初，第见寸口脉微而数，盖风脉多浮，而此为热伏于肺，风一入则留恋于内，其形不显，微者显之对也。故微则为风，热为病根，其数脉则为见出本来之热，微为风，风性散误，则汗出，数为热，内热而外则反恶寒。风中于卫，呼气不入；气得风而浮，利出而难入也。热过于营，吸而不出。血得热而壅，气亦为之不伸也。是风伤卫尚属皮毛，从卫过营，则热伤血脉，夫皮毛者，肺之合也。风从卫入营，而舍于肺，其人则咳，肺热而壅，故口干喘满，热在血中，故咽燥不渴，热逼肺中之津液而上行，故多唾浊沫，热盛于里，而反格寒于外，故时时振寒。由是热之所过，血为之凝滞，蓄结肺叶之间，而为痈脓，吐如米粥。始萌尚亦可救，至浸淫不已，肺腐脓成则死。

此原肺痈之由，为风热蓄结不解也。

上气证，有正气夺与邪气实之不同。如上气，面浮肿，摇肩出息，气但升而无降矣。又按其脉浮大，是元阳之根已拔，不治，又如下利则阳脱于上，阴脱于下，阴阳离决，其证尤甚。上气喘则躁者，其喘为风之扇，躁为风之烦，此为肺胀，其逆上之涎沫，将欲秉风势而作风水，但令发其汗，风从汗解，则水无风战，自然就下而愈。

此另提出上气，分二小节，因别虚实以定生死也。前人谓肺痈由风，风性上行而上气，其实不必拘泥。肺痿、肺痈、咳嗽上气，师合为一篇，大有深意，合之可也，分之亦可也。

肺不用而痿其饮食游溢之精气，不能散布诸经，而但上溢于口，则时吐涎沫，且邪气之来顺而不咳者，痿则冥顽不灵也。其人以涎沫多，而不觉其渴，未溺时，必自遗尿，溺时小便短而频数。所以然者，以上焦气虚不能制约下焦之阴水故也。此为肺中冷，盖肺痿皆由于热，何以忽言其冷？然冷与寒迥别，谓得气则热，不得气则冷，即时俗冷淡冷落之说也。肺为气主，气虚不能自持于上，则头必眩，气虚不能统摄于中，则口多涎唾，宜甘草干姜汤以温之。经云：肺喜温而恶寒。又云：肺喜润而恶燥。可知温则润，寒则燥之理也。且此方辛甘合而化阳，大补肺气，气之所至，津亦至焉。若草木之得雨露，而痿者挺矣。若服此汤，而反渴者，属消渴。又当按法而治之，不在此例也。

此申言肺痿证多由肺冷，而出其正治之方也。诸家于冷字错认为寒，故注解皆误。

甘草干姜汤方

甘草炙，四两　干姜炮，三两

上㕮咀，以水三升，煮取一升五合，去滓，分温再服。

上气有咳与不咳之分。不咳者止是风邪上逆，咳者内有水气，外有风邪也。若咳而上气，水与气相触，声在喉中连连不绝，作水鸡声，以射干麻黄汤主之。

此言咳而上气，而出一散邪下水方也。

徐忠可云：凡咳上气者，皆有邪也。其喉中水鸡声，乃痰为火所吸不得下，然火乃风所生，水从风战而作声耳。夫水为润下之物，何以逆上作声？余见近来拔火罐者，以火入瓶，罨入患处，立将内寒吸起甚力，始悟火性上行，火聚于上，气吸于下，势不容已，上气水声，亦是此理。此非泻肺邪，何以愈之？故治此以射干为上，白前次之，能开结下水也。

射干麻黄汤方

射干三两　麻黄、生姜各四两　细辛、紫菀、款冬花各三两　大枣七枚　半夏半升　五味半升

上九味，以水一斗二升，先煮麻黄两沸，去上沫，内诸药，煮取三升，分温再服。

咳逆上气，时时吐痰而胶浊，但坐不得眠，视水鸡声而更甚，急宜开其壅闭，涤其污垢，以皂荚丸主之。

此承上节而言咳而吐浊，坐而不眠之剧证，而出一权宜暂用之方也。

皂荚丸方

皂荚刮去皮、酥炙，八两

上一味末之，蜜丸梧子大，以枣膏和汤服三丸，日三，夜一服。

上气不咳，上既言之矣。咳而上气，亦言之而颇详矣。更有但咳而不上气，病虽未甚，而在表在里，不可以不辨。若咳而脉浮者，为风寒病之在外也。风寒宜表散，以厚朴麻黄汤主之。咳而脉沉者，为痰饮病之在里也。痰饮宜荡涤，以泽漆汤主之。

此言咳而不上气者，不详见证，但以脉之浮沉，而异其治也。徐忠可曰：咳而脉浮，则表邪居多，但此非在经之表，乃邪在肺家气分之表也。故于小青龙去桂、芍、草三味，而加厚朴以下气，石膏以消热，小麦以辑心火而安胃。若咳而脉沉，则里邪居多，但此非在腹之里，乃邪在肺家营分之里也。故君泽漆降肺气，补肾气，以充腑气，且邪在营，泽漆兼能调营也。紫菀能保肺，白前能开结，桂枝能行阳散邪，故以为佐。若余药，即小柴胡去柴胡，大枣和解其膈气而已。

按：泽漆壮肾阳充府气，非用之破血行水也。

厚朴麻黄汤方

厚朴五两　麻黄四两　石膏如鸡子大　杏仁半斤　半夏半升　干姜、细辛各二两　小麦一升　五味半升

上九味，以水一斗二升，先煮小麦熟，去滓，内诸药煮取三升，温服一升，日三服。

泽漆汤方

半夏半升　紫参本作紫菀、生姜、白前各五两　甘草、黄芩、人参、桂枝各三两　泽漆三升，以东流水五斗，煮取一斗五升

上九味，㕮咀，内泽漆温中，煮取五升，温服五合，至夜尽。

上气不咳，上言正为邪夺者不治，邪盛而正不虚者，宜发汗矣。然此特为外邪而言也。更有虚火烁金，与风邪挟饮而上逆者，绝不相类，当另分其名曰火逆。火逆上气，无咳逆吐痰、水鸡声等证，但觉咽喉若有物相碍，而不爽利，法宜止逆下气，以麦门冬汤主之。

此言火逆证而出其方也。此证绝无外邪，亦无咳嗽，故用人参，否则人参必不可姑试也。

麦门冬汤方

麦门冬七升　半夏一升　人参、甘草各二两　粳米三合　大枣十二枚

上六味，以水一斗二升，煮取六升，温服一升，日三，夜一服。

肺痈，在将成未成之初，邪气尽壅于肺。喘不得卧，以葶苈大枣泻肺汤主之。

此言肺痈始萌，病势渐进，当以此方，乘其未集而击之也。

葶苈大枣泻肺汤方

葶苈熬令黄色，捣丸如弹子大　大枣十二枚

上先以水三升煮枣取二升，去枣，内葶苈，煮取一升，顿服。

肺痈已成，上已详言其证矣。今且撮举其要，而出其方。咳而胸满，振寒，脉数，咽干不渴，时出浊唾腥臭，久久吐脓如米粥者，此如肺痈，但肺痈未成脓，实邪也，故以葶苈之逐邪主之。今既成脓，则为虚邪，当以桔梗汤之解肺毒，排痈脓主之。

尤在泾云：此条见证，具如前二条所云，乃肺痈之证也。此病为风热所壅，故以桔梗开之，热聚则成毒，故以甘草解之。而甘倍于苦，其力似乎太缓，意者痈脓已成，正伤毒溃之时，有非峻剂所可排击者，故药不嫌轻耳。

桔梗汤方

桔梗一两　甘草一两

上以水三升，煮取一升，分温再服，则吐脓血也。

咳而上气，上既详其证矣。又有外邪内饮，填塞肺中而为胀者，自当另看。咳而上气，此病何以知其为肺胀。盖以其人大喘，目突如脱之状，诊其脉浮则知其风邪，若浮而且大者，则知其风火挟水饮而乘于肺，以越婢加半夏汤主之。

此详肺胀证，而出其正治之方也。

越婢加半夏汤方

麻黄六两　石膏半斤　生姜三两　大枣十二枚　甘草二两　半夏半升

上六味，以水六升，先煮麻黄，去上沫，内诸药煮取三升，分温三服。

肺胀，咳而上气，烦躁而喘，脉浮者，心下有水，小青龙加石膏汤主之。

心下有水，咳而上气，以小青龙汤为的剂。然烦躁则挟有热邪，故加石膏，参用大青龙之例，寒温并进，而不相碍。

小青龙加石膏汤方

麻黄、芍药、桂枝、细辛、干姜各三两　甘草三两　五味、半夏各半升　石膏二两，按：宜生用，研末加倍，用之方效

上九味，以水一升，先煮麻黄，去上沫，内诸药煮取三升，强人服一升，羸者

减之，日三服。小儿服四合。

附方

外台炙甘草汤

治肺痿涎唾多，心中温温液液者。方见虚劳。

千金甘草汤

甘草一味，以水三升，煮减半，分温三服。

千金生姜甘草汤

治肺痿咳唾涎沫不止，咽燥而渴。

生姜五两　人参三两　甘草四两　大枣十五枚

上四味，以水七升，煮取三升，分温三服。

千金桂枝去芍药加皂荚汤

治肺痿吐涎沫。

桂枝、生姜各三两　甘草二两　大枣十二枚　皂荚去皮子、炙焦，一枚

上五味，以水七升，微火煮取三升，分温三服。

尤在泾云：已上诸方，俱用辛甘温药，以肺既枯痿，非湿剂可滋者，必生气行气，以致其津，盖津生于气，气至则津亦至也。又方，下俱云吐涎沫多不止，则非无津液也，乃有津液而不能收摄分布也。故非辛甘温药不可，加皂荚者，兼有浊痰也。

外台桔梗白散

治咳而胸满，振寒，脉数，咽干不渴，时出浊唾腥臭，久久吐脓如米粥者为肺痈。

桔梗、贝母各三两　巴豆去皮、熬研如脂，一分

上三味为散，强人饮服半钱匕，羸者减之。病在膈上者吐脓，在膈下者泻出。若下多不止，饮冷水一杯则定。

千金苇茎汤

治咳有微热烦满，胸中甲错，是为肺痈。

苇茎二升　薏苡仁半升　桃仁五十枚　瓜瓣半升

上四味，以水一升，先煮苇茎得五升，去滓，内诸药煮取二升，服一升，再服当吐如脓。

尤在泾云：此方具下热散结通瘀之力，而重不伤峻，缓不伤懈，可补桔梗

汤、桔梗白散二方之偏，亦良法也。

葶苈大枣泻肺汤

治肺痈，胸满胀，一身面目浮肿，鼻塞清涕出，不闻香臭酸辛，咳逆上气，喘鸣迫塞。方见上。三日一剂，可至三小剂，先服小青龙汤一剂，乃进。

尤在泾云：此方原治肺痈喘不得卧，此兼面目浮肿，鼻塞清涕，则肺有表邪宜散，故先服小青龙一剂乃进。又云：肺痈诸方，其于治效各有专长，如葶苈、大枣，用治痈之始萌而未成者，所谓乘其未集而击之也。其苇茎汤，则因其乱而逐之者耳。桔梗汤，剿抚兼行，而意在于抚，洵为王者之师。桔梗白散，则捣坚之锐师也。比而观之，审而行之，庶几各当而无误矣。

卷　四

奔豚气病证治第八

师曰：心者，君主之官也，神明出焉。心不可病，心病则非轻，有心病，而肾之水气凌之，则为奔豚，有心病，而胃之燥土，从少阴之火化，而生内痈，则为吐脓，有心病，而肝之风木，乘少阴之热气而煽动，则为惊怖，有心病，而肾之阴水，不交于离火而既济，则为火邪，此四部病，皆从惊发得之。盖以惊则伤心，凡心伤而致病者皆是。然心既伤矣，因惊而谓之惊，可也。非惊亦谓之惊，无不可也。

此一节为奔豚证之开端，类及吐脓等证，四部同出一源，概以惊字括之，盖言皆心病也。师不明言心病，而言惊发者，原为中人以上告语，后之注家，或附会其说，或阙疑以待，恐斯道日晦，吾不能不急起而明之。

师曰：上既以奔豚合四部，而指其所以得矣。今请专言奔豚之病。奔豚病，有物浑沦，其象如豚。从下焦少腹起，上冲咽喉，从肾发作上乘于心，而欲死，作已则气衰，复还于肾而止，皆从惊伤心，恐伤肾以得之。推之，凡有所伤于心者，皆可作惊观也。有所伤于肾者，皆可作恐观也。盖以心肾之气，本自交通，一受伤则无复限制矣。

此言病发于心肾，为奔豚之本证也。

然肾处于下焦，与肝相通，所谓乙癸同源是也。然肝肾之气，并善上逆，今请言肝邪之发为奔豚其木气之逆则上而冲胸，木邪克土，其腹必痛，肝脏有邪，其气通于少阳，则为往来寒热，以奔豚汤主之。

此言奔豚之由肝邪而发者，当以奔豚汤畅肝气而去客邪也。第比为客邪立法，若肝脏本病发作，以乌梅丸为神剂，此即《金匮》之正面处，寻出底面也。

奔豚汤方

甘草、芎䓖、当归、黄芩、芍药各二两　半夏、生姜各四两　生葛五两　甘李

根白皮一升

上九味，以水二斗煮取五升，温服一升，日二，夜一服。

奔豚证，有肾气乘外寒而冲心者，试约其证而出其方。发汗后，烧针令其再汗，针处被寒，寒袭腠理，火郁脉中，以致核起而赤者，必发奔豚，气从少腹上至心，灸其核上各一壮，与桂枝加桂汤主之。

此为既成奔豚而出其正治之方也。

尤在泾云：此肾气乘外寒而动，发为奔豚者，发汗后烧针复汗，阳气重伤，于是外寒从针孔而入通于肾，肾气乘外寒而上冲于心，故须灸其核上，以杜再入之邪，而以桂枝外解寒邪，加肉桂泄肾气也。

桂枝加桂汤方

桂枝五两　芍药、生姜各三两　甘草炙，二两　大枣十二枚

上五味，以水七升，微火煮取三升，去滓，服一升。

奔豚证，有肾侮心虚而上逆者，试得其证而出其方。发汗后脐下悸者，以发汗伤其心液，心气虚而肾气亦动。欲作奔豚，以茯苓桂枝甘草大枣汤主之。

此为欲作奔豚，而出其正治之方也。

程氏曰：汗后脐下悸者，阳气虚而肾邪上逆也。脐下为肾气发源之地，茯苓泄水以伐肾邪，桂枝行阳以散逆气，甘草、大枣助脾土制以肾水，煎用甘澜水者，扬之无力，全无水性，取其不助肾邪也。

茯苓桂枝甘草大枣汤方

茯苓半斤　甘草二两　大枣十五枚　桂枝四两

上四味，以甘澜水一斗，先煮茯苓，减二升，内诸药，煮取三升，去滓，温服一升，日三服。作甘澜水法，取水二斗，置大盆内，以杓扬之，上有珠子五六千颗相逐，取用之也。

胸痹心痛短气病脉证并治第九

师曰：病有最虚之处，即为客邪之处，当辨之于脉。夫欲知脉当先取其太过之与不及，如关前之阳脉微是阳气虚也。关后之阴脉弦，是阴邪实也。阴邪乘于阳位，即胸痹而心痛，所以然者，责其上焦阳气极虚也。极虚则无以为胜邪之本矣。然单虚不为痛。今阳脉微则为虚，知其病在上焦，究其所以胸痹、心痛者，以其阴中之弦乃阴中之寒邪，乘上焦之虚，而为痹为痛。是虚为致邪之因，而弦则露其袭虚之本象故也。

此言胸痹心痛之病，皆由虚处客邪，从其脉象而探其病源。

其间亦有不从虚得者，当分别观之。姑另备一审因察病之法，当无病之平人又无新邪而发寒热，乃忽然短气不足以息者，当是痰饮食积，碍其升降之气而然，此不责其虚，当责其实也。

此另出实证，与上节对勘而愈明也。

人之胸中，如天阳气用事，阳气一虚，诸阴寒得而乘之，则为胸痹之病，盖诸阳受气于胸，而转行于背，气痹不行，则阻其上下往来之路，则为喘息咳唾，塞其前后阴阳之位，则为胸背痛，且不特喘息咳唾，而呼吸之间，不相续而短气，更审其脉，寸口之阳脉沉而迟，即上所言阳微之意也。关上之阴脉小紧数，即上所言阴弦之意，由尺而上溢于关也。阳气失权，诸阴反得而占之，法当通其胸中之阳。以瓜蒌薤白白酒汤主之。

此详胸痹之证脉。凡言胸痹，皆当以概之，但微有参差不同，故首揭以为胸痹之主证主方耳。其云寸口脉沉而迟，即首节阳微之互辞，关上小紧数，即首节阴弦之互辞，但关居阴阳之界，缘阴邪盛于真阴之本位，由尺而上溢于关，故于关上见之，亦即首节太过不及，于阴阳分其上下之意，而不必拘于字句间也。

瓜蒌薤白白酒汤方

瓜蒌实一枚　薤白半斤　白酒七升

上三味，同煮取二升，分温再服。

胸痹证，上已详言，不复再赘，今又加气上不得卧，是有痰饮以为援也。此证与支饮证相类，而惟心痛彻背者，为胸痹证所独，以瓜蒌薤白半夏汤主之。

此承上而言不得卧及心痛彻背者，为痹甚于前，而前方亦宜加减也。

瓜蒌薤白半夏汤方

瓜蒌实一枚　薤白三两　半夏半升　白酒一斗

上四味，同煎取四升，温服一升，日三服。

更有病势之最急者，胸痹病更加心中痞，为羁留不去之客气结聚在胸，胸痹之外，又见胸满，胁下之气又逆而抢心，是胸既痹而且满，而又及于心中，牵及胁下，为留为结，为逆为抢，可谓阴邪之横行无忌矣。此际急兴问罪之师，以枳实薤白桂枝汤主之，抑或务为本源之计，人参汤亦主之。

此言胸痹已甚之证，出二方以听人之临时择用也。或先后相间用之，惟在临时之活泼。

尤在泾云：心中痞气，气痹而成痞也。胁下逆抢心，气逆不降，将为中之害也。是宜急通其痞结之气，否则速复其不振之阳，盖去邪之实，即以安正，养阳之虚，即以逐阴，是在审其病之久暂，与气之虚实而决之。

枳实薤白桂枝汤方

枳实四枚　薤白半斤　桂枝一两　厚朴四两　瓜蒌实捣，一枚

上五味，以水五升，先煮枳实、厚朴，取二升，去滓，纳诸药数沸，分温三服。

人参汤方

人参、干姜、白术各三两　桂枝、甘草各四两

上四味，以水九升，煮取五升，内桂枝更煮取三升，温服一升，日三服。

更有病势之稍缓者，**胸痹，胸中**时觉气之阻**塞**，息之出入，亦觉不流利，而**短气**，此水气滞而为病，若水盛于气者，则短气，以**茯苓杏仁甘草汤主之**，水利则气顺矣。若气盛于水者，则胸中气塞，**橘枳生姜汤亦主之**。气开则痹通矣。

尤在泾云：此亦气闭气逆之证，视前条为稍缓矣。二方皆下气散结之剂，而有甘淡甘辛之异，亦在酌其强弱而用之。

茯苓杏仁甘草汤方

茯苓三两　杏仁五十个　甘草一两

上三味，以水一斗，煮取五升，温服一升，日三服，不差，更服。

橘枳生姜汤方

橘皮一斤　枳实三两　生姜半斤

上三味，以水五升，煮取二升，分温再服。

又有本脏病，而殃及他脏者，不可不知。**胸痹**为手少阴之君火衰微，以致足少阴之阴气上弥，势盛而及于肝，肝主通身之筋，今筋时见**缓急者**，乙癸同病也。以**薏苡附子散主之**。

此方胸痹之兼证也。

薏苡附子散方

薏苡仁十五两　大附子炮，十枚

上两味，杵为散，服方寸匕，日三服。

若胸痹之外，病有同类者，不可不知。**心中**闷**痞**，或**痰饮客气诸逆心悬**而空，如空中悬物，动摇而痛，以**桂枝生姜枳实汤主之**。

此下不言胸痹，是不必有胸痹的证矣。

桂枝生姜枳实汤方

桂枝、生姜各三两　枳实五两

上三味，以水六升，煮取三升，分温三服。

上言心痛彻背，尚有休止之时，故以瓜蒌薤白白酒加半夏汤，平平之剂可治。今则心痛彻背，背痛彻心，连连痛而不休，则为阴寒邪甚，浸浸乎阳光欲熄，非薤白之类所能治也。以乌头赤石脂丸主之。

此言心痛牵引前后，阴邪僭于阳位，必用大剂以急救也。

乌头赤石脂方

乌头炮，一分　蜀椒、干姜各一两　附子半两　赤石脂一两

上五味末之，蜜丸如桐子大，先食服一丸，日三服，不知，稍加服。

附方

九痛丸

治九种心疼。

附子炮，三两　生狼牙、巴豆去皮熬、研如膏、干姜、吴茱萸、人参各一两

上六味末之，炼蜜丸如梧子大，酒下，强人初服三丸，日三服，弱者两丸。兼治卒中恶，腹胀，口不能言。又治连年积冷流注，心胸痛，并冷冲二气，落马坠车血疾等皆主之。忌口如常法。

按：痛虽有九，而心痛不离于寒，故以姜附为主，而降浊去风逐滞补虚次之。

腹满寒疝宿食病脉证治第十

趺阳为胃脉，其脉微弦，微弦，为阴象也，阴加于阳，其法当腹满。若不满者，其阴邪下攻，必便难，或两胠疼痛，此虚寒不从外得，而从内生，其气欲从下而之上也。此症不可散表，当以温中之药服之。以散内结之阴寒也。

此言趺阳微弦，为中寒而腹满也。其实病根在下，所谓肾虚则寒动于中是也。与上一篇首节参看自得。胠音区，腋下胁也。

趺阳脉微弦，固为虚证，然腹满亦有实证，辨之奈何？病者腹满，按之不痛为虚，不可下也。痛者为实，可下之。胃实者，舌有黄胎，若舌黄而未经下者，下之黄胎自去。

此言虚实之辨法，而并及治法也。

虚而生寒证，不拒按之外，又有辨法，若腹满时减，复如故，为此虚寒，当与温药。

此承上节而申言虚寒之证治也。

尤在泾云：腹满不减者，实也。时减复如故者，腹中寒气，得阳而暂开，得阴而复合也。此亦寒从内生，故曰当与温药。

又虚有实象之危证，不可不知。病者面色痿黄，若燥而渴者，热实也。今燥而不渴，腹满连及胸中均作寒实，实证当不下利，若下利，则是虚寒之极，反有实象，而且下利不止者，是虚寒胃气下脱也，必死。

此言真虚反有实象，假实不可以直攻，真虚不能以遽挽也。

微弦脉见于趺阳，与见于寸口者不同。以趺阳主胃，病从内生，寸口主营卫，病从外至也。若寸口脉弦者，弦为寒而主痛，其人即胁下拘急而痛，与两胠疼痛不同，盖彼主乎内，而此主乎外也。主乎内者，其人痛而兼便难，主乎外者，其人痛而兼啬啬恶寒也。

此言寸口之弦，与趺阳之弦，同属阴邪，而有内外之别也。

寒有内外之别，上虽详之于脉，更当辨之于所见之证，曰喜欠，曰清涕，曰色和，曰善嚏，以此而泛求于偶然病寒之人，犹恐其不足凭也。夫唯取证于素寒之人，名曰中寒家，始得其不易之准，吾观人欲睡而喜欠者，阴引阳入也。睡觉喜欠者，阳引阴出也。今其人为中寒家而喜欠，其为阴盛引阳也奚疑。又尝观年老之人，清涕出者，阳虚所致也。遇寒之人，清涕出者，寒盛所致也。今其人为中寒家而清涕出，其为阳气虚寒也奚疑。若发热色和者，非中寒也，乃为外寒所搏，虽有清涕出，亦因其善嚏。寒不能留而出矣。

此以中寒家立论，以明中寒证，而并及外寒之轻证也。

上言善嚏，果何取于口嚏乎？盖嚏者，雷气之义也。阴盛而阳伏，阳一得气而奋发，在天为雷，在人为嚏也。若中气素寒，其人下利，以里虚而阳气不振也。若欲嚏不能，是阳欲奋发，却被阴留而中止，阳气盛也。故知此人肚中寒。

此承上节善嚏二字，言中气虚寒之人，欲嚏不能嚏也。中寒之中，是平声。尤氏作去声读，误也。《伤寒》《金匮》无中寒二字，不可不知。宋元后注家，附会此二字，不知遮蔽多少聪明人耳目。

若夫瘦人形气虚弱，难御外邪，忽而绕脐痛，必有外入之风冷，风冷入内，则谷气留滞而不行，医者不晓以温药助脾之行，而反以寒药下之，虽下药推荡其谷气，而寒性反增其风冷，由于正乃益虚，邪乃无制，其气必犯上而为冲，即不上冲者，亦必窃据流连，心下则痞。

此言素虚人一伤风冷，其腹满虽为积滞，法宜温行，不宜寒下以致变也。

兹试言诸证之方治。病腹满，为里实。发热为表邪。表里之邪，相持至于十日，而脉尚浮而数，为日虽久，而表邪犹未已也。饮食如故，其表虽实，而胃气未伤也。法宜两解，以厚朴七物汤主之。

此言腹满发热，而出表里两解之方也。但发热疑是中风证，风能消谷，《伤寒》云：能食物为中风，可以参看。

厚朴七物汤方

厚朴半斤　甘草、大黄各三两　大枣十枚　枳实五枚　桂枝二两　生姜五两

上七味，以水一斗，煮取四升，温服八合，日三服。呕者加半夏五合，下利去大黄，寒多者加生姜至半斤。

虽然表里之辨犹易也，而虚寒欲下上之旨，最之妙而难言，何也？腹中为阴部，下也。阴部有寒气，气逆则为雷鸣，寒盛则为切痛，而且从下而上，其胸中两胁逆满，兼见呕吐，是阴邪不特自肆于阴部，而阳位亦任其横行而无忌，所谓肾虚而寒动于中，急以附子粳米汤主之。

此言寒气之自下而上僭，中上之阳必虚，惟恐胃阳随其呕吐而脱，故于温暖胃阳方中，而兼补肾阳也。

附子粳米汤方

附子炮，一枚　半夏、粳米各半升　甘草一两　大枣十枚

上五味，以水八升，煮米熟汤成，去滓，温服一升，日三服。

上用厚朴七物汤，以其发热，尚有表邪也。今腹痛而不发热，止是大便闭者，为内实气滞之的证也。通则不痛，以厚朴三物汤主之。

此节合下二节，皆言实则可下之证也。重在气滞一边。

厚朴三物汤方

厚朴八两　大黄四两　枳实五枚

上三味，以水一斗二升，先煮二味取五升，内大黄煮取三升，温服一升，以利为度。

以手按辨其虚实，既言不复再赘矣。若按之心下满痛者，虽云其结尚高，与腹中满痛不同，而既已拒按若此。此为有形之实邪也，实则当下之，宜大柴胡汤。

此亦言实则可下之证，但以邪在心下，故以大柴胡汤为的方，可见古人用方，斟酌尽善不差一黍。

大柴胡汤方

柴胡半斤　黄芩、芍药各三两　半夏五钱　枳实四枚　大黄二两　大枣十二枚　生姜五两

上八味，以水一斗二升，煮取六升，去滓再煎，温服一升，日三服。

前言腹满时减，当与温药矣。若腹常满而不减，当责其实，时减者，当防其虚，故曰不足言，即无余议之辞，然满而不减者，当下之，宜大承气汤。

此言满在腹部，与在心下者不同，故用大承气汤以急攻之。此三主均是下药，当分别于几微而用之。

大承气汤方

见痉病。

至若寒痛而救治，另有方法。心胸中本阳气用事，今有大寒与正气相阻而为痛，寒气上逆则为呕，胃阳为寒所痹，则不能饮食，且阴寒据于腹中而作满，寒气上冲于皮肤而突起。出见之形，似有头足，上下俱痛，而手不可触近者，此虚而有实象也。以大建中汤主之。

此言心胃受寒，引动下焦之阴气上逆而痛甚也。方中姜、参、饴糖，建立中气，而椒性下行者，温起下焦之阳，以胜上弥之阴也。

大建中汤方

蜀椒炒去汗，二合　干姜四两　人参一两

上三味，以水四升煮取二升，去滓，内胶饴一升，微火煎，取二升，分温再服。如一炊顷，可饮粥二升，后再服，当一日食糜粥，温覆之。

虚寒则温补之，实热则寒下之，固也。然有阴寒成聚之证，治之者当知法外有法。胁下偏痛发热，若脉数大，热邪实也。今按其脉紧弦，此阴寒成聚也。虽有发热，亦是阳气被郁所致，若非温药，不能去其寒，若非下药，不能去其结，所以当以温药下之，宜大黄附子汤。

此承上节而言阴寒中不无实证，温药中可杂以下药也。

大黄附子汤方

大黄三两　附子三两　细辛二两

上三味，以水五升煮取二升，分温三服。若强人煮取二升半，分温三服。服后如人行四五里，进一服。

寒气厥逆，赤丸主之。

此言厥逆，而未言腹满痛者，从所急而救治也。

徐忠可云：四肢乃阳气所起，寒气格之，故阳气不顺接而厥，阴气冲满而逆，故以乌头细辛伐内寒，苓半以下其逆上之痰气。真朱为色者，寒则气浮，故重以镇之，且以护其心也。真朱即朱砂也。

沈目南云：本经凡病仅言风寒，不言暑湿燥火，何也？盖以寒湿燥属阴同类，以湿燥统于寒下；风暑火属阳同类，以火暑统于风下，所以仅举风寒二大法门，不言燥湿火暑之繁也。

赤丸方

乌头炮，二两　茯苓四两　细辛一两　半夏四两

上四味末之，内真朱为色，炼蜜为丸如麻子大，先食饮酒下三丸，日再，夜一服。不知，稍增，以知为度。

寒结腹中，因病又叠聚如山，犯寒即发，谓之寒疝。其初亦止腹满而脉独弦而紧，弦紧，皆阴也。但弦之阴，从内生，紧之阴，从外得。弦则卫气不行，即恶寒，阴出而痹其外之阳也。紧则不欲食，阴入而痹其胃之阳也。卫阳与胃阳并衰，而内寒与外寒交盛，由是阴反无畏而上冲，阳反不治而下伏，谓为邪正相搏，即为寒疝，绕脐痛。若发作之时，是阴寒内动，或则迫其汗而外出，或则迫其白津而下出，出则为阴阳离脱也，故手足厥冷，并见其脉沉紧者，沉为里，紧为寒，阴寒聚结，急宜以辛甘辛温之品，散结以救阳，大乌头煎主之。

此言寒疝之总证总脉，而出其救治也。

大乌头煎

乌头熬去皮不必咀、大者，五枚

上以水三升，煮取一升，去滓，内蜜二升煎令水气尽，取二升，强人服七合，弱人服五合，不差，明日更服，不可一日更服。

然大乌头煎祛寒则有余，而补血则不足也。寒疝之为寒多而血虚者，其腹中痛，及胁痛里急者，以血虚则脉不荣，寒多则脉结急故也，以当归生姜羊肉汤主之。

此治寒多而血虚者之法，养正为本，散寒为次，治寒疝之和剂也。

当归生姜羊肉汤方

当归三两　生姜五两　羊肉一斤

上三味，以水八升，煮取三升，温取三升，温服七合，日三服。若寒多，加生姜成一斤；痛多而呕者，加橘皮二两，白术一两。加生姜者，亦加水五升，煮取三升，二合服之。

寒疝有里外俱病之证，其腹中痛，逆冷，阳绝于里也。手足不仁，若身疼痛，阳痹于外也。医者或攻其外，或攻其内，邪气牵制不服，所以灸刺诸药皆不能治，里外交迫，孰可抵当，惟有乌头桂枝汤之两顾，可以主之。

此言寒疝之表里兼剧，而出其并治之方也。

乌头桂枝汤方

乌头五枚

上一味，以蜜二斤，煎减半，去滓，以桂枝汤五合解之，合得一升，解之者，溶化也。合得一升，以乌头所煎之蜜五合，加桂枝汤五合，合得一升也。后，初服二合，不知，即服三合，又不知，复加至五合。其知者，知，效也。如醉状寒方解也。得吐者，内寒已伸也。为中病。

由此观之，寒疝之证，不外于寒，而寒中之虚实，固所当辨。寒疝之脉，不外弦紧，而弦紧之互见，更不可不知。寒疝病，按其脉数，为寒疝之病脉，而数中仍不离乎本脉之紧乃弦，紧脉之状易明，而弦脉状如弓弦，按之不移。此寒疝之本脉，不以数而掩其面目也。若脉数弦者，数虽阳脉，而见之于弦中，是阴在阳中，当下其寒。若脉紧大而迟者，必心下坚。迟为在脏，病应心下奚疑，而坚为阴象，与大为阳脉而相反，其义何居？而不知脉大为阳，而与紧脉并见，即为阴所窃附于此者，因以断之曰：阳中有阴，可下之。

此言脉紧为寒疝主脉，又有数而弦，大而紧，俱是阳中有阴，是寒疝之脉之变，其云当下其寒，想即大黄附子汤也。

尤在泾云：脉数为阳，紧弦为阴，阴阳参见，是寒热交至。然就寒疝言，则数反从弦，故其数为阴凝于阳之数，非阳气生热之数矣。如就风疟言，则弦反从数，故其弦为风从热发之弦，而非阴气生寒之弦者，与此适相发明也。故曰脉数弦者，当下其寒，紧而迟，大而紧亦然，大虽阳脉，不得为热，正以形其阴之实也。故曰阳中有阴，可下之。

附方

外台乌头汤

治寒疝腹中绞痛，贼风入攻五脏，拘急不得转侧，发作有时，令人阴缩，手足厥逆。即大乌头煎。

外台柴胡桂枝汤

治心腹卒中痛者。

柴胡四两　黄芩、人参、芍药、桂枝各一两半　生姜三两　甘草三两　半夏二合半　大枣十二枚

上九味，以水六升，煮取三升，温服一升，日三服。

此证由风邪乘侮脾胃者多，然风气通于肝，此方提肝木之气，驱邪外出，而

补中消痰化热，宜通营卫次之。沈目南谓，加减治胃脘痛如神。

外台走马汤

治中恶，心痛腹胀，大便不通。巴豆一枚，去皮心，熬杏仁三枚

上二味，以绵缠，槌令碎，热汤二合，捻取白汁饮之，当下。老小量之，通治飞尸鬼击病。

沈目南云：中恶之证，俗谓绞肠乌痧，即臭秽恶毒之气，直从口鼻入于心胸，肠胃脏腑壅塞，正气不行，故心痛腹胀，大便不通，是为实证，似非六淫侵入，而有表里虚实清浊之分。故用巴豆极热大毒峻猛之剂，急攻其邪，佐杏仁以利肺与大肠之气，使邪从便出，一扫尽除，则病得愈。若缓须臾，正气不通，营卫阴阳机息则死，是取通则不痛之义也。

问曰：人病则食自少，若以食少，而误认为宿食，往往以楂、曲、枳、朴消导之药，虚其中气，以致外邪乘虚入里者，不可胜计。然而果有宿食，何以别之？师曰：宿食脉似当于关部见其沉滑，而患之颇久，则不然，其谷气积而壅盛则寸口脉浮而大，饮食不节，则阴受之，阴受之而血先伤，故按之不滑而反涩，且中气阻滞，而水谷之精，不能下逮，其尺中亦微而涩，故于微涩中知其所以受伤者，由于有宿食，以大承气汤主之。

脉数而滑者，有余之象，为谷气之实也，此脉断其有宿食，所可疑者，上言微涩为宿食，兹何以又言数滑为宿食乎？而不知因宿食而受伤，则为微涩，若宿食之本脉，则为数滑，新旧虽殊，病源则一，下之则愈，宜大承气汤。久利而不欲食者，是脾伤不能食也，若下利之初即不欲食者，此有宿食，所谓伤食即恶食是也。当下之，宜大承气汤。

此三节，言宿食可下之证。

参各家说，脾胃者，所以化水谷而行津气，不可或止者也。谷止则化绝，气止则机息，化绝机息，人事不其颓乎？故必大承气速去其停谷，谷去则气行，气行则化续而生以全克矣。若徒用平胃散及谷芽、麦芽、山楂、神曲之类，消导克化，则宿食未得出路，而生气积日消磨，岂徒无益，而又害之，医者当知所返矣。

大承气汤方

见痉病。

胃有三脘，宿食在上脘者，膈间痛而吐，此可吐而不可下也。在中脘者，心中痛而吐，或痛而不吐，此可吐而亦可下也。在下脘者，脐上痛而不吐，此不可吐而可下也。今宿食在上脘，当吐之，宜瓜蒂散。

此言宿食可吐之证也。

瓜蒂散方

瓜蒂熬黄，一分　赤小豆煮，三分

上二味，杵为散，以香豉七合，煮取汁，和散一钱匕，温服之。不吐者，少加之，以快吐为度而止。

总之，治病以脉为凭，上言浮大、反涩、微涩数滑，皆于活泼泼中，以意会之，不可以言传之也。而于紧脉中定其宿食，此旨则微而尤微。脉紧如转索无常者，宿食也。

按：脉紧为外感之定脉，而所异者，在无常二字，言忽而紧，忽而不紧也。

脉紧头痛加风寒，腹中有宿食不化也。

按：脉紧头痛风寒，言脉紧头痛与风寒证无异，但风寒证有恶风恶寒，项强脉浮等证兼见，而此则但觉头痛也。此以脉紧论宿食，是诊脉之最元妙而难言也。尤注得旨。

尤在泾云：脉紧如转索无常者，紧中兼有滑象，不似风寒外感之紧，为紧而带弦也。故寒气所束者，紧而不移，食气所发者，乍紧乍滑，如以指索之状，故曰无常。脉紧头痛风寒者，非既有宿食，而又感风寒也。谓宿食不化，郁滞之气，上为头痛有如风寒之状，而实为食积类伤寒也。仲景恐人误以为外感而发其汗，故举以示人曰：腹中有宿食不化，意亦远矣。

五脏风寒积聚病脉证并治第十一

肺为主气之脏，其中风者，气不布津而口燥气不下行而喘，气伤不支，而身如坐舟车之上，而转运气伤力乏而身重，气伤则清阳不升而头冒气伤则水道不行而肿胀。五液在肺为涕。肺中寒，则寒气闭于肺窍，而蓄藏之郁热，则反从口中吐出浊涕，肺将死而脉见真脏，浮之虚，按之弱，如葱叶，下无根者，为天水不交，故死。

此篇于《内经》不同，所以补《内经》之未及也。此节言肺中风寒证脉也。

徐忠可云：按已上证，皆言肺本受病，则所伤在气，而凡身之藉气以为常者，作诸变证如此，乃详肺中风寒之内象也。若《内经》所云：肺风之状，多汗恶风，时咳，昼瘥暮甚，诊在眉上，其色白。此言肺感表邪之外象。

肝为风木之脏，若中风者，以风从风动而上行，则头目瞤，肝脉布胁肋，风胜而脉急，则两胁痛，而行常伛，《内经》云：肝苦急，食甘以缓之。此木胜而土负，乃求助于其味，故令人嗜甘。肝中寒者，大筋拘急，故两臂不举，肝脉循咽喉之后，肝寒而逼热于上，则舌本燥，胆主善太息，肝病则胆郁，郁则善太息，肝脉上行者，挟胃贯膈，寒则胸中痛，痛甚则不得转侧，挟胃，则胃受木克，故得食则吐，贯膈，则心母临子，而为汗自出也。肝将死而脉见真脏，浮之弱，按之如索弦紧俱见，去而不来，或失阴阳往复之道，无胃气也。或出入勉强，有委而不前，屈曲难伸之状，脉形曲如蛇行者，主死。

此言肝中风寒证脉也。

徐忠可云：已上言风寒所感，肝之阴受伤，则木气不能敷荣，而凡身之藉阴以为养者，作诸变证如此，乃详肝中风寒之内象也。如《内经》所云：肝中于风，多汗恶风，善悲，色苍，嗌干善怒，时憎女子，诊在目下其色青，此言肝受表邪之外象也。

肝主疏泄，气血滞而不行，如物之粘着，为病名曰：肝著，其人常欲以手蹈其胸上，藉按摩以通其气也。盖血气之郁滞，遇热略散，苟至大苦时，则病气发而为热，又非饮热所能胜矣，故必先于未苦时，但欲求其散而思饮热，由此病证而得其病情以为据，以旋覆花汤主之。

此另言肝著之证治也。但胸者，肺之位也。肝病而气注于肺，所谓横也。纵横二字详《伤寒论》。

徐忠可云：前风寒皆不立方，此独立方，盖肝著为风寒所渐，独异之病，非中风家正病故也。

旋覆花汤方

旋覆花即金沸草，三两　葱十四茎　新绛少许

上三味，以水三升，煮取一升，顿服。

心为火脏，乃君主之官。若中风者，风为阳邪，并之则翕翕然风火并齐而发热，君主病，而百骸皆废，则不能起，火乱于中，则心中嘈而饥，热格于上，则食即呕吐。心中寒者，寒为阴邪，外束之则火内聚，其人苦病心中懊憹无奈，似痛非痛，其麻辣如啖蒜状；剧者心痛彻背，背痛彻心，譬如虫之往来交注，其脉浮者，寒有外出之机，强用吐法则不可，若得机欲向愈而自吐病乃愈。心伤者，不关于风寒，而气血不足，为内伤也。其人一有劳倦，即头面赤而下重，盖以血虚者，其阳易浮，上盛者，下必无气也。血虚不能养心，则心中痛，火亢而成未济，则自烦，发热，心虚于上，以致肾动于下，则当脐跳，子盗母气，其脉则弦，此为心脏伤所致也。心将死而脉见真脏，浮之实如麻豆，按之益躁疾者。为阴气已绝，主死。

此言心中风寒之证脉也。又心伤者，风寒之本病也。

以心为十二官之主，故特郑重言之也。

徐忠可云：生万物者火，杀万物者亦火。火之体在热，而火之用在温，故鼎烹则颐养，燎原则焦枯。已上证，乃正为邪使，而心火失阳之用，凡身之藉阳以暖者，其变证如此，乃详心中之内象也。若《内经》云：心中于风，多汗恶风，焦绝善怒吓，病甚则言不可快，诊其口，其色黑。《千金》曰：诊在唇，其色赤。此言心中风之外象也。

至于心伤证，前言犹未尽也。请再申其义。人病如邪所凭，而为悲哭致使魂魄不安者，虽有六气七情痰火之异，而其源则为血气少也。然血气之所以少者，属于心。血从气生，言气即可以该血，心气虚者，其人则畏，合目欲眠，梦远行而精神离散，魂魄妄行。心主失其统御之权，为颠为狂。势所必至者，然颠狂亦有阴阳之分。阴气衰者为颠，阳气衰者为狂。其与经文重阴者颠，重阳者狂之旨，似若未合。然彼以寒热分阴阳，此以气血分阴阳，后之览者，当会通于言外。

此承上节心伤而申其说也。

脾中风，则周身翕翕发热，形如醉人，面红四肢俱软。腹中因风动火而烦，本气湿生而重，上下眼胞属脾胃，而名皮目风入而主动，则见瞤瞤，脾居肺肾之中界，一病则懒于承上接下，天水不交而短气，脾将死而脉见真脏，浮之大坚，金失柔和之胃气，按之如覆盆，覆杯何状？即空而无有之洁洁状且躁疾不宁如摇者，主死。

此言脾中风之证脉也。

按：宋本臣亿等，五脏各有中风中寒，今脾止载中风，肾中风中寒俱不载。古人简乱极多，去古既远，无文可补缀之。沈目南云：脾中寒，予拟《伤寒论》中太阴自利不渴而补之。肾中风，予拟少阴黄连阿胶汤证补之。肾中寒，予拟通脉四逆汤证补之。不识以为何如？

徐忠可云：《金匮》缺脾中寒，然不过如自利腹痛，腹胀不食，可类推也。若已上脾中风诸证，则凡形体之待中土以收冲和之益者，其变证如此，乃详脾中风之内象也。若《内经》云：脾中风状，多汗恶风，身体怠惰，四肢不欲动，色薄微黄，不嗜食，诊其鼻上，其色黄，此言脾中风之外象也。

今试诊之趺阳。趺阳为胃脉，今脉浮而涩，浮则为胃气强，涩则为脾阴虚，脾阴虚，不能为胃上输精气，水独下行，故小便数，浮涩相搏，大便则坚，其病因脾虚为胃所管约，以麻仁丸主之。

此言脾约之证治也。

麻仁丸方

麻仁二升　芍药半斤　大黄去皮，一斤　枳实半斤　厚朴去皮，一尺　杏仁去

皮尖、熬别作脂，一升

上六味末之，炼蜜和丸，桐子大，饮服十丸，日三服。渐加，以知为度。

肾受冷湿，着而不去，名为肾着。肾着之病，其人身体因湿而见重，腰中固寒而畏冷，如坐水中，着处形微肿如水肿之状，但湿邪能阻止津而口渴，今反不渴，知其上之无热小便自利，知其下之阳衰饮食如故，知其病不关中焦，而属下焦，然肾不劳则不虚，推其致病之由，由于身劳汗出，衣里冷湿，久久得而伤之，其证自腰以下冷痛，至腹皆重如带五千钱，以甘姜苓术汤主之。

此言肾着之病，由于冷湿，不在肾中之脏，而在肾之外腑，以辛温甘淡之药治之也。

徐忠可云：肾脏风寒皆缺，然观《千金》三黄汤，用独活细辛治中风及肾着者，而叙病状曰：烦热心乱恶寒，终日不欲饮食。又叙肾中风曰：踞坐腰痛，则知《金匮》所缺肾风内动之证，相去不远。至寒中肾，即是少阴标阴之寒证，当不越厥逆下利欲吐不吐诸条。若《内经》云：肾中风状，多汗恶风，面庞然如肿，脊痛不能正立，其色炲，隐曲不利，诊在肌上，其色黑。盖言风自表入，伤少阴经气，乃肾中风之外象也。

甘草干姜茯苓白术汤方

一名肾着汤。

甘草、白术各二两　干姜、茯苓各四两

上四味，以水五升，煮取三升，分温三服，腰中即温。

肾将死而脉见真脏，浮之坚，则不沉而外散，阳已离于阴位。按之乱如转丸，是变石之体，而为躁动，真阳将搏跃而出。益下入尺中者，应伏而反动，反其封蛰之常，主死。

此言肾脏之死脉也。

问曰：三焦之气虚竭而不各归其部，固也，但噫为脾病。今云上焦竭，善噫，何谓也？师曰：中气实统乎三焦上焦受中焦气，中焦未和，不能消谷，谷气郁而不宣。故能噫耳。且中焦不和，而下焦亦因而虚竭，即见前则遗溺，后则失便，盖下焦听命于中焦。其中焦之气不和，下焦无以受中之荫，则肾气日虚。经云：北方黑色，开窍于二阴。肾虚则前后不能自禁制，此下焦虽病，却不须治，止以补脾健胃，治其中焦。久则自愈。

此言三焦虚竭，统以中焦为主治也。

师曰：热在上焦者，心肺受之，心火盛，肺金愈伤。因咳为肺痿；热在中焦者，脾胃受之，胃热必实而鞕。脾热必燥而闭，因热而结，则为坚；热在下焦者，以下焦为肝、肾、膀胱、大上肠所居之处，或肝胃热盛则尿血，或膀胱热盛亦令淋闭不通。至若大肠有寒者，多鹜溏；即下利溏泻也。有热者，便肠垢。即下利脓血也。小肠有寒者，其人下重便血；即阴结便血也。有热者，流蓄肛门，必病痔。

此又分晰三焦各病也。

问曰：病有积，有聚，有馨气，何谓也？师曰：积者，脏病也。始终不移，聚者，腑病也，发作有时，展转痛移，为可治。馨气者，食气也，食积太阴，敦阜之气，抑遏肝气，故胁下痛，以手按摩之则食化气而愈，若饮食稍一不节。则复发，名为馨气。

此言腹中痛，病大概有三也。

徐忠可云：此积非癥瘕之类，亦未必有形停积，天下之物，皆从无中生有，乃气从阴结，阴则粘着也。观下文云：积在喉中，则结阴可知，不然，则喉中岂能容有形之物耶？

积病坚久难治，必详之于脉。诸凡气血痰食等积大法，脉来沉细而附骨者，此乃为积也。所以然者，以积而不移之处，其气血营卫，不复上行而外达，则其脉亦沉，而作是象。兹试举其脉出之所以，决其受病之处。若此脉出寸口，积在胸中；微出寸口，积在喉中；出关上，积在脐旁；上关上，积在心下；微下关，积在少腹；尺中，积在气冲；脉出左，积在左；脉出右，积在右。若沉细不起之脉两手俱出，是中央有积，其气不能分左右也。可断之曰：积在中央，凡此者各以其部处之。

此言积脉分上下左右而定之也。

卷五

痰饮咳嗽病脉证并治第十二

问曰：夫饮有四，何谓也？师曰：有痰饮，有悬饮，有溢饮，有支饮。

此分别四饮之名目也。今人于四饮外，加留饮、伏饮，而不知四饮证之病因，多起于水留而不行，甚者伏而不出，亦何必另立病名乎？

问曰：四饮何以为异？师曰：其人素盛今瘦，其精津化为痰饮，不复外充形体，而第觉水走肠间，水顺流则无声，有所滞碍则沥沥有声，谓之痰饮。即稠痰，稀饮而俱见也。饮后，水流在胁下，不上不下，悬结不散，咳唾引痛，谓之悬饮。悬，即悬挂之义也。饮水流行，归于四肢，当汗出而不汗出，流壅经表，身体疼重，谓之溢饮。溢，即流溢之义也。咳逆倚息不得卧，肺气壅而不行。其形如肿，谓之支饮。如水之有派，木之有枝，附近于脏，而不正中也。

此分别四饮之病证也。

前言四饮，或膈间，或肠间，或胁下，或胸中，皆不能尽饮之为病也。凡五脏有偏虚之处，则饮乘之，可以历指其所在。水饮在心，心下悸动有力，状如坚筑，火为水制，而气不伸，则短气，恶水不欲饮。水饮在肺，吐涎沫，吐过多，则渴欲饮水。水饮在脾，中气伤则少气湿气盛则身重。水饮在肝，肝脉布胁肋，则胁下支满，嚏出于肺，而肝脉上注肺，故嚏而牵引作痛。水饮在肾，水盛则凌心，起于脐下，跳动甚，则为心下悸。

此承上四饮而推及五脏，而其义始备也。言脏而不及腑，以腑为阳，在腑则行矣。与水气篇不同。

然以五脏言之，则为在，以病因言之，则为留。夫心下有留饮，背为胸之府，水留心下，溢于胸中，而编著于背。其人背寒，冷如掌大。饮留之处，阳气所不入也。留饮者，胁下痛引缺盆，以饮留于肝，而应于肺也。咳嗽则撤已。以饮被气击，而欲移也。胸中有留饮，其人饮盛者，气不伸，则短气饮结者；津液不输而口渴，四肢历节痛，以痰饮横流于肢节也。然不与历节黄汗同者，以其脉沉者，责其有留饮。

此言饮之留而不去之为病也。

魏念庭云：背为太阳，在《易》为艮止之象，一身皆动，背独常静，静处阴邪常客之，所以阴寒自升入，多中于背，阴寒自内生，亦多踞于背也。

饮留而不去，谓之留饮；伏而难攻，谓之伏饮。膈上伏饮之病，时见痰满喘咳，病根已伏其中，一值外邪暴中，其内饮与外邪相援，一时吐露迅发，则以外邪之为寒热，背疼腰疼，激出内饮之痰满喘咳大作，以致目泣自出，其人振振身瞤诸剧，因以断之曰：必有伏饮。

此言饮之伏而骤发也。俗谓哮喘，即是此证。当表里并治，如小青龙汤，及木防己汤去石膏，加芒硝、茯苓为主治。余著有《公余医录》及《医学实在易》，二书中论之颇详，兹不再赘。

饮病当求其所因，不必尽由于饮水，而即饮水可以例其余也。谓夫病人饮水多，水停胸膈，必暴喘满。此其易见而易知也。推而言之，凡食少则脾虚不能制水，饮多，则水邪又因而增益。水停心下，甚者助肾凌心则为悸，微者妨碍气道而短气；若脉双手俱弦者，寒气周体也，皆因大下后伤中气而善虚。若脉偏于一手，见弦者，饮气偏注也。医者求其病因，当于虚寒二字加意焉可。

此言饮病之因，指其大略，以为一隅之举也。

上言脉弦，弦为阴象，阴则为寒，弦则为减，减则为虚，不易之理也。然有不可以弦概之者，自当分别。肺饮则脉不弦，但苦喘、短气。支饮上附于肺，即同肺饮，故亦喘而不能卧，加短气，其脉亦平而不弦也。余求其所以然之故。盖以弦者，借木之象也。肺属金而克木，故肺之自病不弦，肺之初病亦不弦，病势之未甚则然也。二者自当别论。

此言饮脉之不弦者，大抵饮之未甚也。举此二者，跌出下节温药之正治，此作撇笔看，不然与后第十四条矛盾。

请言其治法。病痰饮者，偏寒偏热，皆未中綮，当以温药和之。此不烦之要语也。上节言病痰饮，犹未言痰饮之见出何证也，缘其心下有痰饮，阴邪冒阳于位，阳虚不运，则胸胁支满，阴气上干，则目眩，此痰饮病之的证也。上第言以温药和之，犹未言温药之当用何方也。温能化气，甘难健脾，燥能胜湿，淡能利水，以苓桂术甘汤主之。此痰饮病之的方也。

此为痰饮病而出其方也。

苓桂术甘汤方

茯苓、桂枝、白术各三两　甘草二两

上四味，以水六升，煮取三升，分温三服，小便则利。

和以温药，不独治痰饮然也，即微饮亦然，微者不显之谓也。饮而日微，非气非水，如阴霾四布，阻塞升降之路，则为短气。谓夫短气之由，皆由于有微饮，法当从小便而去之，盖以膀胱为水府，太阳之气通于天，以苓桂术甘汤主之。令膀胱气化，则天高日晶，阴霾自散，而升降之气顺矣。若肾气丸，是从腑而求之脏，二方相为表里，故亦主之。

此为短气有微饮，而出利小便二方也。喻氏谓微饮阻碍呼吸而短气，当辨之几微。若呼之气短，是心肺之阳有碍，宜苓桂术甘汤通其阳，阳气通则膀胱之窍利矣；若吸之气短，是肝肾之阴有碍，宜肾气丸通其阴，阴通则小便之关开矣。两方并重，与《金匮》原文意未甚深透，于此说不可不姑存之，为中人以下说法。

肾气丸方

见妇人杂病。

病者脉伏，可知其有留饮矣。其人欲自利，利后则所留之饮，从利而减，一时反见爽快。然虽利，而病根未除，心下续即坚满，是去者自去，续者自续。此为留饮欲去而不能尽去故也。治者，宜乘其欲去之势而导之，以甘遂半夏汤主之。

此言留饮有欲去之势，因出其乘势利导之方也。

甘遂半夏汤方

甘遂大者，三枚　半夏十二枚，以水一升，煮取半升、去渣　芍药五枚　甘草炙、如指大，一枚

上四味，以水二升，煮取半升，去渣，以蜜半升，和药汁煎取八合，顿服之。

脉浮本中虚也，浮中而见细滑，则为伤饮，谓饮水过多所伤，乃客饮而非内饮也。弦为阴主寒，数为阳主热，前寒疝篇言数弦者，当下其寒，正可触类而旁通，今按其脉则弦数，察其证有寒饮，是脉与脉相左，脉与证又相左，相左者势相持，至冬之大寒，夏之火热，偏寒偏热之药，不能两全，故为难治。脉沉而弦者，沉主里而弦主饮，其为悬饮内痛，无疑。病悬饮者，十枣汤主之。

此一节分三小节。首节言伤于客饮，以跌起内饮，次节以数弦跌起沉弦，盖悬饮原为骤得之证。若不用此猛剂，而喘急肿胀诸证随作，恐滋蔓难图也。《三因方》以三味为末，枣肉和丸，名十枣丸，颇善变通。

十枣汤方

芫花熬、甘遂、大戟各等分

上三味，捣筛，以水一升五合，先煮肥大枣十枚，取八合，去滓，纳药末，强人服一钱匕，羸人服半钱匕，平旦温服之。不下者，明日更加半钱匕，得快利后，糜粥自养。

上言饮水流行，归于四肢，当汗出而不汗出，身体重痛，谓之溢饮。夫四肢，阳也。水在阴者宜利，在阳者宜汗。凡病溢饮者，当发其汗，然汗亦有寒热之别，热者以辛凉发其汗。大青龙汤主之，寒者，以辛温发其汗。小青龙汤亦主之。

此言溢饮之治法也。小青龙汤不专发汗，而利水之功居多，二方平列，用者当知所轻重焉。

大青龙汤方

麻黄六两　桂枝、甘草各二两　生姜三两　杏仁四十个　大枣十二枚　石膏如鸡子大，一枚

上七味，以水九升，先煮麻黄减二升，去上沫，内诸药煮取三升，去滓，温服一升，取微似汗，汗多者，温粉扑之。

小青龙汤方

麻黄去节、芍药、干姜、甘草炙、细辛、桂枝各二两　五味子、半夏各半升

上八味，以水一斗，先煮麻黄减二升，去上沫，内诸药，煮取三升，去滓，温服一升。

膈在上，比心下稍高。膈间有支饮，迫近于肺，故其人喘膈间清虚，如天之空，饮气乘之，故其人满，满极，则连及心下痞坚，胃之精华在面，阴邪夺其正气，故不荣于面而色黧黑，其脉因水而沉因寒而紧，得之数十日。医或疑其在上而吐之，或疑其在下而下之，俱不能愈，宜开三焦水结，通上、中、下之气，以木防己汤主之。方用人参，以吐下后水邪因脾虚而结者服之即愈。若胃中有实者，虽愈而三日复发，复与前方而病不愈者，宜木防己汤去石膏之寒，加茯苓以直输水道，加芒硝以峻开坚结，作汤主之。

此言支饮重证而两出其方也。

男元犀按：膈间支饮喘满者，支饮充满于膈间，似有可吐之义，然既曰支饮，则偏旁而不正中，岂一吐所能尽乎？云心下痞坚者，似有可下之义，然心下之旁，为脾之部，以病得数十日之久，虽成坚满，而中气已虚，下之恐蹈虚虚之弊，岂常法所可下乎？故曰：医吐下之不愈也。面色黧黑者，是黑而黯黄，主脾虚胃肠实也。胃肠实则不能敷布精华于上，此面色黧黑之所由来也。脉沉紧者，沉为病在里，紧为寒为饮，饮邪充满，内阻三焦之气，喘满痞实之证作矣。

主以木防己汤者，以防己纹如车辐，运上焦之气，使气行而水亦行，石膏色白体重，降天气以下行，天气降则喘满自平，得桂枝为助，化气而蒸动水源，使决渎无壅塞之患。妙在重用人参，补五脏，益中焦，脾输转有权，以成其攻坚破结之用，故曰虚者之愈，实者胃肠成聚，实而有物，故三日复发也。复与不愈者，宜前方去石膏之凝寒，加茯苓以行其水气，芒硝以攻其积聚，斯支饮顺流而下出矣。魏氏云：后方去石膏，加芒硝者，以其既散复聚，则有坚定之物。留作包囊，故以坚投坚而不破者，以软投坚而即破也。加茯苓者，亦引饮下行之用耳。此解亦超。

木防己汤方

木防己、桂枝各三两　人参四两　石膏一本十二枚、如鸡子大，二枚

上四味，以水六升，煮取二升，分温再服。

木防己去石膏加茯苓芒硝汤方

木防己、桂枝各三两　茯苓四两　人参四两　芒硝三合

上五味以水六升，煮取二升，去滓，内芒硝再微煎，分温再服，微利则愈。

心下有支饮，虽不正中，而迫近于心，是饮邪上乘清阳之位，故其人苦冒眩，泽泻汤主之。

泽泻汤方

泽泻五两　白术二两

上二味，以水二升，煮取一升，分温再服。支饮胸满者，厚朴大黄汤主之。

上节言心下支饮，用补土镇水法，不使水气凌心，则眩冒自平。此节指支饮在胸，进一层立论。云胸满者，胸为阳位，饮停于下，下焦不通，逆行渐高，充满于胸故也。主以厚朴大黄汤者，是调其气分，开其下口，使上焦之饮顺流而下。厚朴性温味苦，苦主降，温主散；枳实形圆味香，香主舒，圆主转，二味皆气分之药，能调上焦之气，使气行而水亦行也。继以大黄之推荡，直通地道，领支饮以下行，有何胸满之足患哉？此方药品与小承气同，其分两主治不同，学者宜潜心体认，方知古人用药之妙。

厚朴大黄汤方

厚朴一尺　大黄六两　枳实四枚

上三味，以水五升，煮取二升，分温再服。

支饮不得息，肺满而气闭也，闭者宜开，以葶苈大枣泻肺汤主之。

此为支饮气闭者而出其方治也。

葶苈大枣泻肺汤方

见肺痈。

凡呕家必伤津液，本应口渴，渴者病从呕出为欲解。今反不渴，是胃中之客邪可尽，而边旁之水饮常存，饮气能制燥。心下有支饮故也，以小半夏汤主之。

此言支饮偏而不中，故不能与吐俱出也。小半夏汤散结蠲饮，且能降逆。

小半夏汤方

半夏一本五钱，一升　生姜一本四钱，半斤

上二味，以水七升，煮取一升半，分温再服。

中焦以下为腹，腹满，责在下焦，何以上焦见口舌干燥，此为肠间有水气，水尽趋于下，则不能复润于上矣，以己椒苈黄丸主之。前后分攻水结，水结开豁，则腹满可除，水化津生，则口燥可滋矣。

此下三节，俱言水病。水即饮也，饮之未聚为水，水之既聚为饮。师又统言之，以补上文所未备，此言肠间有水之治法。

己椒苈黄丸方

防己、椒目、葶苈、大黄各一两

上四味末之，蜜丸如梧子大，先食饮服一丸，日三服。小服而频，示缓治之意，稍增，大抵可渐增至五丸及十丸。口中有津液渴者，加芒硝半两。渴，不应有津液，今津液多而久渴，故知胃有实热也，加芒硝以下之，所以救胃也。

无物曰呕，有物曰吐。病人卒然呕吐，邪从上越，则心下宜空旷无碍，乃仍然心下痞，是膈间停蓄有水，水阻阳气不升，则眩水凌心主不安，则悸者，宜辛温以升上焦之痞，淡渗以通决渎之壅，以小半夏加茯苓汤方主之。

此言膈间有水之治法。

小半夏加茯苓汤方

半夏一升　生姜半斤　茯苓四两

上三味，以水七升，煮取一升五合，分温再服。

假令瘦人，则不应有水，今乃脐下有悸，是水动于下也。吐涎沫是水逆于中也。而且头目颠眩，是水犯于上也。形体虽瘦，而病实有水。此水之变机也，以五苓散主之。

此言水犯于上、中、下之法也。

五苓散方

泽泻一两六铢　猪苓、茯苓、白术各十八铢　桂枝半两

上五味为末，白饮服方寸匕，日三服，多服暖水，汗出愈。盖欲使表里分清其水，非挟有表邪而欲两解之谓。

附方

外台茯苓饮

治心胸中有停痰宿水，自吐出水后，心胸间虚气满，不能食，消痰气，令能食。

茯苓、人参、白术各三两　枳实二两　橘皮二两半　生姜四两

上六味，以水六升，煮取一升八合，分温三服。如人行八九里，进之。

此痰饮善后最稳当之方。

咳嗽症，表里寒热虚实，七情劳伤俱致之，最为虚损大关头。然泛而求之，条绪纷繁，连篇累牍，不能尽也，切而求之，可以不烦言而喻。盖咳家，其脉弦，为有水，十枣汤主之。

此提出咳家之大源头，治咳之大手法，俨如云端指示也。后人畏其峻而不敢用，自二陈汤、六安煎、治嗽散以及于宁咳汤、八仙长寿丸、杏仁酪、燕窝粥之类，皆姑息养奸，引入虚损之门而死。余愿吾辈发天良而自问，其亦当知变计矣。

许仁则云：饮食咳者，由所饮之物，停滞在胸，水气上冲，肺得此气，便成咳嗽。经久不已，渐成水病。其状不限四时昼夜，遇诸动、嗽物即剧，乃至双眼突出，气如欲断，汗出，大小便不利，吐痰饮涎沫无限，上气喘急肩息，每旦眼肿，不得平眠，此即咳家有水之证也。自著有干枣三味丸方亦佳。大枣六十枚，葶苈一升，杏仁一升，合捣作丸，桑白皮饮下七八丸，日再稍稍加之，以大便通利为度。

按：许氏代方，一则胆识不及，一则趋时行道，轻证可以取用，若重证不如三因十枣丸，犹存古人遗轨。

十枣汤方

见前。

夫有支饮家，饮气扰乱清道，动肺则咳，动心则烦，搏击阳气则胸中痛者，已有死道，犹不卒死，延至一百日，或一岁，虽虚而元气未竭，医者不可逡巡畏缩，宜以十枣汤。单刀直入以救之。此不恤名，不避怨，自尽其道然也。若未

至于一百日及一岁，更不必言矣。

此承上节而言，十枣汤虽峻，舍此并无良法也。

喻嘉言云：咳嗽必因之痰饮，而五饮之中，独膈上支饮，最为咳嗽根底。外邪入而合之，因嗽即无外邪，而支饮渍入肺中，自令人咳嗽不已。况支饮久蓄膈上，其下焦之气，逆冲而上者，尤易上下合邪也。以支饮之故，而令外邪可内，下邪可上，不去支饮，其咳终无宁宇矣。去支饮用十枣汤，不嫌其峻，岂但受病之初，即病蓄已久，亦不能舍此别求良法。其曰：咳家其脉弦为有水，十枣汤主之。正谓弦急之脉，必以治饮为急也。犹易治也。其曰：夫有支饮家，咳嗽烦，胸中痛，不卒死，至一百日，一岁，宜十枣汤。此则可以死而不死者，仍不外是方去其支饮，不几令人骇且疑乎！凡人胸膈孰无支饮，其害何以若此之大？其去害何必若此之力？盖膈上为阳气所治，心肺所居，支饮横据其中，动肺则咳，动心则烦，搏击阳气则痛，逼处其中，荣卫不行，神魄无依，则卒死耳。至一百日一年而不死，阳气未散，神魄未离可知，惟急去其邪，则可安其正，所以不嫌于峻攻也。扫除阴浊，俾清明在躬，较悠悠姑待其死，何得何失耶？

久咳数岁，缘支饮积肺而咳，饮久不已，则咳亦久而不已也。其脉弱者，知邪不进，为可治；实大数者，知邪日进，故死。其脉虚者，知正衰邪亦衰也。然邪虽衰，而正不能御之，亦足以上蔽清阳之气，故必苦冒，盖以其人本有支饮在胸中故也。十枣汤固为正法，而病家往往惑于时医之言而弃之，究竟当知其不易之治法。治属饮家。

此复申言治咳必先治饮，即未定十枣汤之方，总不外十枣汤之意，寓蠲饮于养之中也。

然十枣汤虽为攻饮之良方，但其专主内饮，而不主外寒也。若咳而气逆倚几而息能俯凭而不得仰卧，咳逆之甚，何以至此？大抵久病多属水饮，新病每兼形寒，以小青龙汤主之。内饮外寒，兼驱为得。

此节之上，以水饮为主，而出十枣汤一方；此节以下，以内饮外寒为主，而出小青龙汤一方，后从青龙而加减之，为咳证立两大法门。

小青龙汤方

见上。

青龙汤温散，惟有余之人宜之，若误施于下虚之人，其汤下咽已，即动其冲气，冲脉起于下焦，挟肾脉上行至喉咙，故多唾口燥，厥气上行，而阳气不治，故寸脉沉，尺脉微，手足厥逆，然多唾口燥，尚未显上冲之形也。甚者气从小腹上冲胸咽，手足厥逆，尚未至于痹也。甚者手足不用而痹，且其面色翕热如醉状，自腹而胸而咽而口而面，高之至也。然犹未至于脱，其上浮之阳，因腹下流阴股，而不归其源，以行气化以致小便甚难，然既已下流，而时复上冒者，其故何也？盖以肾邪挟冲大动，而龙雷之火无归，如电火之闪烁无定也。宜与茯苓桂枝五味甘草汤治其气冲。

此言误服青龙，动其冲气，特出救逆之方治也。

苓桂五味甘草汤方

桂枝、茯苓各四两　五味半升　甘草炙，三两

上四味，以水八升，煮取三升，去滓，分温三服。

今借苓桂味甘之方，服后冲气即低，而反更咳，胸满者，是下焦冲逆之气既平，而肺中之寒饮续出也。用桂苓五味甘草汤去桂加干姜、细辛以治其咳满。

此为肺中伏匿之寒饮，而出其方治也。桂气胜而主气，姜味胜而主形，以冲气即降，而寒饮在胸，寒饮为有形之病，重在形不重在气也，可知古人用药之严。

苓甘五味姜辛汤方

茯苓四两　甘草、干姜各三两　细辛三两　五味子半升

上五味，以水八升，煮取三升，去滓，温服半升，日三服。

服前方咳满即止，而更复作渴，冲气复发者，以细辛、干姜为热药以逼之也。服之当遂渴，若渴而不已，自当另筹甘润咸寒降逆之剂，今者渴病甫增，未治其渴。而渴反止者，火不胜水，为有支饮故也。但有支饮者，必有的据。法当冒，冒者必呕，呕者有水也，复用前汤，内半夏，以去其水。

此言咳满得细辛、干姜而止，而冲气又因细辛、干姜而发者，宜于渴与不渴辨之。或渴不止者，另治其冲。若渴即止而冒与呕者，惟治其水饮，半夏一味，去水止呕降逆，俱在其中，审其不渴，则用无不当矣。

苓甘五味姜辛半夏汤方

茯苓四两　甘草二两　细辛二两　干姜二两　半夏半升　五味半升

上六味，以水八升，煮取三升，去滓，温服半升，日三服。

水在胃者，为冒为呕；水在肺者，为喘为肺。今水去呕止，其人形肿者，胃气和而肺气未通也，用前方加杏仁主之。其证应内麻黄，以其人遂痹，故不内之。若逆而内之者，必厥，所以然者，以其人血虚，阳气无偶，发之最易厥脱，此方以杏仁代林黄，因麻黄发其阳故也。

此为咳家形肿而出其方治也。

苓甘五味加姜辛半夏杏仁汤方

茯苓四两　甘草、干姜、细辛各三两　五味、半夏、杏仁各半升

上七味，以水一斗，煮取三升，去滓，温服半升，日三服。

若兼见面热如醉，此为胃热上冲熏其面，即于前方加大黄以利之。

此为前证面热如醉者，出其方治也。面热如醉，篇中两见，而义各不同。前因冲气，病发于下，此不过肺气不利，滞于外而形肿，滞于内而胃热，但以杏仁利其胸中之气，大黄利其胃中之热，则得耳。

尤在泾云：水饮有挟阴之寒者，亦有挟阳之热者，若面热如醉，则为胃热随经上冲之证，胃之脉上行于面故也。即于消饮药中，加大黄以下其热，与冲气上逆，其面翕热如醉者不同。冲气上行者，病属下焦阴中之阳，故以酸温止之。此属中焦阳明之阳，故以苦寒下之也。

愚按：咳嗽证，《金匮》两见，一在肺痈肺痿之下，大抵以润燥为主；一在痰饮之下，大抵以治饮为先。此仲师咳嗽各证，以此二法，立经权常变之钤法也。然其义蕴，过于深奥，难与中人以下语之。时传方书，聚杂不可为训，而张隐庵、高士宗二家，虽未精粹，尚不支离，姑录之以备参考。

张隐庵云：咳者，肺病也。有邪在皮毛而为肺咳者，有五脏受邪，各传之于肺而为咳者，此外因之咳也。有寒饮食入胃，从肺脉上至于肺，则肺寒而咳者；有脏腑之邪热，上蒸于肺而为咳者，此内因之咳也。盖肺者，五脏之长也。轻清而华盖于上，是以脏腑之病，皆能相结于肺而为咳，然其末见于肺，而其本在于脏腑之间，故当以本末之法，兼而行之，治无不应矣。《素问・咳论》曰：肺咳之状，咳而喘息有音，甚则咯血。心咳之状，咳则心痛，喉中介介如梗状，甚则咽肿喉痹。肝咳之状，咳则两胁下痛，甚则不可以转，转则两胁下满。脾咳之状，咳则右胁下痛，阴阴引肩背，甚则不可以动，动则咳剧。肾咳之状，咳则肩背相引而痛，甚则咳涎。胃咳之状，咳而呕，呕甚则长虫出。胆咳之状，咳呕苦汁。大肠咳状，咳而遗矢。小肠咳状，咳而矢气，气与咳俱失。膀胱咳状，咳而遗溺。三焦咳状，咳而腹满，不欲饮食。

高士宗云：语云：诸病易治，咳嗽难医。夫所以难医者，缘咳嗽根由甚多，不止于肺。今世遇有咳嗽，即曰肺病，随用发散、消痰、清凉、润肺之药，药日投而咳日甚，有病之经脉，未蒙其治，无病之经脉，徒受其殃。至一月不愈，则弱证将成；二月不愈，则弱证已成；延至百日，身命虽未告殂，而此人已归不治之证矣。余因推本而约言之，《素问・咳论》云：五脏六腑皆令人咳，非独肺也。是以咳病初起，有起于肾者，有起于肝者，有起于脾者，有起于心包者，有起于

胃者，有起于中上二焦者，有起于肺者，治当察其原，察原之法，在乎审证。若喉痒而咳，是火热之气上冲也。火欲发而烟先起，烟气冲喉，故痒而咳。又有伤风初起，喉中一点作痒，咽热饮则少苏，此寒凝上焦，咽喉不利而咳也。或寒或热，治当和其上焦，其有胸中作痒，痒则为咳，此中焦津血内虚，或寒或热而为咳，法当和其中焦，此喉痒之咳，而属于上中二焦也。若气上冲而咳，是肝肾虚也。夫心肺居上，肝肾居下，肾为水脏，合膀胱水府，随太阳之气，出皮毛以合肺。肺者天也，水天一气，运行不息，今肾脏内虚，不能合水府而行皮毛，则肾气从中土以上冲，上冲则咳，此上冲之咳而属于肾也。又肝藏血，而冲任血海之血，肝所主也。其血则热肉充肤，澹渗皮毛，卧则内归于肝，今肝脏内虚，不合冲任之血，出于肤腠，则肝气从心包以上冲，上冲则咳，此上冲之咳而属于肝也。又有先吐血后咳嗽，吐血则是厥阴肝脏内伤，而手厥阴心包亦虚，致心包之火，上克肺金，心包主血脉，血脉虚，夜则发热，日则咳嗽，甚则日夜皆热皆咳，此为虚劳咳嗽者，先伤其血，后伤其气，阴阳并竭，血气皆亏，服滋阴之药则相宜，服温补之药则不宜，如是之咳，百无一生，此咳之属于心包也。又手太阴属肺金，天也。足太阴属脾土，地也。在运气则土生金，在脏腑则地天交。今脾土内虚，土不胜水，致痰涎上涌，先脾病，而地气不升，因而肺病，为天气不降，咳必兼喘，此咳之属于脾与肺也。又胃为水谷之海，气属阳明，足阳明主胃，手阳明主大肠，阳明之上，燥气治之，其气下行，今阳明之气不从下行，或过于燥而火炎，或失其燥而停饮，咳出黄痰，胃燥热也，痰饮内积，胃虚寒也，此为肠胃之咳，咳虽不愈，不即殒躯，治宜消痰散饮，此咳之属于胃也。夫痰聚于胃，必从咳出，故《咳论》云：聚胃关肺，使不知咳嗽之原，而但以清肺清痰、疏风利气为治，适害己也。外有伤风咳嗽初起，便服清散药，不能取效者，此为虚伤风也。最忌寒凉发散，投剂得宜，可以渐愈。又有冬时肾气不足，水不生木，致肝气内虚，泪涕不收，鼻窍不利，亦为虚伤风，亦忌发散，投剂得宜，至春天和冻解，泪涕始收，鼻窍始利。咳嗽大略，其义如是，得其意而引申之，其庶几乎！

又云：咳嗽俗名曰呛，连嗽不已，谓之顿呛。顿呛者，一气连呛二三十声，少则十数声，呛则头倾胸曲，甚则手足拘挛，痰从口出，涕泣相随，从膺胸而下，应于少腹。大人患此，如同哮喘，小儿患此，谓之时行顿呛，不服药至一个月亦愈。所以然者，周身八万四千毛窍，太阳膀胱之气应之，以合于肺，毛窍之内，即有络脉之血，胞中血海之血应之，以合于肝。若毛窍受寒，致胞血凝涩，其血不能澹渗于皮毛络脉之间，气不煦血不濡，则患顿呛，至一月，则胞中之血一周环复，故一月可愈。若一月不愈，必至两月，不与之药，亦不伤身。若人过爱其子，频频服药，医者但治其气，不治其血，但理其肺，不理其肝，顿呛未已，又增他病，或寒凉过多，而呕吐不食，或攻下过多，而腹满溏泄。或表散过多，而浮肿喘急，不应死而死者，不可胜其计矣。

苓甘五味加姜辛夏杏大黄汤方

茯苓四两　甘草二两　干姜、细辛各三两　五味、半夏、杏仁各半升　大黄三两

上八味，以水一斗，煮取三升，去滓，温服一升，日三服。

水停心下，当知其先后之分。何以谓先渴水能格火，火独行而上烁喉舌，则为渴，可于未呕之前，追溯其为水停心下。何以为后呕，渴必多饮，饮多上逆则必呕，可于既渴之后，实指其为水停心下，此属饮家，医者不管其已过之渴，只据其现在之呕而治之，以小半夏加茯苓汤主之。

此于咳嗽后，忽又言及水饮，以水饮为咳嗽之根，故言之不厌其复也。

消渴小便不利淋病脉证治第十三

厥阴为风木之脏，中见少阳相火，若风郁火燔之为病，脏燥求救于水，则为消渴，消渴者，水入不足以制火，而反火所消也。又须旁参他证，方知其为真厥阴之病，其气上冲心，心中疼热，火生于木，肝气通于心也。胃受木克，而求救于食，则饥，然既受克而致虚，虚未回，则虽饥而仍不欲食，即强食之，则随肝气上冲而作吐，此厥阴消渴证外兼见之证也。虽《内经》有云：二阳结，谓之消。二阳，阳明也。阳明之消，得下即止。而此属之厥阴，下之不肯止。

此节与《伤寒论》厥阴首条，末句二句之字不同，其义迥别。盖以消证，后人有上消、中消、下消之分，而其病源总属厥阴。夫厥阴风木，中见少阳相火，风郁火燔，则病消渴。《内经》亦有风消二字，消必兼风言之，亦即此意。且上消系太阴者，心热移肺也；中消系阳明者，火燔土燥也；下消系少阴者，水虚不能制火实，火虚不能化水也。时医俱不言及厥阴，而不知风胜则干，火从木出，消证不外乎此。师故于开宗处，指出总纲，次节言寸口脉，即心营肺卫之部位也。厥阴横之为病，则太阴受之，言趺阳脉，阳明之部位也。厥阴纵之为病，则阳明受之。三节言男子消渴，男子两字，是指房劳伤肾而言，厥阴病，乘其所生，则足太阴受之，以厥阴为主。分看，合看，互看，头头是道，师未出方，然无不可于乌梅丸，及《伤寒》中各条悟出对证之方。

寸口脉浮而迟，浮不固表，即气不敛而为虚，迟不因寒，即营不充而为劳，气既不敛而虚则卫行脉外之气不足，营既不充而劳则营行脉中之气亦竭。心

营肺卫，膈消之治法可悟也。然营者水谷之精气，卫者水谷之悍气，虚而且迟，水谷之气，不上充而内郁，则胃热矣。此上消、中消可分而可合之旨。更诊其趺阳脉浮而数，浮即为气，经所谓热气蒸胸中是也，数即为气盛，气有余，便是火，火盛则消谷而大坚。坚则不能消水，如以水投石，水去而石自若也。且夫气之盛，即火之盛也，火热本足消水也，水入本足救渴也。今胃中坚燥，全不受水之浸润，转从火热之势，急奔膀胱。则溲数，溲数则坚，愈数愈坚，愈坚愈数。坚数相搏，即为消渴。

此以寸口诊营卫，而上消之证含于其中，趺阳诊阳明，而中消之证，详而不漏，然二证实相因而起也。师未出方，今补拟其略，大抵上消证，心火亢盛，移热于肺，为膈消者，用竹叶石膏汤去半夏，加瓜蒌根之类，或不去半夏，喻嘉言最得其秘。心火不足，移寒于肺，为肺消者，用炙甘草汤，或柴胡桂姜汤加人参、五味子、麦门冬之类。中消证，责在二阳，以人参白虎汤送下脾约丸颇妙。然亦须随症变通，不可胶柱也。

饮水多而小便少者，水消于上，名上消。食谷多而大便坚者，食消于中，名中消。饮水少而反多者，水消于下，名下消。上中二消属热，惟下消寒热兼之，以肾为水火之脏也。男子消渴，小便反多，以饮一斗，小便亦一斗，中无火化可知，以肾气丸主之。从阴中温养其阳，使肾阴摄水，则不直趋下源，肾气上蒸，则能生化津液，何消渴之有耶？

此提出男子两字，是指房劳伤肾，为下消立法，而以肾气丸为主治也。尤在泾谓：水液属阴，外气不至，气虽属阳，中实含水，水与气未尝相离也。肾气丸内有桂附，所以斡旋肾中颓坠之气，而使上行心肺之分，不然则滋阴润燥之品，同于饮水无济，但益下趋之势而已。驯至有降无升，饮一溲二，久而小便不臭，反作甘气，此肾败而土气下泄也。更有浮在溺面如脂者，此肾败而精不禁也，皆为不治。赵养葵谓：治消之法，无分上、中、下，惟以六八味，专主水火滓液之源而救之。然亦在治之于早，而大剂以进，或全料，或半料，加人参两许，煮汁，一日夜服尽为妙。此后人近理之言，亦可取以互参也。

肾气丸方

见妇人杂病。

更有似消渴而非真消渴者，姑附之以备参考。若病发于表，为脉浮，水停于中，为小便不利，因表邪不去，而发微热，因停水不能化，而为消渴，此与真消渴悬殊，治者宜利小便发汗，以五苓散主之。

此言外邪内水之渴，与其消渴不同也。

五苓散方

见痰饮。

热渴欲饮水，饮过多，热难消而水不行，以致水入则吐者，名曰水逆，此因渴而生出呕病，更与真消渴病无涉，亦以五苓散主之。

此言因渴而生呕，更与真消渴不同也。

太阳病应发汗，而以水潠之，外寒制其内热，以致渴欲饮水不止者，非味咸质燥，不能渗散其水气，以文蛤散主之。此更与真消渴证相隔霄壤也。

此言外寒制其内热而为渴，又与真消渴不同也。

文蛤散方

文蛤五两

上一味，杵为散，以沸汤五合，和服方寸匕。

淋之为病，小便短而频数，尿出如粟米状，病在下焦，及肝则小腹弦急，及肾则痛引脐中。

此言淋证之病状也。后人有石淋、沙淋、血淋、气淋、膏淋之分，此则统言之也。

淋病为下焦之热，而下焦则本于中焦。趺阳者，胃也。趺阳脉数，胃中有热，即消谷引饮，大便必坚，小便则数。数而无度，茎中不痛，是热气燔烁，消渴之渐也。频数而短，茎中作痛，是热气下注，淋病之根也。

此言淋病由于胃热下注，与消渴异流而同源也。师篇中凡复言叠叙之证，皆有深意。

淋家热结在下。不可发汗，若发汗则阴液重伤，水府告匮，热逼于下，必小便出血。

此言淋家不可发汗也。

膀胱为通身之水道，今小便不利者，为膀胱之气不化，便知其有停而不行之水气，设令不渴，则病止在于膀胱也。其人若渴，是中焦土弱，津液不能布散于上，而转输于下，且上焦有热而干涸，其气化不达于州都也。以瓜蒌瞿麦丸主之。

此言小便不利，求之膀胱，然膀胱之所以能出者，气化也。气之所以化者，不在膀胱而在肾。故清上焦之热，补中焦之虚，行下焦之水，各药中加附子一味，振作肾气，以为诸药之先锋。方后自注腹中温三字，为大眼目，即方肾气丸之方也。

瓜蒌瞿麦丸方

薯蓣三两　茯苓三两　瓜蒌根二两　附子炮，一枚　瞿麦一两上五味末之，炼蜜丸如梧子大，饮服二丸，日三服。不知，增至七八丸，以小便利，腹中温为止。

若无水气而渴，止是小便不利，其证不杂，其方亦不必求深，审系湿热，蒲灰散主之。若系血分，即用滑石白鱼散，若欲驱除阴分之水湿，茯苓戎盐汤并主之。

此为小便不利，并出三方，听人之随证择用也。

蒲灰散方

蒲灰半分　滑石三分

上二味，杵为散，饮服方寸匕，日三服。

滑石白鱼散方

滑石、乱发烧、白鱼各二分

上三味，杵为散，饮服方寸匕，日三服。

茯苓戎盐汤方

茯苓半斤　白术三两　戎盐弹丸大，一枚

上三味，先将茯苓、白术煎成，入戎盐再煎，分温三服。

虽然治病之道，循其所当然者，更当求其所以然。淋证小便不利，病在水也。然金为水母，肺热则涸其源，胃为燥土，胃热则塞其流。今渴欲饮水，口干燥者，肺胃热盛也，治求其本。以白虎加人参汤主之。

此肺胃热伤之方治也。

白虎加人参汤方

见暍病。

且胃热为脉浮，为热，为渴，为小便不利，与太阳五苓散证不同。阳明之脉大而浮，肌肉上蒸蒸发热，渴则欲饮冷水，小便因热甚液干而不利者，与太阳五苓散证，发汗利水，两解其表里者迥别，故不用五苓散，而以猪苓汤主之。

此因脉浮发热，小便不利二句，与五苓节文同，故又分别为猪苓汤之方治，并二证二汤，毫厘千里，学者不可不细心研究。

猪苓汤方

猪苓去皮、茯苓、阿胶、滑石、泽泻各一两

上五味，以水四升，先煮四味，取二升，去滓，内胶烊消，温服七合，日三服。

卷 六

水气病脉证并治第十四

师曰：病有风水，有皮水，有正水，有石水，有黄汗。

此言肤肿病。《内经》概言目窠上微肿，如新卧起之状，其颈脉动，时咳，阴股间寒，足颈肿，腹乃大，水已成矣。以手按其腹，随手而起，如裹水之状，而不分别为言。然而病因不同，则治法迥异。师故立五名以为大纲，而脉证标本变化之微，详悉于下。

风水之脉证奈何？其脉自浮，浮为风，故外证骨节疼痛，风尚在表，故恶风；皮水之脉证奈何？水行皮间，内合肺气，故其脉亦浮，外证胕肿，按之没指，其邪既去经而在皮间，既在经故不恶风，在皮间，故其腹外实中空如鼓，肿在皮外，而未及肠脏，故不渴，当发其汗；俾皮间之水从汗解。正水之脉证奈何？三阴结，而非风结，故其脉沉水属阴，故其脉迟，三阴结而下焦阴气不复与胸中之阳相调，水气格阳在上，故其外证自喘；喘为此证之眼目，至于目窠如蚕，两睑肿，腹大，与石水证相同者，不必言也。石水之脉证奈何？水聚于下而不行，故其脉自沉，水在下而未伤中气，中未虚冷，故但沉而不迟，病专在下，而不及于上，故其外证少腹满而不喘；不喘为此证眼目，与正水所同等证，亦不必言也。黄汗之脉证奈何？水邪内郁，故其脉沉迟，心受邪郁，故身发热，热伤在上，故胸满，阳部之邪从阳，故四肢头面肿，久不愈，则邪气侵阴，荣气不通，必至痈脓。

此于五条分晰其脉证也。

试详风水之证，而别其相似之病。脉浮而洪，浮则为风，风者，天之气也。洪则为气，气者，人之气也，是皆失其和者也。风气相搏，若风强于气，则气从风而浸淫肌肤而为瘾疹，身体为痒，痒者藉搔而稍疏浅，为泄风，久则生虫为痂癞。若气强于风，则风从气而鼓涌水液，而为水，水成则肿胀喘满，难以俛仰。若风气并强，两相维系，而水液从之，以致身体洪大而肿，盖风为虚邪，自汗恶风，乃其的证。今因汗出乃愈，恶风则邪之属虚。无有疑义，故直指之曰：此为风水。彼夫不恶风者，表无风也。小便通利，非风水之相搏也。上焦有寒，其口多涎，乃水入伤心，汗内返而为湿所致。此为黄汗。

此详风水之病源。且风水病最与黄汗相似，故节末又郑重以分别之。风水脉浮，黄汗脉沉，试而易知，师故未言之。

风水中有变异者，不可不知也。风之脉，浮也；水之脉，滑也。今寸口脉沉滑者，不见风脉，但见水脉。中有水气，似属正水。然高巅之上，惟风可到，故面目肿大，风为阳邪，故身中有热，证既属风，其沉亦将变而为浮，而未变之初，无不可先正其名曰风水。视其人之目窠上微肿，如蚕新卧起状，其颈脉动，时时咳，此正水之征也。乃按其手足上陷而不起者，知非正水，而为气水矣。风气相系，亦可正其名曰风水。

此言风水证虽有变异，而真面目不可掩也。

太阳病，脉浮而紧，法当骨节疼痛，此阴邪表实证也。今反不疼，即与阴邪迥别，且身体不为疼而反为重，重则便知其为正水也。不为疼而为酸，酸则便知其为风也，风水误于外，未入于内，故其人不渴，病在外者，宜汗，故汗出即愈，此为风水。此外另有汗后反恶寒者，此为极虚之证，误因发汗得之。亦另有芍药甘草附子汤之治法，不在风水之例。若前证更有渴而不恶寒者，渴似风水，而于不恶寒处，得其机关，知非病风，而独病水，不在皮外，而在皮中，视风水较深一层。此为皮水。其证身肿而冷，状如周痹，盖以周痹为寒湿痹其阳，皮水为水气淫于肤，所以大略相似也。若前证更有胸中气窒，窒而作胀，则不能食，窒而不行，则反聚痛，至暮为阴分更躁而不得眠，明是有水伤心，寒郁其热，其证全在于胸。此为黄汗。若前证之脉浮紧而痛在骨节，脉证却不相反，且咳而喘，不渴者，乃水寒伤肺。此为肺胀，其状如肿，肺主皮毛，皮毛受邪。发汗则愈。然诸病此者，均宜发汗，惟渴而下利，小便数者，为邪已内入，恐非一汗所能愈，皆不可发汗。

此言风水中有类太阳脉，而不出太阳证者，又有相似而实为皮水者，有相似而实为黄汗者，有相似而并非皮水、黄汗，实为肺胀者，师分别其证，未出其方，后人补以越婢加术汤，亦未甚周到。节末以渴者，下利者，小便数者，戒其发汗，大有深意。或问前二条云，风水外证骨节疼，此言骨节反不疼，身体反重而酸。前条云皮水不渴，此云渴，何也？曰：风与水合而成病，其流注关节者，则为骨节疼痛，其侵淫肌肤者，则骨节不疼，而身体酸重，由所伤之处不同故也。前所云皮水不渴者，非言皮水本不渴也。谓腹如鼓而不渴者，病方外盛，而未入里，犹可发其汗也。此所谓渴而不恶寒者，所以别于风水之不渴而恶风也。程氏曰：水气外留于皮，内落于肺，故令人渴是也。

风水、皮水之外，又有湿热郁于里，为里水者，一身面目黄肿，其分别处在于黄，若黄而汗出亦黄，则为黄汗，身黄而无汗出，则为里水。水在里，故其脉不浮而沉，热久郁，故小便不利，积于内者，溢于外。故令病水。假令小便自利，不因此自利而除其黄肿，反因此自利而亡其津液，津液亡故令渴，以越婢加术汤主之。方见中风。

此又从风水、皮水外而言里水也。

尤在泾云：越婢加术，是治其水，非治其渴也。以其身面悉肿，故取麻黄之发表；以其肿而且黄，知其湿中有热，故取石膏之清热，与白术之除湿。不然则渴而小便利者，而顾犯不可发汗之戒耶！或云此治小便利，黄肿未去者之法，越婢散肌表之水，白术止渴生津也，亦通。

又有兼宿疾而致水，不可不知也。趺阳系胃脉，脉本不伏，因水蓄于下，气伏脉亦当伏，今反紧，紧则为寒，此因其人，本自有寒，疝瘕腹中痛，医不温其寒，而反下之，阳气重伤，即胸满短气，而水病大作。所以然者，阳以下而伤，则决渎无权，水不行而泛滥矣；气以下而耗，则精凝血滞，变其常而化水矣。趺阳脉因水病而当伏，今反数，数则为热，此因其人本自有热，热则当消谷而小便数，今反不利，则水液日积，此欲作水。所以然者，阴虚无以配阳，则水为热蓄而不行也。

此言水病人别有宿疾，当从趺阳脉与其旧疾见证而兼顾之，不可以见肿治为能事。

水病有五，而正水之病居多，当于脉而体认其所由成，然脉之元妙，可以意会，而不可以言传也。寸口脉浮而迟，浮脉则热，迟脉则潜，热潜相搏，名曰沉。趺阳脉浮而数，浮脉即热，数脉即止，热止相搏，名曰伏；沉伏相搏，名曰水；沉则络脉虚，伏则小便难，虚难相搏，水走皮肤，即为水矣。

徐忠可云：此段论正水所成之由也。谓人身中建运不息，所以成云行雨施之用。故人之汗，以天地之雨名之；人之气，以天地之疾风名之。故寸口脉主上，犹之天道必下济而光明，故曰阴生于阳。趺阳脉主下，犹之地轴必上出而旋运，故曰卫气起于下焦。今寸口脉浮而迟，浮主热，乃又见迟，迟者，元气潜于下也。既见热脉，又见潜脉，是热为虚热，而潜为真潜，故曰热潜相搏名曰沉，言其所下济之元气，沉而不复举，非沉脉之沉也。今趺阳脉浮而数，浮主热，乃又见数。数者，卫气止于下也。既见热脉，又见止脉，是客气为热，而真气为止，故曰热止相搏，名曰伏。言其宜上出之卫气，伏而不能升，非伏脉之伏也。从上而下者，不返而终沉，从下而上者，停止而久伏，则旋运之气，几乎息矣。息则阴水乘之，故曰沉伏相搏名曰水，见非止客水也。恐人不明沉伏之义，故又曰络脉者，阴精阳气所往来也。寸口阳气沉而在下，则络脉虚，小便者，水道之所从出也。趺阳真气，止而在下，气有余即是火，火热甚则小便难，于是上不能运其水，下不能出其水，又焉能禁水之胡行而乱走耶？故曰：虚难相搏，水走皮肤，即为水矣。水者，即身中之阴气，合水饮而横溢也。沉伏二义，俱于浮脉见之，非真明天地升降阴阳之道者，其能道只字耶！此仲景所以为万世师也。

次男元犀按：仲景此节，深文奥旨，得徐忠可此注，如暗室张灯，大有功于斯道，但有论无方，读者每苦无下手功夫。先君从原本上下文搜讨，得其要紧，从经方中加出一味，名消水圣愈汤，授政有先叔，屡试屡验，奉为枕秘。厥后此方刻入《时方妙用》中，彼时一齐众楚，无一人能发其旨，以致无上名方，反为俗论所掩。己卯秋，先君以老归田，重订旧著，命余读之后，颇有所悟，遂于《时方妙用》中一节，录此方并方论，附于本节之后。第方中天雄难得，不妨以附子代之，菌桂绝无佳者，不妙以桂枝尖代之。方用：

天雄炮，一钱　牡桂去皮，二钱　细辛一钱　麻黄一钱五分　甘草炙，一钱　生姜二钱　大枣两枚　知母去皮，三钱

水三杯半，先煎麻黄至二杯，去上沫，次入诸药，煎八分服，日夜三服。当汗出，如虫行皮中，即愈。水盛者，加防己二钱。天雄补上焦之阳而下行入胃，犹天道下济而光明。而又恐下济之气潜而不返，故取细辛之一茎直上者以举之。牡桂暖下焦之水，而上通于心，犹地轴之上行而旋运，而又恐其上出之气止而不上，故取麻黄之勇往直前者以鼓之。人身小天地，惟建运不息，所以有云行雨施之用。若潜而不返，则气不外濡而脉络虚，故用姜、枣、甘草化气生液，以补络脉。若止而不上，则气聚为火而小便难，故以知母滋阴化阴，以通小便。且知母治肿，出之《神农本草经》，而《金匮》治历节风脚肿如脱，与麻黄附子并用，可以比例而明也。此方即仲景桂甘姜枣麻辛附子汤加知母一味，主治迥殊，可知经方之变化如龙也。

正水病在将成未成之际，其脉如何？寸口脉弦而紧，紧为寒。弦则卫气为寒所结而不行，卫气不行，则藩篱不固，而即恶寒，卫气不行，则水液不运，而不沾流，走于肠间。遂横流于肌肤肢体矣。

此言水病之初成，责在卫气，以寸口主乎卫气也。意者，寒从外得，阳气被

抑，水之所由盛也。

正水病既成之际，脉又如何？少阳脉紧而沉，紧则为痛，沉则为水，小便即难。

此言小便之既成，责在肾阳，以少阴主肾阳也。意者，寒自内生，而气化不速，水之所由盛也。

正水之脉，有恒有反，不可不知。盖以水阴也，阴盛则脉沉，水行皮肤，营卫被遏，则脉亦沉。今脉得诸沉，当责有水，然必合之。身体肿重，方可断其为水，此脉与证相符之恒也。若正水之病其脉应沉而陡然暴出者，是真气离根，脱散于外，脉证相反，故主死。

此言正水之常脉则沉，若陡然而出，则为反也。尤氏云：出与浮迥异。浮者，盛于上而弱于下；出则上有而下绝无也。

正水之治，缓者筑以防堤，急则行其疏凿。夫水病人，脾胃为水气所犯，故目下有形如卧蚕，水明亮而光润，故面目鲜泽，正水脉沉，沉极则脉伏，其人胃中津液水饮，俱外溢于皮肤肌肉，无以上于喉舌则为消渴，此皆水病先见之征也。及其病水之势既成，则腹大，小便不利，其脉沉甚而欲绝者，诊其脉则为无阳，审其势则为有水，可于扶阳中疏凿其水以下之。俾水去则阳回，则元自复矣。

此言正水病，腹大，小便不利，脉道被遏而不出，其势已甚。子和舟车、神佑等丸，虽为从权救急之计，然虚人不堪姑试。余借用真武汤温补肾中之阳，坐镇北方以制水，又加木通、防己、川椒目以导之，守服十余剂，气化水行，如江河之沛然莫御矣。此本论中方外之方也。

问曰：病下利后，阴液亡则渴欲饮水，饮水多而小便不利，水有入而无出，积于腹中，而为腹满，固事之常也。乃因而为肿者，其故何也？答曰：水必得气而行。此缘利后气伤，饮水过多。法当病水。若得小便自利，则水从下通，及汗自出者，则水从外泄，水虽聚而常行，自当愈。然其所以汗与利者，气内复而机自行也。而辛散渗淡之药，不足恃耳。

此言客水成肿，易成而亦易愈，调其中气，则气复，而水自从利从汗而行矣。有一张姓者，疟愈后，日饮水数升，小便不利，有用四苓加木通，服之三日，溺时茎痛，一日夜尿不及半小盏，尿盆底如朱砂。日更医，遍服利水之药，形肿日增。有一老医马姓，主以济生肾气丸，早吞五钱，暮服六君子汤一服，许以半月必愈。服至二十余日，不效，又增出不寐、气喘、呕逆之逆证。病家极恼前医之失，而求治于予。予诊其色，鼻准黄润，诊其脉，虽细小中而却有缓象。直告之曰:此证误在前医,救在后医,止守前此丸汤并进,再十日必效,予无别法也。病家埋怨已极,誓不再服,叩头求请另方。予不得已,以权辞告之曰:前方虽佳,但日服不改,病气与药气习以为常,所以不效。今且用茯苓四钱,蛤蜊粉三钱,灯草十四寸,煎水服之。三日后再服前此药方,必另有一番好处。病家喜而服之,是夜小便如涌,其肿亦退去十分之七,皮肤中时见汗意,再一服,大汗如雨,肿全消,而神气亦复,喜告于予。予令其遵马先生丸汤之法,渠弗听,从此即不服药,半月病愈体康,到寓面谢时,还痛说前医之过。甚矣哉!医道之旨弗明也!详附于此,以为尤注,气内返而机自行句之铁案,亦以见医术挟时命而行。

正水病,久则相传而概病,而其初则有五脏之分。心火脏,心水者,水凌于心,阳气被郁,则其身重而少气,郁而不泄,致伤心气,则不得卧,烦而躁,阳虚不能下交于阴,阴气不化,则其人阴肿。肝木脏,肝水者,水气凌肝,必传于脾,脾部在腹,则其腹大,不能自转侧。肝气横,其痛在胁下,传则腹痛,厥阴之气,冲逆水邪,随之而上下,则时时津液微生,小便续通。肺金脏,为治节之官。肺水者,肺主气,虚则失其统御之权,故其身肿,治节不行,则水乱,故小便难,时时鸭溏。谓如鸭粪之清浊不贯也。脾土脏,主腹,而气行四肢。脾水者,水气凌脾,脾气不行,则其腹大,四肢苦重,津气生于谷,脾不能化谷,则津液不生,但苦少气,脾气不舒,则小便难。肾者,主水而藏精,其所赖以为锁钥之司也。其气上通于心,领心阳之气,下达水府。肾水者,肾气虚,不能上领心阳之气,而水凝矣。脐腹属少阴,少阴病,阳虚阴甚,则其腹大,脐肿腰痛,不得溺,阴下湿如牛,鼻上汗,阳不得下,则其足逆冷,面者,诸阳之会也。肾虚不能上会,则其面反瘦。

此节分析五脏之水,以补《内经》所未备,使人寻到病根,察其致病之脏而治之,不惑于脾、肺、肾通套成方以试病,则善矣。

师曰:诸有水者,分其内外表里而治之,不若分其上下,尤为确切。腰以下肿,阴为主用。当利小便;腰以上肿,阳为主用。当发汗乃愈。

沈目南云:此以腰之上下分阴阳,即风、皮、正水之两大法门也。腰以下主阴,水亦属阴,以阴从阴,故正水势必从于下部先肿,即腰以下肿。然阳衰气郁,决渎无权,水逆横流,疏凿难缓,利小便则愈,经谓洁净府是也。腰以上主阳,而风寒袭于皮毛,阳气被郁,风、皮二水,势必起于上部先肿,即腰以上肿,当开其腠理,取汗通阳则愈,经谓开鬼门是也。窃谓利水发汗,乃言其常,而未及其变。当审实者施其常,虚者施其变。但治变之法,欲汗者当兼补阳,即麻黄附子汤之类;欲利小便者,兼养其阴,即瓜蒌瞿麦丸之类。然开腠通阳而利小便,必兼变法,乃为第一义耳。

按:时医治水病,只守二方。一曰五皮饮,桑白皮、橘皮、生姜皮、茯苓皮、大腹皮各二钱,取其以皮入皮,不伤中气之义。上肿加紫苏、防风、杏仁各三钱以汗之;下肿加木通、防己、泽泻、赤小豆各二钱以利之。且气分加白术、黄芪、肉桂之类;血分加当归、川芎、桃仁、五灵脂之类;寒加附子、肉桂、小茴香、巴戟天、干姜之类;热加黄柏、知母、生蛤蜊之类。诸虚合四君子汤,诸实合三子养亲汤,轻者颇效,而重病则否矣。而济生肾气丸,熟地黄四两,山萸肉、山药、泽泻、丹皮、肉桂、车前子、牛膝各一两,茯苓三两,熟附子五钱,蜜丸,每服三五钱,百沸汤送下,或作汤服,此方自薛立斋极赞其妙,而张景岳、李士材和之,至今奉为水肿气肿等证之神丹,而不知一派阴药中,杂以些少桂附,亦从阴化,久服必致阴霾四布,水势滔天,不可救援。谁制此方,大为《金匮》罪人。后医反以此方名为金匮肾气丸,荒经侮圣,大可浩叹!今因沈目南有瓜蒌瞿麦丸养阴一说,余亦谓瓜蒌瞿麦丸之用附子,与肾气丸之附子同义,恐后学错认章旨,而误用之,则余亦薛立斋、张景岳、李士材之流辈耳。孟夫子云:尔何曾比予于是。当知昔贤当时不得已之言也。

师曰:上焦主气,诊之寸口,若寸口脉沉而迟,沉则为水,迟则为寒,寒水相搏,则为水肿,可知水肿之必关营卫也。中焦主水谷,诊之趺阳。若趺阳脉不起而伏,则为水谷不化,第不化有二。若脾气衰而不化。则水杂于粪,为鹜溏;胃气衰而不化,则水溢于外而身肿,下焦主血,诊之两尺,右尺为阳中之少阳,若少阳之脉沉弱而卑,为相火之衰。左尺为阴中之少阴,若少阴之脉微损而细,为真水之虚。北方龟蛇,非一而亦非二,均在下焦而主血。男子病此,则水精不化,而小便不利,妇人病此,则血化为水,而经水不通。而其所以然者,则皆阳气不行,阴气乃结之故。经为血,而属于阴,阴血阻滞不利则渐成为水,名曰血分。男妇之病一体,惟妇则有经可征也。

此言正水之偏于下焦者为血分,而又合于上中二焦而言,为寸口、趺阳、少阳,上、中、下三诊之全法也。《伤寒论》《金匮》多用此笔法。

男元犀按:此节及下一节,字字金针,宜熟玩之。

师曰:血分病在下焦,亦与上中二焦相关,属于虚者,上言之详矣。而属于虚中之实者,不可不知。寸口脉沉而数,数则为出,沉则为入。出则肺气壅于阳,为阳实,入则水气滞于阴。为阴结。趺阳脉微而弦,微则中土本伤,而无胃气,弦则胃受木克,而气不得息。少阴脉沉而滑,沉则为病在于里,滑则为里邪之实。沉滑相搏，血结胞门，其凝聚坚瘕不泻经络不通，而肿病大作。名曰血分。

此承上节血分而言也。与第八节沉则脉络虚，伏则小便难等句互相发明，又合寸口趺阳、少阴，而见气壅于阳，胃病于中，血结于阴，分之则三，合之则一也。

男元犀按：胞为血海，男女皆有之。此云胞门，在关元、气海之间，指膀胱之位而言也。先君口传蔡明府名本谦患水肿垂死复生验案，用泽兰之法，本于此。

尤在泾云：上条之结，为血气虚少，而行之不利也。此条之结，为阴阳壅郁，而欲行不能也。仲景并列于此，以见血分之病，有全虚者，有虚中之实者，不同如此。

血分为男妇兼有之病，而亦有专为妇人而言者，以妇人之病，以经为主也。或有问于师曰：病有血分，水分何也？师曰：经水前断，后病水，名曰血分，此病难治。先病水，后经水断，名曰水分，此病易治。何以故？去水，其经自下。

尤在泾云：此复设问答，以明血分、水分之异。血分者，因血而病为水也。水分者，因水而病及血也。血病深而难通，故曰难治。水病浅而易行，故曰易治。

问曰：病者苦水，面目、身体、四肢皆肿，小便不利，医者脉之，病人竟不言苦水，反言胸中痛，气上冲咽，状如炙肉，当微咳喘，审如师言，其脉何类？师曰：水气中原不得有此证，其先寸口脉沉而紧，沉为微水，紧为积寒，沉肾相搏，则微水积寒结在关元，始时水与寒尚微，年盛邪不胜正而不觉，迨至阳衰之后，前此所结之邪，觉营卫中稍稍相干，阳日就损阴日加盛，而所结之寒微动，遂挟肾气上冲，咽喉塞噎，胁下急痛，此时若以温肾祛寒之药治之，法当渐愈，乃医以为留饮而大下之，未得病源，病气维系而不去，其病根不除，复重吐之，诛伐无过，一则大下以伤其胃，一则吐伤上焦之阳，而下焦之阴火乘之，以致胃家虚烦，咽燥欲饮水，火乘于上，阳虚于下，以致决渎失职。小便不利，釜底乏薪，水谷不化，水气日盛，而面目手足皆见浮肿。又与葶苈丸下其水，虽非治其病根，而肿势证既盛，当时如小差，此后或因食饮过度，肿复如前，又加胸胁苦痛，象若奔豚，且其水气扬溢，时则咳而喘逆。治者当先攻击，与桂苓五味甘草汤类，冲气令其即低而止，止后方乃治其咳，用苓甘五味姜辛汤等令其咳止，咳止，其喘不治而自差。所以然者，病根深固，不能骤除，当先治冲气咳喘之新病，而水气之病当在所后。虽然治病必溯其所由来，关元结寒，水病之所由来也。

徐忠可云：此言正水之成，有真元太虚，因误治成水，又误治而变生新病，当以治新病为急。

按：第十二章痰饮咳喘病，有小青龙汤加减五方之法，一字一珠，宜参看。

兹试为各证补其言未及，而并出其方。风水，其脉必浮而其为本证之确据者，则在身重，又合之汗出恶风及前后论列诸证，或兼或不兼者，一见身重脉浮，汗出恶风，其为风水内挟湿气无疑矣，以防己黄芪汤主之。若胃中不和，兼见腹痛者加芍药。以泄之。

按：此节即太阳病，脉浮汗出恶风者，中风症也。盖以太阳为寒水之经，病则水不行，水不行，则必化湿，而生胀满矣，故名曰风水。其证身重脉浮者，内挟湿气无疑矣，故以防己黄芪汤治之。张隐庵云：防己生汉中，纹如车辐，主通气行水；芪术解肌散湿，助决渎之用；姜枣草和营卫补中央，交通上下之气，使气行而水亦行矣。腹痛者，胃不和也。加芍药以泄之。《湿气篇》云：胃不和者，加芍药三分，可知耳。徐注谓为补脾之虚，误矣。

防己黄芪汤

见湿病。尤云：水与湿，非二也。

风水证，身重则为湿多，而此则恶风，一身悉肿，则为风多。脉浮不渴，病在表而不在里也。身原无汗，而续偶见其自汗出，身无大热，其微热不去，为表实也。以越婢汤主之。

徐忠可云：上节身重则湿多，此节一身悉肿则风多，风多气多热亦多，且属急风，故欲以猛剂铲之。恶寒为卫虚，加附子。古今录验加术，并驱湿矣。

越婢汤方

麻黄六两　石膏半斤　生姜三两　甘草二两　大枣十二枚

上五味，以水六升，先煮麻黄，去上沫，内诸药煮取三升，分温三服。恶风加附子一枚，风水加术四两。

皮水为病，四肢肿，水气在皮肤中，前论已详，不必再赘。惟四肢聂聂动者，更为皮水之的证，以防己茯苓汤主之。

此为皮水证出其方治也。

防己茯苓汤方

防己、黄芪、桂枝各三两　茯苓六两　甘草二两

上五味，以水六升，煮取二升，分温三服。

一身面目黄肿，谓之里水，乃风水深入肌肉，非脏腑之表里也。腠实无汗，

胃热内向，欲迅除其热，越婢加术汤主之。欲迅发其汗，甘草麻黄汤亦主之。

此为里水证出其方治也。

甘草麻黄汤方

甘草二两　麻黄四两

上二味，以水五升先煮麻黄，去上沫，内甘草煮取三升，温服一升。重复汗出，不汗再服，慎风寒。

水之为病，其脉沉小，属少阴，即为石水。彼夫浮者为风，即是风水，其内无水，而为虚胀者，其病不为水而为气，气病不可发汗。水病发其汗即已。然而发汗之法，各有不同。若脉沉者，水在少阴，当温其经。宜麻黄附子汤；脉浮者，水在皮毛，当通其肺。宜杏子汤。

此为石水证出其方也。而并言及风水与气肿，从反面掉出正旨，时又有借宾定主之法，汉文已开之。

麻黄附子汤方

麻黄三两　附子一枚　甘草二两

上三味，以水七升，先煮麻黄，去上沫，内诸药，煮取二升半，温服八合，日三服。

杏子汤方

阙，恐是麻黄杏仁甘草石膏汤。

逆而不顺谓之厥而皮水浸淫日久，腐溃而出水者，厥而不顺之证也。宜用外敷之法，以蒲灰散主之。

此言皮水溃烂谓之厥，出其外治之方也。诸家俱作水伤阳气而厥冷解，误矣。此照钱太医定之。

蒲灰散方

见消渴。

问曰：汗出黄色，而身不黄，与发黄之证异，别其名曰黄汗。黄汗之为病，身体肿，发热汗出而渴，状如风水，汗沾衣，色正黄，如蘖汁，脉自沉。前此详其病状，而其病源，何从得之？请再申言，而出其方治。师曰：以汗出入水中浴，水从汗孔入得之，盖汗出则腠疏，客水之气从毛孔而伤其心，故水火相蒸而色黄，水气搏结而脉迟。然此证亦有从酒后汗出当风所致者，虽无外水，而所出之汗，因风内返，亦是水也。凡脾胃受湿，湿久生热，湿热交蒸而成黄者，皆可以汗出入水之气推之也。宜芪芍桂酒汤主之。

此为黄汗证出其方治也。

尤在泾云：黄汗之病，与风水相似，但风水脉浮而黄汗脉沉，风水恶风而黄汗不恶风为异。其汗沾衣色正黄如蘗汁，则黄汗之所独也。风水为风气外合水气，黄汗为水气内热遏气，热被水遏，水与热得，交蒸互郁，汗液则黄，黄芪、桂枝、芍药行阳益阴，得苦酒则气益和而行愈周，盖欲使营卫通行，而邪气毕达耳。云苦酒阻者，欲行而未得遽行，久积药力，乃自行矣。故曰：服至六七日乃解。又云：前第二条云：小便通利，上焦有寒，其口多涎，此为黄汗。第四条云：身肿而冷，状如周痹，此云黄汗之病，身体肿，发热，汗出而渴。后又云：剧者不能食，身疼重，小便不利。何前后之不侔也。岂新久微甚之辨欤？夫病邪初受，其未郁为热者，则身冷小便利，口多涎。其郁久而热甚者，则身热而渴，小便不利，亦自然之道也。

黄芪芍药桂枝苦酒汤方

黄芪五两　芍药、桂枝各三两

上三味，以苦酒一升，水七升相合，煮取三升，温服一升，当心烦，服至六七日乃解。若心烦不止者，以苦酒阻故也。

黄汗之病，阳被郁而不下通，则两胫自冷。身热而胫冷，为黄汗之的证。假令一身中尽发热，此属历节。不为黄汗也。然黄汗郁证也，汗出则有外达之机，若食已汗出，乃荣中之热，因气之动而外浮。又身常于入暮盗汗出者，乃荣中之热，乘阳之间而潜出。此皆责之荣气之热也。若汗出已，反发热者，是热与汗俱出于外也。久久其身必甲错；发热不止者，必生恶疮。所谓自内之外，而盛于外是也。若身重，汗出已，辄轻者，是湿与汗俱出也。然湿虽出，而阳亦伤。久久必身瞤，瞤即胸中痛。又若从腰以上汗出，腰以下无汗，是阳上通，而下不通也，故腰髋弛痛，如有物在皮中之状，不能便捷，更有病剧而未经得汗者，则窒于胸而不能食，壅于肉里而身疼重，郁于心而烦躁，闭于下而小便不利，此其进退微甚之机，不同如此，而要皆水气伤心之所致，可以指之曰：此为黄汗，以桂枝加黄芪汤主之。

此言黄汗变证不一，总缘发黄本为郁病，得汗不能透彻，则郁热不得外达，所以又出一桂枝加黄芪之方法也。

桂枝加黄芪汤方

桂枝、芍药各三两　甘草、黄芪各二两　生姜三两　大枣十二枚

上六味，以水三升，煮取一升，温服一升。须臾，啜热稀粥一升余，以助药力。温覆取微汗，若不汗，更服。

师曰：心营肺卫，脉应寸口，今寸口脉迟而涩，迟者，其病在营，无以速卫气之行。则为寒；涩者，其病在卫，无以致营血之濡，为血不足。再诊之胃脉之趺阳。今趺阳脉微而迟，微则知其病为不足于气，迟则知其不足于气，即为寒。后寸口趺阳而诊之，则知其寒而气血不足，即手足逆冷；盖以阳气起于四肢，以贯一身，而调营卫故也。手足逆冷，则营卫不利；营卫不利，则腹满胁鸣，腔中纯是客寒相遂气转，膀胱营卫俱困乏而疲劳。盖以营卫受气于阳明，而太阳又为营卫之统司也。经云：巨阳主气，为诸阳所属，要知膀胱内主津液之灌注，则为阳中之阴，外主阳热之布护，则为阳中之阳，阳热之气不通即身冷，阴液之气不通即骨疼。此阴阳之各自为病也。阳前而阴不与俱通，则阴失阳而恶寒，阴前而阳不与俱通，则阳独治而痹不仁。此阴阳之互相为病也，总由阴阳相失，遂闭塞而成痞。治之者，当使阴阳相得，其气乃行，大气一转，其气乃散。若证之实者，得药则矢气，邪从大便喧吹而出。证之虚者，得药则遗溺，邪从小便涌溢而行。病之所以成，病之所以散，皆一气主之，故名曰气分。

此非黄病，因黄病之脉沉上下，营卫不通等证，触类引申，而及于气分之专证。其实水与气，虽分有形与无形，而其源则作二也。肿与胀虽分在外在内，而其病则相因也。然每见病胀者，以治水之法施之，往往不效。至腹胀而四肢不肿，名曰单鼓胀。或因水病而攻破太过者有之，或因宿有癥瘕积块痞块，重加外感内伤而发者有之，有日积月累，初时不觉，及觉而始治之，则已脱矣。若至腹大如箕，腹大如瓮，虽卢扁亦莫之何！《内经》明胀病之旨，而无其治。仲景微示其端，而未立其法。后人用大攻、大下、大补、大温等剂，愈速其危，而不知仲景于此节，虽未明言胀病单鼓，而所以致此之由，所以治此之法，无不包括其中。下节两出其方，一主一宾，略露出鼓胀之机倪，令人寻绎其旨于言外。

按：沈目南以大气二字，指膻中之宗气而言，颇为得解。喻嘉言《寓意草》谓人身胸中空旷如太空，地气上则为云，必天气降而为雨，地气始收藏不动，诚会上焦如雾、中焦如沤、下焦如渎之意，则云行雨施，而后沟渎皆盈，水道通决，乾坤有一番新景象矣。此义首重在膀胱一经。经云：膀胱者，州都之官，津液存焉，气化则能出矣。如人之饮酒无算而不醉者，皆从膀胱之气化而出也。膻中位于膈内，膀胱位于腹内，膀胱之气化，则空洞善容，而膻中之气得以下运，若膀胱不化，则腹先胀，而膻中之气安能下达耶？然欲膀胱之气化，其权尤在于葆肾，肾以膀胱为府者也。肾气动，必先注于膀胱，屡动不已，膀胱满胀，势必奔逆于胸膈，其窒塞之状，不可明言；肾气不动，则收藏愈固，膀胱得以清静无为，而膻中之气注之不盈矣。膻中之气下注，则胸中旷若太空矣。

徐忠可云：仲景于论正水后，结出一血分，于论黄汗后，结出一气分，何也？盖正水由肾受邪，发于下焦，下焦血为主用，故论证水而因及于经血不通。黄汗由心受邪，发于上焦，上焦气为主用，故因黄汗而推及于大气不转。惟上下之气血阴阳不同，此仲景治黄汗以桂枝为君，主取其化气，而治正水以麻黄为君，主取其入营也。石水以附子为主，取其破阴也。审其立言之次第，则立方之意，不晓然耶？

病在气分，大气下转，其心下坚，大如盘，边如旋盘，其势亦已甚矣。然不直攻其气，而止用辛甘温药行阳而化气，以桂甘姜枣麻辛附子汤主之。

此承上节气分之结病而出其方治也。

桂甘姜枣麻辛附子汤方

桂枝、生姜各三两　细辛、甘草、麻黄各二两　附子炮，一枚　大枣十二枚

上七味，以水七升，先煮麻黄，去上沫，内诸药，煮取二升，分温三服。当汗出如虫行皮中，即愈。既结之阳，复散行于周身，乃有是象。

若夫病源不同，而病形相类者，不可不辨而药之。心下坚，大如盘，边如旋盘，当于所言之病因病证细辨，而知其系水饮所作，乃气分之大分别也。水有形，药宜苦泄，以枳术汤主之。

此言水饮以别乎气分，亦借宾以定主也。

枳术汤方

枳实七枚　白术二两

上二味，以水五升，煮取三升，分温三服。腹中软，即当散也。

附方

外台防己黄芪汤

治风水脉浮，为在表，其人或头汗出，表无他病，病者当下重，从腰以上为和，腰以下当肿及阴，难以屈伸。方见风湿。

卷 七

黄疸病脉证并治第十五

寸口脉浮而缓，浮则为风，缓则为痹，痹者，风与湿合而不去，非若疼痛之中风，所以然者，风得湿而变热，湿应脾而内行，是以四肢不疼痛而苦烦，脾病者，色必黄，脾以其所瘀之热以外行。则肢体而目尽黄矣。

此以寸口脉而言黄疸初时之病因也。

趺阳脉紧而数，数则为热，胃热则消谷，紧则为寒，脾寒遇食即为满。满者必生湿，是胃热而脾湿，为黄疸之病源也。尺脉浮，为风伤于肾，趺阳脉紧为寒伤于脾。是肾得风生热，脾得寒生湿，为黄疸之病源也。凡风热与寒湿相搏，其气必归脾胃，脾胃者，仓廪之官也。食谷即助其热而为弦，谷气瘀而不消，则胃中苦浊，浊气自当下流，若小便通，则浊随溺而去，今小便不通，则浊虽下流，而不外出，于是阴脏被其寒，而客热流入膀胱，膀胱为太阳，统主一身之肌表，故身体尽黄，名曰谷疸。以病虽始于风寒，而实成于谷气也。

此言趺阳脉，以明胃热脾寒郁而成疸。又言肾脉浮，趺阳脉紧，为肾热脾寒，亦能郁而成疸。又归于膀胱之不化气，以膀胱主一身之肌表，不化气，则湿热无去路，而亦成疸。其病虽有各经之不同，而总以脾胃为主，故以谷疸结之。

额上心之部也，肾邪重而水色见于火部，故黑，肾热上行，而通于心，则微汗出，手心名劳宫，属心；足心名涌泉，属肾。肾虚不能配火，水火未济，则手足中热，酉主肾，肾虚，则其热薄暮即发，膀胱为肾外府，肾病，则外府必急，肾虚不能摄水，则小便自利，此得之房劳过度，热从肾出，故名曰女劳疸，至腹满如水状，脾肾两败，不治。

此为女劳疸而另言其证也。

脾虽黄色，有因于酒者，酒多湿而性阳，故伤在上焦，心为酒所困，则心中懊憹而热，热内蓄，则不能食，热上冲，则时时欲吐，酒气熏心，而味归脾胃而作黄。名曰酒疸。

此言酒疸之证也。

疸病属实者多，而属虚亦复不少。阳明病实者脉必数，今竟脉迟，其胃弱可知，胃弱则化谷不速。食难用饱，饱则不运，火聚而发烦，胃中填塞，上下俱阻，清者阻于上升，则头眩，浊者阻于下降，则小便必难，此因谷气郁而生热，而非胃有实热，察其病势，欲作谷疸。虽下之，腹满如故。所以然者，以脉迟为虚故也。

此言胃虚欲作谷疸之证也。

上言心中懊憹等证，酒疸之证，犹未备也，今且历陈之。夫病酒黄疸，固属上焦之病，而实不止于上焦也，水出高原，上焦湿热既盛，其下必小便不利，然其有确切不可易之。候曰心中热，从心热来，其小便不利，自不等于谷疸之小便不通，其足下热，又不等于女劳疸之手足热也。是其为酒疸之的证也。

酒黄疸者，以心中热为正候，亦或有热去于心，而无热，无热则心靖，心靖则其言了了，然亦有心中无热，邪竟注于阳明，为腹满，为欲吐，又验之鼻燥。则知其为阳明证无疑。夫腹满宜下，欲吐宜越，因势而利导之法也。今既腹满，而且欲吐，则可下而亦可吐，须审其脉浮者，为邪近上，而先吐之，沉弦者，为邪近下，而先下之。亦在乎临证而消息也。

上言无热，吐下尚未可定也。若酒疸，心中热，而且有欲吐之意者，乘机吐之则愈。

上言可下，为无热而腹满者言也。若酒疸而心中热，病在上而误下之，则伤其下，其阳明之邪乘下之虚，从支别入少阴，积渐而肾伤，故久久为黑疸，乙癸同源，肝病而目青，肾病而面黑，虽然曰黑疸，而其原则仍是酒家，故心中热气熏炼，如啖蒜齑状，此于变证中，露出酒疸真面目也。肾虚，则阴火熬血，而为瘀血，瘀于里，则大便正黑，血不荣于表，则皮肤爪之不仁，此绝类女劳疸，何以知其为酒疸也？然酒脉必浮，此虽因下而弱，要辨其脉浮中带弱，其色虽黑，黑中仍带微黄，故知之。

此四节，言酒疸之相因为病，以补二条懊憹等证所未备也。

师曰：病黄疸，湿热也，湿淫于内，则烦喘胸满，热淫于内，则发热口燥，今发热烦渴，胸满口燥者，以病发时，不用汗解之正法，而以火劫迫其汗，以热攻热。两热相搏所得。然使热不与湿合，必不作黄，凡黄家所得，从湿得之。原不可以一下尽其法也。须审其一身尽发热而黄，而肚热，视一身之热为尤甚，是因火劫，而令火热尽在于里，法当下之。

此概言黄疸有因误火而得之证，又辨其湿热相合者，为疸病之常，独热在里者，为疸病之变，使人分别论治也。

疸病将成未成，必先见有一二证，而可卜之。凡病在里，则脉沉，里热则渴欲饮水，饮水多而小便不利者，水无去路，则郁于里而为湿，湿与热合，交相蒸郁，皆可卜其发黄。脾之部位在腹，脾之脉络连舌本散舌下。若腹满，舌痿黄，是脾有湿而不行矣。又胃不和，则卧不安，若躁不得睡，是胃有热而不和矣，湿热相合，为属黄家。

此三节，言黄之将成，欲人图之于早，不俟其既成而药之，意含言外。

黄者，土之色也。土无定位，寄王于四季之末各十八日，故黄疸之病，当以十八日为期。盖谓十八日脾气至，而虚者当复，即实者亦当通也。治之者，当使其十日以上即瘥，不逾乎十八日之外，乃妙也。若逾十八日，不瘥，而反剧为土气不能应期而至，难治。

此言黄疸之愈有定期，欲医者期前而速治也。

按：沈目南云：此取阳病阴和、阴病阳和为大纲也。十八乃三六，阴数之期也；十日二五，阳土之数也。黄疸乃湿热郁蒸，阳邪亢极，脾阴大衰，故治之须候一六、二六、三六，阴气来复制火之期，而为定期，若至十日以上，土阴气复则当瘥。而反剧者，乃脾阳亢极，阴气化灭，故为难治。此虽非正解，亦互相发明。

疸病是郁热外蒸之象。疸而渴者，内热更甚，内外交病。其疸难治；疸而不渴者，热从外宣，内之正气自运。其疸可治。发于阴部，里为阴，里气之逆。其人必呕；发于阳部，表为阳，表邪之盛。其人振寒而发热也。

此以渴不渴别疸之难治可治，以呕与寒热，辨黄之在表在里也。

今试为黄疸病出其方。谷疸之病，其初多病寒热，其寒热作时，则不食，寒热止时，即或时食。食即热上冲而头眩，内滞塞而心胸不安，湿瘀热郁不解，久久身面发黄，为谷疸，以茵陈蒿汤主之。

此为谷疸证而出其方也。

徐忠可云：前第一段论谷疸，不言寒热，而有小便不通。第二段论谷疸，不言心胸不安，而有小便必难。此独不言及小便，盖谷疸证亦有微甚不同，前所云小便不通，此势之甚急者也。所云阳明病脉迟者，小便必难，乃既见阳明证，而因脉迟挟虚，以致不运，此表病中之间有者也。若此云寒热，则非二三日之病矣。不食，食即头眩，则虽眩而食未尝断，可知矣。故曰久久发黄，见迟之又久，乃相因而为病，其势渐而缓，则小便亦未至不通耳。然观方下注云一宿腹减，此亦必小便不快，而腹微胀可知，但不必专责之耳。谷疸三证，止出一方，盖阳明一至发黄，则久暂皆宜开郁解热，故此方实为主方。若阴黄，则后人以附子合茵陈，乃此方之变也。按心胸不安，与酒疸之心中懊憹亦不同，彼因心中热，至有无可奈何之象，此言不安，反微烦也，即阳明脉迟证，所谓发烦头眩耳。

茵陈蒿汤方

茵陈蒿六两　栀子十四枚　大黄二两

上三味，以水一斗，先煮茵陈，减六升，内二味煮取三升，去滓，分温三服。小便当利，尿如皂角汁状，色正赤，一宿腹减，黄从小便去也。

凡发热而不恶寒，为阳明病。若黄家，当申酉之时，名曰日晡所应其时发热，而反恶寒，此非阳明热证，为女劳得之，以女劳之病在肾，肾之腑为膀胱，申时气血注于膀胱，酉时气血注于肾也。肾为热迫，则膀胱必急，膀胱既急，则少腹亦满，其一身虽尽黄，而额上独黑，一身虽尽热，则足下尤热，因此病势浸淫，肾邪遍于周身，不独额上，而身上俱作黑疸，然其中犹有可疑者，腹胀便溏，证同脾湿，然究其腹胀非水，而如水状，大便必变黑，而时溏，此女劳之病，肾热而气内结，非脾湿而水不行之为病也。但证兼腹满者，为阳气并伤，较为难治，以硝石矾石散主之。

此为女劳疸出其方治也。立论独详，所以补前之未备也。

硝石矾石散方

硝石熬黄、矾石烧，等分

上二味为散，大麦粥汁和服方寸匕，日三服。病随大小便去，小便正黄，大便正黑，是其候也。

酒疸，前论已详，似可毋庸再赘矣。而心中懊憹，为此证第一的据。或热痛，为此证中之更甚者，以栀子大黄汤主之。

此为酒疸而出其方治也。

栀子大黄汤方

栀子十四枚　大黄二两　枳实五枚　豉一升

上四味，以水六升，煮取二升，分温三服。

诸凡病黄家，概属湿热交郁而成。小便为气化之主。但利其小便。下窍气通，则诸气自不能久郁。假令脉浮，则气病全滞于表分，徒利其小便，无益也。当以汗解之，宜桂枝加黄芪汤主之。

此以下皆治正黄疸方也。

徐忠可云：黄疸家，不独谷疸、酒疸、女劳疸有分别，即正黄疸，病邪乘虚，所著不同。予治一黄疸，百药不效而垂毙者，见其偏于上，令服鲜射干一味，斤许而愈。又见有偏于阴者，令服鲜益母草一味，数斤而愈。其凡有黄疸初起，非系谷疸、酒疸、女劳疸者，辄令将车前根、叶子合捣，取自然汁，酒服数碗而愈。甚有卧床不起者，令将车前一味，自然汁数盂，置床头，随意饮之而愈。然则汗下之说，亦设言以启悟，其可无变通耶？

桂枝加黄芪汤方

见水气。

诸黄，缘湿热经久，变为坚燥，譬如罨面，湿合热郁而成黄，热久则湿去而干也。以猪膏发煎主之。

此言黄疸中另有一种燥证，饮食不消，胃胀有燥屎者，而出其方治也。徐氏谓为谷气实所致，并述治友人骆天游黄疸，腹大如鼓，百药不效，服猪膏发灰各四两，一剂而愈。

按：此条师止言诸黄二字，而未详其证，余参各家之说而注之，实未惬意。沈目南注，浮浅又极附会，余素不喜，惟此条确有悟机，姑录而互参之。其云：此黄疸血分通治之方也。寒湿入于血分，久而生热，郁蒸气血不利，证显津枯血燥，皮肤黄而暗晦，即为阴黄，当以猪脂润燥，发灰入血和阴，俾脾胃之阴得其和，则气血不滞，而湿热自小便去矣。盖疸皆因湿热郁蒸，相延日久，阴血必耗，不论气血二分，皆宜兼滋其阴，故云诸黄主之。

猪膏发煎方

猪膏半斤　乱发如鸡子大，三枚

上二味，和膏中煎之，发消药成，分再服。病从小便出。

黄疸病，审其当用表里两解法者，以茵陈五苓散主之。若夫脉沉腹满在里，则为大黄硝石汤证。脉浮无汗在表，则为桂枝加黄芪汤证矣。当知此方非治黄通用之方。

此为黄疸而出表里两解之方也。徐云：治黄疸不贵补，存此以备虚证耳。

茵陈五苓散方

茵陈末，十分　五苓散五分

上二味和，先食饮服方寸匕，日三服。

黄疸，腹满，小便不利而赤，里实也。黄疸最难得汗，若自汗出，表和也。此为表和里实，实者，当下之，宜大黄硝石汤。

此为黄疸而出其里实之方也。视栀子、大黄及茵陈蒿汤较峻。

大黄硝石汤方

大黄、黄柏、硝石各四两　栀子十五枚

上四味，以水六升，煮取二升，去滓，内硝更煮取一升，顿服。

黄疸病，小便当赤短，若小便色不变，而且欲自利，其无内热，确凿有据，可知其腹满而喘，非里实气盛，乃为虚满虚喘也。虽有疸热，亦不可以寒下之药除其热，热除则胃必寒而作哕。哕者，宜先调其胃，降其逆，然后消息治之。以小半夏汤主之。

此为黄疸之虚证，误治增病，而出其救治之方，非谓小半夏汤即能治黄疸也。后人以理中汤加茵陈蒿，颇有意义。

小半夏汤方

见痰饮。

诸黄腹痛而呕者，少阳之木邪克土也。宜柴胡汤。

此言黄疸有土受木克之证，以柴胡汤治其呕痛，亦非谓柴胡汤治诸黄也。止言柴胡汤，未分大小，意者随见证而临时择用也。

柴胡汤方

见呕吐。

男子黄，小便自利，知非湿热交郁之黄，而为土虚其色外现之黄。当与虚劳小建中汤。

此为虚黄证而出其方也。黄证不外于郁，虚得补则气畅而郁开，郁开则黄去矣。单言男子者，谓在妇人则血分有热，正未可知，又当另有消息也。

尤在泾云：黄疸之病，湿热所郁也。故在表者汗而发之，在里者攻而去之，此大法也。乃亦有不湿而燥者，则变清利为润导，如猪膏发煎之治也。不热而寒，不实而虚者，则变攻为补，变寒为温，如小建中之法也。其有兼证错出者，则先治兼证，而后治本证，如小半夏及小柴胡之治也。仲景论黄疸一证，而于正变虚实之法，详尽如此，其心可谓尽矣。

附方

瓜蒂散

治诸黄。方见暍病。

按：《删繁方》云：服讫吐出黄汁，亦治脉浮欲吐者之法也。

千金麻黄醇酒汤

治黄疸。

麻黄三两

上一味，以美酒五升煮取二升半，顿服尽。冬月用酒，春月用水煮之。

惊悸吐衄下血胸满瘀血病脉证第十六

寸口脉动而弱，为惊悸之主脉也。惊自外至，气乱则脉动。动即为惊，悸自内惕，气怯则脉弱。弱则为悸。外有所触，内不自主，则脉动而弱，有惊与悸而并见者，有惊与悸而各见者。

此言惊属外一边，悸属内一边，惊悸并见，为内已虚而外复干之也。

师曰：衄为清道之血，从督脉由风府贯顶下鼻中。其所以上越而妄出者，由肝肾之郁热迫之也。若其人尺脉浮，则知肾有游火矣。目睛晕黄，则知肝有蓄热矣。肝肾之火上冲，则衄未止。若晕黄去，目睛慧了，肝肾之热俱除，故知衄今止。

此言血随火而升也。

又曰：衄既为阳经清道出血，总非阴经所主，彼手足少阳之脉，不能入鼻頞，所以不主衄也。主之者，惟手足太阳、手足阳明四经，太阳行身之表，为开，春生夏长，阳气在表，有开之义也。故从春至夏衄者，属太阳；阳明行身之里，为阖，秋收冬藏阳气在里，有阖之义。故从秋至冬衄者，属阳明。

此以四时合四经，而提衄血之大纲也。四时宜活看。

尤在泾云：血从阴经并冲任而出者，则为吐；从阳经并督脉而出者，则为衄。故衄病皆在阳经，但春夏阳气浮，则属太阳，秋冬阳气伏，则属阳明，为异耳。所以然者，就阴阳言，则阳主外，阴主内；就三阳言，则太阳为开，阳明为阖。少阳之脉，不入鼻頞，故不主衄也。

或问：衄皆在阳是已，然所谓尺脉浮，目睛晕黄者，非阴中事乎？曰：前所谓尺脉浮，目睛晕黄者，言火自阴中出，非言衄自阴中来也。此所谓太阳阳明者，言衄所从出之路也。谁谓病之在阳者，不即为阴之所迫而然耶？

衄家为阴血已亡，不可再汗，以重竭其阴，若汗出必额上陷，中之脉为热所烁而紧急，目得血而能视，血亡则目直视不能眴，阳归于阴则卧，阳亢则不得眠。

此言衄家当以发汗为戒也。知所戒，则知所治矣。况泻心汤、黄土汤皆衄证之方乎！

高士宗云：欲辨衄之重轻，须察衄之冷热。衄出觉热者，乃阳明络脉之血，轻也，治宜凉血滋阴；衄出觉冷者，乃阳明经脉之血，重也，治宜温经助阳。要言不烦，特附录于此。

男元犀按：泻心汤，即凉血之剂；黄土汤，即温经之剂。但后人多用滋阴，究不若养阴引阳之为得矣。

病人面无色，便知其气血衰而不华于面也。身无寒热，便知其外无病，而内自亏也。然经云：察色按脉，当别阴阳。今按其脉，沉为肾，弦为肝，其脉沉弦并见者，是龙雷之火迅发，血随上溢而为衄。若察其面无色，按其脉浮弱，浮为阴虚，弱为阳虚，浮弱之极，手按之即绝者，阳不交于阴，则阴失阳而脱陷，所以下血；若察其面无色，按其脉浮弱，而竟见烦咳者，曷故？盖犹日月出矣，爝火无光，此为胸中之阳不宣，而阴火乘之，乘于心则烦，乘于肺则咳，咳则气逆于上，而血随之，可以必其吐血。

合参此条面无色三字是主，盖人身中阴阳相维，而阴实统于阳。血者阴也，故阳能统阴，则血无妄出。今面无色，知其阳和不足，阳和不足则阴火乘之，假令脉平，则如平人无事，尚可支持而度日也。今观其面，既已无色，察其证，又无表邪之寒热，而诊其脉，何以忽见此沉弦之象？当知沉为肾，弦为肝，沉弦并见，为肝肾之气不靖，龙雷之火肆逆于上，迫血奔于清道，则为衄矣。若面无色，其脉不为沉而为浮，不为弦而为弱。浮为阴虚，弱为阳弱，极其虚弱之象，以手按即绝，此为阴阳两虚。而阳为阴主，若虚在下焦之阴，无元阳以维之，而血下漏矣。面无色，脉浮弱，按之绝者，忽见烦咳证，烦属心，咳属肺，心肺病，而胸中之阳，不能以御阴火，血随虚火涌于浊道，则从口出矣。以上三条，皆起于真阳不足，血无所统，故治血之良法，大概苦寒不如甘温，补肾必兼补脾，所以黄土汤原治先便后血之证。其方下小注云：亦主吐衄，此即金针之度也。余每用此方，以干姜易附子，以赤石脂一斤代黄土，取效更捷，甚者加干侧柏四两，鲜竹茹六斤。

夫人卒然吐血，血后不咳，其证顺而易愈，若咳逆上气，则阴虚而阳无附丽矣。若其脉数而身有热，夜间不得卧者，是既耗之阴，而从独胜之阳，有不尽不已之势，主死。

此言血后真阴亏而难复也。若用滋润之剂，恐阴云四合，龙雷之火愈升；若用辛温之方，又恐孤阳独胜，而燎原之势莫当，师所以定其死而不出方也。余于死证中觅一生路，用二加龙骨汤加阿胶，愈者颇多。

吐血，有不尽由于气虚不摄者，亦有不尽由于阴虚火盛者。夫不有酒客热积于胃，而上熏于肺者乎？熏于肺，则肺为热伤，未有不咳者，咳则击动络脉，必致吐血，此与上言吐血分途，以其因极过度所致也。

此言酒客吐血，专主湿热而言。凡湿热盛者，皆可作酒客观也。师未出方，余用泻心汤及猪苓汤，或五苓散去桂加知母、石膏、竹茹多效。

寸口脉轻按弦而重按大，弦则为阳气微而递减，大则为外盛而中芤，减则阳不自振为诸寒，芤则阴不守中，为中虚，虚寒相搏，此名为革。革脉不易明，以弦减芤虚二脉形容之，则不易明者，明矣。见此脉者，妇人则不能安胎而半产，不能调经而漏下，男子则亡血。

此因上二节，一言阴虚，一言阳盛，恐人误走滋阴泻火一路，故于此节急提出虚寒失血之证，以见阳虚阴必走也，可见古人立言精密。

上言衄家不可汗，虑其亡阴，然而不止亡其阴也。凡亡血者，既亡其阴，不可发其表，更伤其阳，若服表药，令其汗出，阳不外固，即寒栗阴不内守，而动振。

此遥承上节衄后复汗为竭其阴，此则并亡其阳也。

试言瘀血之证。病人血瘀，则气为之不利而胸满，血瘀不荣于唇则唇痿，血瘀而色应于舌，则舌青，血瘀而气不化液，则口燥，但欲漱水，而不欲咽，上虽燥而中无热也。病非外感，则身无寒热，脉微大来迟，以血积经隧，则脉涩不利也。腹本不满，而其人竟自言我满，外无形而内有滞，知其血积在阴，而非气壅在阳也，此为有瘀血。

病者如有热状，烦满，口干燥而渴，既现如此之热状，应见数大之热脉，乃其脉反无热，此非阳之外扰。为阴之内伏，阴者何？是即瘀血也，瘀属有形。当下之。

此二节，辨瘀血之见证也。

徐忠可云：仲景论妇人有瘀血，以其证唇口干燥，故知之，则此所谓唇痿口燥，即口干燥，足证瘀血证无疑矣。然前一证言漱不欲咽，后一证又言渴，可知瘀血不甚，则但漱水，其则亦有渴者，盖瘀久而热郁也。

试为惊者出其方。火邪者，所包者广，不止以火迫劫亡阳惊狂一证，然举其方治，可以启其悟机，但认得火邪为主，即以桂枝去芍药加蜀漆牡蛎龙骨救逆汤主之。

此为惊证出其方也。以火邪二字为主，而其方不过举以示其概也。

徐忠可云：惊悸似属神明边病，然仲景以此冠于吐衄下血及瘀血之上，可知此方重在治其瘀结，以复其阳，而无取乎镇坠，故治惊全以宣阳散结宁心去逆为主。至于悸，则又专责之痰，而以半夏麻黄发其阳，化其痰为主，谓结邪不去，则惊无由安，而正阳不发，则悸邪不去也。

桂枝去芍药加蜀漆牡蛎龙骨救逆汤方

桂枝去皮，三两　甘草炙，二两　龙骨四两　牡蛎五两　生姜三两　大枣十二枚　蜀漆洗去腥，三两

上为末，以水一斗二升，先煮蜀漆二升，内诸药煮取三升，去滓，温服一升。

为悸者出其方。心下悸者，半夏麻黄丸主之。

此为悸证出其方也。但悸证有心包血虚火旺者，有肾水虚而不交于心者，有肾邪凌心者，有心脏自虚者，有痰饮所致者，此则别无虚证，惟饮气为之病欤！

半夏麻黄丸方

半夏、麻黄各等分

上二味末之，炼蜜和丸小豆大，饮服三丸，日三服。

为吐血不止者出其方。凡吐血者，热伤阳络，当清其热，劳伤阴络，当理其损。今吐血服诸寒凉止血之药而不止者，是热伏阴分，必用温散之品宣发其热，则阴分之血，不为热所迫而自止，以柏叶汤主之。

此为吐血不止者出其方也。吐血无止法，强止之，则停瘀而变证百出，惟导其归经，是第一法，详于《时方妙用》《三字经》《实在易》三书，不赘。又徐氏谓此方有用柏叶一把，干姜三片，阿胶一挺合煮，入马通汁一升服。无马通以童便代之，存参。

柏叶汤方

柏叶、干姜各三两　艾三把

上三味，水五升，取马通汁一升，合煮，取一升，分温再服。《千金》加阿胶三两亦佳。

为先便后血者出其方。凡下血，先便后血，此远血也，以黄土汤主之。尤在泾云：下血先便后血者，以脾虚气寒，失其统御之权，以致胞中血海之血，不从冲脉而上行，外达渗漏于下而失守也。脾去肛门远，故曰远血。

高士宗云：大便下血，或在粪前，或在粪后，但粪从肠内出，血从肠外出。肠外出者，从肛门之宗眼出也。此胞中血海之血，不从冲脉而上行外达，反渗漏于下，用力大便，血随便出矣。

徐忠可云：下血较吐血，势顺而不逆，此病不在气也，当从腹中求责。故以先便后血，知未便时，气分不动，直至便后努责，然后下血，是内寒不能温脾，脾

元不足，不能统血，脾居中土，自下焦而言之，则为远矣。故以附子温肾之阳，又恐过燥，阿胶、地黄壮阴为佐；白术健脾土之气，土得水气则生物，故以黄芩、甘草清热；而以经火之黄土与脾为类者，引之入脾，使脾得暖气，如冬时地中之阳气，而为发生之本，真神方也。脾肾为先后天之本，调则营卫相得，血无妄出，故又主吐衄。愚谓吐血自利者，尤宜之。愚每用此方，以赤石脂一斤，代黄土如神，或以干姜代附子，或加鲜竹茹、侧柏叶各四两。

黄土汤方

亦主吐衄。

甘草、干地黄、白术、附子炮，各三两　阿胶三两　黄芩三两　灶中黄土半斤

上七味，以水八升，煮取三升，分温三服。

为先血后便者出其方。凡下血，先血后便，此近血也。以赤豆当归散主之。方见狐惑中。

尤在泾云：下血先血后便者，由大肠伤于湿热，热气太盛，以致胞中血海之血，不能从冲脉而上行，渗漏于下而奔注也。大肠与肛门近，故曰近血。

为吐血、衄血、血妄行不止者出其方。病人心中之阴气不足，则阳独盛，迫其胞中血海之血，出于浊道，则为吐血。迫其胞中血海之血，出于清道，则为衄血，须以苦寒下瘀之药，降其火，火降则血无沸腾之患矣。宜泻心汤主之。

此为吐血衄血之神方也。妙在连芩之苦寒，泄心之邪热，即所以补心之不足；尤妙在大黄之通，止其血，而不使其稍停余瘀，致血愈后酿成咳嗽虚劳之根。且釜下抽薪，而釜中之水自无沸腾之患。此中秘旨，非李时珍、李士材、薛立斋、孙一奎、张景岳、张石顽、冯楚瞻辈所能窥及。《济生》用大黄、生地汁治衄血，是从此方套出。

泻心汤方

大黄二两　黄连、黄芩各一两

上三味，以水三升，煮取一升，顿服之。

按：《金匮》所论血证，虽极精微，而血之原委，尚未明示，以致后人无从窥测。余阅高士宗、张隐庵书，视各家大有根据，但行文滞晦繁冗，读者靡靡欲卧，今节录而修饰之，以补《金匮》所未及。人身毛窍之内，则有孙络、孙络之内，则有横络，横络之内，则有经焉，经与络皆有血也。其孙络横络之血，起于胞中之血海，乃冲任之所主。经云：冲脉于脐左右之动脉是也。脐下为小腹，小腹两旁为少腹，少腹者厥阴肝脏，胞中血海之所居也。以血海居膀胱之外，名曰胞中，居血海之内，故曰膀胱者，胞之室也。其血则热肉充肤，澹渗皮毛，

皮毛而外，肺气主之，皮毛之内，肝血主之，盖以冲任之血，为肝所主，即所谓血海之血也。行于络脉，男子络唇口而生髭须，女子月事以是时下，此血或表邪迫其妄行，或肝火炽盛，或暴怒伤肝而吐者，以致胞中之血，不充于肤腠皮毛，反从气冲而上涌于胃脘，吐此血者，其吐必多，吐虽多而不死，盖以有余之散血也。其经脉之血，则手厥阴心包主之，乃中焦取汁以奉生身之血也。行于经隧，内养其筋，外荣于脉，莫贵于此，必不可吐，吐多必死也。经云：阳络伤则吐血，阴络伤则便血，此血海之血也。即上所言络血。一息不运，则机针穷，一丝不续，则霄壤判，此经脉之血也。营行脉中，如机针之转环，一丝不续，乃回则不转，而霄壤判矣。是以有吐数口而即死者，非有伤于血，乃神气不续也。然高士宗以络血经血，分此证之轻重死生，可谓简括。第有从血海而流溢于中，冲脉与少阴之大络，起于肾，上循背里，心下夹脊多血，虽不可与精专者，行于经隧，以奉生身之血并重，而视散于脉外，充于肤腠皮毛之血，贵贱不同。如留积于心下，胸中必胀，所吐亦多，而或有成块者，此因焦劳所致。若屡吐不止，或咳嗽成劳怯，或伤肾脏之原，而后成虚脱，所谓下厥上竭，为难治也。喻嘉言《寓意草》以阿胶煮汤，送下黑锡丹。其有身体不劳，内无所损，卒然咯血数口，或紫或红，一咯便出者，为脾络之血。脾之大络，络于周身，络脉不与经脉和谐，则有此血，下不伤阴，内不伤经，此至轻至浅之血，不药亦愈。若不分轻重，概以吐血之法治之，如六味地黄汤、三才汤，加藕节、白及、阿胶、黑栀子之类。致络血寒凝，变生怯弱咳嗽等病，医之过也。总而言之，治络之血，当调其荣卫，和其三焦，使三焦之气和于荣卫，荣卫之气下合胞中，气归血附，即引血归经之法也。其经脉之血，心包主之，内包心，外通脉，下合肝。合肝者，肝与心包皆为厥阴，同一气也。若房劳过度，思虑伤脾，则吐心包之血也。吐此血者，十无一生，惟药不妄投，大补心肾，重服人参。《十药神书》用人参一两，顿服。可于十中全其一二，若从血海流溢于心包而大吐，与心包之自伤而吐者有别，以由病络而涉于经，宜从治络血之法，引其归经可也。又五脏有血，六腑无血，试观剖诸兽腹中，心下夹脊包络中多血，肝内多血，心中有血，脾中有血，肺中有血，肾中有血，六腑无血。吐心脏之血者，一二口即死；吐肺脏之血者，形如血丝；若吐肾脏之血，形如赤豆，五七日必死。若吐肝脏之血，有生有死，贵乎病者能自养，医者善调治尔。脾脏之血，即前咯血是也。按：此脾络血，非脾脏血也，有因腹满而便血唾者，为脾虚不能统摄也。凡吐血多者，乃胞中血海之血，医者学不明经，指称胃家之血。夫胃为仓廪之官，受承水谷，并未有血，谓胞中血海之血，为六淫七情所迫，上冲于胃脘而出则可，若谓胃中有血则不可也。

卷 八

呕吐哕下利病脉证治第十七

夫呕吐，或谷或水，或痰涎，或冷沫，各不相同。今呕家因内有痈脓，与诸呕自当另看，切不可治呕，俟其痈已脓尽则呕自愈。

此以痈脓之呕撇开，以起下文诸呕也。

呕家必有停痰宿水，若先呕却渴者，痰水已去，而胃阳将复。此为欲解；先渴却呕者，因热而饮水过多，热虽去而饮仍留，此为水停心下，此属饮家。新水之致呕者其一，又呕家水从呕去，本当作渴，今反不渴者，心下著，有支饮愈动而愈出故也，此属支饮。宿水之致呕者又其一。

此以呕后作渴为欲解，先渴后呕为停饮，呕而不渴为支饮也。

问曰：病人脉数，数为热，热则当消谷引饮，而反吐者，何也？师曰：数不尽为热也。而虚者亦见数脉，以过发其汗，令阳微，膈气虚，其脉乃数，此数不为胃热而为客热，揆其所以不能消谷，皆胃中虚冷故也。又脉弦者，肝邪之象也。土虚而木乘之，虚则受克也。今胃气匮乏无余，朝食暮吐，变为胃反。推其致病之由，寒本在于上，而医反下之，土气大伤，令脉反弦，故名曰虚。

此言误汗而脉数，误下而脉弦，当于二脉中认出虚寒为胃反之本也。

上言数为客热，今再推言及脉微而数乎？盖寸口脉微而数，微则卫虚而无气，无气则营气随卫气而俱虚，营气随之虚则血日见不足，血不足虽见阴火之数脉，而上焦之宗气大虚，则胸中必冷。

此承上节数为客热，而推言脉微而数者为无气，而非有热也。

尤在泾云：合上二条言之，客热固非真热，不可以寒治之；胸中冷亦非真冷，不可以热治之，是皆当以温养真气为主。真气，冲和纯粹之气。此气浮则生热，沉则生冷，温之则浮热自收，养之则虚冷自化。若热以寒治，寒以热治，则真气愈虚，寒热内贼，而其病愈甚矣。

上言胃气无余，变为胃反，今且由胃而推言及脾乎？盖胃者阳也，脾者阴也。趺阳脉浮而涩，浮则为胃之阳虚，涩则为阴虚而伤在脾，脾伤则胃中所纳之谷而不能消磨，化为糟粕而出朝食暮吐，暮食朝吐，宿谷不化，不下行而上出名曰胃反。若脉和缓，其土气尚未败也。倘若邪甚而紧液竭而涩，其病难治。

此承上节胃气无余，变为胃反，而推言其病之并在于脾也。

病人欲吐者，病势在上，不可强下之。

哕虽在上，而腹满，却不在上，是病在下而气溢于上也。当视其二阴之在前在后，知何部不利，以药利之而愈。

此二节，言病势之欲上欲下，宜顺其势而利导之也。哕病应归橘皮竹茹汤节中，此特举之，与上节为一上一下之对子，非错简也。

胸为阳位，呕为阴邪，使胸中阳气足以御邪，则不呕，即呕而胸亦不满，若呕而胸满者，是阳不治，而阴乘之也。以吴茱萸汤主之。

此言浊阴居阳位，呕而胸满也。

吴茱萸汤方

吴茱萸一升　人参三两　生姜六两　大枣十二枚

上四味，以水五升，煮取三升，温服七合，日三服。

有声无物谓之干呕，无物则所吐者尽是涎沫，更兼头痛者，是寒气从经气上攻于头也，以吴茱萸汤主之。温补以驱浊阴，又以折逆冲之势也。

此承上节而补出吐涎沫头痛，以明此证用此汤之的对也。

李氏云：太阴少阴从足至胸，俱不上头，二经并无头痛证，厥阴经上出额，与督脉会于巅，故呕吐涎沫者，里寒也；头痛，寒气从经脉上攻也。不用桂附用吴茱萸者，以其入厥阴经故耳。余皆温补散寒之药。

阳不下交而上逆，则呕阴不上交而独走则肠鸣，其升降失常，无非由于心下痞所致者，以半夏泻心汤主之。

此为呕证中有痞而肠鸣者，出其方也。此虽三焦俱病，而中气为上下之枢，但治其中，而上呕下鸣之证俱愈也。

半夏泻心汤方

半夏洗，半升　黄芩、干姜、人参、甘草炙，各二两　黄连一两　大枣十二枚

上七味，以水一斗，煮取六升，去滓，再煮取三升，温服一升，日三服。

干呕，胃气逆也。若下利清谷，乃肠中寒也。今干呕而下利浊粘者，是肠中热也。可知为热逆之呕，利为挟热之利，以黄芩加半夏生姜汤主之。

此言热邪入里作利，而复上行而为呕也。与《伤寒论》大同小异。

黄芩加半夏生姜汤方

黄芩、生姜各三两　甘草二两　芍药一两　半夏半升　大枣十二枚

上六味，以水一斗，煮取三升，去滓，温服一升，日再，夜一服。

有声有物为呕，有物无声为吐。诸呕吐，有寒有热，食入即吐，热也；朝食暮吐，寒也。而此则非寒非热，但觉痰凝于中，食谷不得下咽者，以小半夏汤主之。祛停饮，散气结，降逆安胃自效。

此为呕吐而谷不得下者，而出其总治之方也。

小半夏汤方

见痰饮。

呕吐而饮病在于膈上，饮亦随呕吐而去，故呕吐之后思水者，知其病已解，急以水少少与之。以滋其燥，若未曾呕吐，而先思水者，为宿有支饮，阻其正津而作渴，渴而多饮，则旧饮未去，新饮复生，法宜崇土以逐水，以猪苓散主之。

此遥承第二节之意而重申之，并出其方治也。

猪苓散方

猪苓、茯苓、白术各等分

上三味，杵为散，饮服方寸匕，日三服。

呕而心烦，心中懊憹，内热之呕也。今呕而脉弱，正气虚也。小便复利，中寒盛也。身有微热，见厥者，正虚邪盛，而阻格其升降之机也。此为表里阴阳之气不相顺接，故为难治，以四逆汤主之。

此为虚寒而呕者出其方治也。阴邪逆则为呕，阳虚而不能摄阴，则小便利，真阴伤而真阳越，则身有微热，而虚阳又不能布护周身，而见厥脉弱者，此表里阴阳气血俱虚之危候也。此症虚实并见，治之当求其本矣。

四逆汤方

附子生用，一枚　干姜一两半　甘草炙，二两

上三味，以水三升，煮取一升二合，去滓，分温再服。强人可大附子一枚，干姜三两。

四逆汤，为少阴之专剂，所以救阴枢之折也。然少阴为阴枢，少阳为阳枢，病主呕，今呕而不厥发热不微者，是少阳相火之病也。以小柴胡汤主之。

此与上节，为一阴一阳之对子。少阴厥而微热，宜回其始绝之阳，少阳不厥而发热，宜清其游行之火。

小柴胡汤方

柴胡半斤　半夏半升　黄芩、人参、甘草、生姜各三两　大枣十二枚

上七味，以水一斗，煮取六升，去滓再煎，取三升，温服一升，日三服。

胃主纳谷，其脉本下行，今反挟冲脉之气而上逆，名曰胃反。胃反呕吐者，以大半夏汤主之。

此为胃反证，出其正方也。《千金》治胃反不受食，食入而吐。《外台》治呕，心下痞硬者，可知此方泛应曲当之妙也。俗医但言半夏治痰，则失之远矣。

大半夏汤方

半夏二升　人参三两　白蜜一升

上三味，以水一斗二升，和蜜扬之二百四十遍，煮药，取二升半，温服一升，余分再服。

又有阳明有热，大便不通，得食则两热相冲。食已即吐者，以大黄甘草汤主之。

此为食入即吐者出其方治也。东垣谓幽门不通，上冲吸门者，本诸此也。《外台》治水，可知大黄亦能开脾气之闭，而使散精于肺，通调水道，下输膀胱矣。

大黄甘草汤方

大黄二两　甘草一两

上二味，以水三升，煮取一升，分温再服。

胃反病为胃虚挟冲脉而上逆者，取大半夏汤之降逆，更取其柔和以养胃也。今有挟水饮而病胃反，若吐已而渴，则水饮从吐而俱出矣。若吐未已而渴，欲饮水者，是旧水不因其得吐而尽，而新水反因其渴饮而增，愈增愈吐，愈吐愈饮，愈渴愈吐，非从脾而求输转之法，其吐与渴，将何以宁？以茯苓泽泻汤主之。

此为胃反之因于水饮者，而出其方治也。此方治水饮，人尽知之，而治胃反，则人未必知也，治渴，更未必知也。然参之本论猪苓散，《伤寒论》五苓散、猪苓汤，可以恍然悟矣。且《外台》用此汤治消渴脉绝胃反者，有小麦一升，更得其秘。

李氏云：五苓散治外有微热，故用桂枝。此证无表热而亦用之者，以桂枝非一于攻表之药也，乃彻上彻下，可外可内，为通行津液，和阳治水之剂也。

茯苓泽泻汤方

茯苓半斤　泽泻四两　甘草、桂枝各二两　白术三两　生姜四两

上六味，以水一升，煮取三升，内泽泻再煮，取二升半，温服八合，日三服。

前言先吐却渴为欲解者，以其水与热随吐而俱去，今吐后渴欲得水，且以水不足以止其燥，而贪饮不休者，是水去而热存也。以文蛤汤主之。方中有麻杏生姜等，除热导水外，兼主微风，脉紧头痛。

此为吐后热渴而出其方也。

文蛤汤方

麻黄三两　杏仁五十枚　大枣十二枚　甘草、石膏、文蛤各五两　生姜三两

上七味，以水六升，煮取二升，温服一升，汗出即愈。

干呕吐逆，胃中气逆也。吐涎沫，上焦有寒，其口多涎也。以半夏干姜散主之。

此为胃寒干呕者而出其方也。

徐忠可云：此比前干呕吐涎沫头痛条，但少头痛，而增吐逆二字，彼用茱萸汤，此用半夏干姜散，何也？盖上焦有寒，其口多涎，一也。然前有头痛，是浊阴上逆，格邪在头为疼，与浊阴上逆，格邪在胸而满相同，故俱用人参姜枣助阳，而以茱萸之苦温，下其浊阴，此则吐逆，明是胃家寒重，以致吐逆不已，故不用参，专以干姜理中、半夏降逆。谓与前浊阴上逆者，寒邪虽同，有高下之殊，特未至格邪在头在胸，则虚亦未甚也。

半夏干姜散方

半夏、干姜各等分

上二味，杵为散，取方寸匕，浆水一升半煮取七合，顿服之。

病人寒邪搏饮，结于胸中，阻其呼吸往来出入升降之机，其证似喘不喘，似呕不呕，似哕不哕，寒饮与气，相搏互击，逅处心脏，欲却不能，欲受不可，以致彻心中愦愦无可奈何之状，而不能明言者，以生姜半夏汤主之。

此为寒邪搏饮，似喘似呕似哕而实非者，出其方治也。

徐忠可云：喘呕哕，俱上出之象。今有其象，而非其实，是膈上受邪，未攻肺，亦不由胃，故曰胸中。又曰：彻心中愦愦无奈，彻者，通也。谓胸中之邪既重，因而下及于心，使其不安，其愦愦无可奈何也。生姜宣散之力，入口即行，故其治最高，而能清膈上之邪，合半夏并能降其浊涎，故主之。与茱萸之降浊阴，干姜之理中寒不同，盖彼乃虚寒上逆，此惟客邪搏饮于至高之分耳。然此即小半夏汤，彼加生姜煎，此用汁而多，药性生用则上行，惟其邪高，故用汁而略煎，因即变其汤名，示以生姜为君也。

生姜半夏汤方

半夏半升　生姜汁一升

上二味，以水三升煮半夏取二升，内生姜汁煮取一升半，小冷，分四服。日三夜一，呕止停后服。

彼夫初病，形气俱实，气逆胸膈间，以致干呕与哕，若手足厥者，气逆胸膈，不复行于四肢也。以橘皮汤主之。

此为哕之不虚者而出其方治也。古哕证即今之所谓呃也。要知此证之厥，非无阳，以胃不和，而气不至于四肢也。

橘皮汤方

橘皮四两　生姜半斤

上二味，以水七升煮取三升，温服一升，下咽即愈。

更有胃虚而热乘之，而作哕逆者，以橘皮竹茹汤主之。

此为哕逆之挟虚者出其方治也。

徐忠可云：此不并兼言，是为胃虚而冲逆为哕矣。然非真元衰败之比，故参甘培胃中元气，而以橘皮竹茹，一寒一温，下其上逆之气，亦由上焦阳气不足以御之，乃呃逆不止，故以姜枣宣其上焦，使胸中之阳，渐畅而下达，谓上焦固受气于中焦，而中焦亦禀受于上焦，上焦既宣，则中气自调也。

橘皮竹茹汤方

橘皮二斤　竹茹二升　大枣三十枚　生姜半斤　甘草五两　人参三两

上六味，以水一斗煮取三升，温服一升，日三服。

总而言之，病证不同，而挈要之道，在气则曰阴阳，在身则曰脏腑。夫六腑之气阳也，阳气虚绝不温于外者，手足无阳以运之，则时觉畏寒，胸中无阳以御下焦之阴，则呕吐哕之类，皆为阴逆上气，且脚下无阳气之运而生寒，寒主收引而为缩；五脏之气阴也，阴气虚绝不守于内者，则下利不禁，下利之甚者，阴脱不随阳气以运行，则手足不仁。

此提出脏腑以阳绝阴绝，为危笃证指出两大生路，总结上文呕吐哕等证，并起下文利证，此于上下交界处著神。

沈目南云：六腑为阳，气行于外，盖胃为众腑之原，而原气衰，阳不充于四肢，则众腑之阳亦弱，故手足寒，上气脚缩，即阳虚而现诸寒收引之象也。诸脏属阴，藏而不泻，然五脏之中，肾为取阴之主，真阳所寄之地，但真阳衰微，则五脏气皆不足，胃关不阖，泻而不藏，则利不禁，而下甚，甚者阳气脱，而阴血痹著不行，故手足不仁。此仲景本意，欲人治病以胃肾为要也。

下利证，有重轻，当以脉别之。假如下利脉沉者，主里。弦者，主急，见是脉者，则知其里急下重，脉大者为邪盛，又为病进，见是脉者为未止，微弱者，正衰而邪亦衰也。数者，阳之象也。脉微弱中而见数者，则为阳气将复，故知其利欲自止，虽下利以发热为逆证，而既得微弱中见数之脉，邪去正复，发热必自已而不死。

此以脉而别下利之轻重也。《内经》以肠澼身热则死，寒则生，此言虽发热不死者，以微弱数之脉，知其邪去而正将自复，热必不久而自退，正与《内经》之说相表里也。

下利手足厥冷，阳陷下，不能行于手足也。无脉者，阳陷下，不能充于经脉也。灸之，起陷下之阳，手足应温，而竟不温。然手足虽不温，而犹望其还为吉兆。若脉亦不还，反加微喘者，是下焦之生气，不能归元，而反上脱也，必死。所以然者，脉之元始于少阴，生于趺阳，少阴趺阳，为脉生始之根，少阴脉不至，则趺阳脉不出，故少阴在下，趺阳在上，故必少阴上合而负于趺阳者，戊癸相合，脉气有根，其证为顺也。其名负，奈何？如负载之负也。

此言下利阳陷之死证，而并及于脉之本原也。

下利大热而渴，则偏于阳，无热不渴，则偏于阴，皆未能即愈。若有微热而渴，则知其阴阳和也。脉弱者，则知其邪气去也。见此脉证，今自愈。

下利脉数，为热利也。若身无大热，止有微热汗出，其热亦随汗而衰矣。今自愈；设脉紧者，为表邪未衰，故为未解。

下利以见阳为吉。若脉数而渴者，是阳能胜阴，今自愈；表和热退，而脉数与渴。设不差，必圊脓血，以里有热反动其血故也。下利，脾病也。弦，肝脉，脾病忌见肝脉，若下利脉反弦，似非美证，但弦中浮而不沉，兼见外证，发热，身汗者，其弦不作阴脉看，与脉数有微热汗出一例，当自愈。

下利而矢气不已者，是气滞而乱，又在寒热之外，但当利其小便。小便利，则气化而不乱矣。

下利属寒者，脉应沉迟，今寸脉反浮数，其阳强可知。尺中自涩者，其阴弱可知，以强阳而加弱阴，必圊脓血。

前章既言下利脉微弱数，为欲自止，虽发热不死，此六节即承前意而言脉证虽或有参差，其内邪喜于外出，则一理也。但变热者，必见血耳。

下利清谷，为里虚气寒也，宜温其中。不可攻其表，若服表药，令其汗出，则阳虚者气不化，必胀满。

此言里气虚寒，不可误汗以变胀也。

下利脉沉而迟，其为阴盛阳虚无疑矣。阳虚则气浮于上，故其人面少赤，虽身有微热，尚见阳气有根，其奈阳不敌阴，为下利清谷而不能遽止者，是阳热在上，阴寒在下，两不相接，惟以大药救之，令阴阳和，上下通。必郁冒汗出而解，然虽解而病人必微厥，所以然者，其面戴阳，阳在上而不行于下，下焦阳虚故也。

此言三阳之阳热在上，而在下阴寒之利，可以冀其得解。师于最危急之证，审其一线可回者，亦不以不治而弃之，其济人无已之心，可谓至矣。

下利后，中土虚也。中土虚，则不能从中焦而注于手太阴，故脉绝，土贯四旁，而主四肢，土虚则手足厥冷，脉以平旦为纪，一日一夜，终而复始，共五十度而大周于身，晬时为循环一周，而脉得还。手足温者，中土之气将复，复能从中焦而注于太阴，故生，脉不还者，中土已败，生气已绝，故死。

此言生死之机，全凭于脉，而脉之根，又藉于中土也。其脉生于中焦，从中焦而注于手太阴，终于足厥阴，行阳二十五度，行阴二十五度，水下百刻一周，循环至五十度，而复会于手太阴。故还与不还，必视乎晬时也。

通脉四逆汤、白通汤或加胆尿，皆神剂也。

前皆言下利，此复言利后，须当分别。

下利后，腹胀满，里有寒也。身体疼痛者，表有寒也。一时并发，当以里为急。先温其里，乃攻其表。所以然者，恐里气不充，则外攻无力，阳气外泄，则里寒转增也。温里宜四逆汤，攻表宜桂枝汤。

此为寒而下利，表里兼病之治法也。

桂枝汤方

桂枝、芍药、生姜各三两　甘草二两　大枣十二枚

上五味，㕮咀，以水七升，微火煮取三升，去滓适寒温，服一升。服已须臾，啜热稀粥一升，以助药力。温覆令一时许，遍身漐漐，微似有汗者益佳，不可令如水淋漓，病必不除。若一服汗出，停后服。

然亦有实邪之利，所谓承气证者，何以别之？下利三部脉皆平，不应胸中有病，然按之心下坚者，此有形之实证也。其初未动气血，不形于脉，而杜渐即在此时，法当急下之，宜大承气汤。

下利脉迟者，寒也。而迟与滑俱见者，不为寒，而为实也，中实有物，能阻其脉行之期也，实不去，则利未欲止，急下之，宜大承气汤。

下利脉本不滑，而反滑者，为有宿食，当有所去，下乃愈，宜大承气汤。

下利已差，至其年月日时复发者，陈积在脾，脾主信而不愆期。以前此之积病去而不尽故也。当下之，宜大承气汤。

此言下利有实邪者，不问虚实久暂皆当去之，不得迁延养患也。

大承气汤

见痉病。

然大承气外，又有小承气之证，不可不知。下利谵语者，火与阳明之燥气相合，中有燥屎也，燥屎坚结如羊屎，若得水气之浸灌不骤者，可以入其中，而润之使下，若荡涤过急，如以水投石，水去而石自若也。故不用大承气，而以小承气汤主之。

此言为下利谵语，下不宜急者，出其方治也。

小承气汤方

大黄四两　枳实三枚　厚朴炙，二两

上三味，以水四升，煮取一升二合，去滓，分温二服，得利即止。

下利便脓血者，由寒郁转为温热，因而动血也。以桃花汤主之。

此为利伤中气，及于血分，即《内经》阴络伤则便血之旨也。桃花汤，姜、米以安中益气，赤石脂入血分而利湿热。后人以过涩疑之，是未读《本草经》之过也。

桃花汤方

赤石脂一半全用、一半研末，一斤　干姜一两　粳米一升

上三味，以水七升，煮米熟，去滓，温服七合，内赤石脂末，方寸匕。若一服愈，余勿服。

热利下重者，热邪下入于大肠，火性急速，邪热甚，则气滞壅闭其恶浊之物，急出，而未得遽故也，以白头翁汤主之。

此为热痢之后重，出其方治也。辨证全在后重，而里急亦在其中。

白头翁汤方

白头翁二两　黄连、黄柏、秦皮各三两

上四味，以水七升，煮取三升，去滓，温服一升，不愈更服。

前既言下利后之厥冷矣，今更请言下利后之烦乎。下利后，水液下竭，火热上盛，不得相济，乃更端复起而作烦，然按之心下濡者，非上焦君火亢盛之烦，乃下焦水阴不得上济之烦，此为虚烦也，以栀子豉汤主之。

此为利后更烦者出其方治也。下利后二条，一以厥冷，一以虚烦，遥遥作

对子，汉文之奥妙处，不可不细绎之。

栀子豉汤方

栀子擘，十四枚　香豉绵裹，四合

上二味，以水四升，先煮栀子得二升半，内豉煮取一升半，去滓，分二服，温进一服，得吐则愈。末八字，宜从张氏删之。

屎水杂出，而色不太黄，名为下利清谷，里寒而格其外热，阳气外散而汗出阳气虚微而厥，以通脉四逆汤主之。

此为下利阴内盛而阳外亡者，出其方治也。里不通于外，而阴寒内拒，外不通于里，而孤阳外越，非急用大温之剂，必不能通阴阳之气于顷刻。上言里热下利而为下重，此言里寒下利而为清谷，隔一节，以寒热作对子。

通脉四逆汤方

附子生用，一枚　干姜强人可四两，二两　甘草炙，二两

上三味，以水三升，煮取一升二合，去滓，分温再服。

下利，肺痛，紫参汤主之。

赵氏曰：大肠与肺合，大抵肠中积聚，则肺气不行，肺有所积，大肠亦不固，二害互为病。大肠病而气塞于肺者痛，肺有积者亦痛，痛必通用，紫参通九窍，利大小肠，气通则痛愈，积去则利自止。

喻氏曰：后人有疑此非仲景之方者，夫讵知胃肠有病，其所关全在肺气耶，程氏疑是腹痛。《本草》云：紫参治心腹积聚，寒热邪气。

余忆二十岁时，村中桥亭新到一方士，蓬头跣足，腊月冷食露卧。自言悬壶遍天下，每诊一人，只取铜钱八文，到十人外，一文不取。人疑不敢服其药，间有服之者，奇效。掀髯谈今古事，声出金石，观者绕于亭畔。时余在众人中，渠与余拱而立曰：我别老友二十年矣。我乐而汝当苦奈何？随口赠韵语百余言，皆不可解。良久又曰：士有书，农医无书，重在口传，汉人去古未远，得所传而笔之，归其名于古，即于本经中指出笔误十条，紫参其一也。南山有桔梗，似人参而松，花开白而带紫，又名紫参等语。余归而考之，与书不合，次早往问之，而其人去无踪迹矣。始知走江湖人，专好作不可解语以欺人，大概如此。渠妄言之，而予不能妄听之也。今因注是方，而忆及紫参即桔梗之说，颇亦近似，姑附之以广见闻。

紫参汤方

紫参半斤　甘草三两

上二味，以水五升，先煮紫参取二升，内甘草煮取一升半，分温三服。

气利，诃黎勒散主之。

沈目南云：此下利气之方也。前云当利小便，此以诃黎勒味涩性温，反固肺气大肠之气，何也？盖欲大肠之气不从后泄，则肺旺木平，气走膀胱，使小便自利，正为此通则彼塞，不用淡渗药，而小便自利之妙法也。

诃黎勒散方

诃黎勒煨，十枚

上一味，为散，粥饮和，顿服。

附方

千金翼小承气汤

治大便不通，哕数谵语。方见上。

外台黄芩汤

治干呕下利。

尤在泾云：此与前黄芩加半夏生姜汤治同，而无芍药、甘草、生姜，有人参、桂枝、干姜，则温里益气之意居多。凡中寒气少者，可于此取法焉。其小承气汤，即前下利谵语有燥屎之法，虽不赘可也。

黄芩、人参、干姜各三两　桂枝一两　大枣十二枚　半夏半斤

上六味，以水七升，煮取三升，温分三服。

次男元犀按：《金匮》此篇，论证透发无遗。惟方书所谓隔食证，指胃脘干枯，汤水可下，谷气不入者，《金匮》呕吐哕证中尚未论及，虽《伤寒论·厥阴篇》有干姜黄芩黄连人参汤方，治食入即吐，本论有大黄甘草汤方，治食已经吐，略陈其概，而其详则不得而闻也。先君宗其大旨，于《时方妙用》《医学实在易》二书中，引各家之说而发明之，学者当参考，而知其一本万殊、万殊一本之妙。其下利一证，本论已详，参之《伤寒论·厥阴篇》，则更备矣。惟方书有里急后重，脓血赤白痢证，专指湿热而言。时医用芍药汤，调气则便脓自愈，行血则后重自除等句，颇有取义，即《内经》肠澼之证也。但下利证，以厥少热多为顺，肠澼证以身热则死，寒则生立训，冰炭相反。先君于《时方妙用》而续论之，更于《实在易》书中，参以时贤伏邪之说，张隐庵奇恒之论以补之，且于发热危证云非肌表有邪，即经络不和，取用《活人》人参败毒散加苍术煎服，得汗则痢自松。又口授众门人云：痢证初起发热，宜按六经而治之。如头痛项强、恶寒恶风，为太阳证，自汗宜桂枝汤，无汗宜麻黄汤；如身热鼻干不眠，为阳明证，宜葛根汤；如

目眩口苦咽干，喜呕胁痛，寒热往来，为少阳证，宜小柴胡汤；如见三阴之证，亦按三阴之法而治之。此发前人所未发也。其余详于本论，一字一珠，学者潜心而体认之，则头头是道矣。

又按：隔食证，后人以为火阻于上，其说本于论中黄芩加半夏生姜一汤，及伤寒干姜黄连黄芩人参汤，其甘蔗汁、芦根汁，及左归饮去茯苓加当归人参地黄之类，变苦为甘，变燥为润，取其滋养胃阴，俾胃阴上济，则贲门宽展而饮食纳，胃阴下济，则幽门、阑门滋润而二便通，此从本论大半夏汤中之人参白蜜二味汤得出也。其借用《伤寒论》代赭石旋覆花汤，是又从大半夏汤之多用半夏，及半夏泻心汤得出也。《人镜经》专主《内经》三阳结谓之隔一语，以三一承气汤节次下之，令陈物去，则新物纳，亦即本论大黄甘草汤之表里也，尚于古法不相刺谬。故先君于《时方妙用》《实在易》二书中，亦始存其说，但不如《金匮》之确切耳。至于肠澼，先君又于《金匮》外，补出伏邪奇恒，更无遗义。时贤张心在云：痢疾，伏邪也。夏日受非时之小寒，或贪凉而多食瓜果，胃性恶寒，初不觉其病，久则郁而为热，从小肠以传大肠，大肠喜热，又不觉其为病，至于秋后，或因燥气，或感凉气，或因饮食失节，引动伏邪，以致暴泻，旋而里急后重，脓血赤白，小腹疼痛，甚则为噤口不食之危证。当知寒气在胃，热气在肠，寒热久伏而忽发之病，用芍药汤荡涤大肠之伏热，令邪气一行，正气自能上顾脾胃，如若未效，即用理中汤以治胃中之伏寒，加大黄以泄大肠之伏热，一方而两扼其要。但予闻之前辈云：痢疾慎用参术，亦是有本之言，务在临证以变通也。张隐庵云：《内经》之论疾病者，不及二十余篇，论奇恒之章有八，有因奇恒之下利者，乃三阳并至，三阴莫当，积并则为惊，病起疾风，至如礔砺，九窍皆塞，阳气旁溢，干嗌喉寒。并于阴，则上下无常，薄为肠澼，其脉缓小迟涩，血温身热死，热见七日死。盖因阳气偏剧，阴气受伤，是以脉小沉涩，急宜大承气汤，泻阳养阴，缓则不救。医者不知奇恒之因，见脉气和缓，而用平易之剂，又何患于毒药乎？叶大观病此，误补而死。

疮痈肠痈浸淫病脉证并治第十八

两手诸部，俱见浮数之脉，浮主表，数主热，若表邪应当发热，今不发热，而反洒淅恶寒，必其气血凝滞，即经所谓营气不从，逆于肉理，乃生痈肿，阳气有余，营气不行，乃发为痈是也。若有痛处，更明明可验，然而痈者，壅也，欲通其壅，当以麻黄荆芥之类，透发其气凝滞之痈。师曰：诸痈肿，欲知有脓无脓，以手掩肿上，热者毒已聚。为有脓，不热者，毒不聚。为无脓。

此言痈之所由成，而并辨有脓无脓也。言外见痈之已成者，欲其溃，未成者，托之起也。

内外原不分科，分之者，以针砭刀割熏洗等法，另有传习谙练之人，士君子置而弗道，然而大证，断非外科之专门者所能治也。《薛氏医案》，论之最详。然以六味丸、八味丸、补中益气汤、十全大补汤、归脾汤、六君子汤、异功汤、逍遥散等剂，出入加减，若溃后虚证颇宜，其实是笼统套法，于大证难以成功。《金匮》谓浮数脉，当发热而反恶寒者，以卫气有所遏而不出，卫有所遏，责在荣之过实。止此数语寥寥，已寓痈肿之绝大治法。再参六经之见证，六经之部位，用六经之的方，无有不效。外科之专门，不足恃也。

肠痈之为病，气血为内痈所夺，不得外荣肌肤，故其身枯皱，如鳞甲之交错，腹皮虽急，而按之则濡，其外虽如肿状，而其腹则无积聚，其身虽无热，而其脉则似表邪之数，此为营郁成热。肠内有痈脓，以薏苡附子败酱散主之。此痈之在于小肠也。

此为小肠痈而出其方治也。败酱一名苦菜，多生土墙及屋瓦上，闽人误为蒲公英。

薏苡附子败酱散方

薏苡仁十分　附子二分　败酱五分

上三味，杵为散，取方寸匕，以水二升，煎减半，顿服，小便当下。

痈之在于大肠者，何如？大肠居于小肠之下，若肿高而痈甚者，迫处膀胱，致少腹肿痞，按之即痛如淋，而实非膀胱为害，故小便仍见自调，小肠为心之合，而气通于血脉，大肠为肺之合，而气通于皮毛，故彼脉数身无热，而此则时时发热，自汗出，复恶寒。再因其证而辨其脉，若其脉迟紧者，邪暴遏而营未变，为脓未成，可下之；令其消散，若其脉洪数者，毒已聚而营气腐，为脓已成，虽下之，亦不能消，故不可下也。若大黄牡丹皮汤不论痈之已成未成，皆可主之。

此为大肠痈而出其方治也。

大黄牡丹汤方

大黄四两　牡丹一两　桃仁五十个　冬瓜仁半升　芒硝三合

上五味，以水六升，煮取一升，去滓，内芒硝，再煎沸，顿服之。有脓当下，如无脓当下血。

问曰：寸口脉浮微而涩，法当亡血，若汗出，设不汗出者，云何？曰：血与汗，皆阴也。微为阳弱，涩为血少。若身有疮，被刀斧所伤，而亡血血亡而气亦无辅，此脉微而又涩之。故也。且夺血者无汗，此脉浮而不汗出之故也。

此为金疮亡血辨其脉也。

凡一切病金疮，统以王不留行散主之。

此为金疮出其总治之方也。

徐忠可云：此非上文伤久无汗之金疮方，乃概治金疮方也。故曰：病金疮，王不留行散主之。盖王不留行，性苦平，能通利血脉，故反能止金疮血，逐痛。蒴藋亦通利气血，尤善开痹；周身肌肉肺主之，桑根白皮最利肺气。东南根向阳，生气尤全，以复肌肉之生气，故以此三物甚多为君；甘草解毒和营尤为臣；椒姜以养其胸中之阳，厚朴以疏其内结之气，芩芍以清其阴分之热为佐。若有风寒，此属经络客邪，桑皮止利肺气，不能逐外邪，故勿取。

孙男心兰按：金疮亡血忌发汗，以阴伤故也。若偶感风邪，其人不省，仍宜以破伤风论治，勿泥于亡血之禁。

王不留行散方

王不留行八月八日采，十分　蒴藋细叶七月七日采，十分　桑东南根白皮三月三日采，十分　甘草十八分　黄芩二分　川椒三分　厚朴二分　干姜二分　芍药二分

上九味，王不留行、蒴藋、桑皮三味，烧灰存性，各别杵筛，合治之为散，服方寸匕。小疮即粉之，大疮但服之，产后亦可服。

排脓散方

枳实十六枚　芍药六分　桔梗二分

上三味，杵为散，取鸡子黄一枚，以药散与鸡黄相等，揉和令相得，饮和服之，日一服。

枳实得阳明金气以制风，禀少阴水气以清热，又合芍药以通血，合桔梗以利气，而尤赖鸡子黄之养心和脾，取有情之物，助火土之脏阴，以为排脓化毒之本也。

排脓汤方

甘草二两　桔梗三两　生姜一两　大枣十枚

上四味，以水三升，煮取一升，温服五合，日再服。

此亦行气血和营卫之剂。

浸淫疮，留流不已，俗名棉花疮、杨梅疮、恶疬之类。从口起，流向四肢者，可治，以其从内走外。从四肢流来入口者，不可治，以其从外走内也。浸淫疮，以黄连粉主之。方未见。

此为浸淫疮出其方治也。方未见，疑即黄连一味为粉外敷之，甚者亦内服之。

诸疮痛痒，皆属心火。黄连苦寒泻心火，所以主之。余因悟一方，治杨梅疮、棉花等疮甚效。连翘、蒺藜、黄芪、金银花各三钱，当归、甘草、苦参、荆芥、防风各二钱，另用土茯苓二两，以水煮汤去滓，将此汤煮药，空心服之，十日可愈。若系房欲传染者，其毒乘肾气之虚，从精孔深入中肾，散于冲任督脉，难愈。宜加龟板入任，生鹿角末入督，黄柏入冲等药，并先用黑牵牛制末，作小丸，和烧裩散，以土茯苓汤送下，令黑粪大下后，再加前汤如神。

趺蹶手指臂肿转筋狐疝蛔虫病脉证治第十九

师曰：得病因趺而至蹶，其人但能前步而不能后却，当刺腨肠入二寸，此太阳经伤也。

人身经络，阳明行身之前，太阳行身之后，太阳伤，故不能却也。太阳之脉，下贯腨内，刺之所以和利其经脉也。腨，足肚也。然太阳经甚多，而必刺腨肠者，以此穴本属阳明，乃太阳经络所过之处，与阳明经气会合，阳承筋间，故刺之，使太阳阳明气血相贯通利，则前后如意矣。

病人常以手指臂肿动，盖以肿而知其为湿，动而知其为风，湿盛生痰，风从火发，不易之理也。若此人身体瞤瞤者，风痰在膈，迫处于心肺，以致心为君主，不行其所令，肺为相搏，不行其治节，泛泛无以制群动也。以藜芦甘草汤主之。

此为手臂肿动而出其方治也。手之五指，乃心、肺、包络、大小肠、三焦之所属，当依经治之。若臂外属三阳，臂内属三阴，须按其外内分治之。然亦有不必分者，取手足之太阴，以金能制木而风平，土能胜湿而痰去。又取之阳明，以调和其肌肉之气，是为握要之法。师用藜芦甘草，大抵为风疾之盛初起，出其涌剂也。

藜芦甘草汤

方未见。

转筋之为病，其人臂脚直，不能屈伸，是转筋之证也。脉长直而上下行，微中不和而弦，是转筋之脉也。转筋痛不能忍，甚而入腹者，牵连少腹，拘急而剧痛，为肝邪直攻脾脏，以鸡屎白散主之。是方也，取其捷于去风下气，消积安脾，先清其内，徐以治其余也。

此为转筋入腹而出其方治也。

鸡屎白散方

鸡屎白为末，取方寸匕以水六合和，温服。

凡痛连少腹，皆谓之疝。古有心疝、肝疝等名，上卷有寒疝，皆是也。而此独见之外肾睾丸肿大，因前阴之间，有狐臭气，遂别其名为阴狐疝气者，其睾丸或偏左，或偏右。有小大，病发时，则坠而下，病息时，则收而上，因发时息时而上下，以蜘蛛散主之。

此言寒湿袭阴为阴狐疝气者，出其方治也。后人分为七疝：曰寒疝、水疝、筋疝、血疝、气疝、癞疝、狐疝之不同。狐疝，似指七疝之一，而不知师言狐疝，以病气之腥臭，为狐之臊，所以别上卷寒疝也。方书于时时上下句误解，遂有许多附会也。

蜘蛛散方

蜘蛛熬煎，十四枚　桂枝半两

上二味为散，取八分一匕，饮和服，日再服，蜜丸亦可。

问曰：病腹痛有虫，其脉何以别之？师曰：腹中痛，多由寒触其正，所谓邪正相搏，即为寒疝，寒属阴。其脉当沉。若病甚而卫气必结，脉更兼弦，兹反洪大，则非正气与外邪为病，乃蛔动而气厥也。故于此脉，而参其吐涎心痛证，而知其有蛔虫。

此言蛔虫腹痛之脉也。

蛔虫之为病，令人吐涎心痛，发作有时，毒药不止者，甘草粉蜜汤主之。

此为脏躁而为蛔痛者出其方治也。

尤在泾云：吐涎，吐出清水也。心痛，痛如咬啮，时时上下是也。发作有时者，蛔饱而静，则痛立止，蛔饥求食，则痛复发也。毒药，即锡粉、雷丸等杀虫之药。毒药者，折之以其所恶也。甘草粉蜜汤者，诱之以其所喜也。白粉即铅白粉，能杀三虫，而杂于甘草白蜜之中，诱使虫食，甘味既尽，毒性旋发，而虫患乃除，此医药之巧也。

甘草粉蜜汤方

甘草二两　白粉二两　白蜜四两

上三味，以水三升，先煮甘草取二升，去滓，内粉蜜，搅令和，煮如薄粥，温服一升，差即止。

蛔厥者，蛔动而手足厥冷。其人当吐蛔。今病者静，而复时烦，此为脏寒，蛔上入其膈，故烦，须臾复止，得食而呕。又烦者，蛔闻食臭出，其人当自吐蛔。

蛔厥者，以乌梅丸主之。

此为脏寒之蛔厥而出其方治也。谨考《御纂医宗金鉴》注，此为脏寒之此字，当是非字。

乌梅丸方

乌梅三百个　细辛六两　干姜十两　黄连一斤　当归、川椒各四两　附子炮、桂枝、人参、黄柏各六两

上十味，异捣筛合治之。以苦酒渍乌梅一宿，去核，蒸之五升米下，饭熟捣成泥，和药令相得，内臼中，与蜜杵二千下，丸如梧子大。先食，饮服十丸，日三服，稍增至二十丸。禁生冷滑臭等食。

卷　九

妇人妊娠病脉证治第二十

师曰：妇人经断后，而得平和之脉，关后为阴。其阴脉视关前稍见小弱，是胎元蚀气也。其人渴，非上焦有热，乃阴火上壅也。不能食，非胃家有病，乃恶心阻食也。无寒热，外无表邪也。名曰妊娠。凡一切温凉补泻之剂，皆未尽善，惟以桂枝汤主之。于法六十日，胎已成而气干上。当有此证。设有医者不知为孕，而误药之为施治之逆者，却一月，先见此证，若加吐下者，当明告其一误不可再误，前为药苦，兹则绝之。《易》所谓勿药有喜是也。

尤在泾云：平脉，脉无病也，即《内经》身有病而无邪脉之意。阴脉小弱者，初时胎气未盛，而阴方受蚀，故阴脉比阳脉小弱，至三四月经血久蓄，阴脉始强，《内经》所谓手少阴脉动者妊子，《千金》所谓三月尺脉数是也。其人渴，妊子者，内多热也，一作呕，亦通。今妊妇二三月，往往恶阻有能食是已。无寒热者，无邪气也。夫脉无故而身有病，而又作寒热邪气，则无可施治，惟宜桂枝汤和调阴阳而已。徐氏云：桂枝汤，外证得之为解肌和营卫，内证得之，为化气调阴阳也。今妊娠初得，上下本无病，因子室有凝，气溢上下，故但以芍药一味固其阴气，使不得上溢，以桂甘姜枣扶上焦之阳，而和其胃气，但令上之阳气充，能御相侵之阴气足矣。未尝治病，正所以治病也。否则以渴为热邪而解之，以不能食为脾不健而燥之，岂不谬哉？六十日当有此证者，谓妊娠两月，正当恶阻之时，设不知而妄治，则病气反增，正气反损，而呕泻有加矣。绝之，谓禁绝其医药也。楼全善云：尝治一妇人恶阻病吐，前医愈治愈吐，因思仲景绝之之旨，以炒糯米汤代茶，止药月余，渐安。又一本，绝之，谓当断绝其病根，不必泥于安胎之说，而狐疑致误也，亦通。

妇人行经时经未净，或遇冷气房事，六淫邪气，冲断其经，则余血停留，凝聚成块，结于胞中，名为癥病。如宿有癥病，或不在子宫，则仍行经而受孕，经断即是孕矣。乃经断未及三月，而得漏下不止，胎无血以养，则辄动，若动在脐下，则胎真欲落矣。今动脐上者，此为每月凑集之新血，因癥气痼坚，阻其不入于胞之为害。其血无所入而下漏，其实非胎病也。虽然经断，原有胎与衃之异，欲知其的证，必由今之三月，上溯前之三月，统共以六月为准。若妊娠六月动者，间而知其前三月经水顺利应时，而无前后参差，其经断，即可必其为胎也。若前之三月，其期经水迟早不完，便知今之下血者，乃后断三月所积之衃而非胎也。然既有胎，何以又为漏下？而不知旧血未去，则新血不能入胞养胎，而下走不止。所以血水不止者，其癥不去故也。癥不去，则胎终不安，必当下其瘕，以桂枝茯苓丸主之。

此为妊娠宿有癥病，而出其方治也。

桂枝茯苓丸方

桂枝、茯苓、丹皮、桃仁去皮尖、熬、芍药各等分

上五味末之，炼蜜丸如兔屎大，每日食前服一丸，不知，加至三丸。

妇人怀孕六七月，脉弦发热，有似表证。其胎愈胀，乃头与身不痛，而腹痛背不恶寒，而腹恶寒，甚至少腹阵阵作冷状如被扇，所以然者，子脏开，而不能阖，而风冷之气乘之之故也。夫脏开风入，其阴内胜，则其弦为阴气，而发热且为格阳矣。胎胀者，热则消，寒则开也。当以附子汤温其脏。

此为胎胀少腹如扇者，出其方治也。

李氏云：子脏，即子宫也。脐下三寸为关元，左二寸为胞门，右二寸为子户，昔人谓命门为女子系胞之处，非谓命门即子脏也。《金匮》明明指出少腹，何荒经者之聚讼纷纷也？

师曰：妇人有漏下者，妊娠经来，俗谓之激经也。有四五月坠胎，谓之半产。半产后，伤其血海，因续下血，都不绝者，有妊娠下血者，如前之因癥者，固有之。假令妊娠，无癥而下血，惟见腹中痛者，则为胞阻，胞阻者，胞中气血不和而阻其化育也。以胶艾汤主之。推而言之，凡妇人经水淋沥，及胎产前后下血不止者，皆冲任脉虚，阴气不守也，此方皆可补而固之。

此为胞阻者而出其方治也。然此方为经水不调、胎产前后之总方。

胶艾汤方

干地黄六两　川芎、阿胶、甘草各二两　艾叶、当归各三两　芍药四两

上七味，以水五升，清酒三升，合煎取三升，去渣，内胶，令消尽，温服一升，日三服，不差，更作。

妇人怀孕，腹中㽲痛，当归芍药散主之。

此为怀妊腹中㽲痛者，出其方治也。

徐忠可云：疠痛者，绵绵而痛，不若寒疝之绞痛、血气之刺痛也。乃正气不足，使阴得乘阳，而水气胜土，脾郁不伸，郁而求伸，土气不调，则痛绵绵矣。故以归芍养血，苓术扶脾，泽泻泻其有余之旧水，川芎畅其欲遂之血气，不用黄芩，疠痛因虚，则稍挟寒也。然不用热药，原非大寒，正气充则微寒自去耳。

当归芍药散方

当归、芎䓖各三两　芍药一斤　茯苓、白术各四两　泽泻半斤

上六味，杵为散，取方寸匕酒和，日二服。

妊娠胃中有寒饮，则呕吐。呕吐不止，则寒且虚矣。以干姜人参半夏丸主之。

此为妊娠之呕吐不止而出其方也。半夏得人参，不惟不碍胎，且能固胎。

干姜人参半夏丸方

干姜、人参各一两　半夏二两

上三味末之，以生姜汁糊为丸梧子大，饮服十丸，日三服。妊娠小便难，饮食如故，以当归贝母苦参丸主之。

尤在泾云：小便难而饮食如故，则病不由中焦出，而又无腹满身重等证，则更非水气不行，知其血虚热郁而津液涩少也。当归补血，苦参除热，贝母主淋沥邪气，以肺之治节行于膀胱，则邪热之气除而淋沥愈矣。此兼清水液之源也。

当归贝母苦参丸方

当归、贝母、苦参各四两

上三味末之，炼蜜丸如小豆大，饮服三丸，加至十丸。

妊娠有水气，谓未有肿胀，无其形，但有其气也。水气在内，则身重、小便不利，水气在外，则洒淅恶寒，水能阻遏阳气上升，故起即头眩，以葵子茯苓散主之。是专以通窍利水为主也。葵能滑胎而不忌，有病则病当之也。

此为妊娠有水气者，而出其方治也。

葵子茯苓散方

葵子一升　茯苓三两

上二味，杵为散，饮服方寸匕，日二服，小便利则愈。

妇人妊娠，无病不须服药，若其人瘦而有热，恐热气耗血伤胎。宜常服当归散主之。

徐忠可云：生物者，土也，而土之所以生物者，湿也。血为湿化，胎尤赖之。故以当归养血，芍药敛阴。肝主血，而以川芎通肝气，脾统血，而以白术健脾土。其用黄芩者，安胎之法，惟以凉血利气为主。白术佐之，则湿无热而不滞，故白术佐黄芩，有安胎之能，是立方之意，以黄芩为主也。胎产之难，皆由热郁而燥，机关不利，养血健脾，君以黄芩，自无燥热之患，故曰常服易产，胎无疾苦，并主产后百病也。

当归散方

当归、黄芩、芍药、川芎各一斤　白术半斤

上五味，杵为散，酒服方寸匕，日再服。妊娠常服即易产，胎无疾苦，产后百病，悉主之。

妊娠肥白有寒，当以温药养胎，白术散主之。

尤在泾云：妊娠伤胎，有因湿热者，亦有湿寒者，随人脏气之阴阳而各异也。当归散，正治湿热之剂。白术散，白术、牡蛎燥湿，川芎温血，蜀椒去寒，则正治湿寒之剂也。仲景并列于此，其所以诏示后人者深矣。

白术散方

白术、川芎、蜀椒去汗、牡蛎各三分

上四味，杵为散，酒服一钱匕，日三服，夜一服。但苦痛，加芍药；心下毒痛，倍加川芎；心烦吐痛，不能饮食，加细辛一两，半夏大者二十枚。服之后，更以醋浆水服之。若呕，以醋浆水服之；复不解者，小麦汁服之。已后渴者，大麦粥服之。病虽愈，服之勿置。

妇人伤胎，怀身腹满，不得小便，从腰以下重，如有水状，怀身七月，太阴当养不养，此心气实，当刺泻劳宫及关元，小便微利则愈。

尤在泾云：伤胎，胎伤而病也。腹满不得小便，从腰以下重，如有水气，而实非水也。所以然者，心气实故也。心，君火也，为肺所畏。而妊娠七月，肺当养胎，心气实，则肺不敢降，而胎失其养，所谓太阴当养不养也。夫肺主气化者也。肺不养胎，则胞中之气化阻，而水仍不行矣。腹满便难身重，职是故也。是不可治其肺，当刺劳宫以泻心气，刺关元以行肾气，使小便微利，则心气降，心降而肺自行矣。劳宫，心之穴；关元，肾之穴。

徐忠可云：按仲景妊娠篇凡十方，而丸散居七，汤居三。盖汤者，荡也。妊娠当以安胎为主，则攻补皆不宜骤，故缓以图之耳。若药品无大寒热，亦不取泥膈之药，盖安胎以养阴调气为急也。

妇人产后病脉证治第二十一

问曰：新产妇人有三病：一者病痉，二者病郁冒，三者大便难。何谓也？师曰：新产之妇，畏其无汗。若无汗，则营卫不和，而为发热无汗等证，似乎伤寒之表病。但舌无白胎，及无头痛项强，可辨也。然虽欲有汗，又恐其血虚，气热，热则腠理开而多汗出，汗出则腠理愈开，而喜中风，血不养筋，而风又动火。故令病痉。新产之妇，畏血不行，若不行，则血瘀于内，而为发热腹痛等证，似乎伤寒里病，但舌无黄胎，又无大烦躁、大狂渴之可辨也。然虽欲血下，又恐下过多而亡血，血亡，其气无耦而外泄，则复汗，气血两耗，则寒自内生。而寒多，血为阴，阴亡失守，气为阳，阳虚上厥。故令头眩目瞀，或不省人事而郁冒。新产之妇，虽欲其汗出血行，又恐汗与血过多，以致亡津液，胃干肠燥，故大便难。三者不同，其为亡血伤津则一也。

此为产后提出三病以为纲，非谓产后止此三病也。

上言新产之病其纲有三，然痉病有竹叶汤之治法，另详于后。试先言郁冒与大便难相兼之证。产妇郁冒，邪少而虚多，故其脉微弱，中虚，故呕而不能食，胃液干，故大便反坚，身无汗，但头汗出。此数证，皆郁冒中兼有之证也。究其郁冒之所以然者，血虚则阴虚，阴虚而阳气上厥，厥而必冒。冒家欲解，必大汗出。是阳气郁，得以外泄而解也。然其所以头汗奈何？以血虚为下之阴气既厥，则阳为孤阳。孤阳上出，故头汗出。又或不解，其所以然者，请再申之。盖产妇头汗既出，又喜其通身汗出而解者，亡阴血虚，阳气独盛，故当损阳令其汗出，损阳就阴，则阴阳乃平而复。须知其大便坚，不为实热，而为津少也。其呕不为胃气寒，而为胆气逆也。其不能食，不为热不杀谷，而为胃气不和也。以小柴胡汤主之。此汤为邪少虚多之对症也。

此为郁冒与大便难之相兼者，详其病因，而出其方治也。

小柴胡汤方

见呕吐。

郁冒之病既解而能食，至七八日更发热者，然发热而不恶寒，便知其不在表，而在里矣。用能食而更发热，便知其非虚病，而为食复矣。此为胃实，宜大承气汤主之。

此言大虚之后有实证，即当以实治之也。若畏承气之峻而不敢用，恐因循致虚，病变百出，甚矣哉！庸庸者不堪以共事也。若畏承气之峻，而用谷芽、麦芽、山楂、神曲之类消耗胃气，亦为害事。

大承气汤

见痉。

产后属虚，客寒阻滞气血，则腹中疞痛，以当归生姜羊肉汤主之，并治腹中寒疝，虚劳不足。

参各家说，疞痛者，缓缓痛也。概属客寒相阻，故以当归通血分之滞，生姜行气分之寒。然胎前责实，故当归芍药散内加茯苓、泽泻，泻其水湿。此属产后，大概责虚，故以当归养血而行血滞，生姜散寒而行气滞。又主以羊肉味厚气温，补气而生血，俾气血得温，则邪自散而痛止矣。此方攻补兼施，故并治寒疝虚损，或疑羊肉太补，而不知孙真人谓羊肉止痛利产妇。古训凿凿可据，又何疑哉？

当归生姜羊肉汤方

见寒疝。

然痛亦有不属于虚者，不可不知。产后腹痛，若不烦不满，为中虚而寒动也。今则火上逆而烦气壅滞而满，胃不和而不得卧，此热下郁而碍上也。以枳实芍药散主之。

此为腹痛而烦满不得卧者，出其方治也。方意是调和气血之滞，所谓通则不痛之轻剂也。下以大麦粥者，兼和其肝气，而养心脾，故痈脓亦主之。

枳实芍药散方

枳实烧令黑、勿太过、芍药各等分

上二味，杵为散，服方寸匕，日三服，并主痈脓，大麦粥下之。

师曰：产妇腹痛，法当以枳实芍药散，假令不愈者，此为热灼血干。腹中有瘀血，其痛着于脐下，非枳实芍药所能治也。宜下瘀血汤主之，亦主经水不利。

此为痛着脐下出其方治也。意者病去则虚自回，不必疑其过峻。

下瘀血汤方

大黄三两　桃仁三十个　䗪虫去足、熬，二十枚

上三味末之，炼蜜和为四丸，以酒一升煮丸，取八合，顿服之。新血下如豚肝。张石顽云：加蜜以缓大黄之急也。

然亦有不可专下其瘀者，不可不知。产后七八日，无头痛发热恶寒之太阳证，少腹坚痛，此恶露不尽。治者不外下其瘀血而已。然其不大便，烦躁发热，切脉微实，是胃家之实也。阳明旺于申酉戌，日晡是阳明向旺之时，其更倍发热，至日晡时烦躁者，又胃热之验也。食入于胃，长气于阳，若不食，则已而食

入则助胃之热为谵语,又胃热之验也。然又有最确之辨。昼,阳也;夜,阴也。若病果在阴,宜昼轻而夜重。今至夜间应阳明气衰之时而即稍愈,其为胃家之实热,更无疑也。宜大承气汤主之。盖此汤热与结兼祛,以阳明之热在里,少腹之结在膀胱也。

此言血虽结于少腹,若胃有实热,当以大承气汤为主。若但治其血而遗其胃,则血虽去而热不除,即血亦未必能去也。此条至夜即愈四字,为辨证大眼目。盖昼为阳而主气,暮为阴而主血,观下节妇人伤寒发热,经水适来,昼日明了,暮则谵语,如见鬼状者,此为热入血室。以此数句而对面寻绎之,便知至夜则愈,知其病不专在血也。

产后中风续之,数十日不解,似不应在桂枝证之例矣。然头微疼,恶寒,时时有热,皆桂枝本证中惟一证。心下闷,邪入胸膈,为太阳之里证,其余干呕,汗出,俱为桂枝证例中本有之证,是桂枝证更进一层,即为阳旦证,桂枝汤稍为加增,即为阳旦汤。病虽久,而阳旦证续在者,可与阳旦汤。

张石顽云:举此与上文承气汤为一表一里之对子,盖不以日数之多,而疑其无表证也。

愚按:此言产后阳旦证未罢,病虽久而仍用其方也。《伤寒论·太阳篇》有因加附子参其间,增桂令汗出之句。言因者,承上病证象桂枝,因取桂枝汤之原方也。言增桂者,即于桂枝汤原方外,更增桂枝二两,合共五两是也。言加附子参其间者,即于前方间,参以附子一枚也。孙真人于此数句,未能体认,反以桂枝汤加黄芩为阳旦汤,后人因之,至今相沿不解。甚哉!读书之难也。然此方《伤寒论》特笔用令汗出三字,大是眼目。其与桂枝加附子汤之治遂漏者,为同中之异,而亦异中之同。盖止汗漏者,匡正之功;令出汗者,驱邪之力;泛应曲当,方之所以入神也。上节里热或实,虽产七八日,与大承气汤而不伤于峻;此节表邪不解,虽数十日之久,与阳旦汤而不虑其散,此中之奥妙,难与浅人道也。丹溪谓产后惟大补气血为主,其余以末治之。又云:芍药伐生生之气。此授庸医藏拙之术以误人,不得不直斥之。

头疼恶寒,时时有热,自汗干呕,俱是桂枝证,而不用桂枝汤者,以心下闷,当用桂枝去芍药汤之法。今因产后亡血,不可径去芍药,须当增桂以宣其阳,汗出至数十日之久,虽与发汗遂漏迥别,亦当借桂枝加附子汤之法,固少阴之根以止汗,且止汗即在发汗之中,此所以阳旦汤为丝丝入扣也。

阳旦汤方

坊本俱作桂枝汤加黄芩。今因《伤寒论》悟出,是桂枝汤增桂,加附子。

前以痉病为产后三大纲之一,然痉病皆由起于中风,今以中风将变痉而言之。产后中风,发热,面正赤,喘而头痛,此病在太阳,连及阳明,而产后正气大虚,又不能以胜邪气,诚恐变为痉证,以竹叶汤主之。

此为产后中风,正虚邪盛者,而出其补正散邪之方也。方中以竹叶为君者,以风为阳邪,不解即变为热,热甚则灼筋而成痉。故于温散药中,先以此而折其势,即杜渐防微之道也。

次男元犀按:太阳之脉,上行至头,阳明脉过膈上循于面,二经合病,多加葛根。

竹叶汤方

竹叶一把　葛根三两　防风、桔梗、桂枝、人参、甘草各一两　附子炮,一枚　生姜五两　大枣十五枚

上十味,以水一斗,煎取二升半,分温三服,温覆使汗出。颈项强,用大附子一枚,破之如豆大,一本作入前药扬去沫,呕者,加半夏半升洗。

张石顽云:附子恐是方后所加,治颈项强者,以邪在太阳,禁固其筋脉,不得屈伸,故用附子温经散寒。扬去沫者,不使辛热上浮之气,助其虚阳之上逆也。

妇人乳中虚,烦乱呕逆,安中益气,竹皮大丸主之。

徐忠可云:乳者,乳子之妇也。言乳汁去多,则阴血不足,而胃中亦虚。《内经》云:阴者,中之守也。阴虚不能胜阳,而火上壅则烦,气上越则呕,烦而乱,则烦之甚也。呕而逆,则呕之甚也。病本全由中虚,然而药止用竹茹桂甘石膏白薇者,盖中虚而至为呕为烦,则胆腑受邪,烦呕为主病。故以竹茹之除烦止呕者为君;胸中阳气不用,故以桂甘扶阳,而化其逆气者为臣;以石膏凉上焦气分之虚热为佐;以白薇去表间之浮热为使。要知烦乱呕逆,而无腹痛下利等证,虽虚无寒可疑也。妙在加桂于凉剂中,尤妙在甘草独多,意谓散蕴蓄之邪,复清阳之气,中即自安,气即自益。故无一补剂,而反注其立汤之本意曰:安中益气,竹皮大丸。神哉!喘加柏实,柏每西向,得西方之气最清,故能益金,润肝木而养心,则肺不受烁,喘自平也。有热倍白薇,盖白薇能去浮热,故小品桂枝加龙骨牡蛎汤云:汗多热浮者,去桂加白薇、附子各三分,名曰二加龙骨汤。则白薇之能去浮热可知矣。

竹皮大丸方

生竹茹、石膏各二分　桂枝、白薇各一分　甘草十分

上五味末之,枣肉和丸弹子大,饮服一丸,日三,夜二服。有热,倍白薇;烦

喘者，加柏实一分。

凡下利病，多由湿热，白头翁之苦以胜湿，寒以除热，固其宜也。而产后下利虚极，似不可不商及补剂，但参术则恐其壅滞，苓泽则恐其伤液，惟以白头翁加甘草阿胶汤主之。诚为对证。方中甘草之甘凉清中，即所以补中，阿胶之滋润去风，即所以和血，以此治利，即以此为大补。彼治利而好用参术者，当知其所返矣。

此为产后下利虚极者，而出其方治也。

白头翁加甘草阿胶汤方

白头翁、甘草、阿胶各二两　秦皮、黄连、柏蘖各三两

上六味，以水七升，煎取二升半，内胶，令消尽，分温三服。

附方

千金三物黄芩汤

治妇人未离产所，尚在于草褥，自发去衣被露，其身体而得微风，亡血之后，阳邪客入，则四肢苦烦热，然此证当辨其头之痛与不痛，若头痛者，是风未全变为热，与小柴胡汤以解之；若头不痛但烦者，则已全变为热矣。热盛则虫生，势所必至，以此汤主之。

按：附方者，《金匮》本书阙载，而《千金》《外台》等书载之。其云出自《金匮》，后人别之曰附方。

黄芩一两　苦参二两　干地黄四两

上三味，以水六升，煮取二升，温服一升，多吐下虫。

千金内补当归建中汤

治妇人产后虚羸不足，腹中刺痛不止，吸吸少气，或苦少腹中急，摩痛引腰背，不能食饮。产后一月，日得服四五剂为善，令人强壮宜。

当归四两　桂枝、生姜各三两　芍药六两　甘草二两　大枣十二枚

上六味，以水一斗，煎取三升，分温三服，一日令尽。若大虚加饴糖六两，汤成内之，于火上暖令饴消。若去血过多，崩伤内衄不止，加地黄六两，阿胶二两，合八味。汤成，内阿胶。若无当归，以芎䓖代之；若无生姜，以干姜代之。

徐忠可云：产后虚羸不足，先因阴虚，后并阳虚，补阴则寒凝，补阳则气壅。后天以中气为主，故治法亦出于建中，但加当归，即偏于内，故曰内补当归建中汤。谓腹中刺痛不止，血少也。吸吸少气，阳弱也。故用桂枝、生姜、当归之辛温，以行其营卫之气，甘草、白芍以养其脾阴之血。而以饴糖、大枣峻补中气，

则元气自复，而羸者丰，痛者止也。然桂枝于阴阳内外，无所不通，尤妙得当归善入阴分，治带下之疾，故又主少腹急，摩痛引腰背不能饮食者，盖带下病去，而中气自强也。日产后一月，日得服四五剂为善，谓宜急于此调之，庶无后时之叹。然药味和平，可以治疾，可以调补，故又曰：令人强壮宜。其云大虚加饴糖，以极虚无可支撑，惟大甘专以补脾，脾为五脏六腑之母，止此一条，可以得其生路也。其去血过多，崩伤内衄，加干地黄、阿胶，以其所伤原偏于阳，故特多加阴药，非产后必宜用地黄阿胶也。

妇人杂病脉证并治第二十二

妇人中风，七八日，业已热除而身凉，而复续来寒热，发作有一定之时，因其病而问其经水已来而适断者，盖以经水断于内，而寒热发于外，虽与经水适来者不同，而此症亦名为热入血室，其血为邪所阻，则必结，结于冲任厥阴之经脉，内未入脏，外不在表，而在表里之间，乃属少阳。故使寒热往来如疟状，发作有时，以小柴胡汤主之。达经脉之结，仍藉少阳之枢以转之，俾气行而血亦不结矣。

此为中风热入血室，经水适断者，出其方治也。盖以邪既流连于血室，而亦浸淫于经络。若但攻其血，血虽去，而邪必不尽，且恐血去而邪反得乘虚而入也。故小柴胡汤解其热邪，而乍结之血自行矣。

热入血室，不独中风有之，而伤寒亦然。妇人伤寒，寒郁而发热，当其时，经水适来，过多不止，血室空虚，则热邪遂乘虚而入之也。昼为阳而主气，暮为阴而主血，今主气之阳无病，故昼日明了，主血之阴受邪，故暮则谵语，谵语皆非习见之事。如见鬼状者，医者可于其经之适来，而定其证曰：此为热入血室。非阳明胃实所致也。既非阳明胃实，则治之者无以下药犯其胃气以及上二焦，一曰胃脘之阳，不可以吐伤之；一曰胃中之汁，不可以汗伤之，惟俟其经水尽，则血室之血，复生于胃腑水谷之精。必自愈。

此为伤寒热入血室，经水适来者，详其证治也。师不出方，盖以热虽入而血未结，其邪必将自解，汗之不可，下之不可，无方之治，深于治也。郭白云谓其仍与小柴胡汤，或谓宜刺期门，犹是浅一层议论。

妇人中风，发热恶寒，当表邪方盛之际，而经水适来，盖经水乃冲任厥阴之所主，而冲任厥阴之血，又皆取资于阳明。今得病之期，过七日而至八日，正值阳明主气之期，病邪乘隙而入，邪入于里，则外热除其脉迟，身凉和，已离表证，惟冲任厥阴，俱循胸胁之间，故胸胁满，但病不痛，与大结胸不按自痛，小结胸按之始痛分别，究其满盛，亦如结胸之状，而且热与血搏，神明内乱，而作谵语者，此为热入血室也。治者握要而图，当刺肝募之期门，随其实而取之。何以谓之实，邪盛则实也。

此承本篇第一节，而言中风热入血室之证治也。但第一节言寒热已除而续来，此言寒热方盛而并发；前言经水已来而适断，此言方病经水之适来；前言血结而为疟，此言胸胁满如结胸；前无谵语，而此有谵语，以此为别。

然亦有不在经水适来与适断，而为热入血室者，不可不知。阳明病，下血谵语者，此为热入血室，其证通身无汗。但头上汗出，当刺期门，随其实而泻之，令通身濈然汗出者愈。

此言阳明病，亦有热入血室者，不必拘于经水之来与断也。但其证下血头汗出之独异也。盖阳明之热，从气而亡血，袭入胞宫，即下血而谵语，不必乘经水之来，而后热邪得以入之。彼为血去而热乘其虚而后入，此为热入而血有所迫而自下也。然既入血室，则不以阳明为主，而以冲任厥阴之血海为主。冲任，奇脉也。又以厥阴为主，厥阴之气不通，故一身无汗，郁而求通，遂于其少阳之府而达之，故头上汗出，治法亦当刺期门，以泻其实。刺已，周身濈然汗出，则阴之闭者亦通，故愈。

妇人咽中帖帖如有炙脔，吐之不出，吞之不下，俗谓梅核气。病多得于七情郁气，痰凝气阻，以半夏厚朴汤主之。

此为痰气阻塞咽中者，出其方治也。

徐忠可云：余治王小乙咽中每噎塞，嗽不出，余以半夏厚朴汤投之即愈。后每复发，细问之，云：夜中灯下，每见晕如团五色，背脊内间酸。其人又壮盛，知其初因受寒，阴气不足，而肝反郁热，甚则结寒微动，挟肾气上冲，咽喉塞噎也。即于此方，加大剂枸杞、菊花、丹皮、肉桂，晕乃渐除，而咽中亦愈。故曰男子间有之，信不诬也。

半夏厚朴汤方

半夏一升　厚朴三两　茯苓四两　生姜五两　苏叶二两

上五味，以水一斗，煎取四升，分温四服，日三，夜一服。

妇人脏躁，脏属阴，阴虚而火乘之，则为燥，不必拘于何脏，而既已成燥，则病证皆同。但见其悲伤欲哭，象如神灵所作，现出心病。又见其数欠喜伸，现出肾病。所以然者，五志生火，动必关心，阴脏既伤，穷必及肾是也。以甘麦大枣汤主之。

此为妇人脏躁，而出其方治也。麦者，肝之谷也。其色赤，得火色而入心，其气寒，乘水气而入肾，其味甘，具土味而归脾胃，又合之甘草，大枣之甘，妙能联上下水火之气，而交会于中土也。

甘麦大枣汤方

甘草三两　小麦一升　大枣十枚

上三味，以水六升，煮取三升，分温三服，亦补脾气。

妇人吐涎沫，上焦有寒饮也。医者不与温散，而反下之，则寒内入，而心下即痞，当先治其吐涎沫，以小青龙汤主之。俾外寒内饮除，而涎沫可止，涎沫止后，乃治其痞，亦如伤寒表解乃可攻里之例也。以泻心汤主之。

此为吐涎沫与痞兼见，而出先后之方治也。

泻心汤方

见惊悸。

妇人之病，所以异于男子者，以其有月经也。其因月经而致病，则有三大纲：曰因虚，曰积冷，曰结气，三者，或单病，或兼病，或新病，或相因而为病，或偏胜而为病，病则为诸经水断绝，此妇人之病根也。其曰诸者奈何？以经水有多少迟速，及逢期则病，与大崩漏难产之后不来等证，皆可以此例之，无论病之初发，以至病有历年，大抵气不足则生寒，气寒则血亦寒，由是冷侵不去而为积气著不行而为结，胞门为寒所伤，由外而入内，由内而达外，渐至经络凝坚，经水之源头受伤，则病变无穷矣。然又有上、中、下之分，其病在上肺胃受之，若客寒而伤逆于胃口，则为呕吐涎唾，或寒久变热，热盛伤肺，则成肺痈，其形体之受损则一，而为寒为热，俨若两人之分，病若在中肝脾受之，邪气从中盘结，或为绕脐寒疝，或为两胁疼痛，与胞宫之脏相连，此寒之为病也。或邪气郁结为热中，热郁与水寒相搏。痛在关元，脉现出数热而身无溃烂与痛痒等疮，其肌肤干燥，状若鱼鳞，偶逢交合时着男子，非止女身。此热之为病也。所以然者何义？盖以中者，阴阳之交也。虽胞门为寒伤则一，而中气素寒者，以寒召寒，所谓邪从寒化是也。中气素热者，寒旋变热，所谓邪从热化是也。病若在下肾脏受之也，穷而归肾，证却未多，经候不匀，令阴中掣痛，少腹恶寒，或上引腰脊，下根气街，气冲急痛，膝胫疼烦，盖以肾脏为阴之部，而冲脉与少阴之大络并起于肾故也。甚则奄忽弦冒，状如厥巅，所谓阴病者，下行极而上也。或有忧惨，悲伤多嗔，所谓病在阴，则多怒及悲愁不乐也。总而言之曰：此皆带下，非有鬼神，言病在带脉之下为阴，非后人以不可见之鬼神为阴也。久则肌肉削而羸瘦，气不足则脉虚多寒。统计十二瘕九痛七害五伤三痼之三十六病，千变万端，审脉阴阳，虚实紧弦，行其针药，治危得安。其虽同病，脉各异源。

寻其所异之处，即为探源。子当辨记，勿谓不然。

此言妇人诸病所以异于男子者，全从经起也。病变不一，因人禀有阴阳，体有强弱，时有久暂而分。起处以三大纲总冒通节，中又分出上、中、下以尽病变，后以此皆带下四字，总结本节之义。至于言脉，百病皆不外阴阳虚实四个字，而又以弦紧为言者，盖经阻之始，大概属寒，气结则为弦，寒甚则为紧，示人以二脉为主，而参之兼脉则得耳。

问曰：妇人年五十所，七七之期已过，天癸当竭，地道不通。今病前阴血下利数十日不止，暮即发热，少腹里急，腹满，手掌烦热，唇口干燥，何也？师曰：前言妇人三十六病，皆病在带脉之下。此病属带下。何以故？曾经半产，瘀血在少腹不去。何以知之？盖以瘀血不去，则新血不生，津液不布。其证唇口干燥，故知之。况暮热掌心热，俱属阴，任主胞胎，冲为血海，二脉皆起于胞宫，而出于会阴，正当少腹部分，冲脉挟脐上行，冲任脉虚，则少腹里急，有干血亦令腹满，其为宿瘀之证无疑。当以温经汤主之。

此承上节言历年血寒积结胞门之重证，而出其方治也。

尤在泾云：妇人年五十所，天癸已断，而病下利，似非因经所致矣。不知少腹旧有积血，欲行而未得遽行，欲止而不能竟止，于是下利窘急，至数十日不止，暮即发热者，血结在阴，阳气至暮，不得入于阴，而反浮于外也。少腹里急腹满者，血积不行，亦阴寒在下也。手掌烦热，病在阴，掌心亦阴也。唇口干燥，血内瘀者不外荣也。此为瘀血作利，不必治利，但去其瘀，而利自止。吴茱萸、桂枝、丹皮入血散寒而行其瘀，芎、归、芍药、麦冬、阿胶以生新血。人参、甘草、姜夏以正脾气，盖瘀久者荣必衰，下多者脾必伤也。

温经汤方

吴茱萸三两　当归、芎䓖、芍药、人参、桂枝、阿胶、丹皮、生姜、甘草各二两　半夏半升　麦冬一升

上十二味，以水一斗，煮取三升，分温二服。亦主妇人少腹寒，久不受胎，兼治崩中去血，或月水来过多，及至期不来。

李氏云：《内经》谓血气虚者，喜温而恶寒，寒则凝涩不流，温则消而去之。此汤名温经，以瘀血得温即行也。方内皆补养血气之药，未尝以逐瘀为事，而瘀血自去者，此养正邪自消之法也。故妇人崩淋不孕，月事不调者并主之。

妇人因经致病，凡三十六种，皆谓之带下，经水因寒而瘀。不能如期而利，以致少腹满痛，然既瘀而不行，则前经未畅所行，不及待后月之正期而先至，故其经一月再见者，以土瓜根散主之。

此为带下而经候不匀，一月再见者，出其方治也。土瓜，即王瓜也。主驱热行瘀，佐以䗪虫之蠕动逐血，桂芍之调和阴阳，为有制之师。

土瓜根散方

土瓜根、芍药、桂枝、䗪虫各三分

上四味，杵为散，酒服方寸匕，日三服。

寸口脉轻按弦而重按大，弦则为阳微而递减，大则为外盛而中芤，减则阳不自振，为诸寒，芤则阴不守中为中虚，寒虚相搏，此名曰革。革脉不易明，以弦减芤虚形容之，则不易明者明矣。凡妇人得革脉，气血虚也。内无以养脏腑，外无以充形体。则胎亦无以养矣。故半产，其气不能运转而漏下，用旋覆花汤运气行血以主之。

此为虚寒而半产漏下者出其方治也。但此方为调气行血之用，或者病源在肝，肝以阴脏而含少阳之气，以生化为事，以流行为用，是以虚不可补，解其郁聚，即所以补。寒不可温，行其气血，即所以温欤？钱氏谓必是错简，半产漏下，气已下陷，焉有用旋覆花下气之理？两说俱存，候商。

旋覆花汤方

旋覆花三两　葱十四茎　新绛少许

上三味，以水三升，煎取一升，顿服之。

妇人陷经其血漏下，不止，且血色黑亦不解，是瘀血不去，新血不生，荣气腐败，然气喜温而恶寒，以胶姜汤主之。

此为陷经而色黑者，出其方治也。方未见。林亿云：想是胶艾汤，千金胶艾汤有干姜，似可取用。丹溪谓：经淡为水，紫为热，黑为热极，彼言其变，此言其常也。

妇人少腹满如敦状，盖少腹，胞之室也，胞为血海，有满大之象，是血蓄也。若小便微难而不渴，可知其水亦蓄也。若病作于生产之后者，此为水与血俱结在血室也，宜用水血并攻之法，以大黄甘遂汤主之。

此为水血并结在血室，而为少腹满、大小便难、口不渴者，出其方治也。

大黄甘遂汤方

大黄四两　甘遂、阿胶各二两

上三味，以水三升，煮取一升，顿服，其血当下。

妇人经水久闭不至者，有虚实寒热之可辨也。有行而不畅者，为一月再见之可征也。若小腹结痛，大便黑，小便利，明知血欲行而不肯利下，不得以寻常行血导气，调和营卫，补养冲任之法，迂阔不效，径以抵当汤主之。

此为经水不利之属实者，出其方治也。

抵当汤方

水蛭熬、虻虫熬，各三十个　桃仁三十个　大黄酒浸，三两

上四味为末，水五升，煮取三升，去滓，温服一升。

妇人经水闭而不利，其子脏因有凝滞而成坚癖又因湿热腐变，而为下不止，其凝滞维何？以子脏中有干血，其下不止维何？即湿热腐变所下之白物，时俗所谓白带是也。宜用外治法。以矾石丸主之。

此为经水闭由于子脏有干血，得湿热而变成白物者，出其方治也。

矾石丸方

矾石烧，三分　杏仁一分

上二味末之，炼蜜丸枣核大，内脏中，剧者再内之。妇人六十二种风，腹中血气刺痛，红蓝花酒主之。

此为妇人凡有挟风，腹中血气刺痛者，出其方治也。言血气者，所以别乎寒疝也。六十二种未详。

张隐庵云：红花色赤多汁，生血行血之品也。陶隐居主治胎产血晕，恶血不尽，绞痛，胎死腹中，金匮红蓝花酒治妇人六十二种风，又能主治痃疟。临川先生曰：治风先治血，血行风自灭。盖风乃阳邪，血为阴液，此对待之治也。红花枝茎叶，且多毛刺，具坚金之象，故能制胜风木。夫男女血气相同，仲祖单治妇人六十二种风者，良有以也。盖妇人有余于气，不足于血，所不足者，乃冲任之血散于皮肤肌腠之间，充肤热肉，生毫毛，男子上唇口而生髭须，女人月事以时下，故多不足也。花性上行，花开散蔓，主生皮肤间散血，能资妇人之不足，故主治妇人之风。盖血虚，则皮毛之腠理不密，而易于受风也。此血主冲任，故专治胎产恶血。《灵枢经》云：饮酒者，卫气先行皮肤。故用酒煎，以助药性，疟邪亦伏于膜原之腠理间，故能引其外出。夫血有行于经络中者，有散于皮肤外者，而所主之药，亦各不同，如当归、地黄、茜草之类，主养脉内之血者也，红蓝花，主生脉外之血也，川芎、芍药、丹皮、红曲之类，又内外之兼剂也。学者能体认先圣用药之深心，思过半矣。

红蓝花酒方

红蓝花二两

上一味，酒一大升，煎减半，顿服一半，未止，再服。妇人腹中诸疾痛，当归

芍药散主之。

此为妇人腹中诸疾痛而出其方治也。寒热、虚实、气食等邪，皆令腹痛，谓可以就此方为加减，非其以此方而统治之也。

尤在泾云：妇人以血为主，而血以中气为主。中气者，土气也。土燥不能生物，土湿亦不能生物，芎芍滋其血，苓术泽泻治其湿，湿燥得宜，而土能生物，疾痛并蠲矣。

当归芍药散方

见妊娠。

妇人腹中痛，小建中汤主之。

此为妇人虚寒里急腹中痛者，出其方治也。

按：《伤寒论》云：阳脉涩，阴脉弦，法当腹中急痛，宜小建中汤主之。不差，更与小柴胡汤。

小建中汤方

见虚劳。

问曰：妇人病，饮食如故，烦热不得卧，而反倚息者，何也？师曰：饮食如故者，病不在胃也。烦热者，阳气不化也。倚息不得卧者，水不下行也。此名转胞，不得溺也。以胞系不顺而了戾，故致此病。既无兼证，但当利其小便，则胞中之气，使之下行气道，斯胞系不了戾而愈，以肾气丸主之。

此为转胞证，胞系了戾而不得溺者，出其方治也。了戾与缭戾同，言胞系缭戾而不顺，而胞为之转，胞转则不得溺也。治以此方，补肾则气化，气化则水行而愈矣。然转胞之病，亦不尽此。或中焦脾虚，不能散精归于胞，及上焦肺虚，不能下输布于胞；或胎重压其胞；或忍溺入房，皆能致此，当求其所因而治之。

肾气丸方

干地黄八两　山茱萸、山药各四两　泽泻、丹皮、茯苓各三两　桂枝一两　附子炮，一枚

上八味末之，炼蜜和丸梧子大，酒下十五丸，加至二十丸，日再服。

妇人阴中寒，宜温其阴中不用内服，止以药内之，谓之坐药，蛇床子散主之。

此遥承上节，令阴掣痛，少腹恶寒证，而出其方治也。但寒从阴户所受，不从表出，当温其受邪之处，则愈。蛇床子温以去寒，合白粉燥以除湿，以寒则生

湿也。

蛇床子散方

蛇床子

上一味末之，以白粉少许，和合相得如枣大，绵裹内之，自然温。

少阴肾脉滑而数者，滑主湿，数主热，湿热相合，而结于阴分，故令前阴中即生疮。阴中蚀疮烂者，乃湿热之盛而生慝也。以狼牙汤洗之。

此为湿热下流于前阴，阴中生疮蚀烂者出其方治也。狼牙草味酸苦，除邪热气，疥瘙恶疮，去白虫，故取治之。若无狼牙草，以狼毒代之。

狼牙汤方

狼牙三两

上一味，以水四升，煮取半升，以绵缠箸如茧，浸汤沥阴中，日四遍。

附:妇人阴挺论

阴挺证，坊刻外科论之颇详。大抵不外湿热下注为病，薛立斋以补中益气汤、加味逍遥散、六味地黄丸、知柏八味丸为主，以当归芦荟丸、龙胆泻肝汤之类为辅，可谓高人一著，而究治无一效，何也？盖为前人湿热二字误之也。予在籍时，医道颇许可于人，治疗三十七载，阅历不为不多，而阴挺证，从未一见，意者古人用心周到，不过得所闻而备其病名乎？迨辛酉以县令发直候补，公余之顷，时亦兼理斯道，方知直隶妇女，十中患此病者，约有三四，甚者突出一二寸，及三四寸，大如指或大如拳，其形如蛇，如瓜，如香菌，如虾蟆不一。或出血水不断，或干枯不润，或痛痒，或麻木不一，以致经水渐闭，面黄食少，羸瘦，咳嗽吐血，寒热往来，自汗盗汗，病成劳伤而死。轻者但觉阴中滞碍，而无其形，或有形亦不甚显，无甚痛害，若经水匀适，尚能生育，时医名之曰，又名吃血劳。所用之药，均无一效，或用刀割，一时稍愈，旋且更甚。余亦尝按前人之法而治之，亦未见效，未知何故。后读《内经》《金匮》《千金》等书，及各家秘藏等本，寻其言外之旨，而参以所见所闻，颇有所悟，因知此证南人不患，即偶见之，治亦易愈，北人常患，治皆罔效，自有其故。盖以南人之阴挺由于病变，书有其方，按法多效。北人之阴挺，由于气习，病象虽同，而病源则异，所以弗效。其云气习奈何？北俗日坐湿地，夜卧土炕，寒湿渐积，固不待言。男子劳动而散泄，妇人则静而常伏，至春夏以及长夏，湿得暑气之蒸，上腾有如蒸饭，妇女值经水之适来，血海空虚，虚则善受，且终日坐于湿地，而勤女红，土得人气而渐干，湿随人气以纳入，即《金匮》胞门寒伤之义。更有甚者，长夏干土，得雨之后，则土中之虫，无不蠕动，一闻血腥之气，虫头上仰，吁吸其气，虫为阴类，血为阴汙，以阴从阴，毒气并之，即为阴挺之病根。推而言之，即不坐湿地，凡妇女不用马桶，蹲于厕中而便溺，厕中为污秽幽隐之处，更多湿虫之潜伏，其毒气皆能随血腥之气而上乘之也。余家山中，每见小儿坐于湿地，多患阴茎肿胀，或作痛痒，俗谓蚯蚓吹也。治者揭开鸭嘴含之，以鸭喜食蚓也。或以花椒、白矾汤洗之，以椒能胜寒，矾能除湿也。知此而阴挺之病根，更了如指掌矣。医者不察其由，止按成方以施治，无怪病日增剧。更有一种渔利之徒，以下水消肿攻毒之峻药，为丸内服；又以蟾酥、硼砂、芒硝、麝香、雄黄、冰片、阿魏、白砒之类外敷，为害更烈。余所以不忍默然而坐视也。予于此证之初患者，以五苓散料，加蜀椒、黄柏、小茴、附子、沙参、川芎、红花之类蜜丸，每服四钱，一日两服。外以花椒、苦参、苍术、槐花煎汤，入芒硝熏洗。又以飞矾六两，铜绿四钱，五味子、雄黄各五钱，桃仁一两，共为细末，炼蜜为丸，每重四钱，雄黄为衣，纳入阴中，奇效。或久而成劳，经水不利，以温经汤、肾气丸主之。而龟板、鳖甲、蒺藜之类，随证出入加减，亦有愈者，笔诸难尽。惟于《金匮·妇人杂病》，及全部中属词此事，得其一言一字，以启悟机，断无不可治之证矣。

续记

傅廉访观察清河时，其弟南安，寄来慎修（修园，又号慎修）。医两卷，《东皋四书》文八卷，披阅不倦。题句云：东皋制艺慎修医，万顷汪洋孰望涯。辛酉余到直候补，叨识于牡牝元黄之外，此一时之盛事也，亦彼时之仅事也。日者，奉委赴热河，禀辞甫出，又传入署。曰：雅著数种，俱经抄录，详加评点，但集中阙妇人阴挺一证，此证北方最多，亦最险逆而难治，必不可阙。若到热河办公，公余当续补之。予答以近日医过两人效获之故，差次繁冗之中，尚恐立论弗详，不如即于寓中，走笔书之，书成呈阅，一阅一击节。又问曰：闻二十年前，患此者少，自此地种产甘薯，妇女食之，多生此疮，盖以疮形与甘薯相仿也。余曰：此亦想当然语，其实不然。甘薯始自闽省，俗名地瓜，性同山药，而甘味过之。闽自福清以南及漳泉二府滨海处，以此作饭，终身不生他病。《本草从新》谓其补脾胃，驱湿热，养气血，长肌肉，海滨人多寿，皆食此物之故。《金薯谱》极赞其功，闽人治下痢，以白蜜同煮，食之甚效，妇女患赤白带，用此法亦效，可知其利湿热之功巨也。味甘属土，土能胜湿，可知其利湿之功尤巨也。鄙意以甘薯堪为阴挺证之专药。盖以阴挺之本，不离于湿，而此为探本之治；阴挺之形，突出如瓜，而此为象形之治。患此者，令其如法服药敷药之外，又以此物代饭，其效当必更速。观察曰：善。请附于前著之后，以补千古之阙，并析一时之疑，洵大方便之一事。

胃气下注，不从大便为矢气，而从前阴吹出而正喧，谓其连续不绝，喧然有声。此谷气之实大便不通故也，以膏发煎主之。取其滋润以通大便，则气从大便而出，此通而彼塞矣。

膏发煎方

猪膏半斤　乱发如鸡子大，三枚

上二味，和膏中煎之，发消药成，分再服，病从小便出。《千金》云：太医尉史脱家婢黄病服此，胃中燥粪下，便差，神验。

徐忠可云：下泄与下陷不同，下陷为虚，下泄者气从阴门而泄出，故曰阴吹。吹者，气出而不能止也。

尤在泾云：谷气实者，大便结而不通，是以阳明下行之气，不得从其故道，而乃别走旁窍也。猪膏发煎，润导大便，便通气自归矣。

小儿疳虫蚀齿方

雄黄　葶苈

上二味末之，取腊月猪脂，溶以槐枝，绵裹头四五枚，点药烙之。

附：引牛痘法

按婴儿之有痘患久矣。宋以来始有引痘一法，取痘苗吹入鼻孔，递入五脏，引毒以外出，可谓事捷而功巨矣。然犹不能操券而万全，则尽美而未尽善焉。粤东有种牛痘法，自岛夷传入。其法取牛痘为苗，此盖考诸《本草纲目》见稀痘方，用白牛虱而有悟也。至其引法，则取手少阳之经穴，一曰消烁，一曰清冷渊。按古针刺法，用尖刀拨开皮膜，将豆浆点入，满浆脱痂，无不按其常期，亦永无再出之患。所以然者，痘毒秉于先天，深藏于肾，手少阳三焦有气无形，与足少阴之肾气相通，《内经》云：少阳主肾所生病。又云：少阳属肾是也。痘浆一从少阳经点入，即能直入肾经，引肾脏深藏之毒，还按手少阳之经穴而出，故痘豆之数，适与拔点之数相符，而不别生枝节，且不用方药，而小儿之饮食嬉戏如常，真万不失一焉。此以视夫吹鼻之术，不更为尽美而尽善也哉！予莅任燕京，见是法而羡之，因又虑其术无由广，特笔之书，以附圣经之末，使传于天下后世，是亦区区保赤之婆心也夫！

卷 十

杂疗方第二十三

按:《金匮》自二十三卷至二十五卷,前贤断为后人所续,删之不使朱紫之混,确有卓识。然竟删之,恐嗜古者,有阙而不全之憾,不如姑存其说,以备参考。兹刻录其原文,不加一字注解,以分别之。

退五脏虚热,四时加减柴胡饮子方

柴胡八分　白术八分　大腹槟榔并皮子用,四枚　陈皮五分　生姜五分　桔梗七分

以上冬三月柴胡稍多。

柴胡　陈皮　大腹槟榔　生姜　桔梗　枳实

以上春三月比冬减白术,增枳实。

柴胡　白术　大腹槟榔　陈皮　生姜　桔梗　枳实　甘草

以上夏三月比春多甘草,仍用白术。

柴胡　白术　大腹槟榔　陈皮　生姜　桔梗

以上秋三月同冬三月,惟陈皮稍多。

上各㕮咀,分为三帖,一帖以水三升,煎取二升,分温三服。如人行四五里进一服。如四体壅,添甘草少许。每帖分作三小帖,每小帖以水一升煮取七合,温服。再合滓为一服,重煮,都成四服。

长服诃黎勒丸方

诃黎勒三两　陈皮三两　厚朴三两

上三味末之,炼蜜丸如梧子大,酒饮服二十丸,加至三十丸。

三物备急丸方

大黄一两　巴豆去皮心、熬、外研如泥,一两　干姜二两

上药各须精新,先捣大黄、干姜为末,研巴豆内中,合治一千杵,用为散,蜜

和丸亦佳，密器贮之，莫令泄气。主心腹诸卒暴百病，若中恶客忤，心腹胀满，卒痛如锥刺，气急口噤，停尸卒死者，以暖水苦酒服大豆许三四丸，或不可下，捧头起灌令下咽，须臾当差。如未差，更与三丸，当腹中鸣，即吐下便差。若口噤，亦须折齿灌之。

紫石寒食散方

治伤寒令愈不复。

紫石英十分　白石英十分　赤石脂十分　钟乳煅，十分　瓜蒌根十分　防风十分　桔梗十分　文蛤十分　鬼臼十分　太乙余粮十分　干姜、附子、桂枝去皮，各四分

上十三味，杵为散，酒服方寸匕。

救卒死方

薤捣汁，灌鼻中。

又方

雄鸡冠割取血，管吹内鼻中。

猪脂如鸡子大，苦酒一升，煮沸灌喉中。

鸡肝及血涂面上，以灰围四旁，立起。

大豆二七粒，以鸡子白并酒和，尽以吞之。

救卒死而壮热者方

矾石半斤，以水一斗半，煎消以渍脚，令没踝。

救卒死而目闭者方

骑牛临面，捣薤汁灌耳中，吹皂角末鼻中，立效。

救卒死而张口反折者方

灸手足两爪后十四壮，饮以五毒诸膏散。有巴豆者。

救卒死而四肢不收失便者方

马屎一升，水三升，取二斗以洗之。又取牛洞稀粪也。一升，温酒灌口中，灸心下一寸，脐上三寸，脐下四寸，各一百壮，差。

救小儿卒死而吐利，不知是何病方

狗屎一丸，绞取汁以灌之。无湿者，水煮干者取汁。

尸厥脉动而无气，气闭不通，故静而死也。治方

菖蒲屑内鼻孔中，吹之，令人以桂屑着舌下。

又方

剔取左角发方寸，烧末酒和，灌令入喉，立起。

救卒死客忤死，还魂汤主之方

麻黄去节用，三两　杏仁去皮尖，十七个　甘草炙，一两

上三味，以水八升，煎取三升，去滓，分令咽之，通治诸感忤。

又方

韭根一把　乌梅三七个　吴茱萸炒，半升

上三味，以水一斗煮之，以病人栉内中三沸，栉浮者生，沉者死。煮取三升，去滓，分饮之。

救自缢死，旦至暮，虽已冷，必可治。暮至旦，小难也。恐此当言阴气盛故也。然夏时夜短于昼，又热，犹应可治。又云心下若微温者，一日以上，犹可治之方。

徐徐抱解，不得截绳，上下安被卧之，一人以脚踏其两肩，手少挽其发当弦，弦勿纵之。一人以手按揉胸上，数动之，一人摩捋臂胫，屈伸之，若已僵，但渐渐强屈之，并按其腹，如此一炊顷，气从口而出，呼吸眼开，而犹引按莫置，亦勿苦劳之。须臾可少与桂枝汤，及粥清含与之，令濡喉，渐渐能咽，及稍止，若向令两人以管吹其两耳朵好，此法最善，无不活者。

凡中暍死，不可使得冷，得冷便死。疗之方

屈草带绕暍人脐，使三两人溺其中，令温。亦可用热泥和屈草，亦可扣瓦碗底及车缸以着暍人脐，令溺须得流去，此为道路穷，卒无汤，当令溺其中，欲使多人溺，取令温，若汤便，可与之，不可泥及车缸，恐此物冷，暍既在夏月，得热泥土，暖车缸，亦可用也。

救溺死方

取灶中灰两石余，以埋人，从头至足，水出七孔，即活。尝试蝇子落水而死者，因灶灰埋之自活。

治马坠及一切筋骨损方

大黄切、候汤成下，二两　绯帛烧灰，如手大　乱发烧灰，如鸡子大　久用炊布单烧灰，一尺　败蒲即蒲席也，一握三寸　桃仁去皮尖、熬，四十九个　甘草炙锉，如中指节

上七味，以童子小便量多少煮汤成，内酒一大盏，次下大黄，去滓，分温三服。先锉败蒲席半领，煎汤浴，衣被盖覆须臾，通利数行，痛楚立差，利及浴水

赤，勿怪，即瘀血也。

禽兽虫鱼禁忌并治第二十四

凡饮食滋味，以养于身，食之有妨，反能有害，自非服药炼液，焉能不饮食乎？切见时人，不闲调摄，疾疢竞起，若字当作莫。不因食而生，苟全其生，须知切忌者矣。所食之味，有与病相宜，有与身为害，若得宜则益体，害则成疾，以此致危，例皆难疗。凡煮药饮汁以解毒者，虽云救急，不可热饮，诸毒病得热更甚，宜冷饮之。肝病禁辛，心病禁咸，脾病禁酸，肺病禁苦，肾病禁甘。春不食肝，夏不食心，秋不食肺，冬不食肾，四季不食脾。辨曰：春不食肝者，为肝气王，脾气败，若食肝，则又补肝，脾气则尤甚，不可救；又肝王之时，不可以死气入肝，恐伤魂也；若非王时，即虚，以肝补之佳，余脏准此。

凡肝脏自不可轻啖，自死者弥甚。凡心皆为神识所舍，勿食之，使人来生复其对报矣。凡肉及肝落地不着尘土者，不可食之。猪肉落水浮者，不可食。猪肉及鱼，若狗不食，鸟不啄者，不可食。猪肉不干，火炙不动，见水自动者，不可食之。肉中有如朱点者，不可食之。六畜肉，热血不断者，不可食之。父母及身本命肉食之，令人神魂不安。食肥肉及热羹，不得饮冷水。诸五脏及鱼，投地尘土不污者，不可食之。秽饭馁肉、臭鱼，食之皆伤人。自死肉，口闭者，不可食之。六畜自死皆疫死，则有毒，不可食之。兽自死北首及伏地者，食之杀人。食生肉饱饮乳，变成白虫。一作血虫。疫死牛肉，食之令病洞下，亦致坚积，宜利药下之。脯藏米瓮中有毒，及经夏食之，发肾病。

治自死六畜肉中毒方

黄柏屑捣服方寸匕。

治食郁肉食漏脯中毒方

郁肉，密器盖之隔宿者是也。漏脯，茅屋漏下沾着者是也。

烧犬屎酒服方寸匕，每服人乳亦食。饮生韭汁三升亦得。

治黍米中藏干脯食之中毒方

大豆浓煮汁，饮之数升，即解。亦治狸肉漏脯等毒。

治食生肉中毒方

掘地深三尺，取其下土三升，以水五升，煮数沸，澄清汁，饮一升，即愈。

治食六畜鸟兽肝中毒方

水浸豆豉，绞取汁，服数升，愈。

马脚无夜眼者，不可食之。食酸马肉，不饮酒，则杀人。酸当作骏。马肉不可热食，伤人心。马鞍下肉，食之杀人。白马黑头者，不可食之。白马青蹄者，不可食之。马肉狍肉共食，饱醉卧，大忌。驴马肉合猪肉食之，成霍乱。马肝及毛不可妄食，中毒害人。

治马肝中毒未死方

雄鼠屎二七粒，末之，水和服，日再服。屎尖者是。

又方

人垢，取方寸匕服之佳。

治食马肉中毒欲死方

香豉二两　杏仁三两

上二味，蒸一食顷熟，杵之服，日再服。

又方

煎芦根饮之良。

疫死牛，或目赤，或黄，食之大忌。牛肉共猪肉食之，必作寸白虫。青牛肠，不可合犬肉食之。牛肺，从三月至五月，其中有虫如马尾，割去勿食，食则损之。牛、羊、猪肉，皆不得以楮木、桑木蒸炙，食之令人腹中生虫。啖蛇牛肉有毒，食之杀人。啖蛇牛何以认识？惟毛发向后顺者是也。

治啖蛇牛肉食之欲死方

饮人乳汁一升，立愈。

又方

以泔水洗头，饮一升，愈。

又牛肚细切，以水一斗，煎取一升，暖饮之，大汗出愈。

治食牛肉中毒方

甘草煮汁饮之，即解。

羊肉，其有宿热者，不可食。羊肉不可共生鱼酪食之，害人。羊蹄甲中有珠子白者，名悬筋，食之令人癫。白羊黑头，食其脑，作肠痈。羊肝共生椒食之，破人五脏。猪肉共羊肝和食之，令心闷。猪肉以生胡荽同食，烂人脐。猪脂不可合梅子食之。猪肉和葵食之，少气。鹿肉不可和蒲白作羹，食之发恶疮。麋脂及梅李子，若妊妇食之，令子青盲，男子伤精。麋肉不可合虾及生菜、梅、李果食之，伤人。痼疾人不可食熊肉，令终身不愈。白犬自死，不出舌者，食之害人。食狗鼠余，令人发瘘疮。

治食犬肉不消，心下坚，或腹胀，口干大渴，心急发热，妄语如狂，或洞下方

杏仁一升，合皮熟，研用

以沸汤三升，和取汁，分三服，利下肉片，大验。

妇人妊娠，不可食兔肉、山羊肉及鳖、鸡、鸭，令子无声音。兔肉不可合白鸡肉食之，令人面发黄。兔肉着干姜食之，成霍乱。凡鸟自死，口不闭，翅不合者，不可食之。诸禽肉，肝青者，食之杀人。鸡有六翮四距者，不可食之。乌鸡白首者，不可食之。鸡不可共胡蒜食之，滞气，一云鸡子。山鸡不可合鸟兽肉食之。雉肉久食之，令人瘦。鸡卵不合鳖肉食之。妇人妊娠，食雀肉饮酒，令子淫乱无耻。雀肉不可合李子食之。燕肉勿食，入水为蛟龙所啖。

鸟兽有中毒箭死者，其肉有毒。解之方

大豆煮汁，及盐汁，服之解。

鱼头正白，如连珠至脊上，食之杀人。鱼头中无鳃者，不可食之，杀人。鱼无肠胆者，不可食之，三年阴不起，女子绝生。鱼头似有角者，不可食之。鱼目合者，不可食之。六甲日，勿食鳞甲之物。鱼不可合鸡肉食之。鱼不得合鸬鹚肉食之。鲤鱼鲊，不可合小豆藿食之，其子不可合猪肝食之，害人。鲤鱼不可合犬肉食之。鲫鱼不可合猴雉肉食之。一云不可合猪肝食。鳀鱼合鹿肉生食，令人筋甲缩。青鱼鲊，不可合胡荽及生葵并麦中食之。鳅鳝不可合白犬血食之。龟肉不可合酒果子食之。鳖目凹陷者，及腹下有王字形者，不可食之。其肉不得合鸡、鸭子食之。龟、鳖肉不可合苋菜食之。虾无须，及腹下通黑，煮之反白者，不可食之。食脍饮乳酪，令人腹中生虫为瘕。

脍食之，在心胸间不化，吐复不出，速下除之，久成瘕病。治之方

橘皮一两　大黄二两　朴硝二两

上三味，以水一大升，煮至小升，顿服即消。

食脍多不消，结为瘕病，治之方

马鞭草

上一味，捣汁饮之。或以姜叶汁饮之一升，亦消。又可服吐药吐之。

食鱼后，食毒，两种烦乱，治之方

橘皮

浓煮汁服之，即解。

食鯸鱼中毒方

芦根

煮汁服之，即解。

蟹目相向，足斑目赤者，不可食之。

食蟹中毒，治之方

紫苏

煮汁饮之三升。紫苏子捣汁饮之，亦良。

又方

冬瓜汁饮三升，食冬瓜亦可。

凡蟹未遇霜，多毒，其熟者，乃可食之。过白露节之后，名成熟，黄足有妙味，好食。

蜘蛛落食中，有毒，勿食之。凡蜂、蝇、虫、蚁等集食上，食之致瘘。

果实菜谷禁忌并治第二十五

果子生食，生疮。生者，言未及时令也。果子落地经宿，虫蚁食之者，人大忌食之。生果停宿多日，有损处，食之伤人。一本云生米。桃子多食，令人热，仍不得入水浴，令人病寒热淋沥。杏酪不熟，伤人。梅多食，坏人齿。李不可多食，令人胪胀。林禽不可多食，令人百脉弱。橘柚多食，令人口爽，不知五味。梨不可多食，令人寒中，金疮产妇，亦不宜食。樱桃杏多食，伤筋骨。安石榴不可多食，损人肺。一本云损人腹。胡桃不可多食，令人动痰饮。生枣多食，令人热渴气胀。寒热羸瘦者，弥不可食，伤人。

食诸果中毒，治之方

猪骨烧过

上一味末之，水服方寸匕，亦治马肝漏脯等毒。

木耳，赤色及仰生者，勿食。菌，仰卷及赤色者，不可食。

食诸菌中毒，闷乱欲死，治之方

人粪汁饮一升，土浆饮二升，大豆煎汁饮之。服诸吐利药并解。

食枫树菌而笑不止，治之以前方。误食野芋，烦乱欲死，治之以前方。

蜀椒闭口有毒，误食之，戟人咽喉，气病欲绝。或吐下白沫，身体痹冷，急治之方

肉桂煎汁饮之。多饮冷水一二升。或食蒜、地浆。或浓者豉汁饮之，并解。正月，勿食生葱，令人面生游风。二月，勿食蓼，伤人肾。三月，勿食小蒜，伤人志性。四月、八月，勿食胡荽，伤人神。五月，勿食韭，令人乏气力。五月五日，勿食一切生菜，发百病。六月、七月，勿食茱萸，伤神气。八月、九月，勿食姜，伤人神。十月勿食椒，损人心，伤心脉。十一月、十二月，勿食薤，令人多唏唾。四季勿食生葵，令人饮食不化，发百病，非但食中，药中皆不可用，深宜慎之。时病差未健，食生菜，手足必肿。夜食生菜，不利人。十月勿食被霜生菜，令人面无光，目涩，心痛腰疼，或发心疟，疟发时，手足十指爪皆青，困委。葱韭初生芽者，食之伤人心气。饮白酒，食生韭令人病增。生葱不可共蜜食之，杀人，独颗蒜弥忌。枣和生葱食之，令人病。生葱和雄鸡白犬肉食之，令人七窍经年流血。食糖蜜后，四日内食生葱韭，令人心痛。夜食诸姜、葱、蒜等，伤人心。芜菁根多食，令人气胀。薤不可共牛肉作羹食之，成瘕病，韭亦然。莼多食，动痔疾。野苣不可同蜜食之，作内痔。白苣不可共酪同食，作虫。黄瓜多食，发热病。葵心不可食，伤人。叶尤冷，黄背赤茎者，勿食之。胡荽久食之，令人多忘。病人不可食胡荽及黄花菜。芋不可多食，动病。妇娠食姜，令子余指。蓼多食，发心痛。蓼和生鱼食之，令人夺气，阴咳疼痛。芥菜不可共兔肉食之，成恶邪病。

小蒜多食，伤人心力。

食燥式躁方

式字，当是或字，即今之食后时或恶心，欲吐不吐之病也。

豉，浓煎汁饮之。

钩吻与芹菜相似，误食之杀人，解之方

荠苨八两

上一味，水六升煎取二升，分温服之。

菜中有水莨菪，叶圆而光，有毒，误食之，令人狂乱如中风，或吐血，治之方

甘草煮汁，服之即解。

春秋二时，龙带精入芹菜中，人偶食之为病，发时手青腹满，痛不可忍，名蛟龙病。治之方

硬糖二三升

上一味，日两度服，吐出如蜥蜴三五条，瘥。

食苦瓠中毒，治之方

黎穰，煮取数服之，解。

扁豆，寒热者，不可食之。久食小豆，令人枯燥。食大豆屑，忌啖猪肉。大麦，久食令人作疣。白黍米不可同饴蜜食，亦不可合葵食之。荍麦面，多食之令人发落。盐，多食伤人肺。食冷物，冰人齿。食热物，勿饮冷水。饮酒食生苍耳，令人心痛。夏月大醉汗流，不得冷水洗着身，及使扇，即成病。饮酒大忌炙腹背，令人肠结。醉后勿饱食，发寒热。饮酒食猪肉，卧秫稻穰中，即发黄。食饴多，饮酒大忌。凡水及酒照见人影动者，不可饮之。醋合酪食之，令人血瘕。食白米粥，勿食生苍耳，成走疰。食甜粥已，食盐即吐。犀角筋搅饮食，沫出及浇地坟起者，食之杀人。

饮食中毒烦满，治之方

苦参三两　苦酒一升半

上二味，煎三沸，三上三下，服之吐食出，即瘥。或以水煮亦得。又犀角汤亦佳。

贪食，食多不消，心腹坚满痛，治之方

盐一升　水二升

上二味，煎令盐消，分三服。当吐食出，即瘥。

矾石，生入腹，破人心肝，亦禁水。商陆，以水服，杀人。葶苈子，傅头疮。药气入脑，杀人。水银入人耳，及六畜等，皆死。以金银着耳边，水银则出。苦楝，无子者杀人。

凡诸毒，多是假毒以损元，知时，宜煮甘荠苨汁饮之，通治诸毒药。

医学从众录

魏 序

余素不解医，读刀圭书辄不能终卷，非忽之也，以其为道精深密微，非浅人所可意窥，非躁心所可尝试。又自度聪明才力皆有所不暇给，计惟节之于起居食饮之常，谨之于四时六气之辨，于以闲嗜欲，颐情志，顺性命，以托赋于天，至谈医则不敢知，诚重之也，诚难之也。忆曩在都中，吴航陈修园先生以名孝廉宰畿辅，医名震日下。尝奉檄勘灾恒山，时水诊之后，疾疫大作，先生采时方百余首，刊示医者，如法诊治，全活无数，仁心仁术，其施溥矣。后三十余载，余返自都门，与修《全闽通志》，广搜著述家言。时先生已捐馆数载，得所撰方书已刊行者十余种，条其目著于编，其遗书存于家者，哲嗣灵石先后梓而传之。令孙徽庵世其学，精其业，复取所遗《医学从众录》八卷雠校付剞劂，重以林戟门先生属序于余。余既叹知医之难，而何敢言医之易乎！虽然，先生自序言之矣，先为医士治膏肓之疾，又云此录简便易知，颇切时用，所谓医医者，正治不若从治之为得也。盖必治医者不谬其方，而后受治者不戕其性，此即先生作宰时刊方示医之仁术也。虽其言之峻而其心良苦矣。录以《从众》名，非徇众也，导以可从，乃所以防其不可从者也。得此说而通之，庶易言医者，或深悟其难，而得所从者，转因难而见易乎？愿受是书而竞读之。

道光二十有五年岁在乙巳秋九月东洋和斋魏敬中序

林 序

陈君徽庵以医世其家。今岁夏间，予患沉疴，徽庵以数剂立起之，益信其学之有渊源也。一日，出其令祖修园先生所著《医学从众录》一书，示予曰：此先大父晚年采撷各家之精华，折衷而归于至当，堪为初学指南，将付刊以公于世，请题数语，可乎？予受而读之，其论症则穷究根源，其诊脉则剖分宜忌，其下药则酌量加减，取古人之成法，以己意运之，矫枉者不得出其范围，拘墟者有以开其神智，名曰从众，实大众之津梁也。先生本吾郡通儒，为孝廉时以制艺名，为吏时以循良名，而卒以医名。生前活人无算，身后济世有书。徽庵承祖砚之传，不私为枕中秘，均足令人钦佩也。因谨序之如此。

道光乙巳重阳日戟门林振棨拜撰

自　序

不为宰相便为医，贵之之说也；秀士学医如菜作齑，贱之之说也。医者学本《灵》《素》，通天地人之理，而以保身，而以保人，本非可贱之术，缘近今专业者类非通儒，不过记问套方，希图幸中，揣合人情，以为糊口之计，是自贱也。余向有《金匮》《伤寒》各种医书，累累数十万言。先为医士治膏肓之疾，不曰《灵》《素》，则曰南阳，虽有遵经之志，却非语下之方，畏其难者中阻，而工于欺人之术者，别户分门，遂多簧鼓，而余之汲汲苦心，终为未逮也。余观近今医士，不学者无论，有能读薛立斋、王金坛、赵养葵、张景岳、张石顽、李时珍、李士材、喻嘉言八家之书，即为不凡之士，尚可与言。盖此八家虽未能合《内经》之旨、仲师之法，而书中独得之妙，亦复不少。兹且就世俗所共奉者，采其名言，录其方治，约数十方而取其一二方，约数百言而括以一二言，即间有以误传与主张太过之处，复参他氏，斟酌归于至当。颜曰《从众录》，简便易知，颇切时用，是即向之所谓医医者，知其受病已深，正治则拒格不入，不若从治之为得也。

闽吴航修园陈念祖题于嵩山精舍

小　引

先大父医学宗长沙，一生精力在《伤寒论浅注》《金匮要略浅注》等书，复以余力，集长沙辨证之法，纂取《千金方》《外台秘要》以下诸方书，为《医学从众录》八卷。盖恐专用经方之骇众，特降而从众也。学者既精《伤寒》《金匮》之法，进而参究乎斯编，则宜古者亦复宜今，此书正不无小补也。谨付梓以广其传。

长孙男心典谨识

凡 例

是书前曾托名叶天士，今特收回。

是书论证治法悉遵古训，绝无臆说浮谈。以时法列于前，仲师法列于后，由浅入深之意也。

坊刻《万病回春》《嵩崖尊生》《古今医统》《东医宝鉴》等书，所列病证，不可谓不详，而临时查对，绝少符合，即有合处，亦不应验，盖以逐末而忘其本也。试观《内经》《难经》《伤寒论》《金匮要略》，每证只寥寥数语，何所不包，可知立言贵得其要也。此书如怔忡、头痛、历节诸证，非遗之也。怔忡求之虚痨，头痛有邪求之伤寒，无邪求之眩晕、虚痨，历节寻其属风、属湿、属虚而治之，所以寓活法也。

学医始基在于入门，入门正则始终皆正，入门错则始终皆错。此书阐明圣法，为入门之准，不在详备，若得其秘诀，未尝不详备也。有证见于此而治详于彼者，有论此证而彼证合而并论者，有论彼证绝未明言此证，而即为此证之金针者，实无他诀，惟其熟而已。熟则生巧，自有左右逢源之妙。

论中所列诸方，第三卷、第四卷俱载弗遗，惟《伤寒论》《金匮要略》方非熟读原文，不能领会。此书偶有阙而未载者，欲人于原文中寻其妙义，阙之所以引之也。阅者鉴予之苦心焉。

方后附论，或采前言，或录一得，视诸书较见简括，阅者自知。

卷　一

真中风症

曰真者，所以别乎类也。风者，八方之风邪也。中者，邪之自外入内也。有中经、中腑、中脏、中血脉之分。此数句与病机要发明，大同小异，各有语病，余从发明而订正之。中经，外有六经之形症；中腑，内有便溺之阻隔；中脏者，性命危；中血脉者，外无六经之形症，内无便溺之阻隔。先以中经言之：中经者，现出六经形症，太阳头痛，脊强；阳明目痛，鼻干，身热，不得卧；少阳胸满，口苦，胁痛，耳聋，寒热；太阴自利，腹痛或便难；少阴口渴，时厥；厥阴囊缩，遗溺，手足厥逆，而面色亦现出五色可诊。此中风之浅也，宜小续命汤加减主之。

小续命汤方见《时方》

如中风无汗恶寒，依本方麻黄、杏仁、防风各加一倍。宜针至阴出血。穴在足小趾外侧爪甲角，针二分。昆仑。穴在足外踝后跟骨，针透太溪。

如中风有汗恶风，依本方桂枝、芍药、杏仁各加一倍。宜针风府。穴在项后入发际一寸。针入三分，禁灸。

以上二症，皆太阳经中风也。

如中风有汗，身热不恶寒，依本方加石膏、知母各二钱，甘草再加一倍，去附子。

如中风有汗，身热不恶风，依本方加葛根、桂枝，黄芩再加一倍。宜针陷谷，穴在足大趾、次指外间，本节后陷中，针入五分。去阳明之贼。兼刺厉兑，穴在足大趾、次指端，去爪甲如韭叶。泻阳明之实。

以上二症，皆阳明经中风也。

如中风无汗身凉，依本方附子加一倍，干姜加二倍，甘草加二倍。宜刺隐白，穴在足大趾内侧，去爪甲角如韭叶。去太阴之贼。

此太阴经中风也。

如中风有汗无热，依本方桂枝、附子、甘草各加一倍。宜针太溪。穴在足内踝后跟骨上陷中，针透昆仑。

此少阴经中风也。

如中风六经混淆，系之于少阳、厥阴，或肢节挛痛，或麻木不仁，依本方加羌活、连翘。灸少阳之经绝骨穴，即悬钟，在足外踝上三寸，灸五壮。以引其热。刺厥阴之井大敦穴，在足大趾甲聚毛间。以通其经。

此少阳厥阴经中风也。

又以中腑言之，与伤寒腑症略同，内有便溺之阻隔，宜三化汤通之，夹有经症，宜防风通圣散两解之。

又以中脏言之，中脏多滞九窍，有唇缓、失音、耳聋、目瞀、鼻塞、大小便难之症，或卒倒不省人事，有闭脱之别。

若口开，为心绝；眼合，或上视，为肝绝；手撒，为脾绝；遗尿，为肾绝；汗出如油，声如鼾睡，为肺绝。及面赤如妆，脉急大，皆虚极阳脱不治之症，唯以三生饮一两，加人参一两，另煎浓汁，调入灌之，或可救十中之一。如牙关紧闭，以乌梅浸醋擦其牙。痰塞咽喉，以稀涎散吐之。不省人事，以半夏末吹入鼻中，盖此法为通关所设，而药汁方可灌入，非藉此法吐痰以愈病也。

男元犀按：不省人事，有闭证、脱证之辨，二证误认用药，则死生立决。

《内经》云：风为百病之长也，善行而数变。或为寒中，或为热中。如阳脏之人，素有内火，而风邪中之，则风乘火势，火借风威，遂卒倒不省人事，牙关紧闭，两手握固，虽有痰声，非漉漉之声，亦无涌起之势，可用橘皮一两，半夏一两，入生姜汁少许，煎服，或服后探吐之，随以涤痰汤加天麻、丹参、石菖蒲，入竹沥、姜汁以开之。如外热甚，二便闭，可用防风通圣散，及凉膈散加石菖蒲、远志、丹参及三化汤之类，表里两解之。如阴脏之人，素多内寒，而风邪中之，则风水相遭，寒冰彻骨，亦卒倒不省人事，口开手撒，尿出，脐下冰冷，痰声漉漉，如水沸之势，急用三生饮加人参，或用人参二两，附子一两，生半夏三钱，煎一钟，入生姜汁半匙，蜂蜜一蛤蜊壳灌之，亦有得生者。若以胆南星，及涤痰驱风等药投之，如入井而下以石也。

二证愈后，语言行动，定不能如常，察其水衰火衰，以六味丸、八味丸清早服三四钱，下午服六君子汤加麦冬三钱，干桑叶一钱，竹沥二蛤蜊壳，最妙。盖柔润熄风，为治风之秘法也。

又以中血脉言之。中血脉者，外无六经之形症，内无便溺之阻隔，非表非里，邪无定居，或偏于左，或偏于右，口眼㖞斜，半身不遂。治之之法，汗下俱戒，惟润药滋其燥，静药以养其血，则风自除，宜大秦艽汤主之。或偏于右者，以六君子汤加竹沥、姜汁以补气行痰祛风；偏于左者，以四物汤加桃仁、红花、竹沥、姜汁、天麻、羚羊角补血行血，化痰祛风。气血两虚者，以八珍汤，或十全大补汤，加钩藤、竹沥、姜汁以峻补之。

大秦艽汤

秦艽、石膏生用，各一钱半　甘草、川芎、当归、羌活、独活、防风、黄芩、白芍酒炒、白芷、白术炒、生地、熟地、茯苓各一钱　北细辛三分

水煎服。

涤痰汤

即六君子汤去白术加南星、枳实、石菖蒲、竹茹，治中风痰迷心窍，舌强不能言。

口眼㖞斜，以牵正散主之，又以鳝鱼血涂歪处，牵之便正。

又偏枯症，如树木枯去一枝，而津液不能周行灌溉，宜六君子汤加竹沥等法治之，久可望愈，或以六味丸、八味丸，入桑寄生、五加皮、牛膝、杜仲，以自制虎骨胶为丸，朝吞五钱，黄酒送下，暮服前汤，可愈十中一二。

中风四言脉诀

中风浮吉，滑兼痰气。其或沉滑，勿以风治。或浮或沉，而微而虚。扶元治痰，风本可疏。浮迟者吉，急疾者殂。

各症方药

三化汤

治中风，内有便溺之阻隔。

厚朴、大黄、枳实、羌活各二钱五分水煎服。

喻嘉言曰：仲景云：药积腹中不下，填窍以熄风。后人不知此义，每欲开窍以出其风，究竟窍空而风愈炽，长此安穷哉！此方与愈风汤、大秦艽汤，皆出《机要》方中，云是通真子所撰，不知其姓名。然则无名下士，煽乱后人见闻，非所谓一盲引众盲耶？

防风通圣散方见《时方》

治诸风抽搐，手足瘛疭，小儿惊风，大便结，邪热暴甚，肌肉蠕动，一切风症。按：此表里通治之轻剂。

喻嘉言曰：汗不伤表，下不伤里，可多服也。

祛风至宝膏

即前方再加人参补气，熟地益血，黄柏、黄连除热，羌活、独活、天麻、细辛、全蝎、防风祛风，蜜丸弹子大，每服一丸，茶酒任下，此中风门不易之专方也。

三生饮方见《时方》

薛氏云：加人参一两许，驾驭而行，庶可驱外邪而补真气，否则不惟无益，适以取败。

稀涎散

治中风口噤，单蛾双蛾。

巴豆仁每粒分作两片，六粒　牙皂切片，三钱　明矾一两

先将明矾化开，却入二味搅匀，待矾枯为末，每用三分吹喉中，痰涎壅盛者，灯草汤下五分。在喉即吐，在膈即下。

一方：半夏十四粒，牙皂一个，炙，水煎，入姜汁服。

凉膈散方见《时方》

加味转舌膏

即前方加远志、菖蒲、防风、桔梗、犀角、川芎、柿霜，炼蜜丸弹子大，朱砂为衣。

中风续论

古人定病之名，必指其实。后人既曰中风，如何舍风而别治？观仲师侯氏黑散、风引汤数方自见。余此书原为中人以下立法，只取唐人续命汤一方为主，盖以各家所列风症，头绪纷繁，议论愈深则愈晦，方法愈多则愈乱，不如只取一方，以驱邪为本，庶法一心纯，不至多歧反惑。要知此汤长于治外，非风则不可用，是风则无不可用也。至云风为虚邪，治风必先实窍，此旨甚微，能于侯氏黑散、风引汤二方研究十年，而知其妙处，则可与共学适道矣。

侯氏黑散

治大风四肢烦重，心中恶寒不足者。《外台》治风癫。《内经》云：邪害空窍。此则驱风之中，兼填空窍，空窍满，则内而旧邪不能容，外而新风不复入。

风引汤俱见《金匮》

除热瘫痫。巢氏治脚气。

大人中风牵引，小儿惊痫瘛疭，皆火热生风，五脏亢甚，归迸入心之候。夫

厥阴风木，与少阳相火同居，火发必风生，风生必挟木势而害土，土病则聚液成痰，流注四肢而瘫痪。此方用大黄为君，以荡涤风火热湿之邪，随用干姜之止而不行者以补之，用桂枝、甘草以缓其势，又取石药之涩以堵其路，而石药之中，又取滑石、石膏清金以伐其木，赤白石脂厚土以除其湿，龙骨、牡蛎以敛其精神魂魄之纷驰，用寒水石以助肾之真阴，不为阳亢所劫，更用紫石英以补心神之虚，恐心不明而十二官危也。明此以治入脏之风，游刃有余矣。喻嘉言此解最妙。

类中风症

火中之说，本于河间，河间举五志过极，动火而卒中。大法以白虎汤、三黄汤沃之，所以治实火也；以逍遥散疏之，所以治郁火也；以通圣散、凉膈散双解之，所以治表里之邪火也；以六味汤滋之，所以壮水之主，以制阳光也；以八味丸引之，所谓从治之法，引火归原也。又地黄饮子，治舌喑不能言，足废不能行，神妙无比。

地黄饮子

时贤徐灵胎云：此治少阴气厥之方，庸医不察，竟以之治一切中风之症，轻则永无愈期，重则益其病而致死，医者病家，终身不悟也。

孙心典按：舌喑不能言，有上焦为痰火阻塞者，宜转舌膏；有中风脾缓舌强不语者，宜资寿解语汤。惟有少阴脉萦舌本，气厥不至，名曰风痱，宜用地黄饮子温之。喻氏用资寿解语汤去羌、防，加熟地、何首乌、枸杞子、甘菊花、黑芝麻、天门冬治之。

资寿解语汤俱见《时方》

治中风脾缓，舌强不语，半身不遂。

气虚类中说，本李东垣。东垣以元气不足则邪凑之，令人卒倒僵仆如风状，大法以六君子汤加黄芪、竹沥、姜汁治之，补中益气汤亦治之。卒倒遗尿，元气大虚，必重用白术、人参、黄芪，加益智仁主之。又有恼怒气逆而厥，面青脉大，如中风象，宜景岳解肝煎主之。虚者六君子汤加乌药、青皮、白芷主之。

湿中之说，本于朱丹溪。丹溪以东南气温多湿，有病风者，非风也，由湿生痰，痰生热，热生风，二陈汤加沙参、苍术、白术、竹沥、姜汁主之，或单用半夏六钱，煎半盅入生姜汁二滴，风化硝二钱，先治其标，或间服滚痰丸。亦谓之痰中，可用吐法，后理脾胃，先调经络，以竹沥汤主之。

竹沥汤

竹沥二酒盏　生葛汁一酒盏　生姜汁一汤匙

相合，作两服。

备急丸　消暑丸俱见《时方》

刘、朱、李三子发挥之外，后人又增恶中、食中、寒中、暑中四症。

一、食中者，过饱食填太阴，上下之气不通而厥，以平胃散加减煎服，或探吐之，或以备急丸灌之。

一、恶中者，入古庙山林古墓，及见非常怪物，感其异气，遂昏倒不知人事，其脉两手若出两人，乍大乍小，以苏合香丸灌之，或以平胃散加雷丸二钱，雄黄精五分，藿香一二钱，以解秽，或焚降真香、藿香、生芪、川芎、苍术、皂角、红枣，使正气自口鼻入。

一、寒中者，或暴寒之气直入于内，手足厥冷，腹痛吐泻不止，遂昏倒不知人事，六脉细小，或沉伏，四肢唇口青黯，宜以生葱白一束，安脐中，以火斗熨之，或灸关元三十壮，以四逆汤灌之。

一、暑中者，夏月感暑气，昏倒不省人事，自汗面垢，吐泻脉虚，以《千金》消暑丸灌之立苏。又有长途赤日，卒倒不省人事，以热土取来围脐上，以热尿注之即苏，或以生蒜捣水灌之。

续论真中风类中风攻痰之误

凡人将死之顷，阳气欲脱，必有痰声漉漉，是一身之津血，将渐化为痰而死也。时医于此症，开手即以胆南星、石菖蒲直攻其痰，是直攻其津血而速之死也。

《医学真传》曰：《本经》只有南星，并无胆星。南星色白味辛，禀金气而驱风豁痰，功同半夏。今人以牛胆制为胆星，味苦性冷。庸医皆曰：丸制者佳，不知愈制愈失其性，为祸更烈。中风痰涎上涌，多属三焦火衰，土崩水泛，斯时助正散邪，壮火驱寒，尤恐不济，服之以苦冷之胆星，加之以清凉之竹沥，必至生阳灭绝而死。

孙心典按：竹沥为中风必用之药，取其柔润以熄风，轻清以活络，而驱行经络之痰，在所后也。荆沥、生葛汁，亦是此义。

虚　痨

《圣济总录》曰：虚痨之病，因五脏则为五痨，因七情则为七伤，痨伤之甚，身体瘦极。所谓七伤者，一曰，太饱伤脾，脾伤则善噫，欲卧，面黄；土色黄，脾伤则其本色自见，故面黄。神者，中气之所生，脾伤则神亦倦，故善卧。二曰，大怒气逆伤肝，肝伤则少血目暗；肝者，将军之官，故主怒，又曰：目得血而能视，今肝伤少血，故令目暗。三曰，强力入房，久坐湿地伤肾，肾伤则短气，腰脚痛，厥逆下冷；脚痛下冷者，坎中之阳虚也，轻则八味丸，重则附子汤治之。四曰，形寒饮冷伤肺，肺伤则气少，咳嗽，鼻鸣；形寒者，形气虚寒也，饮冷者，复饮冷物也。故《金匮》治咳嗽五方皆以小青龙加减。五曰，忧愁思虑伤心，心伤则若惊，喜忘，善怒；心藏神，心伤则神不安，故若惊，心主血，心伤则血不足，故喜忘。心愈伤则忧愁思虑愈不能去，故因而生怒。一本无善怒二字，有夜不能寐四字。六曰，风雨寒暑伤形，形伤则发落，肌肤枯槁。外冒风雨则寒湿不免矣，以外得之，故令伤形而皮肤枯槁，然皮肤之间，卫气之所居也。《灵枢经》曰：卫气者，所以温分肉、充皮肤、肥腠理而司开合者也，故峻补其卫气而形斯复矣，宜桂枝汤加黄芪之类也。七曰，恐惧不节伤志，志伤则恍惚不乐。怒则气上，恐则气下，则膻中大失其权，怫然不得舒畅，故曰伤志。志者，肾之所主而畅于膻中，膻中在两乳之间，心君之分也。心者，神明之所出，故令恍惚。膻中者，喜乐之所出，故令不乐。伤之因也，故为七伤。所谓五痨者，一曰肺痨，令人短气，面肿，不闻香臭。二曰肝痨，令人面目干黑，口苦，精神不守，恐惧，不能独卧，目视不明。三曰心痨，令人忽忽喜忘，不便苦难，心主血，血濡则大便润，血燥则大便难。时或溏泻，心火不足以生脾土也。口中生疮。四曰脾痨，令人舌本苦直，不能咽唾。五曰肾痨，令人背难以俯仰，小便黄赤，时有余沥，茎内痛，阴湿囊生疮，小腹满急。此五者，痨气在五脏也，故名五痨。所谓六极者，一曰气极，气极主肺。令人内虚，五脏不足，邪气多，正气少，不欲言。二曰血极，血极即脉极主心。令人无颜色，眉发堕落，忽忽喜忘。三曰筋极，筋极主肝。令人数转筋，十指甲皆痛，苦倦不能久立。四曰骨极，骨极主肾。令人瘦削，齿苦痛，手足烦疼，不可以立，不欲行动。五曰肌极，肌极即肉极，主脾。令人羸瘦无润泽，食饮不生肌肤。六曰精极，精极主五脏，盖以五脏主藏精也。道家以精、气、神为三宝。经曰：精生气，气生神。精无以生气，故有少气内虚等候也。令人少气，吸吸然内虚，五脏气不足，毛发落，悲伤喜忘。此六者，痨之甚，身体瘦极也，故名六极。又五痨、七伤、六极之外，变证不一，治法皆以补养为宜。形不足者，温之以气，精不足者，补之以味，相得合而服之，以补精益气，此其要也。

按：方书论虚痨之证最繁，余取《圣济》书，以五痨、七伤、六极立论，为握要之法，以下分采各方，听人择用，然有不得不分者，亦有不必分者。神而明之，存乎其人，不可以口授也。《圣济》于总结处，提出气味二字，示人当从阴阳根本之地而药之，所谓吾道一以贯之也。

按：阳虚阴虚，是医家门面话，然亦不可不姑存其说，以资顾问。吴门马元仪分阳虚有二，阴虚有三，较时说颇深一层。所谓阳虚有二者，有胃中之阳，后天所生者也，有肾中之阳，先天所基者也。胃中之阳喜升浮，虚则反陷于下，再行敛降，则生气遏抑不伸。肾中之阳贵凝降，痨则浮于上，若行升发，则真气消亡立至。此阳虚之治有不同也。所谓阴虚有三者，如肺胃之阴，则津液也；心脾之阴，则血脉也；肾肝之阴，则真精也。液生于气，惟清润之品可以生之；精生于味，非粘腻之物不能填之；血生于水谷，非调补中州不能化之。此阴虚之治有不同也。

按：此症又多蒸热咳嗽，故医者以二皮清心，二冬保肺，而不知土旺则金生，无区区于保肺，水升则火降，勿汲汲于清心。李士材此四语，深得治虚痨之法。

脾肾虽有一方合治之说，其实驳杂不能奏效，当审其所急而图之。如食少怠倦，大便或溏或秘，肌肉消瘦等症，治脾为急，以六君子汤、四君子汤、归脾汤之类，补养脾胃，调其饮食，即所以输精及肾也。如形伤骨痿，面色黯黑，骨蒸炊热，腰痛气喘，或畏寒多梦，腹痛遗精等症，治肾为急。肾阴虚者，以六味丸补坎中真水；肾阳虚者，以八味丸补坎中真火，以通离火。稽之《周易》卦象，坤土是离火所生，艮土是坎水所生。赵养葵谓补水以生土，语虽离奇，却为妙旨也。

大黄䗪虫丸方见《金匮》

治五痨虚极，羸瘦腹满，不能饮食，食伤，忧伤，房室伤，肌伤，痨伤，经络荣卫伤，内有干血，肌肉甲错，目黯黑，缓中补虚。

四乌鲗骨一藘茹丸方见《女科要旨》

治虚痨气竭，肝伤血枯精伤。

按：搜血之品，为补血之用，仿张璐玉以此丸药料，加鲍鱼、绒鸡之类。

虚痨续论

前论俯首从时不过于时，法中录其可以姑从其者，为浅病立法。余复续此论，从《内经》劳者温之，损者温之两言，悟入左右逢源，取效捷如影响。至于痰饮、咳嗽、怔忡、不寐及妇人经水不调等病，皆虚痨中必有之症，已详各门，毋庸再赘，宜参考之。

虚痨症，宋元诸家，分类别名，繁而无绪，如治丝而棼也。丹溪颇有把柄，专主补阴，用四物汤加黄柏、知母之类，后世非之。明薛立斋出，以六君子、四君子、归脾汤、补中益气汤、加味消遥散之类，与六味丸、八味丸、养荣汤之类间服，开口便以先后天立论，虽视诸家颇高一格，其实开后人便易之门。到张景岳出，专宗薛氏先天之旨，而先天中分出元阴、元阳，立左、右归饮丸及大补元煎之类，有补无泻，自诩专家。虽论中有气虚精虚之辨，而大旨以气化为水，水化为气，阴阳互根。用方不甚分别，惟以熟地一味，无方不有，无病不用，是于简便之中，又开一简便之门。且又著《药性》云：地黄生于中州沃土，色黄味甘，谓非脾胃正药，吾不信也。此论一出，而《本经》《金匮》诸圣训，扫地尽矣。夫薛氏书通共二十四种，吾不能一一摘其弊，而观其案中所陈病源，俱系臆说，罕能阐《灵》《素》不言之秘，所用方法，不出二十余方，加减杂沓，未能会《本经》性味之微。时贤徐灵胎目为庸医之首，实不得已而为此愤激之言也。即景岳以阴虚阳虚，铺张满纸，亦属浮泛套谈，能读《金匮》者，便知余言不谬也。详考虚痨治法，自《内经》而外，扁鹊最精。上损从阳，下损从阴，其于针砭所莫治者，调以甘药，《金匮》因之，而立建中诸方，意以营卫之道，纳谷为宝，居常调营卫以安其谷。寿命之本，积精自刚，居常节欲以生其精。及病之甫成，脉才见端，惟恃建中、复脉为主治，皆稼穑作甘之善药，一遵精不足者，补之以味之义也。景岳亦会得甘温之理，或变而为甘寒至静之用，视惯用苦寒戕伐中土者颇别，然方方重用熟地，自数钱以及数两，古法荡然矣。且熟地之用滞，非胃所宜。经云：六府者，传化物而不藏，以通为用。其性湿，非脾所喜，彼盖取滋润以填补其精，而不知精生于谷，脾胃伤则谷少入而不生其血，血少自不能化精，而虚劳日甚。况虚劳之人，必有痰嗽，亦最易感冒。若重用频用熟地，又佐之以参、术，则风寒闭于皮毛而不出，痰火壅滞于胸膈而不清，药入病增，谓非人人之共见乎？予于此症，每力争治法，无如医友及病家，心服薛氏、景岳诸法，以六味、八味、左归、右归、补中、逍遥、六君、四君、大补元煎之类。谓不寒不燥之品，先入为主，至死不悔，亦斯民之厄也。戊申秋闱后，抑郁无聊，取《内经》《金匮》等书，重加研究，参之平时所目击之症，如何而愈，如何而剧而死，大有所悟，知虚痨之病，死于病者少，死于药者多。侃侃不阿，起立斋、景岳于今日，当亦许为直友也。请略陈方治于下，以为耳食治虚痨者，脑后下一针。

脉　法

《要略》曰：脉芤者为血虚，沉迟而小者为脱气，脉大而无力为阳虚，数而无力为阴虚,脉大而芤为脱血。平人脉大为劳,虚极亦劳。脉微细者盗汗。寸弱而软为上虚,尺软涩为下虚,尺软滑疾为血虚。两关沉细为胃虚。

《脉经》曰:脉来软者为虚,缓者为虚,微弱者为虚,弦者为中虚,细而微小者,气血俱虚。

景岳脉法可取之句,无论浮沉大小,但渐缓则渐有生意。若弦甚者,病必甚;数甚者,病必危,若以弦细而再加紧数,则百无一生矣。

方　治

六味地黄丸

此方大旨,补水以制相火。

先祖选严公曰:补水以制相火,为相火有余而言也。若命门真火不足,不能蒸化脾胃,若服六味丸,则湿痰愈多,宜八味丸常服。

虚痨之由,多由于吐血与咳嗽。夫吐血咳嗽岂尽致劳,治之不得法,斯劳根于此,锄之不能去矣。吐血起于骤然,是多风寒失汗,逼而上越为大吐,一吐即止者,不必治之。汗即血,血即汗,失汗而见血,风寒从血而解也,宜静养勿药可愈。不止者,用麻黄人参芍药汤治之。若脉细而沉迟,按之无力,乃直中寒症。败其元阳,阳虚阴必走,故为大吐,或大衄。四肢微厥,宜理中汤加当归、木香治之,或镇阴煎降之,此一定之法也。又有素性偏阳,外受酷暑,内伤椒姜煿炙而致血者,宜白虎汤、三黄解毒汤之类。鼎下抽薪,而水无沸腾之患。又法以地黄汁半升煎三沸,入生大黄末一寸匕,调和,空腹服之,日三服,即瘥,此秘法也。今人一见吐血症,即用六味加黑栀、藕节、白茅根、血余炭、阿胶之类,姑息养奸,必变咳嗽而成痨。

凡咳嗽初起,多因风寒。经云:皮毛者,肺之合也。予每见今人患此症,不知解肌,遽投六味。若加麦冬、五味之类为祸更烈。是闭门逐寇也,必变成痨。

崔氏八味丸

此方在仲景之前,仲景收入《金匮要略》中,故名金匮肾气丸。大旨温肾脏,逐水邪。

此方《金匮要略》凡五见,一见于第五篇,云:治脚气上入,小腹不仁。再见于第六篇,云:治虚劳腰痛,小便不利。三见于第十二篇,云:夫短气有微饮,当从小便去之,肾气丸主之。四见于第十三篇,云:治男子消渴,小便反多,饮一斗,小便亦一斗。五见于第二十二篇,云:治妇人转胞不得溺,但利小便则愈。观此五条,皆泻少腹膀胱之疾为多。盖肾者,水脏也,凡水病皆归之,故用茯苓、泽泻、山药利水之药，水过利而肾虚恶燥，故又用熟地、萸肉、丹皮等滋敛之药。又水为寒邪，故用附子、肉桂等助阳通痹之药，相济而相成。总以通肾利小便为主，此八味丸之正义也。薛氏、赵氏借用之，以为补火，亦不甚切当。若小便多者大忌之。

小建中汤

本文云：虚痨里急，悸衄，腹中痛，梦失精，四肢酸痛，手足烦热，咽干口燥。

喻嘉言曰：急建其中气，俾饮食增而津液旺，以至充血生精，而复其真阴之不足，但用稼穑作甘之本味，而酸、辛、咸、苦，在所不用，舍此别无良法也。

黄芪建中汤

即前方加黄芪一两半。气短胸满者，加生姜，腹满者，去枣加茯苓一两半，及疗肺虚损不足，补气加半夏三两。

《千金》疗男女因积冷气滞，或大病后不复常。若四肢沉重，骨肉痠疼，吸吸少气，行动喘乏，胸气满急，腰背强痛，心中虚悸，咽干唇燥，面体少色，或饮食无味，胁满腹胀，头重不举，多卧少起，甚者积年，轻者百日，渐致瘦弱，五脏气竭，则难复常，六脉俱不足，虚寒之气，小腹拘急，羸瘠百病，名曰黄芪建中汤。

人参建中汤

即前方加人参二两，治虚劳自汗。

当归建中汤

即前汤加当归二两，治妇人血虚自汗。

八味大建中汤

治中气不足，手足厥冷，小腹挛急，或腹满不食，阴缩多汗，腹中寒痛，唇干精出，寒热烦冤，四肢痠痛，及无根失守之火，出于肌表，而为疹为斑，厥逆呕吐等症。

黄芪、当归、桂心桂枝去皮即桂心、非近时所用之肉桂心也、酒白芍、人参、甘草炙，各一钱　半夏制　附子炮，各二钱半

每服五钱，加姜三片，枣二枚，煎服。

桂枝龙骨牡蛎汤

治失精家，小腹强急，阴头寒，目眩发落，脉极虚、芤、迟，为清谷，失精，亡血，脉得诸芤、动、微紧，男子失精，女子梦交。

喻氏曰：用桂枝汤，调其营卫羁迟，脉道虚衰，加龙骨、牡蛎，涩止其清谷，亡血失精。一方而两扼其要，诚足贵也。

《小品》云：虚羸浮热，汗出者，除桂加白薇、附子各一钱五分，故曰二加龙骨汤。桂枝虽调营卫所首重，倘其人虚阳浮越于外，即当加附子、白薇以固阳，而助其收涩，桂枝在所不取也。

张石顽曰：亡血失精，举世皆滋补血气之药，而仲景独举桂枝汤者，盖以人身之气血，全赖后天水谷以资生。水谷入于胃，其清者为营，浊者为卫。营气不营，则上热而血溢，卫气不卫，则下寒而精亡，是以调和营卫为主。营卫和则三焦各司其职，而火自归根，热者不热，寒者不寒，水谷之精微输化，而精血之源有赖矣。以其亡脱既大，恐下焦虚滑不禁，乃加龙骨入肝敛魂，牡蛎入肾固精，皆固蛰封藏之本药也。至于小建中汤加减诸方，皆治虚劳之神剂。后人专用滋阴降火，误治遗害，未至于剧者，用此悉能挽回。

大建中汤俱见《金匮》

心胸大寒，痛呕不能食，腹中寒，上冲皮起，出见有头足，上下痛，不可触近。

叶天士加减大建中汤

辛甘化阳法。

人参　桂心　归身　川椒炒出汗　茯苓　炙草　白芍　饴糖　兰枣

按：原方中干姜定不可少。

叶天士加减小建中汤

脉右虚左小，背微寒，肢微冷，痰多微呕，食减不甘，此胃阳已弱，卫气不得拥护，时作微寒微热之状，小便短赤，大便微溏，非实邪矣，当建中气以维营卫。东垣云：胃为卫之本，营乃脾之源。偏热偏寒，犹非正治。

人参　归身米拌炒　桂枝木　白芍　兰枣

按：此方姜定不可少。

复脉汤

一名炙甘草汤，方见《伤寒》。

治诸虚不足，汗出而闷，脉结悸，行动如常，不出百日，危急者十一日死。此治血脉空竭方。

用之所以和血，凡脉见结代者，虽行动如常，不出百日必死，若复危急不能行动，则过十日必死。语极明白，从前解者多误。

喻嘉言曰：此仲景治伤寒脉结代，心动悸，邪少虚多之圣方也。《金匮》不载，以《千金翼》常用此方治虚劳，则实可征信，是以得名为《千金》之方也。虚劳之体，多有表热夹其阴虚，所以本论汗出而闷，表之固非，即治其阴虚亦非，惟用此方得汗，而脉出热解，俾其人快然，真圣法也。但虚劳之人，胃中津液素虚，匪伤寒暴病邪少虚多之比，桂枝、生姜分两之多，服之津液每随热势外越，津既外越，难以复收，多有淋漓沾濡一昼夜者，透此一关，亟以本方去桂枝、生姜二味，三倍加入人参，随继其后，庶几津液复生，乃致营卫盛而诸虚复，岂小补哉！

叶天士加减复脉汤

本案云：其脉虚细，夜热晨寒，烦倦口渴，汗出，脏液已亏，当春风外泄。宗仲师凡元气有伤，当与甘药之例。

孙心典按：虚劳治法，舍建中别无生路。又有一种脾阳不亏，胃有燥火，当从时贤养胃阴诸法。

叶天士云：太阴湿土，得阳始运，阳明阳土，得阴自安。以脾喜刚燥，胃喜柔润也。愚于此法又悟出无数法门，此下所列之方，俱宜深考。

叶氏养胃方

治胃虚少纳谷，土不生金，音低气馁。

麦冬　生扁豆　玉竹　甘草　桑叶　沙参

此方生谷芽、广陈皮、白术、麦仁、石斛、乌梅，俱可加入。燥极加甘蔗汁。

叶氏方

治阴虚盗汗，不用当归六黄汤，以其味苦不宜于胃也。此方用酸甘化阴法。合前加减大建中汤辛甘化阳法，可悟用药之妙。

人参　熟地　五味　炙草　湖莲　茯神

又方

经云：形不足者，温之以气，精不足者，补之以味。纳谷如常，而肌肉日削，当以血肉充养。

牛骨髓　羊骨髓　猪脊髓　茯神　枸杞　当归　湖莲　芡实

又方

治肉消脂涸，吸气喘促，欲咳不能出，声必锯，按季胁方稍有力，寐醒，喉中干涸，直至胸脘，此五液俱竭，法在不治，援引人身膏脂，为继续之计。

鲜河车按：此味不可用　人乳汁　真秋石　血余灰

阴虚阳浮，宜用介以潜阳之法。六味丸减丹、泽，加秋石、龟胶、牡蛎、湖莲之属，如有用海参胶、淡菜胶及燕窝之类，皆是此意。

长孙心典按：虚极之候，非无情草木所能补，如肉削之极，必须诸髓及羊肉胶之类；阴中之阴虚极，必须龟胶、人乳粉、牡蛎、秋石、麋茸之类；阴中之阳虚极，必须鹿角胶、鹿茸、黄犬外肾之类，一隅三反。

黑地黄丸

治阳盛阴衰，脾胃不足，房劳虚损，形瘦无力，面多青黄而无常色，此补肾益胃之剂也。

苍术油浸，一斤　熟地一斤　五味子半斤　干姜秋冬，一两；夏，五钱；春，七钱

上为末，枣肉炼丸，梧子大，米汤送下百丸，治血虚久痔甚妙。此治血脱脾寒之圣药。

天真丸

治一切亡血过多，形槁肢羸，饮食不进，肠胃滑泄，津液枯竭。久服生血养气，暖胃驻颜。

生羊肉去筋膜脂皮、批开入下药末，七斤　肉苁蓉十两　当归洗、去皮，十二两　山药湿者去皮，十两　天冬去心、焙干，一斤

四味为末，纳羊肉内裹缚，用无灰酒四瓶，煮令酒尽，再入水二升煮，候肉糜烂，再入黄芪末五两，人参末二两，白术末二两，捣作薄饼，晒干，隔纸悬火上烘干，以炼蜜为丸，梧子大，服一百丸，加至二三百丸，温酒下，一日二次服。

雪梨膏

治咯血吐血，痨嗽久不止。

雪梨取汁二十杯，六十只　生地、茅根、藕各取汁十杯　萝卜、麦冬各取汁五杯

将六味煎，炼入蜂蜜一斤，饴糖八两，姜汁半杯，再熬如稀糊，则成膏矣，每日用一二匙，含咽。

虚痨不治证

形瘦脉大，胸中多气者死。泻而加汗者死。身热不为汗衰、不为泄减者死。嗽而上喘下泄者死。股肉脱甚者死。一边不得眠者多死。五旬以下阳痿者多死。痨疾久而嗽血，咽疼无声，此为自下传上，若不嗽不疼，久而溺浊脱精，此为自上传下，皆死证也。

地黄蒸丸

生地汁六升　天冬汁三升　生姜汁、白蜜、鹿髓、黄牛酥、红枣肉取膏，各三合

枳壳、川芎各一分　醇酒半斤　茯苓一分半　金钗、石斛、炙黄芪、炙甘草各一两

上六味共为末，先将前三汁，与酒并煎减半，入蜜髓酥膏，同熬如稠糖，再下六味末，重汤不住手搅匀，丸梧桐子大，空心酒送三十丸，日三服。

天王补心丹方见《时方》

治心痨，心血不足，神志不宁，健忘怔忡，大便不利，口舌生疮等症。

朱雀汤《圣济》

治心痨脉极。

雄雀用肉，十枚　人参、红枣肉、赤茯苓、紫石英、小麦各三钱　赤小豆三十枚　炙甘草一钱　丹参、远志、紫菀各二钱五分

水煎服。

柏叶沐头丸《圣济》

治脉极虚寒，鬓发堕落。

生柏叶一两　附子、猪骨各五钱

上二味共为末，入猪骨为丸，入沐汤洗头，令发不落。

伤中汤

李士材　主思虑伤脾，腹痛食不化。

白术、当归、茯苓、陈皮、甘草、芍药、香附、菖蒲、生姜各等分　红枣二枚

水煎服。

卷　二

咳　嗽

肺如华盖，司呼吸以覆脏腑。凡五脏六腑外受之邪气，必上干于肺而为咳嗽，此咳嗽之实证也。凡五脏六腑损伤之病气，亦上熏于肺，而为咳嗽，此咳嗽之虚证也。《病源》、楼氏《纲目》，繁而难从，今照《景岳全书》，只以虚实分之，甚见简括。何谓实证？外受之邪，非寒邪即热邪也。表寒则脉浮，带弦带紧，头痛身痛，或鼻塞时流清涕，轻者六安煎，重者金沸草散，及小青龙汤主之。里寒者脉沉细，真武汤去生姜，加干姜、五味、细辛主之。热则脉洪而长，或浮数而有力，口渴面红，溺赤而短，轻者泻白散加减主之，重者竹叶石膏汤主之。寒热往来而咳者，小柴胡汤去人参、大枣、生姜，加五味、干姜主之。

六安煎方见《三字经》。

金沸草散

旋覆花二钱　荆芥、前胡、麻黄、白芍、半夏各一钱五分　甘草一钱

加生姜五片，水煎服。《活人方》有茯苓、细辛，无麻黄、白芍。

何谓虚证？咳嗽为痨伤之渐，非气虚即精虚也。气虚者，羸瘦怠倦，少食痰多，言微，脉微细，六君子汤、补中益气汤、归脾汤主之，如干姜、五味、细辛、阿胶、半夏、二冬、二母、紫菀之类，随宜加入。精虚者，面色黯，口燥舌干，干咳痰稀气喘，腰膝酸痛，或面色浮红，昼轻夜重，脉浮数而虚，右尺脉弱者，八味丸，左尺脉弱者，六味丸，二方俱宜加入麦冬、五味、阿胶、胡桃之类，为标本同治之法。大抵气虚证是得之劳役饥饱过度，及思虑伤脾所致，气不化精，阳病必及于阴。精虚证是得之色欲过度，或先天不足，少年阳痿之人，精不化气，阴病必及于阳。

感春温之气而咳嗽，宜加玉竹；感夏令暑气而咳嗽，宜加石膏、麦冬、五味之类；感秋令燥金之气而咳嗽，用喻嘉言清燥汤，神效；感冬寒之气而咳嗽，无汗宜金沸草散，有汗宜桂枝汤，加厚朴一钱五分，杏仁二钱，半夏一钱五分。又

三焦虚嗽，宜温肺汤；中焦虚嗽，宜六君子汤，加干姜、细辛、五味子；下焦虚嗽，宜七味丸加五味；三焦俱虚，宜三才汤。

喻嘉言清燥救肺汤

治愤郁喘呕，郁痰加川贝母。

三才汤

天冬二钱　熟地三钱　人参一钱

水煎服。

补中益气汤　归脾汤　六君子汤　六味丸　八味丸各见时方

温肺汤

陈皮、半夏、酒芍、干姜、炙草各一钱　杏仁去皮尖、肉桂或用桂枝、五味、细辛各五分

水煎服。《仁斋方》有阿胶，无芍药。

脉　法

浮紧属寒，浮缓属风，浮数属热，浮细属湿，浮涩属房劳，浮滑属痰。浮大者生，沉小者危。弦疾者胃气败。

采《圣济》五脏诸咳嗽

论云：《内经》谓肺咳之状，咳而喘息有音，甚则吐血。心咳之状，咳而心痛，喉中介介如梗状，甚则咽痛喉痹。肝咳之状，咳而两胁下痛，甚则不可以转，转则两胠下满。脾咳之状，咳而右胁下痛，隐隐引肩背，甚则不可以动，动则咳剧。肾咳之状，咳则腰背相引而痛，甚则咳涎。五脏之咳，久而不已，乃传六腑，六腑之咳，《内经》论之详矣。

杏子汤《圣济》

治咳嗽昼减夜增，不得眠，食即吐逆。

杏仁去皮尖、半夏、桑白皮、白蒺藜、百合、麻黄去根节　柴胡、白石脂、款冬花、枳壳、肉桂去粗皮、紫菀、旋覆花、川贝母以上各五分　糯米三钱　生姜二片

水煎服。

蛤蚧丸《圣济》

治久咳嗽喘急。

蛤蚧酥炙，一对　半夏、杏仁去皮尖、研，各一两　瓜蒌去子取肉蒸饼、大者，二枚　阿胶蛤粉炒、人参各五钱　青皮去白，二钱五分　干姜汤泡，二两

上共为细末，炼蜜和丸，如小豆大，空心米汤送下二十丸。

五灵脂汤《圣济》

治肺咳及诸咳。

五灵脂、马兜铃各二钱　人参、五味、炙甘草、桑白皮、陈皮、杏仁去皮尖，各五钱　生姜二片

水煎空心温服。

人参桔梗散《圣济》

治心咳嗽，咽喉肿痛。

人参五分　桔梗二钱　茯苓、牛蒡子炒，各一钱五分　炙甘草七分

共为末，姜汤空心下二钱，日三。

木乳散《圣济》

治肝咳嗽，两胁下满。

木乳即皂荚树根皮酥炙，三两　杏仁去皮尖、研、贝母去心，各三两　炙甘草一两

共为细末，姜橘汤送下二钱。

半夏陈皮汤《圣济》

治脾咳嗽。

半夏、陈皮、杏仁去皮尖、赤茯苓、柴胡、麻黄去根节，各一钱　甘草五分　生姜一片

水煎，空心温服。

四味散《圣济》

治肾咳嗽。

补骨脂炙　牵牛子半生、半炒、杏仁去皮尖，各一两　郁李仁五钱　共研末，茶送下二钱。

黄芪散《圣济》

治大肠咳嗽。

黄芪、人参、白茯苓、桑白皮各一钱　甘草三钱

上为细末，滚汤下三钱。

鹿角胶汤《圣济》

治大肠咳嗽。

鹿角胶、杏仁去皮尖、甘草、半夏姜汁炒、麻黄去根节，各一钱　生姜三片

水煎，空心温服。

痰　饮

王节斋曰：痰之本，水也，原于肾。痰之动，湿也，主于脾。余又从而续之曰：痰之成，气也，贮于肺。俗云：治痰先治气，谓调其肺气，使之清肃下行也。又云：脾为生痰之源，肺为贮痰之器。此六语，堪为痰病之纲领。大抵脾肺分其虚实，肾脏辨其水火。肺实者，肺有邪也。若非寒邪，即火邪。寒邪，六安煎、小青龙汤。火邪，清肺饮、清燥救肺汤治之。肺虚者，本脏自虚，治节不行，而痰聚之。或从脾以治之，为扶土生金之法。或从肾以治之，为补子救母之法。盖肺天也，脾地也，地气上升，则天气下降。肺天也，肾水也，天体不连地而连水。《内经》云：其本在肾，其末在肺，以明水天一气也。脾土太过，气滞郁热而生痰，宜王节斋化痰丸主之。脾土不及，气虚不运，食少化迟而生痰者，宜六君子汤、理中汤加半夏、茯苓、枳实主之。肾具水火，赵养葵曰：非水泛为痰，则水沸为痰，但当分有火无火之异耳。肾虚不能制水，则水不归源，上泛滥为痰，是无火也，故用八味丸以补肾火。阴虚火动，则水沸腾，动于肾者，犹龙火之出于海，龙兴而水附；动于肝者，犹雷火之出于地，疾风暴雨，水随波涌而为痰，是有火也，故用六味丸补水以配火，此不治痰之标，而治痰之本也。然则有火之痰，与无火之痰，何以辨之？曰：无火者，纯是清水，有火者，中有重浊白沫为别耳。

长孙男心典按：痰起于肾，而动于脾，聚于肺，分之则有上、中、下之殊，合之则一以贯之也。痰者，水也，治肾是使水归其壑，治脾是筑以防堤，治肺是导水必自高源也。

化痰丸方见《三字经》

王节斋曰：古人用二陈汤为治痰通用，所以实脾燥湿，治其标也。然以之治湿痰、寒痰、痰饮、痰涎，则固是矣。若夫痰因火上，肺气不清，咳嗽时作，及老痰郁痰，结成粘块，凝滞喉间，吐咯难出。此等之痰，皆因火邪炎上，熏于上焦，肺气被郁，故其津液之随气而升者，为火熏蒸，凝浊郁结而成，岁月积久，根深蒂固，故名老名郁。此方开其郁，降其火，清润肺金，而消凝结之痰，缓以治之。

六味丸　八味丸　六君子汤　补中益气汤各见《时方》

理中丸方见《伤寒》

清肺饮

贝母去心　桔梗　橘红　茯苓　甘草　桑白皮　杏仁

水煎服。

仲景云：其人素盛今瘦，水走肠间，沥沥有声，谓之痰饮。饮后水流在胁下，咳唾引痛，谓之悬饮。饮水流行，归于四肢，当汗出而不汗出，身体疼重，谓之溢饮。咳逆倚息，气短不得卧，其形如肿，谓之支饮。后人不明四饮之义，加留饮为五饮，不知留饮即痰饮也。

次男元犀按：仲景《金匮要略》，分辨详尽，方治神奇，学者宜细心体认。今为初学立法，难以语上，不得不俯以从时，而寻其简要，只四字可以蔽其义，曰：微甚虚实。微甚者，以病势而言；虚实者，以病人之身体而言也。饮之微者，小青龙驱之于外，真武汤镇之于内，再以倍术丸以燥之，五苓散以利之，桂苓术甘汤以化之，可以收功矣。饮之甚者，邪伏于背俞高处，内与中气相通，外与表气相接，故邪动即大队俱起，势如伏兵，此当表里并治，宜小青龙汤，又木防己去石膏加芒硝茯苓汤治之。又当上下分治，喘不能息，气闭上也，宜葶苈大枣泻肺汤主之。腹满肠间有水，气闭于下也，宜防己椒目葶苈大黄丸主之。如饮甚内痛，必用十枣汤之峻，方可捣其巢穴，此治饮之大略也。又当察其人之虚实，以为用药轻重缓急之准。

叶天士曰：饮为阴邪，非离照当空，氛雾焉能退避？若以地黄、五味阴药，附和其阴，则阴霾冲逆肆空，饮邪滔天莫制，宜附子、人参、茯苓、大枣配生姜汁，除阴维阳为妙。

次孙男心兰按：叶天士此论，为饮症之虚者而言。

又仲师云：微饮气短，苓桂术甘汤主之，肾气丸亦主之。此二句可为治虚饮之法。

仲景治痰饮咳嗽诸方，列喘症门，宜细心研究。

倍术丸

白术炒，二两　桂心、干姜炒，各一两

蜜丸桐子大，每服二十丸，米饮下，加至三十五丸，食前服。

小青龙汤　五苓散方各见《伤寒》

木防己汤方见《金匮》

开三焦水结，通上、中、下之气属虚者。

木防己去石膏加茯苓芒硝汤

水邪实结，愈而复发。

防己椒目葶苈大黄丸

腹满口舌干燥，肠间有水气。

程氏曰：防己、椒目导饮于前，清者从小便而出，大黄、葶苈推饮于后，浊者从大便而下，此前后分消，则腹满减而水饮行，脾气转而津液生矣。

肾气丸

苓桂术甘汤

治胸胁支满目眩，并治饮邪阻滞心肺之阳，令呼气短。

甘遂半夏汤

治饮邪流连不去，心下坚满。

程氏曰：留者行之，用甘遂以决水饮，结者散之，用半夏以散痰饮，甘遂之性直达，恐其过于行水，缓以甘草、白蜜之甘，坚以芍药之苦，虽甘草、甘遂相反，而实以相使，此苦坚甘缓，约之之法也。《灵枢经》曰：约方犹约囊，其斯之谓欤？

尤氏曰：甘草与甘遂相反，而同用之者，盖欲其一战而留饮尽去，因相激而相成也，白芍、白蜜不特安中，亦缓毒药耳。

十枣汤

治悬饮内痛，亦治支饮。

大青龙汤

治溢饮之病属经，表属热者，宜此凉发之。

泽泻汤

支饮虽不中正，而迫近于心，饮邪上清阳之位，其人苦冒眩。冒者，昏冒而神不清，如有物冒蔽之也。眩者，目旋转而乍见眩黑也，宜此汤主之。

厚朴大黄汤

治支饮胸满。支饮原不中正，饮盛则偏者，不偏故直驱之从大便出。

葶苈大枣泻肺汤

治支饮不得息。

小半夏汤各方见《金匮》

治心下支饮，呕而不渴。

茯苓饮《外台》

治积饮既去，而虚气塞满其中，不能进食，此证最多，此方最妙。

茯苓、人参、白术各一钱五分　枳实一钱　橘皮一钱二分五厘　生姜二钱

水二杯，煎七分服，一日三服。

三因白散方见《三字经》

梨藕汁膏

治痰嗽诸虚，奇验如神。

梨汁、藕粉、萝卜汁、生姜、人乳、白糖、砂糖、童便各四两

将八味放磁瓶内，用炭火熬煎至一斤为止，每日空心百滚汤调下四五钱，服完即愈，能常服则精神强健，永无虚损。

款冬冰糖汤

小儿吼嗽，并大人咳嗽方。

款冬花三钱　晶糖五钱

将二味放茶壶内，泡汤当茶吃，自然渐愈。

海浮石滑石散

治小儿天哮，一切风湿燥热，咳嗽痰喘，并治大人等症。

海浮石、飞滑石、杏仁各四钱　薄荷二钱

上为极细末，每服二钱，用百部煎汤调下。

人参冬梨方

治痰火骨蒸，吐血，不足之证，重十服八服即愈。

人参、天冬、麦冬各一钱五分　茯苓五分　杏仁去皮尖，二枚　红枣去核，二枚　莲子去皮心，六枚　人乳三匙　白蜜三匙　大甜梨铜刀挖去心，一个

将前药制碎，纳梨内，仍以梨盖盖之，用绵纸封固，饭上蒸熟，日间吃其药，临卧吃此梨。

青黛蛤粉丸

治咳嗽吐痰，面鼻发红者，一服即愈，其效如神。

青黛水飞极细、晒干、再研，用三四钱　蛤粉三钱

二味炼蜜为丸，如指头大，临卧口噙三丸。

枇杷蜜汤

治痰火。

用枇杷五十叶，去毛，水五十杯，煎至五六杯，再重汤炖至三四杯，每药三茶匙，冬蜜一茶匙调下。

姜糖汤各方见《种福堂》

治老人上气喘嗽，不得卧。

生姜汁五两　黑砂糖四两

用水煎二十沸，时服半匙，渐渐咽之。

五味子汤

治伤燥，咳唾中有血，牵引胸胁痛，皮肤干枯。

五味子研，五分　桔梗、甘草、紫菀茸、竹茹、桑根皮、续断各一钱　生地二钱　赤小豆一撮

上九味，水煎空心服，《秘旨》加白蜜一匙。

长孙男心典按：赤豆易生扁豆五钱，囫囵不研，最能退热补肺，但有寒热往来忌之。去续断、赤豆、地黄，加葳蕤、门冬、干姜、细辛，亦妙。

麦门冬汤各见《千金》

治大病后，火热乘肺，咳唾有血，胸膈胀满上气，羸瘦，五心烦热，渴而便秘。

麦冬去心，二钱　桔梗、桑根皮、半夏、生地、紫菀茸、竹茹各一钱　麻黄去根节，七分　甘草炙，五分　五味子研，十粒　生姜一片

上十一味，水煎，空心服。

喘促

喘症最重而难医，吾观庸医凡遇喘症，必投苏子降气汤一二剂，不愈，即用贞元饮治之，不愈，即加沉香、黑铅、磁石、牛膝之类。曰：吾遵景岳法施治，无如其病深弗效也。斯说也，倡之于某老医，今已传为成矩，诚可痛恨。余即以景岳之说正之。景岳曰：喘有虚实，实者胸胀气粗，声高息涌，膨膨然若不能容，惟呼出为快也。论中未尝不以风、寒、燥、火、怒气、痰饮分别而治之。又曰：虚喘者，慌张气怯，声低息短，皇皇然若气欲断，提之若不能升，吞之若不能

降，劳动则甚，但得引长一息为快也。论中未尝不以老弱久病，脾肺肾脏大虚，及血后汗后，妇人产后等症，胪列而分治之。其中不无语病者。盖未研究《伤寒论》《金匮》之旨，而徒涉猎医书，无怪其有肤浅处，有似是而非处也。余俯从时好，即景岳虚实两语，而参以古法，罗列经方及妥当时方，以为临症择用。

实喘方

越婢加半夏汤

咳而上气，此为肺胀，其人喘，目如脱，脉浮大者。

小青龙汤

肺胀咳而上气，心下有水气，脉浮者。

桂苓五味甘草汤

小青龙汤虽治寒饮咳嗽上气之良方，而下虚之人，不堪发散，动其冲气，急用桂苓伐肾邪，五味敛肺气，以辑其火，甘草调中气，以制其水。

桂苓五味甘草加姜辛汤方各见《金匮》

既藉桂苓之力，下其冲气，而反更咳胸满者，是寒饮贮胸，虽用桂而邪不服，嫌其偏于走表而去之，加干姜、细辛，取其大辛大热，以驱寒泄满也。

《金匮》法，前症兼冒而呕者，加半夏以驱饮，名桂苓五味甘草去桂加干姜细辛半夏汤。前症兼形肿者，是肺气滞而为肿，加杏仁利之，名苓甘五味加姜辛半夏杏仁汤。前症又兼面热如醉，此为胃热上冲其面，加大黄三钱以利之，脉气不利，滞于外而形肿，滞于内而胃热，既以杏仁利其胸中之气，复以大黄利其胃中之热。名苓甘五味加姜辛半夏大黄汤。

徐忠可曰：仲景数方，俱不去姜、辛，即面热亦不去姜、辛，何也？盖以姜、辛最能泄满止咳，凡饮邪未去，须以此二味刻刻预防也。

桂枝加厚朴杏仁汤方见《伤寒》

喘家主之，太阳病下之，微喘，以此解表。

射干麻黄汤

咳而上气，喉中作水鸡声者。

皂荚丸

咳逆上气，时时唾浊，但坐不得眠。稠痰粘肺，非此方不能清涤稠痰矣。

葶苈大枣泻肺汤

肺因支饮满而气闭，气闭则呼吸不能自如，此方苦降以泄实邪。

十枣汤

支饮家咳烦，胸中痛者。

喻嘉言曰：五饮之中，独膈上支饮，最为咳嗽根底。外邪入而合之固嗽，即无外邪而支饮渍入肺中，自令人咳嗽不已。况支饮久蓄膈上，其下焦之气逆冲而上者，尤易上下合邪也。夫以支饮之故，而令外邪可内，下邪可上，不去支饮，其咳嗽终无宁候矣。

麦冬汤 方各见《金匮》

火逆上气，咽喉不利，止逆下气，此方主之。

泻白散

治肺火喘嗽。

四磨饮

治七情气逆而为咳，并治一切实喘。

苏子降气汤 方各见《时方》

治痰嗽胀满喘促，上盛下虚。

紫苏汤《圣济》

治卒气短。

紫苏四钱　陈皮一钱　红枣二枚

水酒煎服。

虚喘方

加味六君子汤

治肺脾虚寒，痰嗽气喘。

人参、白术炒、茯苓、半夏各二钱　陈皮、甘草炙、干姜各一钱　细辛八分　五味七分

水煎服。

参附汤

治元气虚脱，手足逆冷，汗出不止，气短欲绝。

愚按:此上、中、下俱脱之症,若中焦脾气脱者,以白术一两代人参,名术附汤。上焦肺气脱者,以炙黄芪一两代人参,名芪附汤。但黄芪轻浮,必加麦冬三钱,五味一钱以纳之。下焦肾气脱者,以熟地黄一两代人参,但熟地性滞,非痰所宜,且功缓,非急症所倚,须加茯苓四钱导之,方为稳当。观仲景茯苓甘草汤、茯苓桂枝白术甘草汤、真武汤三方,皆以茯苓为君,皆治汗出不止。盖以汗之大泄,必引肾水上泛,非茯苓不能镇之,此以平淡之药,用为救逆之品,仲景之法,所以神妙也。

黑锡丹

治脾胃虚冷,上实下虚,奔豚,五种水气,中风痰潮危症。

喻嘉言曰:凡遇阴火逆冲,真阳暴脱,气喘痰鸣之急证,舍此再无他法之可施。予每用小囊佩带随身,恐遇急症不及取药,且欲吾身元气温养其药,藉手效灵,厥功历历可纪。

徐灵胎曰:镇纳元气,为治喘必备之药,当蓄在平时,非一时所能骤合也。

六味丸方各见《时方》

治肾阴虚不能纳气者,加麦冬五钱,五味一钱。

肾气丸方见《金匮》

治肾阳虚不能纳气。

全真一气汤《冯氏锦囊》

治上焦虚热,下焦虚冷,此方清肃在上,填实在下之法。

熟地一两　人参另炖调复,一二三钱或一两　麦冬、牛膝各二钱　冬白术炒,三钱　五味七分　附子须重用,一钱

水煎服。

枸杞汤方见《时方》

治气短。

贞元饮见《三字经》

余推景岳制方之意,以气为阳,血为阴。大汗、亡血、产后及热病之后,血虚则气无附丽,孤阳无主,时见喘促,故以此饮济之缓之,其要旨在济之缓之四字,今人顺口读过,便致许多误事。盖阴血枯竭,最喜熟地之濡润以济之,犹恐济之不及济,故加当归以助其济之之力,呼吸气促,最宜甘草之大甘以缓之,犹恐缓之不能缓,故用至二三钱,以成其缓之之功。

熟地三五钱至一两　当归、炙草各二三钱

水煎服。

长孙男心典按：气为夫，血为妻，无妻夫必荡，自然之势也。此方补血为主，使气有归附，渐渐而平，缓剂也。今人于真阳暴脱，气喘痰涌危症，不知议用附子汤、真武汤及黑锡丹等药，而以贞元饮投之，则阴霾冲天，痰涎如涌，顷刻死矣。

此方入经，不能入肾，不可不知。

真武汤

治水气咳呕，小便不利，四肢肿，腹痛。

次男元犀按：以上治喘等方，多主水饮，因仲景云短气皆属饮一语，悟出无数方法，药到病瘳，指不胜屈，方知取法贵上也。

真武为北方水神，以之名汤者，藉以镇水也。附子辛热，壮肾之元阳，则水有所主；白术之温燥建中土，则水有所制；附子得生姜之辛散，于补水中寓散水之意，白术合茯苓之淡渗，于制水中寓利水之道。尤妙在芍药之苦降，以收真阳之上越。盖芍药为春花之殿，交夏而枯，藉其性味，亟令阳气归根于阴也。

附子汤方各见《伤寒》

此方即真武汤去生姜加人参，其补阳镇阴，分歧只一味与分两略殊，学者读古人书，必于此处究心，方能受益。

《金匮》云：气短有微饮，当从小便去之，苓桂甘术汤主之，肾气丸亦主之。

喻嘉言曰：饮邪阻碍呼吸，故气短，但呼吸几微之介，不可辨。若呼之气短，是心肺之阳有碍，宜苓桂术甘汤以通其阳，阳气通，则膀胱之气窍利矣。若吸之气短，是肝肾之阴有碍，宜肾气丸以通其阴，阴通则少阴之关开矣。按：气短分及呼吸，其旨微矣。

脉　息

宜浮滑，忌短涩。

景岳曰：微弱细涩者，阴中之阳虚也；浮、大、弦、芤，按之全虚者，阳中之阴虚也。微弱者顺而易医，浮空者险而难治。

哮　症

《圣济总录》曰：呷嗽者，咳而胸中多痰，结于喉间，与气相系，随其呼吸，呀呷有声，故名呷嗽，宜调顺肺经，仍加消痰破饮之剂。

次男元犀按:痰饮咳嗽喘证,俱宜参看。

射干丸

方见前用　治久呷嗽,喉中作声,发即偃卧不得。

杏仁丸《圣济》

治呷嗽有声。

杏仁去皮尖、炒、甘草炙,各一两　大黄蒸　牙硝熬,各五钱

共为末,炼蜜丸如桐子大,空心姜汤送下二十丸。

紫菀杏仁煎《圣济》

治肺脏气积,呷嗽不止,因肺虚损,致劳疾相侵,或胃冷膈上热者。

紫菀、酥各二两　贝母、姜汁各三两　大枣去皮核,半斤　五味、人参、茯苓、甘草、桔梗、地骨皮洗,各一两　白蜜一斤　生地汁六两

共末,与蜜、生地汁同煎百沸,器盛三五次,成饴煎,仰卧含化一匙,日二服。

惊　悸

有所触而动曰惊,无所触而动曰悸。凡怔忡瞤惕,皆其类也。高鼓峰曰:此心血少也,起于肾水不足,不能上升,以致心火不能下降。大剂归脾汤去木香,加麦冬、五味、枸杞,吞都气丸。杨乘六云:治怔忡大法,无逾此旨。如怔忡而实,挟包络一种有余之火,兼痰者,则加生地、川贝母、黄连之类以清之。

胡念斋曰:虽缘心血不足,然亦有胃络不能上通者,有脾脉不能入心者,有宗气虚而虚里穴动者,有水气凌心者,有奔豚上乘者。治法不甚相远,惟水气与奔豚,当另法治之。

孙男心典按:水气凌心,轻则用小半夏加茯苓汤以泄之,重则用茯苓甘草汤安之,再重则用真武汤镇之,奔豚用桂枝汤加桂主之,或以茯苓桂枝甘草大枣汤主之。

脉　息

不论浮、沉、迟、数、虚、实、大、小,最忌促、结、代、散。

方　药

桂枝加桂汤　茯苓桂枝甘草大枣汤

王晋三曰:肾气奔豚,治宜泄之制之,茯苓、桂枝通阳渗泄,保心气以御水

凌，甘草、大枣补土以制水泛，甘澜水缓中而不留，入肾而不著，不助水邪，则奔豚脐悸之势缓。是汤即茯苓甘草汤，恶生姜性升而去之，其义深切矣。

小半夏加茯苓汤方见《金匮》

真武汤方见《伤寒》

都气丸

即六味丸加五味子一两。见《实在易》。

归脾加栀子丹皮汤方见《时方》

即归脾汤加山栀、丹皮各一钱。

血　症

朱丹溪云：血随火而升降。凡治血症，以治火为先。然实火、虚火、灯烛之火、龙雷之火，不可不辨。

何谓实火？外受风寒，郁而不解，酝酿成热，以致大吐大衄，脉浮而洪，或带紧，宜用苏子降气汤加荆芥、茜草根、降真香、玉竹之类以解散之。如风寒郁而不解以成内热，或阳脏之人，素有内火，及酒客蕴热，大吐大衄，脉洪而实，或沉而有力，宜犀角地黄汤、黄连解毒汤以凉泻之。四生丸虽是止血通套药，然止血之中，兼有去瘀生新之妙，所以可用。今人于此症，不敢用大苦大寒之品，而只以止血套药，如黑栀子、白及末、百草霜、三才汤加藕节之类，似若小心，其实姑息容奸，酿成大祸。止血而不去瘀，则瘀血停滞，而为发热咳嗽，皮肉甲错，成干血劳症，仲景所以有䗪虫、水蛭、虻虫、大黄之治法。盖此症火势燎原，车薪之火，非一杯之水所可救，芩、连、栀、柏及大黄之类，补偏救弊，正在此时。俟火势一平，即以平补温补之药维之，所谓有胆由于有识也。凡此之类，俱宜釜下抽薪，而釜中之水，无沸腾之患矣。

四生丸　苏子降气汤

何谓虚火？劳役饥饱过度，东垣谓之内伤，以补中益气汤主之。思虑伤脾，倦怠少食，肌肉瘦削，怔忡不寐，薛立斋以归脾汤主之。东垣云：火与元气不两立，元气进一分，则火退一分，所谓参、芪、甘草为泻火之良药是也。此症吐血咳血，必积渐而来，以至盈盆盈斗，脉必洪大，而重按指下全空，必以前汤及当归补血汤，峻补其虚，虚回而血始止。况血脱益气，古训昭然。脱血盈盆盈斗，若用柔润之药，凝滞经络，鲜克有济，必以气分大补之品，始可引其归经，此余屡试屡验之法也。又有脉细小而手足寒冷，腹痛便滑，以虚寒之症，《仁斋直指》所谓阳虚阴必走是也。以理中汤加木香、当归主之。若泥于诸血属火之说，而用凉血止血套药，止而复来，必致不起，可不慎哉！

补中益气汤　归脾汤

次男元犀按：白芍易木香，是高鼓峰法，以建中汤得来，妙不可言。或加五味五分，麦冬二钱，血不止，加栀子、茜草各一钱。

当归补血汤

已上三方，宜因症加减。如血不止，外以白及三钱，藕节三钱，研末，以药汁送下三钱即止。盖凡药必由胃而传化诸经，而此散能直入肺窍而止血也。或另用童便送下四钱亦妙。

何谓灯烛之火？人身阴阳，曰水曰火，水火之宅，俱在两肾之中。如先天不足，肾水素虚，又兼色欲过度，以竭其精，水衰则火亢，必为咳嗽、吐血、咳血等症。其脉浮虚而数，或涩而芤，外症干咳骨蒸，口舌生疮，小便赤短，如灯烛之火，油尽而自焚。治之之法，忌用辛热，固不待言，即苦寒之品，亦须切戒。盖以肾居至阴之地，若用寒凉，则孤阴不生，而过苦之味，久而化火，俱非阴虚症所宜也。须用甘润至静之品，补阴配阳。赵养葵云：灯烛之火，杂一滴水则灭，指苦寒之物。惟以六味丸养之以膏油。余每于水虚火亢之重症，用大补阴丸，多收奇效。

大补阴丸方各见《时方》

此方滋阴降火，能治六味丸所不能治之症，勿以知柏之苦寒而疑之也。余向亦不能无疑，后读《名医方论》，极有发挥，遂信用之。

何谓龙雷之火？肾中相火不安其位，以致烦热不宁，舌燥口渴，为吐血、咳血、衄血等症。其脉两寸洪大，过于两关，两关洪大，过于两尺，浮按洪大，重按濡弱如无，宜用景岳镇阴煎、冯氏全真一气汤、七味丸、八味丸主之。盖龙雷之火，得雨而愈炽，惟桂附辛热之药，可以引之归原，所谓同气相求是也。

镇阴煎《景岳》

治阴虚于下，格阳于上，则真阳失守，血随而溢，以致大吐大衄，六脉细脱，手足厥冷，危在顷刻。

熟地一二两　牛膝、泽泻各二钱　附子、肉桂、炙草各一钱

水煎，温服。如热甚喉痹，以水浸冷服。此方使孤阳有归，则血自安。

八味丸方见《时方》

去附子名七味丸。

全真一气汤

冯氏　滋阴降火之神方。

熟地一两　冬白术人乳拌、蒸晒，二三钱　麦冬三钱　附子一钱　牛膝二钱　五味八分　人参用开水别炖调入，二三钱或七八钱

水煎服。

咳血、唾血、吐血，方书分别肺胃等症，何庸陋之甚也！凡吐血、衄血、下血，一切血症，俱不必琐分，惟认其大纲，则操纵自如。

下血之方甚多，火盛者，以苦参子九粒，或十四粒，去壳取仁，勿破，以龙眼肉包好，开水送下甚效。又于血症诸方中，择其应用者，再加槐花、地榆各三钱，黄芩一钱为使。

下血症属火固多，而虚寒亦复不少，宜以景岳寿脾煎，或圣术煎加黑姜服之，又常服黑地黄丸甚妙。

仲景以先便后血为远血，用黄土汤；先血后便为近血，用赤小豆当归散，神验。

黄土汤

治下血，并治吐血衄血如神。

赤小豆散方各见《金匮》

治下血，先血后便为近血。

又妇人血崩方，不外惜红煎加减，如未效，即宜大温大补，黄芪、白术可用二三两，附子可用至三五钱，方效。惜红煎见妇人门。

又男妇尿血，不痛为尿血，痛为血淋。以六味汤加血余灰一两，煎好，入生藕汁服。亦有气虚者，当归补血汤为主，挟热者，加竹叶、栀子主之，挟寒者，加附子主之。

脉　息

失血脉芤，或兼涩象，转紧转危，渐缓渐愈。虚微细小，元气不支。数大浮洪，真阴不足。双弦紧疾，死期可决。

喻嘉言龙雷之火论

龙雷之火，潜伏阴中，方其未动，不知其为火也。及其一发，暴不可御，以故载血而上溢。盖龙雷之性，必阴云四合，然后遂其升腾之势。若天清日朗，

则退藏不动矣。故凡凉血清火之药，皆以水制火之常法，施之于阴火，未有不转助其虐者也。吾为大开其扃，则以健脾中之阳气为一义。健脾之阳，一举有三善也。一者，脾中之阳气旺，如天清日朗，而龙雷潜伏也；一者，脾中之阳气旺，而胸中窒塞之阴气，则如太空不留纤翳也；一者，脾中之阳气旺，而饮食运化精微，复生其已竭之血也。况乎地气必先蒸土为湿，然后上升为云；若土燥而不湿，地气于中隔绝矣，天气不常清乎？古方治龙雷之火，每用桂附引火归元之法，然施之于暴血之症，可暂不可常。盖已亏之血，不能制其悍，而未生之血，恐不可滋之扰耳。究而论之，龙雷之火，全以收藏为主，以秋冬则龙雷潜伏也。用收藏药不效，略用燥烈为向导，以示同气相求之义则可，既已收藏，岂敢漫用燥烈乎？夫大病须用大药，大药者，天地春夏，而吾心寂然秋冬是也。昔人逃禅二字甚妙。夫禅而名之曰逃，其心境为何如哉？学者遇此症，必以崇土为先，土厚则浊阴不升，而血患自息，万物以土为根，元气以土为宅，不可不亟讲矣。

荸荠酒饮

治大便下血。

荸荠捣汁半盅，将好酒半盅冲入，空心温服。

旱莲丸

治大便下血虚弱者。

旱莲草阴干为末，以槐花煎汤，调炒米粉糊丸如桐子大，每日服五钱，以人参五分煎汤下，二服即愈。

牛膝酒煎

治男子茎中痛，及妇人血结腹痛。

牛膝一大握，酒煮饮之。

旱莲车前汁各方见《种福堂》

治小便下血。

旱莲草、车前子各等分

将二味捣自然汁，每日空心服一杯。

桂扁猪脏饮《种福堂》

治大便下血，日夜数次，历年久病，服之立愈。

雄猪脏一条，洗净，桂圆肉二两，鲜白扁豆花四两，将二味捣烂，用白糯米拌和，装入猪脏内，两头扎住，砂锅内炖烂，忌见铁器，然后将人中白炙脆，研末蘸吃，用酱油蘸吃亦可，不论吃粥吃饭，空心皆可吃，吃四五条即愈。

甘草青盐丸

治大便下血。

甘草一斤　青盐四两

将甘草研细末，用滚水冲入青盐，将青盐水炼甘草末为丸，如桐子大，早晚服之，无不见效。

卷 三

遗 精

梦而遗者，相火之强也，宜用龙胆泻肝汤，送下五倍子丸二钱。经云：厥气客于阴器，则梦接内。盖肝主疏泄，相火鼓之，则肾虽有闭藏之权，亦拱手授之矣。不梦而遗者，心肾之虚也，以六味丸为主，煎补中益气汤送下，以升提之。或用心过度，心不能主令，而相火用事者，亦前丸为主，而兼用归脾汤。有命门火衰，元精脱陷，玉关不闭者，急用八味丸以壮阳气，使之涵乎阴精而不泄。此赵氏之法，本其师薛氏，实中庸之道也。至于景岳秘元煎、固阴煎，苓术菟丝煎，皆见症治症之方，闽中多有此陋习。

张景岳云：精之藏制虽在肾，而精之主宰则在心。凡少年多欲之人，或心有妄想，外有妄遇，以致君火摇于上，相火炽于下，则水不藏而精随以泄。

诊 法

《诀》云：遗精白浊，当验之尺，结芤动紧，二症之的。

《正传》云：两尺洪数，必便浊遗精。

龙胆泻肝汤方见《时方》

治胁痛，口苦耳聋，筋痿阴湿，热痒阴肿，白浊溲血。今借治梦泄，以肝实而火盛也。大苦大寒，不宜常服，加味逍遥散可以代之。

五倍子丸

治遗精甚效。

五倍子青盐煮、晒、焙、茯苓各二两

蜜丸桐子大，每服二钱，日二服，空心盐汤送下，或以药汁送下。

又按：有梦而泄者，于补肾摄精方加莲子心一钱，酸枣仁二钱，所以治其妄梦也，多效。又多梦者，神之乱也，龙为天地之神，故龙骨最能补神而治妄梦，合之牡蛎之咸寒，便能引火归原，《金匮》桂枝龙骨牡蛎汤最为神妙，莲须为标药中之神品。

桂枝龙骨牡蛎汤方见《金匮》

治男子失精，女子梦交。梦交，梦与男交合也。

按：虚羸浮热汗出者，除桂加白薇一钱，附子五分，名曰二加龙骨汤。方见《时方》。

秘元煎《景岳》

主治心脾。

远志八分　山药、芡实、枣仁炒，各二钱　白术炒、茯苓各一钱五分　炙草一钱　人参一二钱　五味十四粒　金樱子去核、二钱

水煎服，有火觉热者，加苦参一二钱，气大虚者，加黄芪二三钱。

固阴煎

主治肝肾。

人参随宜　熟地三五钱　山茱萸一钱五分　远志七分　山药炒，一钱　菟丝子炒香，三钱　五味十四粒　炙草一二钱

水煎服，或加金樱子三钱。

苓术菟丝子煎

主治脾肾。

茯苓、白术米泔洗、炒、莲子肉各四两　五味酒蒸、山药炒、另研，各二两　杜仲酒炒、三两　炙草五钱　菟丝子制，十两

共研细末，用陈酒糊丸，桐子大，空心汤下百余丸。气虚不摄精，加人参四两。

张石顽曰：梦遗为肝热胆寒，以肝热则火淫于外，魂不内守，故多淫梦失精，或时悸，肥人多此，宜清肝，不必补肾，温胆汤加入人参、茯苓、枣仁、莲肉。又曰：梦遗多是阴虚火气用事，苟非确系阳虚，桂、附、鹿茸等助阳之药，慎勿轻用，非确系气虚，参、术、远志辈益气之药，不可漫施。试观梦遗必在黎明阳气发动之时，其为阴虚阳扰可知矣。

沈芊绿云：心藏神，肝藏魂，肾藏精，梦中所主之心，即心之神也，梦中所见之形，即肝之魂也，梦中所泄之精，即肾之精也。要之心为君，肝肾为相，未有君火动而相火不随之者。当先治其心火，而后及其余，宜黄连清心饮、茯苓汤加减。

黄连清心饮

黄连、生地、甘草、当归、人参、茯神、枣仁、远志、莲子各等分

水煎服。

茯神汤

茯神　远志　菖蒲　茯苓　黄连　生地　当归　甘草　莲子　枣仁　人参随时加减

水煎服。

文蛤津脐膏

治遗精。

文蛤，研细末。以小儿津调贴脐内，立止。

思仙丹方见《种福堂》

治阴虚火动梦遗神方。

莲须、石莲肉去肉青翳并外皮、芡实去壳，各十两

上为末，再以金樱子三斤去毛、子，水淘净，入大锅内水煎，滤过再煎，加饴糖和匀前药，丸如桐子，每服七八十丸。

封髓丹

治遗精。

砂仁一两　黄柏三两　甘草炙，七钱

共末，炼蜜丸。

四君子汤方见《时方》

原方加龙骨、牡蛎、莲须。

温胆汤

即二陈汤加竹茹三钱，枳实八分。

赤白浊

浊者，浑浊之谓也。方书多责之肾，而余独求之脾。盖以脾主土，土病湿热下注，则为浊病。湿胜于热则为白，热胜于湿则为赤。治之之法，不外导其湿热，湿热去而浊自清矣。苍白二陈汤加黄柏、石菖蒲、萆薢主之。久患不愈，宜求之肾，以二妙地黄丸，与萆薢分清饮间服。又《内经》云：中气虚而溺为之变。宜四君子汤、补中益气汤加减主之。又有命门火衰，气不摄精，致败精为

浊，宜以八味温其命火，加菟丝子、车前子导其败精。总之，浊出精窍，与淋出溺窍者不同，病之稍久，宜固肾不宜利水，此要旨也。茯菟丸、水陆二仙丹之类，皆固肾药。

苍白二陈汤

苍术盐水炒、白术、茯苓、半夏各二钱　陈皮、甘草、黄柏各一钱　萆薢三钱　石菖蒲八分

水煎，空心服。如赤浊，加连翘一钱五分，丹参二钱，莲子心五分。如脉弦胁痛，为肝火，加龙胆草、栀子各一钱。如口渴、气喘、脉涩，是为肺火，加麦冬三钱，桑白皮、紫菀各二钱五分。如咽痛，脉沉，为肾火，加玄参三钱。

次男元犀按：此方妙在半夏，升清降浊，熟读《本草经》者自知。

二妙地黄丸《冯氏锦囊》

熟地四两　山萸、苍术盐水炒、山药各二两　茯苓、丹皮、泽泻、黄柏、秋石水浸，炒，各一两五钱

蜜丸桐子大，每服三五钱，日二服，盐汤下。或加牡蛎二两，益智仁一两，菟丝子一两，车前子七钱。

萆薢分清饮方见《时方》

治真元不固，赤白浊。

将军蛋方

治白浊，兼治梦遗。

生大黄研末，三分　生鸡子一个

将鸡子顶尖上敲破一孔，入大黄末在内，纸糊炊熟，空心吃之，四五朝即愈。

龙牡菟韭丸

治色欲过度，赤浊白浊，小水长而不痛，并治妇人虚寒，淋带崩漏等症。

生龙骨水飞　牡蛎水飞　生菟丝粉　生韭子粉

上四味，各等分，不见火，研细末，干面冷水调浆为丸，每服一钱，或至三钱，晚上陈酒送下，清晨服亦可。

蚕砂黄柏汤

治遗精、白浊有湿热者。

生蚕砂一两　生黄柏一钱

二味共研末，空心开水下三钱，六七服即愈。

白果蛋方

治白浊。

用头生鸡子一个，开一小孔，入生白果肉二枚，饭上蒸熟，每日吃一个，连吃四五次，即愈。

龙骨韭子汤

治遗精滑失。

白龙骨研末，一两　韭子炒，一合

上为末，空心陈酒调服三钱。

小菟丝石莲丸

治女痨疸及遗精、白浊、崩中、带下诸证。

菟丝子酒浸、研，五两　石莲肉二两　白茯苓蒸，一两

上为细末，山药糊为丸，桐子大，每服五十丸，加至一百丸，或酒或盐汤空心送下，如脚无力，木瓜汤下，晚食前再服。

龙莲芡实丸各见《种福堂》

治精气虚，滑遗不禁。

龙骨　莲须　芡实　乌梅肉

上等分为末，用山药丸如小豆大，每服三十丸，空心米饮下。

癃闭、五淋

癃闭者，小便点滴不通，甚而为胀为肿，喘满欲死。五淋者，小便痛涩淋沥，欲去不去，欲止不止，有砂、膏、气、血、劳五种之分。

癃闭用利水之药，人所知也。若愈利而愈闭，胀闷欲死，宜治其本。经云：膀胱者，州都之官，津液藏焉，气化则能出矣。今小水点滴不能出，病在气化可知。桂性直走太阳而化气，此症实不可缺。阴虚不化，热逼膀胱，小腹胀痛，尺脉旺，宜服滋肾丸主之。阳虚不化，寒结膀胱，小腹不痛，尺脉弱，宜加减肾气丸主之。然犹恐未能即效，又有巧法以施，譬之滴水之器，闭其上而倒悬之，点滴不能下也，去其上之闭，而水自通流，宜以补中益气汤提之，即以此药再煮服尽，以手探吐，顷刻即通，而更有启其外窍，即所以开其内窍之法。麻黄力猛，能通阳气于至阴之下，肺主皮毛，配杏仁以降气，肺气下达州都，导水必自高原之义也。以八正散加此二味，其应如响。如夏月不敢用麻黄，恐阳脱而汗漏不止，以苏叶、防风、杏仁三味等分，水煎温服，覆取微汗，而水即利矣。此张隐庵

治水肿验案。虚者以人参、麻黄各一两煎服，神效。此卢晋公验案。如汗多不任再散者，即以紫菀、桑白皮各三钱，麦冬五钱，加于利水药中，或加于升提药中，亦效。此李士材验案。皆下病上取之法也。治水肿者，可遵此法以治其标，即以六君子汤去甘草加苍术、厚朴、炮姜、附子以扶脾气，以复元气。

淋症有五，方治甚多，而总不外于蕴热，统以景岳大分清饮主之。

石淋，下如砂石，合益元散更加琥珀，或石首鱼头内石子五六个，研末调下。膏淋，下如膏脂，加萆薢、海蛤粉各二钱，石菖蒲八分。气淋，气滞不通，脐下烦闷胀痛，加荆芥二钱，香附、生麦芽各一钱；不愈，再加升麻，或用吐法。血淋，瘀血停蓄茎中，割痛难忍，加牛膝、生地、当归、桃仁各三钱，红花、川芎各一钱；不愈，另用牛膝膏。劳淋，从劳役而得，气化不及州都，本方合补中益气汤同煎服。

以上五淋，俱属蕴热所致。又有一种，名曰冷淋，四肢口鼻冷，喜饮热汤，以加味肾气汤主之。更有过服金石热药，败精为淋，与老人阳已痿，而思色以降其精，则精不出而内败，以致大小便牵痛如淋，愈痛则愈便，愈便则愈痛，宜前饮加萆薢、菟丝子、石菖蒲、远志以导之，后服六味丸。

脉息与遗精白浊同

宜浮大，忌沉细。

方　药

滋肾丸

治小便点滴不通，及治冲脉上逆，喘呃等症。

补中益气汤各见《时方》

治一切气虚下陷。

加味肾气丸见水肿

大分清饮《景岳》

茯苓、泽泻、木通各三钱　猪苓、栀子或用枳壳、车前子各一钱，或加甘草梢一钱

八正散《宝鉴》

治诸淋。

瞿麦、栀子、萹蓄、大黄、滑石、木通、车前子、甘草各一钱　加灯心一钱，水

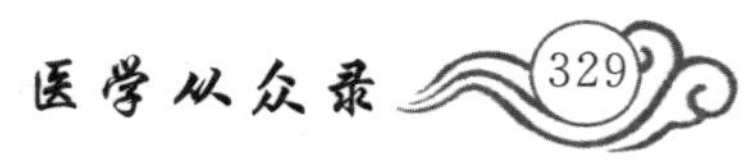

煎服。

牛膝膏

治死血作淋。

桃仁去皮尖、归尾各一钱　牛膝酒浸一宿，四两　白芍、生地各一两五钱

水十盅，微火煎至二碗，入麝香少许，四次空心服，如夏月用凉水浸换，此膏不坏。

附用诸方

瓜蒌瞿麦丸方见《金匮》

小便不利者，有水气，其人若渴，此主之。

胞转方

治丈夫女人胞转，不得小便八九日者。

滑石一斤　寒水石研，一两　葵子二升

以水一斗，煮五升，服尽即利。

治石淋方

车前子一升，绢袋，以水八升，煮取三升，空心顿服之，须臾当下石子，宿勿食，服之良。古之一升，今约略小茶盅一盅，古之一两，约略三钱。

治热淋方各见《千金翼》

白茅根洗净，四斤　水一斗五升，煮取五升，每服一升，日三夜二。

治血淋方

生苎根洗、去皮，五两　水六杯，煎三杯，每服一杯，一日三服。

治血淋方

天青地白草五钱　水二杯，煎八分，空心服，一日三服。

田螺青盐膏

治中暑，大小便不通。

用田螺三枚捣烂，入青盐三分，摊成膏，贴在脐下一寸，即愈。

独蒜栀子贴脐膏各见《种福堂》

治小便不通。

独囊大蒜一个　栀子二十一个　盐一匙

共捣敷脐中，良久即通，若不通，敷阴囊上，即愈。

五淋汤　龙胆泻肝汤各见《时方》

治胁痛，口苦耳聋，筋痿阴湿，热痒阴肿，白浊溲血。

心　痛

心痛即胃脘痛也。心为君主之官，本不受邪，若受邪而痛，是真心痛，手足青至节，朝作夕死。痛有九种，宜细辨而药之。

气痛，脉沉而涩，诸气郁滞，及七情过用所致，宜二陈汤加沉香、乌药、百合主之。

加味二陈汤

半夏、乌药、茯苓各二钱　炙草七分　陈皮一钱　沉香五分　百合五钱或一两　生姜三片

水煎服。或无沉香，即用紫苏叶一钱代之。

百合合众瓣而成，有百脉一宗之象。其色白而入肺，肺主气，肺气降则诸气俱调，此医书所不载，余得之海外奇人，屡试屡效。

血痛，脉浮沉俱涩，其痛如刺，不可按扪，或寒热往来，大便黑，宜失笑散主之。

失笑散见《时方》

长孙男心典按：挟热者，加栀子三钱，高良姜一钱，煎汤送下；寒者以肉桂一钱，煎汤送下。

痰痛即饮痛，脉滑，咳嗽，其痛游走无定，宜二陈汤加干薤白五钱，瓜蒌皮二钱主之。

火痛，脉数而实，口渴面赤，身热便秘，其痛或作或止，宜金铃子散主之。如火盛者，用栀子二钱，川楝子去核，黄连、良姜、泽泻、丹参各一钱，香附一钱五分，水煎服。

金铃子散见《时方》

冷痛，脉迟而微细，手足俱冷，其痛绵绵不休，喜用热手按者，宜桂附理中汤加当归二钱，以济其刚，木通一钱，以通其络。痛久则入络也。

虚痛即悸痛，脉浮而小细，或沉而短涩，其痛重轻相间，多日不愈，心悸，最喜摩按，得食小愈，饥则更痛，宜归脾汤加石菖蒲一钱，木香五分主之。

注痛，入山林古庙古墓，及感一切异气则痛，其人语言错乱，其乍大乍小，左右手若出两人，宜平胃散加藿香二钱，入些少麝香服之。

虫痛，脉如平人，其痛忽来忽止，闻肥甘之味更痛。闻食而虫头上昂也。按摩稍止，虫惊而暂伏也。唇红，舌上有白花点。年力壮者，以景岳扫虫煎主之。虚弱者，以理中汤去甘草，加乌梅二枚，川椒一钱五分，吴茱萸、黄连、肉桂各一钱，当归二钱主之。

食痛，食积停滞，嗳腐吞酸，恶食腹满，其痛或有一条扛起者，脉实而滑，右关更实，宜平胃散加山楂、麦芽、半夏各二钱，胀甚者，更加莱菔子生研一钱，水煎服，如初病食尚在胃，服此汤，即以手探吐之。

又简易方

荔香散

治心痛甚效，妇人尤效，服数次可以除根。

荔枝核一两二钱　炒木香不见火，七钱

共研末，米汤或开水，或酒下二钱。

皂角散

治胃脘剧痛，百药不效，服此即止。

牙皂去子弦、炒紫焦、研末

每服一钱，烧酒送下，此可偶服，不可常服。

游山方

治胃脘痛多效。

草果、元胡索、五灵脂醋炒、没药炒，各二钱

共研末，酒调下二三钱。

扫虫煎《景岳》

治虫上攻胸腹作痛。

青皮、吴萸、茴香各一钱　槟榔、乌药各一钱五分　细榧肉三钱　乌梅二枚　甘草八分　朱砂、雄黄各五分

水煎，入雄黄、朱砂末调服。先啖肉脯，少顷服药。

灵脂厚朴散

治心头痛，欲死不可忍者。

灵脂　良姜　厚朴姜汁炒

上各等分，为细末，每服一钱，醋汤下即止。

黑枣胡椒散各见《种福堂》

治心口胃脘痛。

用大黑枣去核，每个中间入胡椒七粒，仍将枣包好，炭火上煅焦黑存性，研末，每服四分，陈酒送下三四服，必愈。加木香、枳壳、红花、当归、五灵脂少许，更妙。

黑枣丁香汤《种福堂》

治胃寒呕吐，并治寒疟。

大黑枣七枚去核，每个内入丁香一粒，煮烂，去丁香，将枣连汤空心服，七服见效。

腹中上下诸痛

腹中上下诸痛，寒热虚实，皆能致之。温清消补，及发表攻里诸法，皆所以止痛，故止痛无定方也。今因《医学真传》部位分析清楚，亦是认证之捷径，故全录之。噫！《金匮》诸法，何等精详，十载研穷，致讥迂阔，今亦穷而知返也。然古贤章程，终不敢废，编中所录，虽曰从时，亦从纯而不从拜乎上之道也。

心痛续论

心为君主而藏神，不可以痛，今云心痛，乃心包之络，不能旁通于脉故也。心痛有论有方，今因全录高士宗此论，存之以备参考。《种福堂》良方有丹参一两，檀香、砂仁各一钱，煎服。

心脉之上，则为胸膈。胸膈痛乃上焦失职，不能如雾露之溉，则胸痹而痛，薤白、蒌仁、贝母、豆蔻之药，可以开胸痹以止痛。

两乳之间，则为膺胸。膺胸痛者，乃肝血内虚，气不充于期门，致冲任之血，不能从膺胸而散则痛，当归、白芍、红花、银花、续断、木香之药，可和气血而止痛。

有中脘作痛，手不可近者。夫手不可近，乃内外不和，外则寒气凝于皮毛，内则垢浊停于中脘，当审其体之虚实而施治，莫若以灯草当痛处，爆十余点，则寒结去而内外通，便不痛矣。

有中脘之下，当阳明胃土之间，时痛时止者，乃中土虚而胃气不和，若行血消泄之剂服之过多，便宜温补，但以手重按之，则痛稍平，此中土内虚，虚而且寒之明验也。宜香砂理中汤。

乳下两旁，胸骨尽处痛者，乃上下阴阳不和，少阳枢转不利也。伤寒病中每多此痛，当助其枢转，和其气血，上下通调则愈矣。宜小柴胡汤加味。

大腹痛者，乃太阴脾土之部，痛在内而缓，坤土虚寒也。痛兼内外而急，脾络不通也。盖脾之大络，名曰大包，从经隧而外出于络脉。今脾络滞而不行，则内外皆痛。《太阳篇》云：伤寒阳脉涩，阴脉弦，法当腹中急痛，先与小建中汤，不差者，与小柴胡汤，此先补益于内，而后枢转于外也。

脐旁左右痛者，乃冲脉病。冲脉当脐左右，若寒气所凝，其冲脉之血，不能上行外达，则当脐左右而痛，当用血分之药，使胞中之血通达肌表，若用气药无裨也。当归四逆汤加吴茱萸、生姜。

脐下痛者，乃少阴水脏，太阳水府，不得阳热之气以施化，致阴寒凝结而痛。少阴虚寒，当用附子、肉桂以温之，太阳水府虚寒，亦当用附子、桂枝以温之。盖太阳与少阴，相为表里，互为中见者也。亦有火逼膀胱不通而痛者。

小腹两旁，谓之少腹。少腹痛者，乃厥阴肝脏之部，又为胞中之血海，盖胞中之水，主于少阴，而胞中之血，主于厥阴也。痛者，厥阴肝气，不合胞中之血而上行也。肝脏不虚者，当疏通以使之上，肝脏虚者，当补益以助其下。盖厥阴不从标本，从中见少阳之气，使厥阴上合乎少阳，则不痛矣。

两旁季胁痛者，肝气虚也。宜暖肝煎。两胁之上痛者，少阳之气不和也。宜小柴胡去参、枣加牡蛎、青皮之类。景岳云：肾虚羸弱之人，多胸胁间隐隐作痛，此肝肾精虚不能化气，气虚不能生血而然。凡人之气血，犹源泉也。盛则疏通，少则壅滞，使不知培补气血，但以行滞通经，则愈行愈虚鲜不殆矣。又高士宗云：所痛之部，有气血阴阳之不同，若概以行气消导为治，漫云通则不痛。夫通则不痛，理也，但通之之法，各有不同。调气以和血，调血以和气，通也；下逆者使之上行，中结者使之旁达，亦通也。虚者助之使通，寒者温之使通，无非通之之法也。若必以下泄为通，则妄矣。

附录备用方

瓜蒌薤白白酒汤方见《金匮》

胸痹喘息咳唾，胸背痛，短气，寸脉沉而迟，关上小紧。

方中加半夏二钱，名瓜蒌薤白半夏汤，治胸痹不得卧，心痛彻背。

小建中汤　大建中汤各见《伤寒》

治心胸大寒痛，呕不能饮食，腹中寒，上冲皮起，出见有头足，上下痛不可触近。

长孙心典按：上中二焦为寒邪所痹，故以参姜启上焦之阳，合饴糖以建立中气，而又以椒性下行，降逆上之气，复下焦之阳，为温补主方。

附子粳米汤

腹中寒气，雷鸣切痛，胸胁逆满，呕吐。

徐忠可曰：此方妙在粳米，鸣而且痛，腹中有寒气也，乃满不在腹而在胸胁，是邪高痛下，寒邪实从下而上，所谓肾虚则寒动于中也。故兼呕逆而不发热，以附子温肾散寒，半夏去呕逆，只用粳米合甘枣调胃，建立中气，不用术，恐壅气也。

大黄附子汤

胁下偏痛，发热。钱院使云：偏当作满。其脉紧弦，此寒也。

按痛而满，满连胁下，而六脉弦紧，非附子不能温其寒，非大黄不能攻其实，非细辛不能散其结聚，三药实并行不悖也。

厚朴三物汤

痛而闭者，此汤主之。

当归生姜羊肉汤各见《金匮》

寒疝腹中痛，及胁痛里急者，亦治产后腹中㽲痛。

寒多者加生姜二两五钱，痛多而呕者，加陈皮五钱，白术二钱五分。

暖肝煎《景岳》

治肝肾虚寒，小腹疼痛，疝气等症。

当归二三钱　枸杞三钱　茯苓、乌药、小茴各二钱　肉桂一二钱　沉香或木香亦可一钱　生姜三五片

水煎服。

按：此方加防风、细辛、桃仁、山萸肉，治肝虚胁痛，有奇效。

枳芎散

治左胁刺痛。

枳实、川芎各五钱　炙甘草三钱

为末，每服三钱，姜汤下。

推气散

治右胁疼痛，胀满不食。

姜黄、枳壳麸炒、桂心各五钱　炙甘草三钱

为末，每服三钱，姜汤下。

呕、吐、哕

吐者，有物无声；哕者，有声无物；呕者，声物俱出，总属于胃。时医以二陈汤加藿香、砂仁统治之，虽是庸浅活套，尚不碍理，余亦从之，但当分别寒热虚实表里而加减耳。寒者，口和身冷，或兼腹痛，脉必迟细，吐出如多有冷气，宜再加吴萸、干姜、丁香之类。热者，或为热渴，或为烦躁，脉必洪数，吐必涌猛，形气声色，必皆壮厉，宜再加黄芩、黄连、麦冬、沙参、竹茹之类。实者，或因食滞，必多胀满，宜再加厚朴、山楂、麦芽、神曲之类。或因气逆，必痛连胁肋，宜再加抚芎、香附、紫苏、连翘之类，或另用左金丸、逍遥散之类。表者，邪自外至，必头痛发热，宜倍用生姜。里者，邪不在表，兼心下痞者，宜二陈汤加黄芩、黄连、干姜、人参、大枣，仿半夏泻心汤之意，兼见腹满便硬者，二陈汤加厚朴、大黄，仿承气汤之意。若在半表半里，必见口苦，寒热往来，宜另用小柴胡汤治之。虚者，胃气虚也，或命门火气虚也，宜二陈汤加香砂外，重用人参、白术，以补胃气。不愈，更加干姜、附子、吴萸，以温补命门，或以八味丸汤，直补命门真火，随宜变通。景岳云：无实无火而呕吐者，胃虚也；或误服寒凉而呕吐者，胃虚也；食无所停，闻食则呕者，胃虚也；气无所逆，闻气则呕者，胃虚也；或食入中焦而不化者，胃虚也；食入下焦而不化者，命门虚也。然胃本属土，非火不生，非暖不化，是土寒即土虚也，土虚即火虚也。脾喜暖而恶寒，土喜燥而恶湿，故张石顽治虚寒呕吐，每用伏龙肝两许，煮汤澄清，代水煎药，可谓得治吐之大要矣。治泄泻亦不外此理，而吐呃亦属胃虚，宜于六君子汤去甘草，加黄连、干姜、蜀椒之类。

次男元犀按：仲景旋覆代赭石汤，本以治心下痞，噫气不除，今于呕吐不止之症，借用甚效者，取其重以降逆也。干姜黄连黄芩人参汤，本以治寒邪隔热于上焦，今于食入即吐之症，取用甚效者，以干姜散上焦之寒，芩、连清心下之热，人参通格逆之气，而调其寒热，以至和平。不用生姜、半夏者，胃气虚不堪辛散；不用甘草、大枣者，呕不宜甘也。又吴茱萸汤，治阳明食谷欲呕，又治少阴病吐利手足逆冷，烦躁欲死，又治干呕、吐涎沫、头痛三症如神。盖取吴茱萸大热，直入厥阴，能降气而消阴翳，人参扶其生气，姜枣和其胃气，使震坤合德，土木不害，而呕吐平矣。

哕者，胃中虚冷，及停饮居多，亦有失于攻下，胃中实热而哕者，证必腹满。仲景云：哕而腹满，视其前后，知何部不利，利之则愈，承气汤、猪苓汤是也。

哕逆有虚热，橘皮竹茹汤。哕属虚寒，橘皮干姜汤。寒甚去通草，加丁香、附子，寒热错杂者去甘草，加丁香、柿蒂。

哕声频密相连为实，攻热为主，若半时哕一声者为虚，温补为主，如腹满、不尿、脉散、头汗、目瞪而哕者，死在旦夕。

诊　法

上部有脉，下部无脉，其人当吐不吐者死。脉阳紧阴数为吐，阳浮而数亦吐，寸紧尺涩，胸满而吐，寸口脉数者吐，紧而涩者难治，紧而滑者吐逆。脉弱而呕，小便复利，身有微热，见厥者难治，病人欲呕吐者，不可下之。呕吐大痛，吐出色如青菜色者危。

旋覆代赭石汤方见《伤寒》

治胃虚，噫气不除。

进退黄连汤见《实在易》

黄连姜汁炒、干姜炮、人参人乳拌蒸、半夏姜制，各一钱五分　桂枝三钱　大枣二枚

进法，用本方上三味俱不制，水三茶杯，煎一杯，温服。退法，不用桂枝，黄连减半，或加肉桂五分，如上逐味制熟，煎服法同，但空腹服崔氏八味丸三钱，半饥服煎剂耳。

吴茱萸汤

治胃气虚寒，干呕，吐涎沫，头痛。

干姜黄连黄芩人参汤各见《伤寒》

柯韵伯云：凡呕家夹热，不利于香砂橘半者，服此方而晏如。

长孙男心典按：食入即吐，不使少留，乃火炎之象，故苦寒倍于辛热，不名泻心者，以泻心汤专为痞硬立法耳。要知寒热相结于心下，而成痞硬，寒热相阻于心下，而成格逆，源同而流异也。

干姜、黄连、黄芩、人参各一钱五分

水煎温服。

橘皮竹茹汤

治胃虚呃逆。

中焦气虚，则厥阴风木得以上乘，谷气因之不宜，变为呃逆，用橘皮升降中气，人参、甘草补益中焦，生姜、大枣宣散逆气，竹茹以降胆木之风热耳。

橘皮干姜汤

治干呕吐逆，吐涎沫而哕。

补　论

《金匮》云：病人欲吐者，不可下之。欲吐者，阴邪在上也，若下之，不惟逆其阳气，反伤无故之阴，变害莫测，岂独反胃而已。

食已即吐者，大黄甘草汤主之。

胃素有热，食复入之，两热相冲，不得停留，用大黄下热，甘草和胃。张石顽云：仲景既云：欲吐者不可下，又用大黄甘草汤，治食已即吐，何也？曰：欲吐，病在上，因而越之可也，逆之使下，则必愦乱益甚，既吐矣。吐而不已，有升无降，当逆折之使下，故用大黄。

大黄甘草汤方见《金匮》

治食已即吐。

通草橘皮汤《千金》

治伤寒胃热呕吐。

通草二钱　橘皮一钱五分　粳米一合　生芦根汁

水煎热服。去通草、橘皮，加竹茹、生姜汁，《千金》名芦根饮子，治伤寒后呕哕、反胃、干呕。

丹溪云：凡呕家禁用服瓜蒌实、桃仁、莱菔子、山栀，一切有油之物，皆犯胃作吐。景岳云：呕家亦忌苍术，以其味不醇而动呕也。

茯苓半夏汤

沈芊绿云：食已心下痛，隐隐不可忍，吐出痛方止，证名食痹，吐食，宜此汤主之。

麦芽、茯苓、半夏、白术、神曲、橘皮、天麻、生姜各等分

水煎服。

麦天汤

亦主之。

麦冬、天麻、茯苓、白术、半夏、陈皮、神曲、生姜各等分

水煎服。

呃 逆

景岳曰：呃逆症，谓其呃之连声，无不由于气逆，而呃之大要，亦惟三者而已。一曰寒呃，二曰热呃，三曰虚脱之呃。寒呃者，头痛、恶寒、发热、脉紧，外寒可散，宜二陈汤倍加生姜、陈皮主之；腹痛、口中和、手足冷、脉微，内寒可温，以理中汤、四逆汤加丁香、砂仁主之，去其蔽抑之寒，而呃止矣。火呃者，口渴烦躁，三焦之火可清，以黄芩汤加半夏。竹叶石膏汤加姜汁主之。潮热狂乱，腹满便硬，阳明实火可下，以三承气汤主之，火势未甚者，只以安胃饮主之，去其冲上之火，火静则气自平而呃止矣。惟虚脱之呃，或以大病之后，或以虚羸之极，或以虚损误攻而致呃逆者，当察其中虚，速宜补脾，以六君子汤、理中汤加丁香、柿蒂、白豆蔻主之。察其阴虚，速宜补肾，以六味汤、八味汤加紫石英主之，归气饮最妙。虚甚者，必须大剂补元煎加丁香、白豆蔻主之。然实呃者，不难治，惟元气败竭者，乃最危之候也。更有伤寒之呃者，仍当于伤寒门阅之。张石顽曰：平人饮热汤，及食椒姜即呃者，此胃中有寒痰死血也。死血用韭汁、童便下越鞠丸，虚人用理中汤加蓬术、桃仁，痰加茯苓、半夏。呃逆皆是寒热错乱，二气相搏使然，故治亦多用寒热相兼之剂，观丁香柿蒂散，可以知其义矣。

丁香柿蒂散

治呃逆通剂。

丁香　柿蒂

等分为末，每服二钱，开水送下。

安胃散《景岳》

治胃火上冲，呃逆不止。

陈皮、山楂、麦芽各五分　木通、泽泻、黄芩、石斛各一钱

水煎，食远服。如胃火热甚，加石膏。

归气饮《景岳》

治气不顺，呃逆呕吐，或寒中脾肾等症。

熟地三五钱　茯苓、扁豆各二钱　干姜炮、丁香、陈皮各一钱　藿香一钱五分　炙草八分

水煎服，中气寒甚，加制附子。肝肾寒者，加吴茱萸、肉桂，或加当归。

羌活附子汤

治胃冷呃逆。

附子、羌活、茴香各一钱　干姜四分　木香二分

为末，入盐一撮，水煎，微温服。

丁香煮散与《局方》不同

治胃反呕逆，呃哕泄泻。

丁香三十七粒　建莲肉去心，二十七粒，上二味另煎，去滓　生姜七片　黄秫米半盏

水一碗半，煮熟，去姜药啜粥。

半夏生姜汤方见《金匮》

治呃逆欲死。

刀豆子散

治病后呃逆不止。

刀豆子烧存性，滚水调服二钱，即止。

元红散各见《种福堂》

治呃逆不止。

荔枝七个，连皮烧存性，为末，百滚汤调服，立止。

卷　四

痉、厥、癫、狂、痫、瘫痪

厥者，从下逆上之病也。《伤寒》论厥，以手足厥冷而言，阳厥用四逆散，阴厥用四逆汤。此主《内经》。暴厥者不知与人言，及血之与气并走于上，则为大厥之旨，与《伤寒》不同。痉者，强直反张之象也。痫者，猝然昏仆，筋脉瘛疭，口角流涎，或作牛马猪羊鸡之声，后人分为五痫是也。病有间断故名为痫。癫者，或歌或哭，如醉如痴，其候多静而常昏。狂者，语言狂妄，少卧不饥，其候多躁而常醒。瘫痪者，病在筋骨，左瘫右痪，将成废人。六症医书分治，其实一厥阴尽之。治得其要，只取数方，捷如影响。盖厥阴属风木，与少阳相火同居，厥阴之气一逆，则诸气皆逆，气逆则火发，火发则风生，风生则必挟木势而害土，土病则聚液而成痰，其归并于心也。心气大虚，而不能御之，或从阳化而为狂，或从阴化而为癫。心气尚未全虚，受其所凌则昏倒，正气一复而遂瘥，其症有作有止，则为痫。其逆行于内也，或乘肾气之虚，则为喑痱而为肾厥；或因烦劳以扰其阳，阳亢阴亏而为煎厥；或怒火载血上行，气血乱于胸中，相薄而厥逆，则为薄厥；或因怫郁不解，阳气不能四达，手足与身俱冷，中风身温，中气身冷，则为气厥；或阳腾络沸，则为血厥；或因秽浊蒙神，乱其阴阳之气，则为尸厥；或于饱食之后，适有感触，胃气不行，阳并于上，则为食厥；时见吐蛔，则为蛔厥；湿痰上逆，则为痰厥；以及阳衰而阴凑之，令人足下热，热甚则循三阴上逆，则为热厥，其发见于外也，风火迅发，病起于骤然，手足抽掣，角弓反张，或从实化，为无汗之刚痉。或从虚化，为有汗之柔痉。《内经》云：诸暴强直，支痛软戾，里急筋缩，皆属于风。医者可于此而验风邪之体假焉。土为木克，则聚液而成痰，痰挟风而流注，则左瘫而又右痪。《左传》云：风淫末疾。医者可于此而知风邪之流极焉。凡此六者，症各不同，其源则一。余只以乌梅丸益厥阴之体，以宣厥阴之用，又以风引汤治厥阴风火，痰涎幻变错杂之病。举凡治刚痉用葛根汤，柔痉用桂枝加栝蒌根汤。痉之表症急者，用小续命汤以攻表，痉之里症急者，用承气汤以攻里之类而不效；治寒厥用六物附子汤，热厥用六味汤，薄厥用蒲黄汤，煎厥用玉女煎、龙荟丸，气厥用八味顺气汤，血厥用白薇汤，尸厥用苏合香丸，食厥用加味平胃散，蛔厥用扫虫煎，肾厥用地黄饮子，痰厥用瓜蒂散之类而不效；治狂用白虎汤、生铁落饮、凉膈散、滚痰丸，治癫用定志丸、天王补心丹、导痰汤及独参汤加竹沥、姜汁之类而不效；治痫用龙荟丸、丹矾丸、五痫丸及紫河车丸之类而不效；治瘫痪用二妙散及舒筋保肝散之类而不效者，种种方药，无不对症，对症而犹不效，其故何也？盖缘未尝求于厥阴一经，而信服乌梅丸、风引汤二方神妙也。二方本于仲景，而喻嘉言独得其旨，但引而不发，浅学人扪索不来。至叶天士则引申触类，妙义无穷。若风火犯于上者，此风火二字即上厥阴风木与少阳相火之义，勿误解为外来风火。不免凌金烁液，用麦门冬汤及琼玉膏，为补金柔制法；若风火犯于中而为呕为胀者，用六君子汤去术加木瓜、姜、芍之类，及附子粳米汤加人参，为补脾凝肝法；若风火震动心脾，而为悸为消者，用甘麦大枣汤合龙、牡之属，为缓其急、镇其逆法；若少阳相火，挟厥阴风木之威，而乘巅摇络者，用羚羊、钩藤、元参、连翘之剂，为熄风清络法；若肝胆厥阴化风旋逆者，用龙胆、芦荟、木通、青黛之类，为苦降直折法；若本脏自病，而体用失和者，以椒、梅、桂、芍之类，为寒暄各得法；若因母脏之虚，而扰及子脏之位者，用三才配合龟甲、磁朱，及复脉汤去姜、桂，人鸡子黄之属，为安摄其子母法。至于痿厥之治，厥阴病，风旋阳冒神迷则为厥，阳明病，络空四末不用则为痿。尤觉神奇，取血肉介类，改汤为膏，谓其力厚重实，填隙止厥最速。凡此之类，虽不明用乌梅丸、风引汤成方，而细味其旨，无一不从此二方神悟出来。甲寅岁，余在吴航书院掌教，尝与学徒讲论，以读于无字处，文到有神时二句，为举业妙谛，而学医者，亦必到此境地，方许出而论证也。

脉息

宜实大，忌沉细，渐缓则渐愈，渐数则渐甚，若数而弦紧，及见牢、革、促、代诸脉，难治。

葛根汤方见《伤寒》

小续命汤方见《时方》

风引汤方见《金匮》

桂枝加栝蒌根汤方见《金匮》

原方加栝蒌，分两倍于桂芍。

六物附子汤

治寒厥。

附子、肉桂、防己各二钱　炙草一钱　白术、茯苓各一钱五分

水煎服。

六味汤方见《时方》

白虎汤方见《伤寒》

麦门冬汤方见《金匮》

白薇汤《本事》

人平居无疾苦，忽如死人，气过血还，阴阳复通，移时方寤，名曰血厥，妇人多有之。

白薇、当归各二钱　人参、甘草炙，各五分

水二杯，煎一杯，温服。

蒲黄汤

治薄厥。

蒲黄一两　清酒热沃之，十六盏

温服。

八物顺气汤

治气厥。

白芷、台乌药、青皮、陈皮各一钱　人参七分　茯苓、白术各一钱五分　炙草七分

水煎服。

地黄饮子方见《时方》

平胃散方见《时方》

玉女煎见头痛

瓜蒂散　大小承气汤　调胃承气汤俱见《伤寒》

附子粳米汤方见《金匮》

三才汤见咳嗽。

玉女煎方见《时方》

或加胆南星、石菖蒲。见中风。

舒筋保肝散

治左瘫右痪，筋脉拘挛，身体不遂，脚腿少力，干湿脚气，及湿滞经络，久不能去，宣导诸气。

木瓜五两　萆薢、五灵脂、牛膝酒浸　续断、白僵蚕炒　松节、芍药、乌药、天麻、威灵仙、黄芪、当归、防风、虎骨酒炒，各一两

上用无灰酒一斗，浸上药二七日，紧封扎，日足，取药焙干，捣为细末，每服二钱，用浸药酒调下，酒尽，用米汤调下。

喻嘉言曰：此治风湿搏结于筋脉之间，凝滞不散，阻遏正气不得通行之方。

滚痰丸方见《时方》

治一切实痰异症，孕妇忌服。

生铁落饮方见《三字经》

治狂妄不避亲疏。

定志丸《千金》

治言语失伦，常常喜笑发狂。

人参、茯苓各三两　石菖蒲、远志甘草汤泡、去骨，一两

上四味为末，蜜丸梧子大，饮服七十丸，亦可作汤服。血虚加当归，有痰加半夏、橘皮、甘草、生姜。

五痫丸

治五痫。

朱砂、真珠各二钱　水银、雄黄各五分　黑铅用水银煅、结成砂，一两五钱

研末，蜜炼丸，如麻子大，小儿每服三四丸，大人加倍，煎金银花、薄荷汤送下。

紫河车丸

癫痫多由母腹中受惊，积久失调，一触而发，遂成此症。此先天受病，故用河车丸，以人乳送下，取同气相求之义。时贤加当归、人参各二两，朱砂五钱，此方如龙骨、龟板、石菖蒲，皆可加入。

紫河车用米泔洗去血、生捣，一具

禾米蒸熟，晒干研末，为丸梧子大，空心每服五十丸，人乳送下。

当归龙荟丸方见《时方》

治肝经实火，大便秘结，小便涩滞，或胸膈疼痛，阴囊肿胀，凡属肝经实火，

皆宜用之。叶天士云:动怒惊触,致五志阳越莫制,狂乱不避亲疏,非苦降之药未能清爽其神识也。

丹矾丸张石顽

治五痫甚效。

黄丹一两　白矾二两

银罐中煅通红,为末,入腊茶一两,不落水猪心血为丸,绿豆大,朱砂为衣,每服三十丸,茶清送下,久服其涎自便出,服一月后,更以安神药调之。

甘草大枣汤叶天士加减方

治厥发丑寅,阳明少阳之阳震动。

生地　天冬　阿胶　鸡子黄　生龙骨　小麦

水煎服。本方原只小麦、大枣、甘草三味,治妇人脏躁,悲哀欲哭。

叶天士方

治惊恐,阳升风动,宿痫遂发,吐痰呕逆,不言,络脉失利也。

羚羊角　石菖蒲　胆星　远志　连翘　钩藤　天麻　橘红

水煎服。

小半夏汤加白糯米

叶天士云:冲脉乃阳明所属,阳明虚则失阖,厥气上犯莫遏。《内经》治肝不应,当取阳明,制其侮也,暂用通补入府,取乎腑以通为补之义。

叶天士药膏方

案云:尝治顾某阴络空隙,内风焮然鼓动而为厥,余用咸味入阴和阳,介类有情之潜伏,颇见小效。但病根在下深远,汤剂轻浮,焉能填隙?改汤为膏,取药力味重以填实之,亦止厥一法。

鲜鳖甲　龟板　猪脊髓　羊骨髓　生地　天冬　阿胶　淡菜　黄柏

熬膏,早服七钱,午服四钱。

乌梅丸方见《伤寒》

统治厥阴诸症,厥热相间,及蛔厥久利。

柯韵伯曰:六经惟厥阴难治,其本阴而标热,其体风木,其用相火。《内经》云:必伏其所主,而先其所因,或收或散,或逆或从,随所利而行之,调其中气,使之和平,是治厥阴法也。仲景立方,皆以辛甘甘凉为君,不用酸收之品,而此方用之者,以厥阴主肝木耳。《洪范》曰:木曰曲直,曲直作酸。《内经》曰:木主酸，酸入肝。君乌梅之大酸，是伏其所主也。配黄连泻心以除痞，佐黄柏滋肾以除渴，先其所因也。肾者肝之母，用椒、附以温肾，则火有所归，而肝得所养，是固本也。肝欲散，用细辛、干姜之辛散，以遂其所欲也。肝藏血，用桂枝、当归之温润，所以引其归经也。寒热杂用，则气味不和，故佐以人参调其中气，以苦酒浸乌梅，同气相求，蒸之米下，资其谷气，加蜜为和，少与而渐加之，缓以治其本也。仲景此方，本为厥阴诸症之法，叔和编于吐蛔条下，令人不知有厥阴之主方。观其用药，与诸症符合，岂止吐蛔一症耶？

痫症续论

王叔和主阳跷、阳维、阴维、督脉，详载《脉经》及李濒湖《奇经考》，宜参观之。

张石顽云：昼发灸阳跷，宜补中益气汤加益智；夜发灸阴跷，宜六味丸加鹿胶。

薛氏云：凡有此症，欲发未发前二三日，先宜看耳后高骨间，有青筋纹，抓破出血，可免其患。

张石顽曰：痫症之发，由肾中龙火上升，而肝家雷火相从挟助也。惟有肝风，故作搐搦，则通身之脂液逼迫而上，随逆而吐出于口也。阴气虚不能宁谧于内，则附阳而上升，故上热而下寒，阳气虚，不能周卫于身，则随阴而下陷，故下热而上寒。

当归承气汤秘传方

治男、妇痰迷心窍，逾墙越壁，胡言乱语。

当归尾一两　大黄酒洗　芒硝、枳实、厚朴各五钱　炙甘草三钱

水三杯，煎八分服。

温胆汤

骆氏《内经拾遗》云：癫狂之由，皆是胆涎沃心，故神不守舍，理宜温胆，亦治痫病。

即二陈汤加鲜竹茹、枳实各二钱，或调飞矾分半。

磁朱丸方见《时方》

治癫、狂、痫如神。

疝　气

疝气，睾丸肿大，牵引用小腹而痛。丹溪云：专属肝经。景岳云：病名疝

气，以治疝必先治气也。盖寒有寒气，热有热气，湿有湿气，逆有逆气，俱当兼用气药也。

长孙男心典按：虽有寒、水、筋、气、血、狐、癫七疝之名，其治法不外温经散寒、除湿行气、活血、导火、软坚为主。《别录》云：以五苓散加木通、川楝子、橘核、木香统治之。实为简捷可从。若苦楝子丸，及三层茴香散，为久患不愈者立法，《千金翼》洗方，为暴痛欲死者立法，不可不知。癥瘕，即妇人之疝也。

脉息

宜沉实，忌虚弱。

加味五苓散

白术炒，三五钱，利腰脐之死血，导湿实脾为君　茯苓二三钱，导心与小腹之气下行，从膀胱而泄　猪苓、泽泻各二钱，利水行湿　木通一钱，入络止痛，又引热下行　橘核三钱，行滞气为导引之品　肉桂五分或一钱，温肝肾，血中气药，止痛如神，又入膀胱化气利水　苦楝子去核，一钱五分，苦降以纳诸药到于患所　木香一钱，调气止痛

水三盅，煎八分，空心服，或入食盐一捻。寒甚加附子、干姜一二钱；热甚加黄柏、栀子一二钱；湿胜加防己一钱；坚硬如石加昆布一钱，牡蛎，煅，三钱；痛甚加桃仁二钱，川山甲五片，炒乳香五分。

苦楝子丸

治奔豚、小腹痛、疝气，如神。

川楝子、茴香各二两　附子一两

三味用酒二升同煮，晒干为度，焙干为末，每药末一两，入元胡索三钱，一作五钱，全蝎十八个，炒，丁香十八粒，共为末，酒炼丸如桐子大，温酒下五十丸，空心服。如痛甚，煎当归酒下。

三层茴香丸

治一切疝气，如神。

大茴香五钱，同盐五钱炒，和盐称一两　川楝净肉、沙参、木香各一两

共为末，炼蜜丸桐子大，每服三钱，空心温酒下，或盐汤下，才服尽，接第二料。

照前方加荜拨一两，槟榔五钱，共五两半，依前丸服法，若未愈再服第三料。

照前二方加茯苓四两，附子，炮，一两，共前八味重十两，丸服如前，但每服

三钱，虽三十年之久，大如栲栳，皆可消散，神效。

蜘蛛散方见《金匮》

治阴狐疝气，偏有大小，时时上下。

洗阴肿核痛《千金翼》

治丈夫阴肿如斗，核中痛。

雄黄末、矾石研，各一两　甘草一尺

水一斗，煮二升洗之，如神。

淋洗囊肿神效《锦囊秘方》

连须葱白头不必洗净去土，一十一根　川椒、麦冬炒焦、地肤子各一两

四味煎汤，淋洗囊上良久，次日再洗，以消为度。

荔枝散《种福堂》

治阴中肿大不消。

用顶大荔枝核十二三个，煅灰存性，以火酒调和糊，吃下即消，若未消，连吃二三服。

眩晕

《内经》云：诸风掉眩，皆属于肝。掉，摇也，眩，昏乱旋转也，皆由金衰不能制木，木旺生风，风动火炽，风火皆属阳而主动，相搏则为旋转。《内经》又云：上虚则眩，是正气虚而木邪干之也。又云：肾虚则头重高摇，髓海不足，则脑转耳鸣。皆言不足为病。仲景论眩以痰饮为先。丹溪宗河间之说，亦谓无痰不眩，无火不晕。皆言有余为病。前圣后贤，何其相反如是？余少读景岳之书，专主补虚一说，遵之不效，再搜古训，然后知景岳于虚实二字，认得死煞，即于风火二字，不能洞悉其所以然也。盖风非外来之风，指厥阴风木而言，与少阳相火同居。厥阴气逆，则风生而火发，故河间以风火立论也。风生必挟木势而克土，土病则聚液而成痰，故仲景以痰饮立论，丹溪以痰火立论也。究之肾为肝母，肾主藏精，精虚则脑海空而头重，故《内经》以肾虚及髓海不足立论也。其言虚者，言其病根；其言实者，言其病象，理本一贯。但河间诸公，一于清火驱风豁痰，犹未知风火痰之所由作也。余惟于寸口脉滑，按之益坚者为上实，遵丹溪以酒大黄治之；如寸口脉大，按之即散者为上虚，以一味鹿茸酒治之；寸口脉微者以补中益气汤，或黄芪白术煎膏入半夏末治之。然欲荣其上，必灌其根，如正元散及六味丸、八味丸，皆峻补肾中水火之妙剂。乙癸同源，治肾即所

以治肝，治肝即所以熄风，熄风即所以降火，降火即所以治痰。神而明之，存乎其人，难以笔楮传也。如钩藤、玉竹、菊花、天麻柔润熄风之品，无不可于各方中出入加减，以收捷效也。

诊　法

左手脉数，热多；脉涩，有死血；浮弦为肝风。右手滑实为痰积，脉大是久病，虚大是气虚。

正元丹《秘旨》

治命门火衰，不能生土，吐利厥冷有时，阴火上冲，则头面赤热，眩晕恶心，浊气逆满，则胸胁刺痛，脐腹胀急。

人参用川乌一两煮汁收入、去川乌，三两　白术用陈皮五钱煎汁收入、去陈皮，二两　茯苓用肉桂六钱酒煎汁收入、晒干勿见火、去桂，二两　甘草用乌药一两煎汁收入、去乌药，一两五钱　黄芪用川芎一两酒煎收入、去川芎，一两五钱　薯蓣用干姜三钱煎汁收入、去干姜，一两

上六味，除茯苓，文武火缓缓焙干，勿炒伤药性，杵为散，每服三钱。水一盏，姜三片，红枣一枚，擘，煎数沸，入盐一捻，和渣调服。服后饮热酒一杯，以助药力。此方出自虞天益《制药秘旨》，本《千金方》一十三味，却取乌头、姜、桂等辛燥之性，逐味分制四君、芪、薯之中，较七珍散但少粟米，而多红枣，虽其力稍逊原方一筹，然雄烈之味既去，则真滓无形，生化有形，允为温补少火之驯剂，而无食气之虞，真《千金》之功臣也。

一味鹿茸酒

注云：缘鹿茸生于头，头晕而主鹿茸，盖以类相从也。

鹿茸半两，酒煎去滓，入麝香少许服。

一味大黄散

丹溪云：眩晕不可当者，此方主之。

大黄酒制三次，为末，茶调下，每服一钱至二三钱。

加味左归饮

治肾虚头痛如神，并治眩晕目痛。

熟地七钱　山茱萸、怀山药、茯苓、枸杞各三钱　肉苁蓉酒洗、切片，四钱　细辛、炙草各一钱　川芎二钱

水三杯，煎八分，温服。

头 痛

景岳云：头痛一证，暂痛者必因邪气，久痛者必因元气。但暂痛者，有外感头痛，有火邪头痛；久病者，有阴虚头痛，有阳虚头痛。然亦有暂病而虚者，久病而实者，又当因脉因证而详察之，不可执也。或寒热、脉紧、清涕、咳嗽，脊背疼痛者，此寒邪在表而然，治宜疏散，九味羌活汤及茶调散、清空膏主之。或内热脉洪，头脑振振，痛而兼胀者，此火邪在里而然，治宜清降，玉女煎及一味大黄散主之。或因水亏而火动，蒸热脉弦，痛兼烦躁者，此阴虚血虚而然，治宜补阴，以六味汤、左归饮，加肉苁蓉、细辛、川芎主之。或因遇阴则痛，遇寒亦痛，倦怠脉微者，此阳虚气虚而然，治宜扶阳，以补中益气汤加蔓荆子、川芎，八味汤、右归丸主之。或外感头痛，当察三阳、厥阴。盖三阳之脉俱上头，厥阴之脉亦会巅，太阳在后，阳明在前，少阳在侧，此又当有所主，亦外感所当辨也。但内伤头痛，则不得以三阳为拘耳。至真头痛者，头痛甚，脑尽痛，手足寒至节，死不治。或灸百壮，吞黑锡丹，可救十中之一。

脉 息

宜浮滑，忌短涩。

九味羌活汤方见《时方》

治太阳轻症。

葛根汤方见《伤寒》

治阳明。

小柴胡汤方见《伤寒》

治少阳。

麻黄附子细辛汤方见《伤寒》

治少阴。

当归四逆汤方见《伤寒》

治厥阴。

川芎茶调散《局方》

治久风化火，头痛及偏正头风。

川芎、白芷、羌活、防风、荆芥、薄荷、甘草炙，各一两　香附童便浸、炒，二两为末，食后清茶调服二两，日三服，妇人产后，黑豆淋酒服，轻者三服，重者五七服效。一本无香附，有细辛五钱。

清空膏

治头风湿热上盛，遇风即发。

羌活、黄芩各酒炒，一钱　甘草炙，七分　防风一钱　黄连酒炒，五分　柴胡四分　川芎三分

水煎，入清茶一匙服。

玉液汤《济生》

治眉棱骨痛。

半夏汤泡七次、切片、作一服，六钱　生姜十片

水煎，去渣，纳沉香末少许服。

玉女煎《景岳》

治水亏火盛，六脉浮洪大，头痛、牙疼、失血等症。

生石膏三五钱　熟地三五钱或一两　麦冬二钱　知母、牛膝各一钱五分

水煎服。

玉真圆《本事》

治肾气不足，气逆上行，头痛不可忍，谓之肾厥，其脉举之则弦，按之则石坚。

硫黄二两　石膏煅、半夏汤洗、硝石各一钱五分

为末，干姜汁糊丸，如梧子大，阴干，每服二十丸，或姜汤或米饮下，更灸关元穴百壮。

补中益气汤方见《时方》

当归补血汤方见《时方》

治血虚头痛。

按：加鹿茸三钱，沙参五钱，黄酒半杯煎，更效。又方，只用当归二两，黄酒四杯，煎一杯半，分两服效。

加味左归饮方见《时方》

治肾虚头痛如神，此余乡前辈胡先生新定方也。

清震汤《保命》

治雷头风，头面疙瘩，憎寒拘急发热，状如伤寒。疙瘩宜刺出血。

升麻二钱　苍术四钱　荷叶一个

水煎，食后服。

头风摩散方见《金匮》

治大寒犯脑头痛。

止痛太阳丹《奇效》

天南星、川芎等分

为末，同莲须、葱白作饼，贴太阳痛处。

贴头痛风热病秘方

大黄、朴硝等分

为末，用井底泥捏作饼，贴两太阳穴。

气攻头痛方《奇效》

蓖麻子、乳香各等分，捣成饼，贴太阳穴，如痛止，急于顶上解开头发出气，即去药。

透顶散《本事》

治偏正头风，远年近日皆效，并治鼻塞，不闻香臭。

细辛三茎　瓜蒂七枚　丁香七粒　粳米一作赤小豆，七粒　龙脑半分　麝香一分

研末，置小口罐中，紧塞罐口，令患人口含清水，随左右，搐一豆大于鼻中，良久涎出，即安。不愈，三日后再搐。

按：此本《金匮》纳药鼻中取黄涎之法，酒客多湿头重者宜之。

又法：治偏正头风，以生莱菔捣汁，令患者仰卧，以汁灌鼻中，左痛灌右，右痛灌左，左右俱痛，俱灌之。

又头风有偏正之殊，其病皆在少阳阳明之络，以毫针刺痛处数穴，立效。

张石顽云：外用法，不若蒸法最效。方用川芎半两，晚蚕沙二两，僵蚕如患年岁之数，以水五碗，煎至三碗，就砂锅中以厚纸糊满，中间开钱大一孔，取药气熏蒸痛处，每日一次，虽年久者，三五次永不再发。平时置新鲜木瓜于枕边，取香气透达，引散肝风，亦良法也。

简易方

头风脑中空痛，用川芎、当归各三钱，共研末，黄牛脑一个和匀，分三次，热酒送下，尽醉卧，醒即愈。

头风诸药不效，用大附子一只切片，同绿豆一升，今用二盏。煮熟，去附子，但服绿豆及汁，即愈。

生姜贴法《种福堂》

治太阳风寒头痛，及半边头痛。

生姜三片，将桑皮纸包好，水湿，入灰中煨熟，乘热将印堂、两太阳各贴一片，以带缠之，立愈。

桂麝太阳膏《种福堂》

治风寒半边头痛。

肉桂心一分　麝香二厘　人言一厘　细辛、辛夷各五厘　胡椒十粒

共为末，用枣肉捣丸，如豌豆大一粒，放膏中心，贴准太阳穴内，一日见效，如壮年火盛者，愈后服黄芩、大黄泻火，则痛自愈。

白芷细辛吹鼻散《种福堂》

治半边头痛。

白芷　细辛　石膏　乳香去油　没药去油

上各味等分，共研细末，吹入鼻中，左痛吹右，右痛吹左。

卷 五

膈症、反胃

膈者，阻隔不通，不能纳谷之谓也，又谓之隔食，病在胸膈之间也。上焦出胃上口，主纳；中焦并胃中，主腐化；下焦别回肠，主济泌。此症三焦失职，百无一生。丹溪指为胃脘干枯，以四物汤入牛羊乳、竹沥、韭之类主之。薛氏指为怫郁伤肝，肝木克土，以左金丸、逍遥散、六君子汤、归脾汤、六味丸之类，随症间服。易思兰本此法以治气膈，晨吞八味丸百粒，暮服畅卫汤，开导其上，滋补其下，多效。赵氏以此病多得之五旬以上，肾水既干，阳火偏盛，煎熬津液，三阳热结，则前后闭涩，下既不通，必反于上，直犯清道，上冲吸门，须以六味丸料大剂煎饮，久服可挽十中之一二。然以余观之，膈症既成，终无治法。

问曰：既无治法，岂真坐视其亡耶？

修园曰：即欲服药，亦不过尽人事而已。吾乡老医某，只守程氏启膈饮一汤，始服颇效，久亦增病。然而痰火郁气阻逆于上者，亦借为引导也。《己任篇》专取阳明，以左归饮加生地、当归，亦所以开贲门、此门开则能纳食。幽门、此门开则小便利。阑门此门开则大便润。之法也。此数方之意，皆仿于仲景大半夏汤用甘澜蜜水之法，而不知仲景取半夏以升降阴阳，借人参以重生津液，复得蜜之滋润，灌溉流通，而阻隔之患乃免。程氏以半夏耗液为禁，岂知仲景麦门冬汤及此方之微旨哉！

张石顽云：古人指噎膈为津液干枯，故水液可行，干物梗塞，为枯在上焦。余窃疑之。若果津液枯槁，何以食才下咽，涎随上涌乎？故知膈咽之间，交通之气不得降者，皆冲脉上行逆气所作也。惟气逆，故水液不得居润下之常，随气逆涌耳。若以津枯而用润下之剂，岂不反益其邪乎？宜六君子汤加减，挟寒，脉迟细者，加肉桂、附子，挟热脉数滑者，加枳实、黄连。若噎而声不出者，加五味子、竹茹。喉中有一块，食物不下者，痰气也，加海石、诃子。膈间作痛，多是瘀血，加归尾、桃仁、韭汁、童便，甚者加大黄微利之，《千金》五噎丸、五膈丸，亦可择用。

按：张石顽主于冲脉上逆，诚千古灼见，亦从仲景大半夏汤悟出，然必谓润下之剂反益其邪，是因其涎沫之多，而狃于见症之陋习也。冲脉不治，取之阳明，故仲景以半夏降冲脉之逆，即以白蜜润阳明之燥，加人参以生既亡之津液。石顽此论，得其半而遗其半也。盖人之胃中，叠积如膏脂者，谓之胃阴，今因冲气上逆，口呕出粘涎，即日亡其胃阴，尚得谓滋润之剂宜屏绝乎？余所以不敢阿好也。

《人镜经》曰：《内经》云，三阳结谓之膈。盖足太阳膀胱经水道不行，手太阳小肠经津液枯涸，足阳明胃经燥粪结聚，所以饮食拒而不入，纵入太仓，还出喉咙。人之肠胃一日一便，乃常度也。今膈食之人，五七日不便，陈物不去，新物不纳。俗医强分为五膈十噎，支派既多，并丧其实，标本不明，是以火里煨姜，汤中煮桂、胡椒未已，荜拨继之，丁香未已，豆蔻继之，虽曰和胃，胃本不虚；虽曰温脾，脾本不寒，此病之所以日盛也。法当用三一承气汤节次微下之，后用芝麻饮啜之，陈腐去而肠胃洁，癥瘕尽而荣卫昌，饮食自进矣。

按：此法虽偏，而百无一生之症，急用之尚有余望，否则逡巡观望，何济于事。

反胃症，朝食暮吐，暮食朝吐，初患者尚可治。王太仆云：食不得入，是有火也；食入反出，是无火也。遵赵氏法，以六味丸治膈症，是壮水之主，以制阳光；以八味丸治反胃，是益火之源，以消阴翳。而自愚论之，食入反出，脾失其消谷之能，胃失其容受之能，宜理中汤温脾，加麦芽以畅达一阳之气，与参术消补同行，土木不害，而脾得尽其所能。或吴茱萸汤温胃，借吴萸以镇纳厥阴之逆气，合参枣甘温相济，震坤合德，而胃得尽其所能，而犹恐中土大寒，温补太缓，以干姜、吴萸、附子、荜茇，蜜丸，俾火化之速，复恐燥热上僭，伤上焦细缊之气，以沙参、白术、茯苓、麦芽、五谷虫、甘草、白蔻仁为末，厚裹于外，又以朱砂六一散为衣，使温和之药，由外先行土，而辛热之药，由中焦以直达命门，熟腐水谷，续以八味丸收其全功。若病势之甚，第以八味丸缓服，未免迂阔矣。张石顽云：有阳虚不能统运，呕逆便秘，用人参、大黄、附子，攻之即通。瘀血在膈，阻滞气道而成者，用抵当丸作芥子大，吞二钱。但饮热汤及食椒姜辄呃者，有瘀血也。

诊　脉

浮缓而滑，沉缓而长，皆可治。弦涩短小为难治。

大半夏汤方见《金匮》

启膈饮方见《实在易》

三一承气汤　方见《时方》

按：久病与羸败之人，前方未免太峻，余用麻仁丸及高鼓峰新方代之。高鼓峰悟王损庵治膈用大黄之妙，融会一方，颇为稳当。方用熟地五钱，当归、白芍、桃仁、麻仁各三钱，微微润之。其形体如常，即以前方内加大黄一二钱，以助血药。

加减左归饮

经云：肾乃胃之关，关门不利，升降息矣。关门即气交之中，天之枢也，故肾旺则胃阴充，胃阴充则能食。

《己任篇》曰：膈症一阳明尽之。予治荆溪潘尔修之膈，用左归饮去茯苓，加生地、当归，两大剂而便润食进，又十剂而两便如常，饮食复旧。盖以左归饮中有甘草，则直走阳明，以和其中，且当归、生地合用，则能清胃火以生其阴，胃阴上济则贲门宽展。故饮食能进，胃阴下达则幽门、阑门皆滋润，故二便如常，去茯苓者，恐其分流入坎，不若专顾阳明之效速也。

和中畅卫汤

紫苏梗五分　香附醋炒、神曲炒、沙参各一钱　桔梗、连翘去子尖，各六分　木香四分　苍术、川芎、贝母各八分　砂仁三分　生姜三片

水煎服。

易思兰自注云：香附、苏梗，开窍行气，苍术健中，贝母开郁痰，连翘散六经之火，抚芎发肝木之困，神曲行脾之郁，木香逐气流行，桔梗升提肺气，沙参助正气而不助火，此方提上焦之火邪，乃火郁发之之义也。然徒用此方，而不兼补下之药，虽能解散于一时，其火无水制，必然复生，而痞满噎膈之疾，恐尤甚于前也。

愚按：《内经》云：膈塞闭绝，上下不通，则暴忧之病也。可见此病多起于郁结不舒，胃气不能敷布所致，张鸡峰所谓神思间病是也。方中虽是解郁套药，而分两多寡，气味配合，似有独得之妙。又与八味丸间服，所以多效。喻嘉言资液救焚汤，与八味丸间服，亦是此意。但救焚汤大凉大降，流于奇险，不如此汤之平易近人也。

五噎丸《千金》

治胸中久寒，呕逆妨食，结气不消。

干姜、蜀椒、吴茱萸、桂心、北细辛各一两　人参、白术各二两　橘皮、茯苓各一两五分　附子炮，一枚

上为细末，炼蜜丸桐子大，酒服十五丸，日三服，渐加至三十丸。

五膈丸《千金》

治饮食不得下，手足冷，上气喘息。

麦门冬三两　甘草二两　蜀椒炒、去汗、远志肉、桂心、细辛、干姜炮，各一两　附子炮，一枚　人参二两

上为细末，炼白蜜丸弹子大，先食噙一丸，细细咽之，喉中胸尚热，药丸稍尽，再噙一丸，日三、夜二服，七日愈。

张石顽曰：二丸同用参、附、椒、辛、姜、桂之类，一以肝气上逆，胃气不下而呕噎，故用萸、橘以疏肝降逆，苓、术以健脾通津，一以肾气不蒸，肺胃枯槁而不纳，故用冬草以滋肺和胃，远志以补火生土，又呕噎而药食可进者，频与小丸调之。膈塞而饮食不纳者，时用大丸噙之。其立法之详若此，可不辨而忽诸？

吴茱萸汤方见《伤寒》

理中汤丸方见《伤寒》

连理丸理中丸加黄连

八味丸方见《时方》

又考隔食反胃，及呕吐粒米不入之症，多系七情不遂，激动其气，气乱载血上逆，菀积于中，胃气阻隔，用生鹅血乘热饮之，取其生气未离，以血攻血，直透关钥，引宿积之瘀，一涌而出，而胸胁豁然。此法详于《苏东坡琐录》，前辈金淳还公，即韩慕庐东坦，俱已验效，推之生鸭血、生黄牛血，亦可用。

西洋药酒方《锦囊秘授》

治隔食翻胃，一切痢疾水泻等症，立验。

红豆蔻去壳　肉豆蔻面裹煨用，粗纸包压，去油　白豆蔻去壳　高良姜切片，炒　甜肉桂去皮　公丁香各研净细末，戥准五分

先用上白冰糖四两，水一饭碗，入铜锅内煎化，再入鸡子清二个，煎十余沸，入好烧酒一斤，离火置稳便处，将药末入铜锅内打匀，以火点着烧酒片刻，随即盖锅火灭，用纱罗滤去渣，入磁瓶内，用冷水去火气，随量少饮之。

缪仲淳秘传膈噎膏

人参浓汁　人乳　牛乳　梨汁　蔗汁　芦根汁　龙眼浓汁

上七味各等分，加姜汁少许，隔汤熬成膏子，下炼蜜，徐徐频服之，其效如仙丹。

贝母糖酒方

好陈酒一斤　冰糖十两　贝母去心、砂仁、木香、陈皮各二钱

上咀片，入磁瓶内，箬叶扎紧，上放米一撮，煮以米熟为度，每日清晨服一大杯。

糖姜饼

用糖坊内上好糖糟一斤，生姜四两，先将糖糟打烂，和姜再捣做小饼，晒干，放入瓶内，置灶烟柜上，每日清晨，将饼一枚泡滚水内，少停饮汤。

八汁汤

治噎食。

生藕汁　生姜汁　雪梨汁　萝卜汁　甘蔗汁　白果汁　蜂蜜　竹沥

上各一盏和匀，饭上蒸熟，任意食。

牛羊人乳汁

治翻胃膈气，此证必起于肠枯血燥，大便在三四日一次，粪如马栗。若如羊屎者不治，口常吐白沫者不治。

牛乳、羊乳、人乳，不拘分两，总宜常服，为生血润肠之妙药。

疟　症

疟疾不离少阳，少阳为半表半里，邪居表里之界，入与阴争则寒，出与阳争则热，争则病作，息则病止，止后其邪仍踞于少阳之经，浅则一日一作，深则二日一作，更深则三日一作。虽有别经，总以少阳为主，故仲景以弦字赅本症之脉。盖于治法只一小柴胡汤，热多烦渴，加知母、花粉；寒多身疼，加干姜、桂枝。治之得法，一二服可愈。朱丹溪云：无汗要有汗，散邪为主，带补正；有汗要无汗，补正为主，带散邪。大抵于小柴胡汤中，无汗，麻黄可加二钱，即三解汤意也；有汗，桂枝、酒芍可各加二钱，即柴胡桂枝汤意也。如三五作不休，即于前方加常山三钱，一服即愈。俗谓常山截疟，用之太早，则截住邪气而成他病，不知常山祛痰涌吐，从阴达阳之药，正所以鼓邪气外出，何截之有？余每合川山甲、金银花三味，取其通达经络，又以人参、当归、白术、何首乌之类，择用一二两为君，于疟未出时，服之多愈，至于方书分定名色，多歧反惑，而所应别者，如单寒无热为牝疟，宜理中汤、理阴煎加柴胡主之；单热无寒为瘅疟，或先

热后寒为热疟，宜白虎汤加桂枝主之；劳役饥饱过度为劳疟，宜补中益气汤加柴胡主之；受山岚瘴气为瘴疟，宜藿香正气散、平胃散加柴胡主之；久疟心腹有块者，名疟母，以鳖甲饮主之。只此数症，略宜分别，究亦不离少阳一经也。若疟痢交作，只以小柴胡汤疏少阳之气，则陷者自举，加花粉三钱，滋阳明之液，则滞者自通，或即以此汤送香连丸一钱五分；挟虚者，以补中益气汤倍柴胡煎，送香连丸二钱，此薛立斋先生之心法也。

小柴胡汤方见《伤寒》

男元犀按：凡服治疟药，宜疟未至前三时服，或煎两服，一服于疟期五鼓时服，留一服于疟未至前二时服，最妙。凡治疟古法必露一宿，以疟为暑邪，暑气得露而消也。又近医以初疟忌用人参、白术、茯苓，此说本之《嵩崖尊生》，余虽不满，亦当从众。今即照《嵩崖》，去人参加青皮一钱五分，寒多加干姜、桂枝各二钱，热多加知母、花粉各二钱，或加黄连、石膏。本方去人参，加常山、草果、知母、槟榔、川贝母各二钱，名清中驱疟饮，大意以无痰不成疟，此方为治疟之总方也，然亦多效。

鳖甲饮

鳖甲醋炙，三钱　白术炒、黄芪、川芎、酒白芍、槟榔、草果煨、厚朴、陈皮、甘草各一钱　生姜三片　枣肉三枚　乌梅一枚

水煎服。

又有久疟流连不愈，及三阴疟三日一作者，当分五脏之虚，而施温补，宜以景岳何人饮、休疟饮常服。疟作之期，或加少阳药一二味，及常山、川山甲、附子、金银花之类，以通经络，或用人参一两，生姜一两，浓煎服之，此不截之截法也。家贫者，以冬白术一二两代之；血虚者，以当归一两代之。

疟虽有五脏之分，而久疟证治法，只以补脾为主，盖以土为万物之母，五脏六腑皆受荫焉。况疟为少阳之邪，戊己之土久受甲木之克，扶弱抑强之法，权实操于医者。宜于六君子汤、四君子汤、补中益气汤诸方，加之意焉。

何人饮

何首乌不见铁或生用，一两　人参二三钱或一两　陈皮虚者不用，一二钱　煨生姜二三钱

水煎服。

休疟饮

何首乌四钱或一两　人参二三钱　白术炒，三钱　当归三钱　炙甘草一钱

阴阳水煎服。

又久疟不愈，必求之肾。如肾火不足，热多者以六味丸加味主之；肾水不足，寒多者以八味丸加味主之。《高鼓峰医案》云：余治一人三阴疟不愈，令吞八味丸，服人参养荣汤，冬至日再加附子一钱，至夜汗出而愈。汗出者阳回之兆，亦邪解之征也。愈于冬至日者，以阳生而阴退也。

疟疾脉象

疟脉自弦，浮弦表邪，沉弦里邪。洪弦属热，迟弦属寒。滑弦食积。久疟之脉，微细虚弱，渐缓则愈。弦紧则殆，土败双弦，代散莫救。

雄黄龟酒方

治三日久疟神妙。

用活大乌龟一个，连壳，左右肩上各攒一孔，以明雄黄六钱，研细末，每孔糁入三钱，外以磁黄泥包固，勿令泄气，炭火上煅存性，研细末，每服一钱，空心陈酒送下二三服，即止。

香橼雄黄散《种福堂》

陈香橼一个去顶皮，大者，每只加透明雄黄三钱，研细末，糁入香橼内，炭火中煅存性，再研极细末。每服七分，用软腐衣作六七包好，咽下，此日不可吃汤水，任其呕去顽痰。

斑蝥截疟丹《种福堂》

斑蝥、巴豆肉、朱砂各一钱　麝香二分　雄黄一钱五分　蟾酥五分

上用黑枣三枚，捣丸如绿豆大，贴眉心一周时，揭下投长流水中。

常山草果散《种福堂》

常山、草果、川乌、草乌、陈皮、甘草各研末，一钱

用绢袋盛贮，闻于鼻间，疟即止，不必煎服。

椒雄贴脐丸《种福堂》

胡椒　雄精

上二味等分研末，将饭研烂为丸，如桐子大，外以朱砂为衣，将一丸放在脐中，外以膏药贴上，疟即止。

术姜乌枣丸《种福堂》

白术一斤　生姜捣出汁、拌白术渣、晒干，一斤

上为细末，将黑枣一斤，煮烂，去皮核为丸。

桂麝椒雄膏《种福堂》

治虚寒疟，孕妇忌贴。

桂心一分　麝香三厘　雄黄七厘　川椒七枚

共研极细末，纳脐中，外以膏药贴之。

荸荠烧酒《种福堂》

治不论双、单疟。

用大荸荠，将好烧酒自春浸至秋间，如疟至不贪饮食，食则胀满不下者，每日服荸荠两个，三日即愈。

痢　症

王损庵云：痢症不外湿热二字，所受不外阳明一经。阳明为多气多血之府。湿，阴邪也，湿胜于热，则伤阳明气分，而为白痢；热，阳邪也，热胜于湿，则伤阳明血分，而为赤痢。湿热俱盛，则为赤白俱见。初病即以芍药汤主之，大意以行血则脓血自愈，调气则后重自除，真百发百中之奇方也。若发热头痛，脉浮而紧，是风寒郁而不解，内陷而为痢，宜以人参败毒散，鼓之外出，苟得微汗，其痢自松。若徒用痢门套药，杀人不少。大抵痢症渐久渐虚，而用药亦宜渐补渐调，四君子汤、六君子汤、四物汤、补中益气汤之类，煎送香连丸，是薛立斋先生治法，余遵用甚效。

芍药汤方见《时方》

治痢初起，腹痛里急后重者。

小便短涩者，加滑石二钱，泽泻钱半；腹痛者，加砂仁一钱；滞涩难出者，加当归、白芍各钱半，甚者，加大黄一钱；若食积者，加山楂三枚；白痢者，加陈皮、砂仁、茯苓各一钱；红痢者，加川芎、桃仁各一钱；红白相杂者，加川芎、桃仁以理血，滑石、陈皮、苍术以理气；如呕吐食不下者，加黑栀、莲子，去壳，三钱，仓米三钱，入生姜汁一滴，缓缓呷之，以泻胃口之热湿。

人参败毒散方见《时方》

加味平胃散

苍术二钱　陈皮、甘草各一钱　厚朴一钱五分　猪苓、黄芩、泽泻各一钱五分　干姜五分　白芍三钱　陈仓米一钱五

水煎服，色红者去干姜，加当归三钱，黄连一钱。

香连丸方见《时方》

张景岳谓痢症是夏月畏热贪凉，过伤生冷，至大火西流，新凉得气，则伏阴内动，应时而为下痢，初起宜抑扶煎、佐关煎温药以调之导之。久痢用胃关煎，温补命门真火，以扶脾土，则痢自止。景岳此说虽偏，不可尽信，而阴脏之人，素多寒病，一有不慎，即患此症，不可不知。余每于此症初起，察其脉迟而细，手足俱冷，腹痛而里急后重者，以干姜二钱，附子一钱，吴萸一钱，当归三钱，炙甘草一钱，大黄、白芍各一钱五分温通之。久痢每以八味丸与补中益气汤间服收功，粟壳、诃子、赤石脂、肉豆蔻兜涩之药，不可早服，久痢亦不可废。

又噤口痢，乃胃中湿热之毒，熏蒸清道而上，以致胃口闭塞，而成噤口之证，亦有误服涩热之药，而邪气停于胃口者，用人参、石莲子等分，煎服强呷，但得一口下咽，虚热即开，更以二味为末，频频服之。《种福堂》用五谷虫三钱，微炒研末，以米汤送下。

又休息痢，流连年余不愈，愈而又作，是兜涩太早，余邪未净，宜巴豆仁一钱，研去油净，当归一两，莱菔子五钱，炒，同研为末，以冬蜜为丸，如桐子大，每空心以开水送下三丸至七丸，以竭其余邪，自愈。

张石顽曰：血色鲜紫浓厚者，属热，若瘀晦稀淡如玛瑙色者，为阳虚不能制阴而下，非温理其气，则血不清，理气如炉冶分金，最为捷法。设不知此，概行疏利之法，使五液尽随寒降而下，安望有宁止之日哉？

以伏龙肝二两，取其温暖土脏，煎汤代水，煮参、术、苓、草、姜、桂等药，多取奇效。

五色痢是精气受伤，五液不守之患，宜益火消阴，实脾堤水，兼分理其精气，即噤口不食者，亦不出此法。又曰：丹溪治噤口痢，多用石莲子，今此物真者绝无，余常用藕汁煮熟，稍加糖霜频服，兼进多年陈米稀糜，调其胃气取效，此即石莲子之意也。

又曰：休息痢，服补中益气数剂不应，反下鲜紫血块者，此久风成飧泄，风气通于肝，肝伤不能藏血也。三奇散倍防风，加羌、葛、升麻。其一切利水破气药，皆为切禁。

三奇散

治痢后下重。

枳壳生、防风各一两　黄芪二两

为散，每服二钱，米饮下。

伏龙肝汤丸

治胎前下痢，产后不止。

炮黑山楂肉一两　熬焦黑糖二两

二味一半为丸，一半为末，用伏龙肝二两，煎汤代水，煎末二钱，送前丸二钱，日三、夜二服，一昼夜令尽。气虚加人参二三钱以驾驭之，虚热加炮姜、肉桂、茯苓、甘草，兼感风寒加白葱、香豉，膈气不舒，磨沉香汁数匙调服。

羊脂煎《千金》

治久痢不瘥。

羊脂一棋子大　白蜡二棋子大　黄连末酢七合、煎、取稠，一升　蜜七合煎取五合　乌梅肉二两　乱发炭、洗去垢腻烧末，一升

上七味，合纳砂锅中汤上煎之，搅可丸，饮服如桐子大三十丸，日三服。

张石顽曰：羊脂性滑利，《千金方》用治久痢不瘥，专取滑利，以通虚中留滞也。其后且有羊脂、阿胶、蜜、蜡、黍米作粥方，深得炎帝本经补中寓泻之意。

生死症及脉法

身不热者轻，身热者重，发热不休者死。能食者轻，不能食者重，绝食者死。发呕者死，直肠自下者死，久痢忽大下结粪者死，小儿出痘后即发痢者死，妇人新产即发痢者死。涩为血少，尺微厥逆，滑大主积，浮弦急死，沉细无害。

痢疾续论

次男元犀按：近传治痢有三禁。一曰发汗，盖以下利一伤其津液，发汗再伤其津液，津液去则胃气空，而下出之浊气，随汗势而上入胃中，遂成胀满难治。二曰利水，盖以痢疾里急后重，滞痛难忍，若前阴过利，而后阴愈涩，而积滞之物欲下甚难。三曰温补，盖以痢为湿热所伤，得温则以火济火，恐致腐肠莫救；得补则截住邪气，多致流连难愈。

此三者，时医传授之心法也。然亦有不可泥者，《医学真传》曰：凡痢疾初起，发热不休，非肌有邪，即经络不和。温散而调营卫，外邪一解，其痢自松。若概以为热，开手即用寒凉，多有陷入变剧者不少，故喻嘉言所谓下痢必从汗，先解其外，后调其内，首用辛凉以解其表，次用苦寒以清其里，一二剂愈矣。用治痢之方再加发表之药。失于表者，外邪但从里出，不死不休，故虽百日之远，仍用逆流挽舟之法，引其邪而出之于外，则死症可活，危症可安，人参败毒散主之。服后必有暂时燥热，顷之邪从表出热自解矣。此可见发汗是治痢之要法

也。又喻嘉言有急开支河一法，谓热邪之在里者，奔逼于大肠，必郁于膀胱，膀胱结热，则气不化而小便短赤，不可用逆挽，宜从其小便而顺导之，然而水出高源，尤宜用辛凉之药，清肺之化源，《金匮》有下痢肺痛者，紫参汤主之，通因通用。气利，诃黎勒散主之。通以下涎液，消宿食，破结气，涩以固肠脱，通塞互用之意也。亦见利水非古人之所忌也。至于温补法，详于《景岳全书》，如佐关、抑扶二煎，非温剂乎，胃关煎非补剂乎？虽矫枉之说，不能无偏，亦堪为肆用芩连楂补者之救弊也，谁曰治痢有三禁乎？

喻嘉言曰：又有骤受暑湿之毒，水谷倾囊而出，一昼夜七八十行，大渴引水自救，百杯不止，此则肠胃为热所攻，顷刻腐烂，更用逆挽之法，迂矣，远矣。每从《内经》通因通用之法，大黄、黄连、甘草，一昼夜连进三五十杯，俟其利止渴缓，乃始乎调于内，更不必挽之于外，盖邪如决水转石，乘势出尽，勿可挽也。又曰：治疟之法，当从少阳而进退其间，进而从阳，则从少阳为表法固矣。乃痢疾之表亦当从于少阳。盖水谷之气，由胃入肠，疾趋而下，始焉少阳生发之气不伸，继焉少阳生发之气转陷，故泛而求之三阳，不若专而求之少阳。俾苍天清净之气，足以升举水土物产之味，自然变化精微，转输有度，而无下利奔迫之苦矣。况两阳明经所藏之津液，既已下泄，尤不可更发其汗，当从少阳用和法，全非发汗之意。津液未伤者，汗出无妨，津液既伤者，皮间微微得润，其下陷之气已举矣。

小柴胡去半夏加瓜蒌根汤方见《金匮》

喻嘉言曰：此方乃少阳经半表半里之的剂，原方用半夏之辛温，半兼乎表，今改用瓜蒌之凉苦，半兼乎里，退而从阴，则可进而从阳，不胜其任矣。但不必更求他药，惟于柴胡增一二倍用之，尤为进之之法也。

人参败毒散方见《时方》

喻嘉言曰：活人此方，全不因病痢而出，但余所为逆挽之法，推重此方，盖借人参之大力，而后能逆挽之耳。

胃关煎见泄泻

佐关煎《景岳》

治生冷泻伤脾，泻痢未久者，宜此汤，此胃关煎之佐也。

厚朴炒、陈皮炒，各一钱　山药、扁豆、猪苓、泽泻各三钱　干姜炒，二三钱　肉桂一二钱　甘草炙，七分

水煎服。如腹痛者，加木香、吴萸之类；泄甚者，加故纸、肉蔻之类。

抑扶煎《景岳》

治暴伤生冷，致成泻痢，初起血气未衰者，此胃关煎表里药也。

厚朴、陈皮、乌药各一钱五分　猪苓、泽泻、炮干姜各二钱　吴茱萸五七分　甘草炙，一钱

水煎服。

斗门秘传方方见《时方》

治毒痢，脏腑撮痛，脓血赤白，或下血片，日夜不息，及噤口恶痢他药所不能治者，立见神效。

附子丸《圣济总录》

治洞泄寒中，注下水谷，或痢赤白，食已即出，食物不消。春伤热风，邪气流连，至长夏发为洞泄。阴生于午，至未为甚。长夏之时，脾土当旺，脾为阴中之至阴，故阴气盛，阴气既盛则生内寒而洞泄矣。

附子、乌梅肉炒，各一两　川连炒，二两　干姜炒，一两半

蜜丸桐子大，米饮下二十丸。

通圣散《圣济总录》

治冷热痢，腹痛里急，日夜无度。

大枣、乌梅各三枚　甘草三钱　干姜一钱五分

水煎服。

和中散《圣济总录》

治血痢腹痛，日夜无度。

附子赤痢减半，一钱四分　川连白痢减半，一钱四分　乳香一分五厘

共为末，米饮汤下，未止，用青皮再下二服。

黑豆汤《圣济》

治赤白痢，服药不止。

黑豆炒、去皮、四两　甘草二两

用绵裹，入湖水煎二杯，分二服。

卷 六

伤 暑

夏日炎炎，耗伤元气，故病必体倦脉弱，身热自汗，烦躁，面垢唇青。李东垣以动而得之为中热，静而得之为伤暑，热阳而暑阴也。其实未确，盖以暑字从日，暑即热也，何必分名？但动静二字，是阴阳分别，兹仍分动以得之，静以得之，以为此症提纲。

何谓动以得之？长途赤日，荷重作劳，因而致病，如大热伤暑而发热头痛，与伤寒症同。但伤寒脉浮而紧，伤暑脉洪而虚，以此为辨，香薷是解表却暑之药，夏日之用香薷与冬日用麻黄同义也。大渴，脉浮自汗，以白虎人参汤主之。更加身体重着，是暑而挟湿，宜苍术白虎汤主之，若有吐泻腹痛，此方不可轻用也。若前症发热身疼，口燥咽干，或吐或泻，宜黄连香薷饮主之。又有暑风症，因暑气鼓激痰火，塞碍心窍，以致卒倒不省人事，宜吐之，或以千金消暑丸灌之。

白虎汤见《伤寒》

一加人参二钱，名白虎人参汤，治汗出恶热，身热大渴等症；一加苍术二钱，名苍术白虎汤，治汗出身热足冷等症。

黄连香薷饮方见《时方》

去黄连，名香薷饮，治同。

暑风发搐，加羌活、秦艽各一钱；泻利，加白术、茯苓各一钱五分；虚汗不止，加白术一钱五分，炙黄芪三钱；心烦，加栀子、朱砂各一钱；呕吐，加半夏二钱，藿香、陈皮各八分，姜汁少许。

何谓静以得之？避暑于深堂大厦，为阴寒所遏，暑不得越，手足厥逆者，大顺散主之。霍乱吐泻口渴者，五苓散主之；不渴者，理中汤主之。亦有以二汤送下六一散三钱者，巧法不可言传也。

大顺散

干姜炒，一钱　甘草炒，八分　杏仁去皮尖、炒，六分　肉桂六分

共为末，每服五钱，水一钟，煎七分服。如烦躁，井花水调下三四五钱。

又有遇夏即病，秋后即愈，是暑伤元气，如草木遇盛日则痿，得雨露则挺，名曰疰夏症，宜补中益气汤，照《薛氏医案》，去升麻、柴胡，加麦冬一钱五分，五味、黄柏各五分，炮姜三分，服三四剂。

又生脉散、清暑益气汤、六一散，皆却暑之良方，一切暑病，不可须臾离之，学者当于三方求其奥旨，难以缕陈。

脉　法

伤暑，脉洪而虚。

大蒜新汲水方

治中暑法。

大蒜一把，同新黄土研烂，以新汲水和之，滤去渣，灌入即活。凡中暑伤暑，不可便与冷物，俟稍苏，方可投冷物，则中气运动无患也。

田中干泥圈脐方

治中暑昏眩，烦闷欲绝，急救法。

取田中干泥，做一圈，堆在病人肚上，使少壮人撒尿于泥圈肚脐中，片时即得生苏矣，后不可饮冷汤，须进温米汤。

丝瓜白梅方

治中暑霍乱。

丝瓜叶一片　白霜梅并核中仁，一枚

上同研极烂，将新汲水调服，入口立瘥，切不可饮热汤。

陈皮藿香汤

治伤暑急暴霍乱吐泻方。

陈皮五钱　藿香五钱

上用土澄清水二杯，煎一杯，服之立愈。

扁豆饮

治伤暑。

取扁豆叶捣汁一碗，饮之立愈。

盐姜汤

治伤暑霍乱，上不得吐，下不得泻，身出冷汗，危在顷刻者。

食盐一两　生姜切片，五钱

同炒变色，以水一大碗煎服，吐出自愈。不可热服，好后切不可遽吃饭食，俟饿极后，方可吃稀粥。

取新汲水法俱见《种福堂》

治中暑昏眩，烦闷欲绝，急救，挖地深三尺，取新汲水倾入坑内，搅浊，饮数瓯即愈。

肿　症

肿者，肿于外。胀者，胀于内。二症宜分看，然二症亦宜合看。

肿者，皮肤肿大。古人有气、水之分，其实气滞则水不行，水不行则气愈滞，二者相因为病。《水胀篇》以按其腹窅而不起者，为气肿；按其腹随手而起，如囊裹水之状者，为水肿。景岳反其说，以水症按之窅而不起，此水在肉中，如糟如泥之象，未必如水囊之比；按之随起，惟虚无之气，其速乃然。余阅历之久，知二说亦不必拘，大抵肿微则按之随起，肿甚则按之不起，两胁及转动之处，按之即起，足面及膝股内侧，按之不起，辨症不必以此为凭，当于小便之利与不利，以分阴阳。身之多热与多寒，脉之洪大与细微，以分寒热。病之起于骤然，与成于积渐，及年高多病，与少壮无病之人，分其虚实，以先腹而后及四肢，或先四肢而后及于腹，分其顺逆。景岳云：水气本为同类，治水者当兼理气，盖气化水自化也；治气者亦当兼行水，以气行而水行也。此症当与癃闭症参看。

初患肿病，气喘不得卧，以五皮饮为第一方。盖此方以皮治皮，不伤中气，所以为妙。

若肿而兼胀，小水不利，宜胃苓汤主之，或以四苓散，以半熟蒜捣丸服，极妙。

五皮散

按：上身肿，宜发汗，加苏叶、荆芥、秦艽各一钱五分。下身肿，宜利水，加赤小豆、木通各一钱五分，防己一钱。

口渴多热，小便不利，为阳水，加滑石、木通、车前子、麦冬各一钱五分，木香五分。不渴，小便自利，多寒，为阴水，加白术、苍术各二钱，附子、干姜、木香各一钱。

脉滑实，腹胀胁满，加生菔子一钱五分，白芥子八分，枳实一钱，半夏二钱。

妇人经水不调而肿，是血化为水，名水分，加红花八分，桃仁、香附各一钱五分，香附一钱五分。妇人经水适断即肿，是水化为血，名气分，加当归三钱，五灵脂，醋炒，一钱五分，香附一钱五分。

按：服此方愈后，必以加减肾气丸及六君子汤之类收功。

胃苓散俱见《妙用》

四苓散加味为丸

白术炒，一两　茯苓二两　猪苓一两　泽泻一两

研末，以半熟蒜为丸，如绿豆大，开水送下三五钱。

肿症，积渐而成，及久而不愈，气喘口渴，不卧，腹胀，小便短少，大便微溏。一切危症，不外薛氏加减肾气丸为主。

张景岳曰：《内经》云，肾为胃关，关门不利，故聚水而从其类也，然关门而何以不利也？经曰：膀胱者，州都之官，津液藏焉，气化则能出矣。夫所谓气化者，即肾中之气也，即阴中之火也。阴中无阳，则气不能化，所以水道不通，溢而为肿，故凡治气者，必先治水。治水者，必先治气，若气不能化，则水必不利，惟下焦之真气得行，始能传化，惟下焦之真水得位，始能分清。求之古法，惟薛立斋先生加味肾气丸，诚对症之方也。余屡用之，无不见效。

薛氏加减肾气丸

熟地四两　茯苓三两　山茱肉、山药、丹皮、牛膝、泽泻、车前、肉桂各一两　附子五钱

炼蜜丸如桐子大，每服三钱，开水送下，一日两服。

如素禀阳盛，三焦多火，烦渴，面赤，喘嗽，脉滑实，此湿热相因，阴虚之证，去桂、附，加麦冬主之。《医学心悟》云：下焦湿热，去桂、附，加黄柏、蛤蜊粉最妙。

麻黄附子汤方见《金匮》

去附子加杏子、石膏，名杏子汤。

又《明医指掌》云：肿势太盛，内而膀胱，外而阴囊，相连紧急，阻塞道路，虽加利水之剂，苦无一线之通，病何由去？必开大便以逐其水，随下而随补，则病已去而脾无恙，渐为调理，庶可得生，慎毋守利水之旧规也。如肿势未盛，还以利水为上策。按：此法惟少年体壮，可以偶用，否则不可轻试。

脉　色

脉沉迟，大便滑，小便利，口不渴，面青白，为阴；脉沉数，大便燥，小便赤，口渴面赤，为阳。大抵脉喜浮大，忌迟细。

仲景云：水肿脉浮者死，谓肿盛皮肤甚厚，脉浮于皮毛之外，轻扪之如隔一纸，是死脉。

肿胀危候

大凡水肿，先起于腹而后散四肢者，可治；先起于四肢，而后归于腹者，难治；掌肿无纹者死；大便滑泄，水肿不消者死；唇黑、唇肿，齿焦者死；脐肿突出者死；缺盆平者死；阴囊及茎俱肿者死；脉绝、口张、足肿者死；足跗肿，膝如斗者死；肚上青筋见，泻后腹肿者死；男从身下肿上，女从身上肿下，皆难治。

灯草萝卜汤《种福堂》

治肿胀。

灯草先将水四碗煎至三大碗，一大把　萝卜子微炒，一两　砂仁微炒，二钱

将二味研末，倾入灯草汤内，略滚，即盛入壶内，慢慢吃下。吃尽不见效，如前再煎一服，俟腹响放屁，小便长，而肿即退。

胀症宜参看肿症

胀者，心腹胀满，实者胀起于骤然，便实，脉滑而实，宜散之，消导之，攻下之；虚者胀成于积渐，小便利，大便滑，脉涩小虚微。病在中焦，以参、术补之；病在下焦，以桂、附、吴萸温之，或兼行滞之品，而标本并治，亦有与肿症相兼者，当参看肿症辨证法。

胀而属热，脉实而滑者，廓清饮主之。

廓清饮

枳壳二钱　姜朴一钱五分　大腹皮一钱　白芥子五七分或一二钱　茯苓二钱　莱菔子如中不甚胀、能食者、不必用、生捣，一钱　泽泻一二钱　陈皮一钱

水煎服。

胀而属寒者，胃苓汤主之，兼小便不利者，四苓散以蒜为丸主之。二方见肿症。

胀而属七情所致者，宜四七汤主之，逍遥散亦主之。

四七汤

半夏三钱　茯苓三钱　厚朴二钱　苏叶一钱　生姜三片

水煎服。

此方妙在紫苏叶一味，辛以散结，香以醒脾，而顺气消胀行水，乃其余事。

逍遥散方见《时方》

此症宜加半夏二钱，以降逆气，加生麦芽二钱，以达肝气，盖麦先春萌芽，得春生之气最早也。

胀而属虚者，脉微弱细小，喜摩按，二便利，气衰言微，宜六君子汤、理中汤合八味丸服之。

单腹胀，死症也，或青年壮健，起于骤然，若心下坚大如盘者，以《金匮》桂枝去芍药加麻黄附子细辛汤，直捣其痰水气血之巢穴，嗣以枳术散消补并施，可救十中之一，然此犹实症也。若虚证难治，攻之则速其危，补之愈增其胀。余家传有消鼓丹，加白术一两，试用四五剂，不增胀，方可议治。但消鼓丹方中阳起石无真，硫黄非从倭来，亦不能效，故方亦不列。又名鼓胀，以外实中空，其状如鼓也。又名蛊胀，《易》曰：蛊，坏极而有事也。人病蛊者，脾土败坏，身不即死，复有事也，事犹病也。

桂枝去芍药加麻黄附子细辛汤方见《金匮》

枳术散方见《金匮》

白术四两　枳实二两

研末，每服三钱，谷芽汤送下。

脉　象

喜浮大，忌虚小，余参看肿症脉。

萝卜牙皂散

治五鼓神方。

莱菔子用巴豆十六粒同炒，四两　牙皂煨、去弦，一两五钱　沉香五钱　枳壳火酒煮、切片、炒，四两　大黄酒、焙，一两　琥珀一两

上共为末，每服一钱，随病轻重加减，鸡鸣时温酒送下，姜汤下亦可，后服金匮肾气丸，调理收功。

蕉扇千金滑石散

治水鼓。

陈芭蕉扇去筋、烧灰存性，五分　千金子去油、壳，一分五厘　滑石二分

共为细末，以腐皮包，滚水送下，一服全愈。

黄牛粪散

治鼓胀。

用四五月时黄牛粪阴干，微炒黄香，为末，每服一两，煎半时，滤清服之，不过三服即愈。

葫芦糯米酒散

治中满鼓胀。

陈葫芦要三四年者佳，一个　糯米一斗

作酒待熟，用葫芦瓢于炭上炙热，入酒浸之，如此五六次，将瓢烧灰存性，为细末，每服三钱酒下。

猪肚大蒜汤

治鼓胀。

雄猪肚子一个　大蒜四两　槟榔研末、砂仁研末，各三钱　木香二钱

砂锅内用河水煮熟，空心服猪肚，立效。

橘叶青盐汤

治肝气胀。

乌梅三个　鲜橘叶三钱　青盐三分　川椒二钱

水煎，空心服。

蛤蟆砂仁散

治气鼓。

将大蛤蟆一只破开，用大砂仁填满腹中，黄泥封固，炭上煅红，冷定去泥研末，陈皮汤调服，放屁即愈。

萝卜砂仁散

治气鼓气胀。

莱菔子二两，捣研，以水滤汁，用砂仁一两，浸一夜，炒干，又浸又晒，凡七次，为末，每米汤送下一钱。

田螺解胀敷脐方俱见《种福堂》

治一切鼓胀，肚饱发虚。

大田螺一个　雄黄一钱　甘遂末一钱　麝香一分

先将药末用田螺捣如泥，以麝置脐，药脐上，以物覆之，束好，待小便大通，去之，重者用此相兼，小便大通，病即解矣。

消　渴

伤寒太阳证消渴，小便不利，宜五苓散；厥阴症消渴，宜大承气汤之类，与杂病之消渴，名同而病异，宜分别之。

经云：心移热于肺，传为鬲消，昔医名为上消，以白虎汤加人参治之。又云：大肠移热于胃，善食而瘦，昔医谓为中消，以调胃承气汤下之。下消者，烦躁引饮耳轮焦干，小便如膏，或饮一升溺一升，饮一斗溺一斗，以肾气丸为主。

赵氏曰：治消之法，无分上、中、下，先治肾为急。惟六味、八味及加减八味丸随症而服，降其心火，滋其肾水，则渴自止矣。白虎、承气，皆非所治也。或曰：人有服地黄汤而渴仍不止者，何也？曰：此方士不能废其绳墨，而更其道也。盖心肺位近，宜制小其服，肝肾位远，宜制大其服，如上消、中消，可以前丸缓而治之。若下消已极，大渴大燥，须加减大八味丸料一斤，内肉桂一两，水煎六七碗，恣意冰冷饮之，睡熟而渴如失矣。处方之制，存乎人之变通耳。

或问：下消无水，用六味丸以滋少阴肾水矣，又加附子、肉桂者何？盖因命门火衰，不能蒸腐水谷，水谷之气，不能熏蒸上润乎肺，如釜底无薪，锅盖干燥，故渴。至于肺亦无所禀，不能四布水精，并行五经，其所饮之水，未经火化，直入膀胱，正谓饮一升溺一升，饮一斗溺一斗。观其尿味甘而不咸可知矣。故用桂、附之辛热，壮其少阴之火，灶底加薪，枯笼蒸溽，槁苗得雨，生意维新，惟明者知之，昧者鲜不以为迂也。

张隐庵讳志聪，本朝人，著《本草崇原》并《侣山堂类辨》曰：有脾不能为胃行其津液，肺不能通调水道，而为消渴者。人但知以清凉药治消，而不知脾喜燥而肺恶寒。诚观泄泻者必渴，此因水津不能上输而惟下泄故尔。以燥脾之药治之，水液上升，即不渴矣。故以凉润治渴，人皆知之，以燥热治渴，人所不知也。

附　案

辛亥岁到义溪，有一妇人，产后一年，口渴不止，服药不效。予用四君子汤，加麦冬、乌梅、生干姜，蜜丸弹子大，令其噙化，三日知，十日全愈。方中妙在白术之苦燥，干姜之辛热，所以鼓胃气而升其水液也。

玉泉散

治消渴。

白甘葛、天花粉、麦冬、生地、五味子、甘草各等分，水煎服。

还津丸

止渴生津。

酸梅、乌梅俱去核，各二十五枚　薄荷末一两　冰片一分五厘　硼砂一钱五分

共研极细末，为丸，每含一丸。

消渴润燥方

白蜜、人乳酥各一斤

上溶化一处，每日不拘时服。

腰　痛

经曰：太阳所至为腰痛。太阳，膀胱也，主外感而言，如五积散及桂枝汤加白术附子之类，皆可治之。又曰：腰者肾之府，转摇不动，肾将惫矣。主内伤而言，水虚用六味丸，火衰用八味丸，如牛膝、杜仲、鹿茸、羊肾、人参、当归、枸杞之类，无不可以随宜加入，此恒法也。业医者无不共晓，用而不效，则束手无策，而不知肝、脾、胃及督脉带脉，皆有此病，须当细心分别。经云：肝，足厥阴也，是动则病腰痛，不可以俯仰，宜当归四逆汤治之。方中细辛能遂肝性，木通能通络脉，以久痛必入络。又曰：从腰以下者，足太阴阳明皆主之。病在腰者，取腘中。余遇此症，每以白术为君者，取之太阴，有时用苡仁为君，取之阳明。人第曰二药利湿，湿去而重著遂已。孰知白术运行土气于肌肉，外通皮肤，内通经络，风、寒、湿三气为痹，一药可以兼治。苡仁为阳明正药，阳明主润宗筋，宗筋主束骨而利机关，故二药分用合用，或加一二味引经，辄收奇效。又有瘀血作痛，以一味鹿角为末，酒调服甚效；或因挫跌，外伤肿痛，或败血凝滞而不去，痛止而又作者，以桃仁承气汤加附子、穿山甲，甚效。至于督脉为病，尺寸中央俱浮，三部俱浮。直上直下，弦长之象。主腰强痛。带脉为病，关部左右弹，主腰溶溶如坐水中，须用针灸之法，李濒湖《奇经考》极有发明，宜熟读之。

当归四逆汤　桂枝汤俱见《伤寒》

六味丸　八味丸俱见《时方》

新定白术汤

治腰痛而重，诸药不效者。

白术生用，五钱至一两　杜仲生用，五钱或一两　附子二三钱

水煎，空心服。脉沉而微，口中和，加肉桂一钱。脉沉而数，口中热，去附

子，加黄柏一钱。

新定薏仁汤

治腰痛筋挛，难以屈伸者。

薏仁一两　附子一二钱　木瓜一钱五分　牛膝二三钱

水煎，空心服。如脉洪，重按有力，口中热，去附子，加白术五钱。

鹿角散

以鹿角切片，酒拌焙黄勿焦，研末，空心老黄酒送下三四钱，以此药入督脉，兼能拓散瘀血也。

备　方

青娥丸

治肾虚感寒湿之气。

胡桃去壳膜，三十个　故纸酒炒，六两　杜仲姜汁炒，十六两　蒜炊为膏，四两

共研末，丸桐子大，酒下三十丸。

奇效方

胡桃肉、补骨脂、杜仲各一钱

水三盅，煎一盅服。按：骨脂宜减半。

甘姜苓术汤《金匮》

按：此汤去茯苓，以四味各等分，名肾着汤，治同。

摩腰膏《种福堂》

治老人虚人腰痛，妇人带下清水不臭者，虚寒者宜之。

附子、川乌、南星各二钱五分　川椒、雄黄、樟脑、丁香各一钱五分　干姜二钱　麝香二分

上为末，炼蜜丸如弹子大，用生姜自然汁化开如糜，蘸手掌上烘热，摩腰中痛处，即以暖帛扎之，少顷，其热如火，每日饮后用一丸。

自汗、盗汗

自汗者，汗自出，属阳虚，宜玉屏风散加牡蛎、浮小麦之类，以实表补阳；盗汗者，睡而汗出，醒而汗收，属阴虚，宜当归六黄汤，以补阴清火。然阴阳有互根之理，有阳虚而治其阴者，阴虚则治其阳者，不可不知。又汗为心液，宜补其

心，以人参养荣汤主之。液主于肾，宜补其肾，以左右归饮、六八味丸主之。总之，汗以元气为枢机，苟大汗身冷，必以六味回阳饮，人参加至两许，方可挽回。伤寒误发其汗，上焦津液干枯，必引肾水上泛外溢，如水涌出，名曰亡阳，必以真武汤救之，盖以此汤君茯苓以镇水，佐附子以回阳也。

汗出不治症

汗出而喘，汗出而脉绝，汗出而身痛，汗出发润至巅，汗出如油，汗出如珠，凡见此类，皆不得妄药。

脉　息

宜阴脉，若渐缓者吉。忌阳脉，兼短、涩、促、结、代、散、革者，难治。

方　药

玉屏风散

白术炒，二钱　黄芪炙，二钱　防风五分

水煎服。

按：宜以黄芪为君，可加至五七钱。

当归六黄汤

治发热盗汗如神。

当归、熟地、生地、黄柏、黄连、黄芩各一钱　黄芪炙，二钱

水一盅半，煎六七分服。加浮小麦、牡蛎各一钱，更效。

六味回阳饮

治阴阳俱脱，汗出不止。

熟地四五钱或一两　当归二三钱　干姜炮，一二钱　附子二三四钱　人参二三钱至一两　炙草一二三钱

水煎服。

按：汗出亡阳者，以茯苓换当归，再加乌梅二枚。

真武汤方见《伤寒》

外治法，用五倍子研末，口水为丸，贴脐中。男用女津，女用男津。外以膏药封之，不走气，隔宿即止。又以龙骨、牡蛎煅研为末，包稀布内擦汗，粉自出，以实毛窍。

备　方

参附汤　术附汤　芪附汤俱见《时方》

俱见气喘。

喻氏曰：卫外之阳不固而自汗，则用芪附汤；脾中之阳遏郁而自汗，则用术附汤；肾中之阳浮游而自汗，则用参附汤。凡属阳虚自汗，不能舍三方为治。又曰：芪、附可以治风虚，术、附可以治寒湿，参、附可以壮元神，三者亦交相为用。

按：用方之妙，得其性味化合，如珠之走盘，不拘成法。

莲枣麦豆汤

治盗汗方。

莲子七粒　黑枣七个　浮麦一合　马料豆一合

用水一大碗，煎八分，服三剂。

黄芪豆汤

黄芪　马料豆

二味同煎服，半月愈。

五倍子膏

用五倍子去蛀末，炙干研末，男用女唾，女用男唾。调厚糊，填脐中，外用旧膏药贴之，勿令泄气，两次愈。

黑豆麦梅汤俱见《种福堂》

止汗方。

黑豆三钱　浮麦一钱　乌梅三个

水煎服。

卷　七

泄　泻

泄泻之症有五，而总不离于湿。初起只以平胃散加猪苓、泽泻治之，他方皆不逮也。又有五更天将明时，必洞泻一二次，名曰脾肾泄，难治。盖以肾旺于亥子，今肾大虚，闭藏失职，故五更之时而特甚也，亦谓之脾者，以泄泻之时，一定不移，五行之土，犹五常之信也，四神丸加味主之。大抵初泻与泻之未甚，宜利水，次补脾。久泻大泻，宜补肾，以胃关煎、八味丸之类为主，兼服补中益气汤，以升其下陷之气，盖以肾为胃关，二便开合，皆肾所主也。

脉　息

宜沉细，忌浮大。

加味平胃散

苍术炒，二钱　炙草、陈皮各一钱　猪苓、厚朴姜汁炒、泽泻各一钱五分　生姜三片

水煎服。

如头痛发热恶寒者，外感风寒也，加紫苏二钱，川芎、防风各一钱。如伤食饱闷胀痛等症，加山楂、麦芽之类。大醉之后，更加干葛二钱。如腹痛不休，脉细，手足冷，中寒也，加干姜二钱，肉桂、吴萸各一钱。如脉洪数有力，口中热，舌红，腹痛时作时止，小便短涩，火泻痛也，加木通一钱，干葛一钱五分。若兼肠垢里急后重，再加黄连一钱，白芍三钱。如暑月水泻口渴，小便不利，加滑石三钱研末。如泻而腹痛不止，为土伤木贼，加酒白芍三钱，防风一钱。如服前药不能效者，是脾肾虚寒，宜加补骨脂、炒扁豆、白术各二钱，吴萸八分，干姜一钱以温之。如滑脱不止，再加诃子、肉豆蔻一钱五分，罂粟壳一钱以涩之。

四神丸方见《时方》

乡前辈林公讳祖成，加白术八两，罂粟壳二两，肉桂一两，醋调炒米粉为

丸，名六神丸，治同。再加杜仲四两，茯苓四两，名固肾启脾丸。自注云：久服此丸，俾脾元足而营卫通，斯分消之力旺，肾元足而开阖神，斯固摄之权行。

温补脾肾元气主方《林公传》

杜仲二钱　人参、白术各五分　茯苓、肉豆蔻去油，各一钱　补骨脂、砂仁各五分　五味二分

水煎，空心午前服，小腹隐痛，加肉桂五分，小便不利，加泽泻一钱。

胃关煎

治大泻将脱，久泻不止。

熟地三四五七钱　白术二三钱　干姜炒，一二钱　吴萸五七分　炙草一钱　扁豆炒，研、山药炒，各二钱

水煎服。

按：以上为治泻之恒法，又有变通活法，不可不知。如久泻服温补及固涩之药不止，或愈而复作，或既愈，次年又应期而作，俱是痼积未除，宜通因通用之法，本事温脾汤主之。又有感秋金燥气，始则咳嗽，久则往来寒热，泄泻无度，服温补药更甚，或完谷不化，有似虚寒，而不知肺中之热，无处可宣，急奔大肠，食入则不待传化而直出，食不入则肠中之垢，亦随气奔而出，是以泻利无休也，宜以黄芩、地骨皮、甘草、杏仁、阿胶润肺之药，兼润其肠，则源流俱清，寒热、咳嗽、泄泻，一齐俱止矣。又有泻久亡阴，过服香燥之品，发热口渴，微喘汗出，烦躁，阴气虚尽，阳气不能久留，宜急养其阴，以阿胶、地黄、门冬等类，熬膏三四斤，日服十余次，半月药尽遂效。另制补脾药末善后，全愈，此喻嘉言之验案也。

温脾汤《本事方》

见《时方》，主治痼冷在肠胃间，泄泻腹痛，宜先取去，然后调治，不可畏虚以养病也。

千金温脾汤方见《实在易》

治积久热痢赤白。

生姜泻心汤

治心下痞硬，干噫食臭，胁下有水气，腹中雷鸣下利者。

甘草泻心汤

下后痞益甚，日利数十行，谷不化，此非热结，但以胃中虚，客气上逆，故便

硬也。

半夏泻心汤

呕而发热，心下满而不痛。

黄芩汤

太阳少阳合病自利者。

若呕者，加生姜一钱五分，半夏一钱，名黄芩加半夏生姜汤。

黄连汤

胸中热，胃中有邪气，腹中痛欲呕者。

即半夏泻心汤，去黄芩，加桂枝，以和表里。

干姜黄连黄芩人参汤

下利，医复吐下之，食入口即吐。

此方治呕家夹热，不利于香、砂、橘、半者，服此如神。昔张石顽先生借治脾胃虚寒，肠有积热之泄，甚效。

厚朴生姜甘草半夏人参汤

此仲景治汗后腹胀满之方也，张石顽借治泻后腹胀满，甚效。石顽治总戎陈孟庸，泻利腹胀作痛，服黄芩、白芍之类，胀急愈甚。其脉洪盛而数，按之则濡，此湿热伤脾胃之气也，与厚朴生姜甘草半夏人参汤，二剂痛止。胀减而泄利未已，与干姜黄芩黄连人参汤，二剂泻止。而饮食不思，与半夏泻心汤二剂而安。

葛根黄芩黄连汤各见《伤寒》

此汤仲景治桂枝证医反下之，利遂不止，脉促，喘而汗出之症。今借治表邪未解，肠胃俱热之泻，甚效。

按：君气质轻清之葛根，以解肌而止利，佐苦寒清肃之芩连，以止汗而除喘，又加甘草以和中，先煮葛根，后纳诸药，解肌之力缓，清中之气锐，又与补中逐邪者殊法矣。

锅粑莲肉糖散

治老幼脾泻久不愈神方。

饭锅粑净末，四两　莲肉去心、净末，四两　白糖四两

上共和匀，每服三五匙，一日三次，食远服。

丹矾蜡榴丸

治一切久泻，诸药不效，宜服此丸。

黄丹、枯矾、黄蜡各一两　石榴皮炒、研，八钱

将蜡溶化小铜勺内，再以丹、矾、榴皮三味细末，乘热为丸，如豆大，空心服五丸，兼治红痢，用清茶下，白痢用姜汤下。

锅粑松花散

治白泻不止神效方。

饭锅粑二两　松花炒，二两　腊肉骨头烘脆，五钱

共为末，砂糖调，不拘时服。

火腿红曲散各见《种福堂》

治脾泄。

陈火腿骨煅存性，研末　红曲

上二味各等分，为细末，砂糖调陈酒送下。

风痹痿

风、痹、痿三症不同，近世不能为辨，而混同施治，误人不浅，兹特分别之。

风者，肢节走痛也。《内经》谓之贼风，后人谓之痛风，又谓之白虎历节风。其中表里寒热虚实，宜因脉辨症而药之。至久痛必入络，如木通、刺蒺藜、红花、金银花、钩藤之类，最能通络，可随宜加入。久痛必挟郁，郁金、川贝、竹沥、姜汁之类，俱能解郁清热化痰，可随宜加入。多用桑枝、桑寄生者，盖以桑为箕星之精也。多用虎骨者，以风从虎，亦以骨治骨之义也。用乌、附、辛、桂之药而不效者，宜用葳蕤、麦冬、桑叶、脂麻、生芪、菊花、蒺藜、阿胶、甘草之类为膏。滋养阳明，亦是柔润熄肝风之法。

痹者，闭也。风、寒、湿杂至，合而为痹，与痛风相似。但风则阳受之，痹则阴受之，虽行痹属风，痛痹属寒，着痹属湿，而三气之合，自当以寒湿之主。盖以风为阳邪，寒湿为阴邪，阴主闭，闭则重着而沉痛。是痹症不外寒湿，而寒湿亦必挟风，寒曰风寒，湿曰风湿，此三气杂合之说也。《内经》云：在阳命曰风，在阴命曰痹，以此分别，则两症自不混治矣。至于治法，不外三痹汤及景岳三气饮之类为主，如黄芪桂枝五物汤、黄芪防己汤、桂枝芍药知母汤、乌头汤之类，皆古圣经方，当知择用。张景岳云：只宜峻补真阴，宣通脉络，使气血得以流行，不得过用驱风等药，再伤阴气，必反增其病矣。若胸痹、胞痹及脏腑之

痹，当另立一门，方能分晓。《医门法律》分别甚详，宜熟玩之。

痿者，两足痿弱而不痛也。《内经》分为五脏：肺痿者，主皮毛痿也；心痿者，脉痿也；肢痿者，筋痿也；脾痿者，肉痿也；肾痿者，骨痿也。而其要旨，在独取阳明。盖阳明为五脏六腑之海，主润宗筋，宗筋主束骨而利机关。若阳明虚，不能藏受水谷之气而布化，则五脏无所禀，宗筋无所养，而痿躄作矣。医者不知，误投姜、独风药，则火得风而益炽；误投乌、附劫药，则阴被劫而速亡。要知此症无寒，当遵张子和为定论，若用痛风三痹蒸汤灸燔等法，立见其危。至于方治，以虎潜丸、加减四觔丸为主。痿久者，间服六君子汤加黄柏、苍术、竹沥、姜汁。黑瘦人血虚多燥，宜间服二妙地黄丸；肥白人气虚多痰，宜间服当归补血汤加竹沥、姜汁，定不可误服辛热之药。或问辛热既不可用，何张石顽云，老人痿厥用虎潜丸而不愈，少加附子而即愈乎？不知此法是借附子辛热之力，以开通经隧，原非为肾脏虚寒而设也。

脉　息

宜浮数，忌虚弱。

四物汤治风先治血

四君子汤　十全大补汤　八珍汤　六君子汤　当归补血汤

血生于气，各见《时方》

桂枝汤　麻黄汤各见《伤寒》

防己黄芪汤方见《金匮》

治风湿相搏，客在皮肤，关节疼痛，腰以下疼重，脉浮，自汗恶风等症。服后当如虫行皮中，腰以下如冰，后坐被上，又以被绕腰下，温令微汗差。喘加麻黄，胃气不和加芍药，气上冲心加桂枝，有陈气加细辛。陈气，久积之寒气也。

防己汤《千金》

治历节四肢痛如锥刺。

即前方去黄芪、大枣。本方防己、冬术、生姜各四钱，甘草三钱，加桂心、茯苓各四钱，乌头一枚去皮，熬，人参二钱。以苦酒和水煮，日三、夜一服，当觉焦热，痹忽忽然，慎勿怪也。若不觉，复服，以觉乃止。忌醋物、桃、李、生葱、猪肉、冷水。

黄芪桂枝五物汤

治血痹阴阳俱微，寸口关上微，尺中小紧，外症身体不仁，状如风痹。

桂枝芍药知母汤

治肢节疼痛，身体尪羸，脚肿如脱，头眩气短，温温欲吐。

此方为补药之妙，解见徐忠可《金匮论注》。

乌头汤俱见《金匮》

治历节疼痛，不可屈伸。

独活寄生汤《千金》

治风、寒、湿痹，偏枯脚气。

独活二钱　桑寄生、秦艽、细辛、归身、生地、芍药、川芎、桂心、茯苓、杜仲、牛膝、人参、甘草各一钱

水煎服。

舒筋保安散

见痉症。

按：此方治痛行痹极效。

三痹汤

治血气凝滞，手足拘挛，风、寒、湿三痹。

人参、黄芪、当归、川芎、白芍、生地、杜仲、续断、防风、桂心、细辛、秦艽、白茯苓、牛膝、川独活、甘草各等分　生姜三片　红枣一枚

水三盏，煎五分，不拘时服。

三气饮《景岳》

治气血亏损，风、寒、湿三气乘虚内侵筋骨，历节痹痛之极，及痢后鹤膝风痛等症。

当归、枸杞、杜仲各二钱　熟地三钱或五钱　牛膝、茯苓、芍药酒炒、肉桂各一钱　细辛或代以独活、白芷、炙草各一钱　附子随宜用，一二钱　生姜三片

水二盅，煎服。气虚加参、术。风寒胜加麻黄一二钱，亦可浸酒饮之。

加减四觔丸《三因》

治肝肾虚热淫于内，致筋骨痿弱，足不任地，惊恐战掉，潮热时作，饮食无味，不生气力。

肉苁蓉酒浸淡　牛膝、木瓜俱酒浸、鹿茸酥炙、熟地或用生地、杜仲、菟丝子各等分

共为末，炼蜜丸桐子大，每服五十丸，温酒米饮下。

虎潜丸丹溪方，见《时方》

治肾阴不足，筋骨痿，不能步履。

徐灵胎曰：痿症皆属于热，经有明方，此方最为合度，后人以温补治痿，则相反矣。

痿有属痰湿风寒外邪者，此方又非所宜。

外治法

筋骨之病总在躯壳，古人多用外治。

《灵枢》治之以马矢膏。其急者，以白酒和桂涂；其缓者，以桑钩钩之，即以生桑炭置之坎中，高下以坐等，以膏熨急颊，且饮美酒，啖美炙肉，不饮酒者自强也，为之三拊而已。

《灵枢》用醇酒二十升，蜀椒一升，干姜一斤，桂心一斤。凡四种皆㕮咀，渍酒中，用绵絮一斤，细白布四丈，并纳酒中，置酒马矢煴中，盖封涂，勿使泄，五日五夜。出布绵絮曝干之，干后复渍，以尽其汁。每渍必晬其日乃出干，并用滓，以绵絮复布为复巾，长六七尺，为六七巾，则用生桑炭炙巾，以熨寒湿所刺之处，令热入至于病所，寒复炙巾以熨之，三十遍而止，汗出以巾拭身，亦三十遍而止。

羌活桂归酒

治风寒湿痹。

羌活、桂枝、秦艽、防风、续断、附子各一钱　当归身、金毛狗脊、虎骨各一钱五分　杜仲、晚蚕砂各二钱　川芎八分　桑枝三钱　生姜切片，一钱　大枣二枚

陈酒二斤，浸一日夜，煎服。

集宝疗痹膏

川乌、草乌、南星、半夏、当归、红花、独活、羌活、大黄桃仁各四钱　山甲、肉桂各一两　白芷五钱　陀僧二两　硫黄半斤　松香一斤　生姜汁一碗　麻油一斤　竹汁一碗

上收煎好，加乳香、没药、血竭、胡椒、樟脑、细辛、牙皂末各二钱。若加商陆根、凤仙、闹羊花、鲜烟叶、鲜蒜、鲜豨莶等汁，更妙。

苍术黑豆饮

治痹方。

茅山苍术五斤，洗净泥垢，先以米泔水浸三宿，用蜜酒浸一宿，去皮，用黑

豆一层，拌苍术一层，蒸二次，再用蜜酒蒸一次，用河水在砂锅内熬浓汁，去渣，隔汤炖，滴水成珠为度，每膏一斤，和炼蜜一斤，白汤调服。

一老人专用此方，寿至八十余，身轻体健，甚于少年。

七制松香膏

治湿气第一神方。

松香三斤，第一次姜汁煮，第二次葱汁煮，第三次白凤仙汁煮，第四次烧酒煮，第五次闹羊花汁煮，第六次商陆根汁煮，第七次红醋煮。

桐油三斤　川乌、草乌、苍术、官桂、干姜、白芥子、蓖麻以上各四两　血余八两

上八味，共入桐油，熬至药枯发消，滴水成珠，滤去渣，入牛皮膏四两烊化，用前制过松香，渐渐收之，离火，加樟脑一两，好麝香三钱，厚纸摊之，贴患处，神效。

虎骨木通汤

治一切麻木痹证，痛风历节。

虎骨、木通各等分

煎汤，频频多吃，即愈。

红花白芷防风饮

治历节四肢疼痛。

红花、白芷、防风各五钱　威灵仙三钱

酒煎服，取汗，三服全愈。

山甲白薇泽兰饮

治箭风，俗名鬼箭打，或头项手足筋骨疼痛，半身不遂等疾，照方一服即愈。

山甲炒，研，一钱　白薇二钱　泽兰三钱

照分量，好酒煎服。

硫黄敷痛膏俱见《种福堂》

治痛风历节，四肢疼痛。

用醋磨硫黄敷之，或用葱白杵烂，炒热熨之。

鹤膝风

喻嘉言曰：鹤膝风者，即风、寒、湿之痹于膝也。如膝骨日大，上下肌肉日

枯，且未可治其膝，先养其气血，使肌肉滋荣，后治其膝可也。此与治偏枯之症大同小异。急溉其未枯者，使气血流行而复荣，倘不知此，但服麻黄、防风等散风之药，鲜不全枯者。故治鹤膝风，而急攻其痹，必并其足痿而不用矣。

大防风汤

治邪袭足三阴，腿膝疼痛，及痢后胫膝痛，鹤膝风、附骨疽症，但赤热焮肿者禁用。

四君子汤去茯苓，加肉桂、附子、黄芪、牛膝、杜仲、熟地、白芍、川芎、羌活、防风。

五积散方见《附方》

治少阴伤寒，及外感风寒，胸满恶食，呕吐腹痛，寒热往来，脚气冷秘，寒疝寒疟等症。

孙心典按：鹤膝风多是虚寒，脚气多是湿热，一补一攻，治法各判。然脚气有肾气素虚，气喘小腹痹者，肾气丸必不可缓。鹤膝赤热焮肿者，二妙散、桂枝芍药知母汤亦必所需，此活法也。

二妙散

治湿热痿症。

黄柏　苍术去皮、盐水炒

水煎服。

三气汤　桂枝芍药知母汤俱见《金匮》

见眖膏《种福堂》

专治风、寒、湿骨节痛，历节痛风，痿痹麻木不仁，鹤膝风、偏头风、漏肩风等症，并治跌扑闪挫等伤，阴证无名肿毒，已破烂者勿贴，小儿孕妇勿贴。

活短头发用壮年人剃下者、晒干，二两　大黄、灵仙、雄鼠粪各一两　川乌、草乌、刘寄奴各八钱　土鳖大者，二十个　羌活、独活、红花、当归、蛇床子、苍术、生南星、生半夏、白芥子、桃仁各一两

上十八味，俱切碎。

樟冰一两、甘松、山柰、花椒、猪牙皂、山甲炙研、荜茇各三钱，不必去油，同乳香炙热，同众药研细　乳香、白芷各五钱

上十味，研极细末。

鲜烟叶汁一斤，松香六两收，晒干　鲜商陆根汁一斤，松香六两收　鲜闹羊花汁半斤，松香三两收　鲜艾叶汁半斤，松香三两收　白凤仙花汁半斤，松香三两收　生姜

汁半斤，松香三两收　韭汁半斤，松香三两收　葱汁半斤，松香三两收　大蒜四两，松香二两收

用足秤，秤麻油三斤四两，先将头发入油，熬至半炷香，再将前药入油，熬至焦黄色，不可太枯，即滤去渣，入前松香熬化，再将丝绵滤渣，再熬至油面起核桃花纹，先加入极细密陀僧四两，再徐徐加入西硫黄末一斤，投此二味时，务须慢慢洒入，不可太多太骤，以滴水成珠，离火待温，然后掺入细药搅匀，磁器收贮，熬时须用桑枝不住手搅，青布摊贴，每张净药重四钱，临时加肉桂末五厘，细辛末二厘。

脚　气

东垣云：脚气实由水湿，然有二焉。南方卑湿，清湿袭虚，则疾起于下，此是外感。北方常食羶乳，又饮酒太过，脾胃有伤，不能运化，水湿下流，此内而至外者也。

脚气有干湿不同。如两胫肿大，名湿脚气，是为壅疾，不宜骤补，宜鸡鸣散疏通其下，不使其壅。若壅既成者，宜砭去恶血，然后服药，如两胫不肿，或顽痹，或挛急，或缓纵，名干脚气，宜四物汤加牛膝、木瓜、苍术、黄柏、肉桂、泽泻之类主之。二症虽不宜骤补，而三阴受病，上气喘急，及上入少腹不仁，急宜八味丸补火以利水，外以矾石一两，酸浆水一斗五升，煎三五沸浸之。丹溪以白芥子、白芷等为末，姜汁调敷之。

脚气症，小腹顽痹不仁，不过三五日，即令呕吐，名脚气入心，死症。

治脚气入心，仲景用肾气丸通膀胱之气，安其肾水，不使攻心；巢氏用风引汤，取石性易于下达，胜其湿热，不使攻心。二方皆为救危之神剂，一治肾气之虚，一治湿热之盛，宜凭症择用之。

诊　法

脉浮弦起于风，濡弱起于湿，洪数起于热，迟涩起于寒。沉而伏，毒在筋骨也。指下涩涩不调，毒在血分也。夏暑脚膝冷痛，其脉阳濡阴弱，湿温也。脚气多从暑湿得之。

论冷热不同

问曰：何故得者有冷有热？答曰：足有三阴三阳，寒中三阳，所患必冷；暑中三阴，所患必热，故有表里冷热。冷热不同，热者疗以冷药，冷者疗以热药，以意消息之。脾受阳毒即热顽，肾受阴湿即寒痹。

论肿不肿

凡有人久患脚气，不自知别，于后因他病发动，疗之得差，后直患呕吐，而复脚弱，余为诊之，乃告为脚气。病者曰：我平生不患脚肿，何因名为脚气？不肯服汤。余医以为初发，狐疑之间，不过一旬而死。故脚气不得拘定以肿为候，有肿者，亦有不肿者，其以小腹顽痹不仁者，脚多不肿，小腹顽后不过三五日，即令人呕吐者，名脚气入心，如此者，死在旦夕。凡患脚气到心难治，以其肾水克心火故也。

脚气肿满

病源此繇风湿毒气搏于肾经。肾主水，今为邪所搏，则肾气不能宣通，水液不传于小肠，致水气拥溢腑脏，浸渍皮肤，故肿满也。

千金翼温肾汤

主腰脊膝脚浮肿不遂方。

茯苓、干姜、泽泻各二两　桂心三两

上四味切，以水六升，煮取二升，分为三服。

又疗脚气初发，从足起至膝，胫肿骨疼者方。

乌牛尿，一服一升，日二服，肿消止，羸瘦者二分尿，一分牛乳，合煮，乳结乃服之。

又方

生猪肝一具细切，以淡蒜齑食之令尽，若不尽者，分再食之。

崔氏疗脚气遍身肿方

大豆二大升　桑白皮切，一握　槟榔十四枚　茯苓二两

上四味，和老酒二升煎服。

疗脚气满小便少者方

槟榔四升　大豆三升　桑白一升

水煎。

徐玉枳实散

宜春秋服，消肿利小便，兼补疗风虚冷胀不能食方。

枳实炙，半斤　桂心一尺　茯苓、白术各五两

上四味为散，酒服方寸匕，日三服。

手脚酸痛兼微肿方

乌麻微熬、研碎，五升

上一味，以酒一升，渍一宿，随多少饮之。

唐侍中疗苦脚气攻心

此方正散肿气极验。

槟榔七枚　生姜二两　橘皮、吴萸、紫苏、木瓜各一两

水三升，煎服。

脚气上气入腹肿方

野椒根一升　酒二升，投安瓿中，泥头煻，火烧得一沸，然后温服。

常山甘草汤方

常山三两　甘草一两

若寒热，日三服。

寒甚阴伤者，肾气衰微者。

鹿茸、淮山药、石枣各三两　地黄、黄芪、茯苓、丹皮各二两　川附半斤　泽泻一两

水煎服。

千金风引汤

疗两脚疼痹肿，或不仁拘急，屈不得行，痈肿方。

麻黄去节，二两　吴萸、秦艽、桂心、人参、细辛、干姜、防已、川芎、甘草、附子各一两　石膏二两　杏仁六十枚　白术三两　茯苓二两　生蒜、桑枝各一斤　风仙二两

上诸味杵末，用麻油五斤，将药浸入油内，春五夏三，秋七冬十，候日数已足，入洁净大锅内，慢火熬至药枯浮起为度，住火片时，用布袋滤去渣，将油称准，每油一斤，对定黄丹六两，用桃柳不时搅之，以黑如漆亮如镜为度，滴入水内成珠，用布摊贴。随时贴此膏应用麝香一分敷在患处。

风引汤方见《金匮》

鸡鸣散方见《时方》

治脚气第一品药，不问男女可服。如感风湿流注，脚痛不可忍，筋脉肿者，并宜服之。加鹿茸者，其效如神。

卷 八

妇人杂病方

乌骨鸡丸《秘旨》

治妇人郁结不舒，蒸热咳嗽，月事不调，或久闭不行，或倒经血溢于上，或产后褥劳，或崩淋不止，及带下赤白淫诸症，兼疗男子斫丧太早，劳嗽吐红，成虚损者。

乌骨白丝毛鸡男雌女雄、取嫩长者、溺倒泡去毛、竹刀剖胁出肫肝、去秽、留内金、并去肠垢、仍入腹内，一只　五味二两　熟地黄如血热加生地黄二两，四两

上二味入鸡腹内，用陈酒、童便各二碗，水数碗，砂锅中旋煮旋添，至糜烂汁尽，同下五药末，捣烂焙干，骨用酥炙，共为细末。

绵黄芪去皮、蜜酒拌炒、於潜术饭上蒸九次，各三两　白茯苓去皮、当归身酒洗、白芍药酒炒，各二两

五味预为粗末，同鸡肉捣焙，共为细末，入下诸药。

人参虚甚者加至六两，三两　牡丹皮酒润、勿炒，二两　川芎童便浸、切、炒，一两

上三味各为细末，和前药中，另用干山药六两打糊，众手丸成，晒干，勿令馊，磁罐收贮，清晨人参或沸汤送下三钱，卧时再酒服二钱，大便实者，炼蜜为丸亦可。随症加入温凉调气等药。

鸡属巽，补肝，尤妙在乌骨益肾，变巽为坎，乙癸同源，兼滋冲任也。

四乌鲗骨一藘茹丸方见《女科要旨》

治气竭肝伤血枯，妇人血枯经闭，丈夫阴痿精伤。

按：此方以搜血之品为补血之用，干血痨症，以此方为上剂。《金匮》治五痨虚极，肌肉甲错，内有干血，用大黄䗪虫丸，实本于此。

雀卵功专暖胃，如无，雀肉煮捣可代，鸡卵及肝亦可代，鸡属巽而肝主血也。

地黄龙牡榴梅散

治血崩。

大生地炒，一两　龙骨煅，研末、牡蛎煅，各四钱　石榴皮炒、乌梅肉炒、陈棕皮、百草霜各三钱　阿胶六钱蒲黄拌炒　陈京墨炒，二钱

上为极细末，用淮山药五钱研末，醋水打糊为丸，分作七日服，内加人参三钱，或用人参汤下。

百草血余棕灰散

治血崩。

陈棕灰、百草霜、头发灰各一两

共为细末，每服一钱，陈酒下。

棉花子散

治血崩不止。

陈棕、棉花子各等分

上二味烧灰存性，研细末，每服一钱五分，陈酒送下。

韭汁童便汤

治月水逆行，上行口鼻。

捣韭汁以童便冲，温服。

发灰藕汁饮

治血淋痛胀甚者。

发灰二钱　藕汁调服。

麝香琥珀丸

治经闭。

土鳖虫炙存性，一两　血珀末五钱　麝香三钱

酒打和为丸，每服三分。

芡实茯苓牛角散

治女子带下虚脱证，极效。

芡实粉二两　白茯苓二两　赤石脂煅，一两　牡蛎醋煅，一两　禹余粮煅，一两　牛角腮炙黄，一两

共为末，好米醋一杯拌前药，晒干再研末，打糊为丸，每服三钱。

白鸽血竭饮

治干血痨奇验方，此证过三年者不治。

白鸽子一只，去毛，肝、肠净，入血竭，一年一两，二年二两，三年三两，以针线缝住，用无灰酒煮数沸，令病人吃之，瘀血即行。如心中慌乱者，食白煮肉一块，即止。

鸡子黄丹饮

治孕妇下痢。

鸡蛋一枚，破一孔如指大，以银簪脚搅匀，加入黄丹三钱五分，用纸封口，放在饭锅上蒸熟食之。

安胎方

治胎气不安，或腹痛，或腰痛，或饮食不甘，宜服。或五六个月，常服数贴最妙，足月亦可服。

人参虚者加倍，五分　白术土炒　当归、白芍炒、紫苏、黄芩炒，各一钱　陈皮五分　甘草三分　川芎八分　砂仁炒，七分　香附炒，六分

腹痛倍加白芍，腰痛加盐水炒杜仲、续断，内热口渴去砂仁，加麦冬，见红加酒炒地榆、生地，以上各一钱。

熟蚕豆散

治胎漏。

炒熟蚕豆壳磨末，每服三四钱，加砂糖少许调服。

皮硝汤

治死胎不下。

皮硝三钱　北芪三钱　寒月加制附子五分

酒半杯，童便一杯，煎二三沸，温服。

牛膝葵子汤

治胎衣不下。

牛膝三钱　葵子五分

水煎服。

大麦芽散

治产后腹胀闭结，膨闷气结，坐卧不安。

大麦芽炒、为末，一合

每服陈酒调三钱服。

山楂汤

治产后面黑,乃恶血及肺,发喘欲死。

苏木一两　水三杯,煎到一杯,调人参末五钱服。

韭菜闻鼻汤

治产后血晕。

韭菜切,入有嘴瓶内,将醋三碗煎滚,入瓶内,将瓶嘴塞产妇鼻孔,即醒。

泽兰洗方

治产后阴翻。

泽兰叶煎浓汤熏洗,即收。

猪脚汤

治妇人吹乳不通,雄猪脚爪一个,鬼馒头一个,并煮食之,一日即通,虽无子女人,食之亦有乳。

丝瓜子散

治乳不通。

丝瓜连子烧存性,烧酒下一二钱,被盖取汗,即通。

蟹壳散

治乳岩。此证先因乳中一粒大如豆,渐渐大如鸡蛋,七八年后方破烂,一破则不可治矣,宜急服此药。

生蟹壳数十枚,放砂锅内焙焦为末,每服二钱,好酒调下,须日日服,不可间断。

青皮散

治乳痈初起。

青皮去瓤、山甲炒、白芷、甘草、贝母各八钱

共为细末,温酒调服。

鲫鱼敷乳膏

治乳痈乳痛。

活鲫鱼一个　鲜山药如鱼长者,一段

同捣敷上,以纸盖之。

南星半夏散

治吹奶乳痈。

南星　半夏　皂角去皮弦子、炒黄　五倍子去窠虫、炒黄

各等分，研细末，米醋糊敷，一宿立效。

乳没汤

治乳痈。

乳香、防风、知母、陈皮、木通、香附子各一钱　没药、川芎、甘草、当归、贝母各五分　苡仁、银花、瓜蒌仁各二钱　橘叶鲜者更妙，二十片

水酒各半煎，食后服，四五服必愈。

蛤蟆饼方

治乳癖。

用大蛤蟆一个，去皮令净，入半夏三钱，麝香五厘，共打烂，为一大饼，敷患处，用帛缚之，约三时许解去，其效如神。

贝母白芷内消汤

内消乳疬方。

大贝母、白芷各为末，等分，每服二钱，白酒下。有郁加白蒺藜，若有孕之妇，忌用白芷。

鼠粪散

治乳瘰疬，溃烂者方可服，神效。

雄鼠粪两头尖者便是，三钱　土楝树子经霜者佳、川者不用，三钱　露蜂房三钱

俱煅存性，为细末，分作三服，酒下，间两日服一服，痛止脓尽收敛，奇效。

雄黄藜芦散

治妇人阴中突出如蛇，或鸡冠菌样者。

雄黄一钱　冰片二钱　轻粉一钱　鳖头煅黄色，一钱　葱管藜芦研细、如曲样，二钱

俱为末，和匀再研，磁罐收贮，先用芎归汤煎洗，随后搽药，早晚两次，其患渐收。

芎归汤

川芎、当归、白芷、甘草、胆草各等分

每用五钱，煎汤洗患处，搽药。

必消散

治妇人乳肿，不论内外。

取五木大杨树上木耳菌，拭净，净瓦上炙焦存性，为细末，每服三钱，砂糖调陈酒送下，即消。

猪肝条方

治妇人阴户内生疮，痒痛难堪。

用猪肝切成条，于香油中微烫过，抹樟脑、川椒末插入户内，引蛆虫，候一时辰取出，再换二三条，即愈。

合蚌散

治妇人阴户内生疮作痒。

活蚌一个，剖开将蚌肉半个，手拏对阴户，一夜，次日又用一个，全安。

蛇床洗方俱见《种福堂》

治女人阴痒。

用蛇床子煎汤洗之，立愈。

当归散

瘦而有火，胎不安，宜此。妊娠常服，即易产，胎中疾苦、产后百病主之。

白术散

肥白有寒，胎不安者，此能养胎。

竹叶汤

治产后中风病痉，发热面正赤，喘而头痛。

甘麦大枣汤俱见《金匮》

妇人脏燥，悲伤欲哭。

四物汤方见《时方》

统治妇人百病。

米鱼胶糯米散

治妇人白带。

米鱼胶炒酥、研末，一斤　糯米炒熟、研粉，二升　拌好，开水冲服。

猪肚胡椒汤

治妇人经寒，往来时有痛。

猪肚洗净，一个　胡椒八两，装入肚内，炖烂食。

伤寒附法太医院院使钱编辑

伤寒传变大法，已详《伤寒论注》及《心法要诀》中矣。然近世治四时伤寒者，咸用河间两解等法，每多神效，诚治斯症之捷法也。今复采双解散、防风通圣散诸经验名方，编为歌诀，俾后之学者知所变通，庶几于伤寒一症，经权常变，有所遵循，而无遗法矣。

双解散完素解和初法

双解通圣合六一，四时温热正伤寒。两许为剂葱姜豉，汗下兼行表里宜。强者加倍弱减半，不解连进自然安。若因汗少麻倍大，便硬硝黄加倍添。

名曰双解散者，以其能发表攻里，即防风通圣散、六一散二方合剂也。河间制此，解利四时冬温、春温、夏热、秋燥者。正令伤寒，凡邪在三阳表里不解者，以两许为剂，加葱、姜、淡豉煎服之，候汗下兼行，表里即解。形气强者，两半为剂，形气弱者，五钱为剂。若初服，因汗少不解，则为表实，倍加麻黄以汗之，因便硬不解，则为里实，倍加硝、黄以下之，连进二三服，必令汗出下利而解也。今人不知其妙，以河间过寒凉，仲景伤寒初无下法，弃而不用，真可惜也！不知其法神捷，莫不应手取效，从无寒中痞结之变，即有一二不解者，亦未尽法之善，则必已传阳明，故不解也。防风通圣散，详在后。

河间解利后法

汗下已通仍不解，皆因不彻已传经。内热烦渴甘露饮，甚用白虎解毒清。有表热烦柴葛解，表实大热三黄宁。里热尿赤凉天水，胃实不便大柴承。

服双解散，汗下已通，而仍不解者，皆因汗之不彻，或以传经，治之不及也。若表已解，而里有微热烦渴者，有桂苓甘露饮，以和太阳之里。若内热太甚，大热、大烦、大渴者，用白虎汤合黄连解毒汤，以清阳明之里。若表未解，又传阳明，身热而烦，用柴葛解肌汤，以解两阳之邪。若表实无汗，大热而烦，用三黄石膏汤，以清表里之热。若里有热，尿赤而涩者，用凉膈散合天水散以清和之。若胃实潮热，不大便有微表者，用柴胡汤下之，无表者，三承气汤下之。桂苓甘露饮、白虎汤、大柴胡汤、三承气汤，已详见《伤寒要诀》。六一散、凉膈散，详在《杂病要诀》。

防风通圣散

防风通圣治风热，郁在三焦表里中。气血不宣经络壅，栀翘芩薄草归芎。

硝黄芍术膏滑石，麻黄桔梗与防荆。利减硝黄呕姜半，自汗麻去桂枝增。

此方治一切风火之邪，郁于三焦表里经络，气血不得宣通。初感发热头痛肤疹，传经斑黄，抽搐烦渴不眠，便秘尿涩，皆可服之，功效甚奇，用之自知其妙也。

柴葛解肌汤

四时合病在三阳，柴葛解肌柴葛姜。白芷桔芩膏芍草，利减石膏呕半羌。

此方陶华所制，以代葛根汤。凡四时太阳、阳明、少阳合病轻证，均宜以此汤增减治之。增减者，谓如无太阳证者减羌活，无少阳症者减柴胡也，即柴胡、葛根、羌活、白芷、桔梗、赤芍、石膏、黄芩、甘草也。下利减石膏，以避里虚也；呕加半夏、生姜，以降里逆也。

黄连解毒汤　栀子金花汤　三黄石膏汤

阳毒热极疹斑呕，烦渴呻吟谵语狂。下后便软热不已，连芩栀柏解毒汤。里实便硬当攻下，栀子金花加大黄。表实膏麻葱豆豉，下利除膏入葛良。

阳毒热极等证，或下后便软，壮热不已，宜黄连解毒汤，即黄连、黄芩、黄柏、栀子也。若里实当攻下，便硬者宜加大黄，名栀子金花汤。若表实无汗，当发汗者，宜加石膏、麻黄、淡豆豉、葱白，名三黄石膏汤。下利者，减石膏加葛根，避里不实也。

消毒犀角饮

消毒犀角表疹斑，毒壅咽喉肿痛难。犀角牛蒡荆防草，热盛加薄翘芩连。

消毒犀解饮即消毒饮之防风、荆芥、牛蒡子、甘草加犀角也。热盛加连翘、薄荷、黄芩、黄连也。

消斑青黛饮

消斑青黛消斑毒，参虎柴犀栀地元。黄连热实减参去，苦酒加入大黄煎。

消斑青黛饮即青黛、参虎，谓人参白虎汤，即人参、石膏、知母、甘草、柴胡、犀角、山栀、生地、元参、黄连，用苦酒与水煎也。热甚便实者，减去人参，加大黄可也。

普济消毒饮

普济大头天行病，无里邪热客高巅。芩连薄翘柴升桔，蚕草陈勃蒡蓝元。

普济消毒饮治天行传染，大头瘟疫，无里可下者，是其邪热客于高巅，即黄芩、黄连、薄荷、连翘、柴胡、升麻、桔梗、僵蚕、甘草、陈皮、马勃、牛蒡子、板蓝根、元参也。

连翘败毒散

连翘败毒散发颐，高肿焮红痛可除。花粉连翘柴胡蒡，荆防升草桔羌独。红花苏木芎归尾，肿面还加芷漏芦。肿坚皂刺穿山甲，便燥应添大黄疏。

连翘败毒散治时毒发颐，高肿焮红疼痛之阳证也，即连翘、天花粉、柴胡、牛蒡子、荆芥、防风、升麻、甘草、桔梗、羌活、独活、红花、苏木、川芎、归尾。两颐连面皆肿，加白芷、漏芦；肿坚不消，加皂刺、穿山甲；大便燥结，加酒炒大黄。

都气汤橘皮竹茹汤

呃逆肾虚都气汤，六味肉桂五味方。橘皮竹茹虚热主，橘竹参草枣生姜。

都气汤即六味地黄汤加肉桂、五味子也。橘皮竹茹汤即橘皮、竹茹、人参、甘草、大枣、生姜。

葳蕤汤

风温浮盛葳蕤汤，羌麻葛芷青木香。芎草石膏葳蕤杏，里实热甚入硝黄。

风温初起，六脉浮盛，表实壮热汗少者，宜葳蕤汤以发表风邪也，即羌活、麻黄、葛根、白芷、青木香、川芎、甘草、石膏、葳蕤、杏仁也。里实热甚汗多者，加芒硝、大黄以攻里热也。

桂枝白虎人参汤

风温虚热汗出多，难任葳蕤可奈何。须是鼾睡而燥渴，方宜桂枝虎参合。

风温初起，脉浮有力，汗少壮热，宜于葳蕤汤。若脉虚身热汗多，难用葳蕤汤，合与桂枝白虎人参汤。如不鼾睡，口中和而不燥不渴，身热汗多脉浮盛者，乃亡阳之证，非风温也，即桂枝白虎加人参汤，亦不可用也。

泻心导赤各半汤

越经无证如醉热，脉和导赤各半汤。芩连栀子神参麦，知滑犀草枣灯姜。

越经，病名也。无证，谓无表里证。脉和而身热不解，形如醉人者，是越经证也，宜泻心导赤各半汤治之，即黄连、黄芩、栀子、茯苓、人参、麦冬、知母、滑石、犀角、甘草、灯心、生姜、大枣也。

大羌活汤

两感伤寒病二经，大羌活汤草川芎。二防二术二活细，生地芩连知母同。

两感伤寒，病名也。二经谓一日太阳、少阴，二日阳明、太阴，三日少阳、厥阴，同病也。张洁古制大羌活汤治之，即甘草、川芎、防风、防己、苍术、白术、羌活、独活、细辛、生地、黄芩、黄连、知母也。详在《伤寒要诀》。

还阳散　退阴散　黑奴丸

阴毒还阳硫黄末，退阴炮乌干姜均。阳毒黑奴小麦疸，芩麻硝黄釜灶尘。

还阳散即石硫黄末，每服二钱，新汲水调下，良久寒热不出，再服之，汗出愈。退阴散即炮变色川乌，微炒干姜，等分为末，每服一钱，盐汤滚数沸服。四肢不温，连服三次即温，热服若吐，冷服亦可。黑奴丸即小麦成黑疸者，名曰小麦奴，黄芩、麻黄、芒硝、大黄、釜底煤、灶突烟、梁上尘也。为末，蜜丸重四钱，新汲水下，服后若渴饮冷水者，令恣意饮之，须臾自当寒振汗出，腹响微利而解也。若不渴者，恐是阴极似阳，服之后为害耳。

九味羌活汤

九味羌活即冲和，四时不正气为疴。洁古制此代麻桂，羌活防苍细芷芎。生地草芩喘加杏，无汗加麻有桂多。胸满去地加枳桔，烦渴知膏热自瘥。

此汤即冲和汤，张洁古制此以代麻黄桂枝二汤，即羌活、防风、苍术、细辛、白芷、川芎、生地、甘草、黄芩也。喘加杏仁，无汗加麻黄，有汗加桂枝，胸膈满闷，去生地，加枳壳、桔梗，快膈气也。烦渴引饮，加知母、石膏，热自瘥也。

十神汤

十神外感寒气病，功在温经利气殊。升葛芎麻甘草芍，姜葱香附芷陈苏。

此方即升麻、葛根、川芎、麻黄、甘草、芍药、香附、白芷、陈皮、苏叶、生姜、葱白也。能外发寒邪，内舒郁气，故曰寒气病。较之他剂，有温经利气之功殊也。

人参败毒散　荆防败毒散　仓廪散

人参败毒虚感冒，发散时毒疹痢良。参苓枳桔芎草共，柴前薄荷与独羌。时毒减参加翘蒡，血风时疹入荆防。表热噤痢加仓米，温热芩连实硝黄。

人参败毒散治气虚感冒时气之病，即枳壳、桔梗、川芎、茯苓、人参、甘草、柴胡、薄荷、独活、羌活也。时毒，谓受四时不正之气，或肿两腮两颐，或咽喉肿痛，依本方减人参，加牛蒡、连翘治之。时疹，谓初病即有之疹；血风，谓遍身瘙痒之疹，俱依本方减人参，加荆芥、防风治之，名荆防败毒散。表热无汗，噤口痢疾，依本方加仓米治之，名仓廪散。温病热病热甚，俱加黄连、黄芩。胃实便硬，俱加芒硝、大黄也。

五积散

内伤生冷外感寒，五积平胃半苓攒。麻桂枳桔归芎芍，羌芷加附逐阴寒。腹痛呕逆吴萸入，有汗除麻桂枝添。虚加参术除枳桔，妇人经痛艾醋煎。

五积散即苍术、陈皮、厚朴、甘草、半夏、茯苓、麻黄、官桂、枳壳、桔梗、当归、川芎、白芍、干姜、白芷也。表重用桂，阴寒肢冷加附子，腹痛呕逆加吴萸，有汗除去麻黄加桂枝，气虚加人参、白术，除去枳、桔，妇人经痛加艾叶，醋煎服之。

升麻葛根汤

升葛芍草表阳明，下利斑疹两收功。麻黄太阳无汗入，柴芩同病少阳经。

升麻、葛根、白芍、甘草，即升麻葛根汤也。阳明表邪不解，或数下利及斑疹不透者，均宜主之。若兼太阳无汗之表症，入麻黄；若兼少阳口苦耳聋，寒热往来，半表半里之症，加柴胡、黄芩也。

二圣救苦丹

初起时疫温热病，救苦汗出下俱全。热实百发而百中，大黄皂角水为丸。

此丹即大黄四两，皂角二两，为末，水为丸也。每服三钱，无根水下。弱者、老者、幼者量减服之。此药施治于初起时疫传染，伤寒温病热病，热盛形气俱实者，百发百中。服后或汗、或吐、或下，三法俱全，其病立解。

温胆汤

伤寒病后津液干，虚烦燥渴不成眠。乃是竹叶石膏证，胆经余热此方先。口苦呕涎烦惊悸，半苓橘草枳竹煎。气虚加参渴去半，再加麦粉热芩连。

伤寒病后，燥渴虚烦，乃竹叶石膏汤证，非温胆汤证，详在《伤寒要诀》。若少阳胆经余热，则口苦呕烦惊悸，是温胆证也，即半夏、茯苓、橘皮、甘草、枳实、竹茹也。形气俱虚，或因汗、吐、下后，及气虚者，均加人参；渴去半夏，加麦冬、花粉以生津也；有热加黄芩、黄连以清热也。

伤寒附法补

钱院使主河间两解之法，利于实热之病。余又续景岳内托之法，利于虚寒之病。正法之外，得此两法，治伤寒无余蕴矣。

发表无汗病为逆，须审阴阳施补益。阳虚再造散如神，小建中汤生津液。东垣变用益气汤，只缘饥饱与劳役。又有无汗属阴虚，理阴归柴二方择。若宜凉解归葛煎，阳明温暑及时疫。阴阳两虚汗最难，大温中饮当考核。仲景驱外是恒经，各家内托亦上策。

李东垣云：伤寒无内伤者，用仲景法。挟内伤者，十居八九，劳役饥饱过度谓之内伤。只用补中益气汤加减。又云：尺脉迟者，不可发汗，当与小建中汤和之，和之而邪解。设不解，服至尺脉有力，乃与麻黄汤汗之。喻嘉言云：宜小建中汤生其津液，津液充，便自汗而愈。陶节庵曰：伤寒服发表药而不作汗，名无阳症，宜再造散助阳以作汗。张景岳云：阳根于阴，化于液，从补血而散，此云腾致雨之妙，则犹仲景所未及。观其自制数方，平散如归柴饮，温散如大温中饮及理阴煎，凉散如归葛饮，皆取邪从营解之义也。仲景重在驱邪，此则重在补正，驱邪是逐之于外，补正是托之于内，法虽不同，而散寒之意则一也。

再造散

阳虚再造散称奇，附子辛参草桂芪。羌活芎防姜枣入，或加芍药水煎之。

人参一钱　黄芪二钱　桂枝一钱　甘草五分　附子炮，一钱　细辛七分　羌活八分　防风七分　川芎一钱　煨姜二片　大枣三枚，加芍药一撮，夏加黄芩、石膏用之。

小建中汤

阳气素虚乏津液，伤寒温补必须急。桂枝倍芍加胶饴，小小建中大有益。

白芍三钱　桂枝、生姜各一钱五分　炙草一钱，水煎入饴糖三钱拌服。

补中益气汤

补中益气术归芪，炙草人参与橘皮。姜枣柴升煎水服，六经加味始相宜。

炙芪二钱　人参、白术、当归、炙草各一钱　陈橘皮五分　柴胡三分，姜枣水煎服。

太阳加羌活、藁本、桂枝，阳明加葛根，倍升麻，少阳加黄芩、半夏、川芎，倍柴胡，太阴加枳实、厚朴，少阴加甘草、橘皮，厥阴加川芎。变症发渴，加干葛、元参，倍升麻。

理阴煎

熟地当归炙草姜，理阴煎剂最为良。方中加减须消息，肉桂加之用亦强。

熟地四钱　当归一钱五分　炙草一钱　干姜一钱五分　水二盅，煎八分服。

归柴饮

归柴二味及甘草，伤寒平散用之好。大便多溏归易术，还有加减方中讨。

当归一两　柴胡五钱　炙草八分　水煎服。

大温中汤

伤寒温散大温中，参术柴胡肉桂同。草地麻黄姜归用，水煎去沫服为功。

熟地五钱　白术三钱　人参一钱　炙草八分　柴胡一钱　麻黄一钱　肉桂一

钱 干姜一钱 白术二钱 水二盅，服七分，去浮沫，温服或略盖微汗。

归葛饮

当归干葛两般宜，凉散方中此最奇。煎后好将凉水浸，徐徐服下汗来时。

当归五钱 干葛二钱 水二盅 ，煎一盅以冷水浸凉，徐徐服之。

跋

修园先生陈老太姻翁，吴航名宿也。以名孝廉出宰有政声，归里数十年，所有著作各种医书，灵石太姻翁徽庵姻翁已节次付梓行世。兹又新刊《从众录》共八卷，分门别类，各有条理，其中分症辨脉，摘选诸家精要，附拟各按，俱极精切，足见家学之渊源远矣。读其书者顿开心目，诚为度世之金针，活人之良法也。检忝附世交，又联姻娅，不愧谫陋，谨跋数语，以志心企云尔。

道光丙午年七月既望姻世再愚侄郑学检谨跋

时方妙用

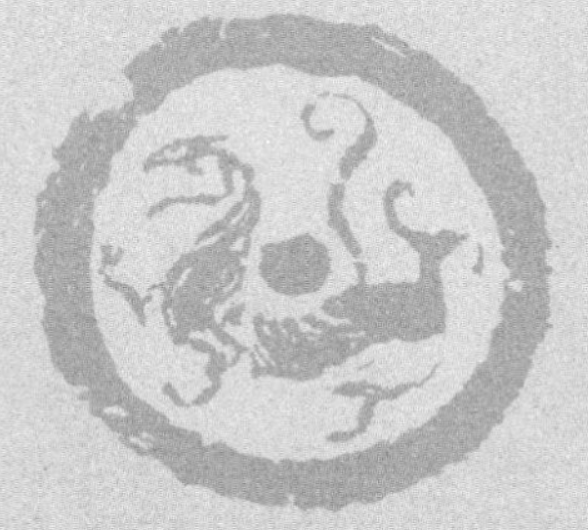

序

古之长吏与民相亲，饥为之食，寒为之衣，水旱疾疫为之医药而调剂之，用能循绩丕懋，仁闻远覃。长乐陈修园孝廉，精轩岐术，作令三辅，适大水，奉檄勘灾恒山，出其方，试而辄效。嗣丁内艰旋里，读礼之暇，因刊《时方歌括》《时方妙用》二书。夫上医医国，前人如狄怀英、陆敬舆诸贤，家居时率骈集验方以自娱，亦以救世。《物理论》曰：医者非仁爱不可托也，非聪明理达不可任也，非廉洁淳良不可信也。修园行将广其道，以究心民瘼，希踪古循吏者，岂直以术炫售哉！

时嘉庆癸亥至日赵在田序

小引

辛酉岁，余罢南宫试，蒙恩试令三辅。适夏间大水，奉檄勘灾恒山，以劳遘疾，得寒厥证几死，病间自定汤液，二服愈。时恒山东北，大为温疟患，误于药者比比。余悯之，遂于公余采时方一百八首，韵为歌括。出缮本，付刀圭家，按法疗治，多所全活。越明年，制府熊谦山先生见而许可曰：子之意善矣！然有方而不审其用，则不足以活人，且以杀人，子盍明方意而广之？适余丁内艰，弗果。今岁读礼在籍，谨体先生寿世寿民意，续成四卷，详病源于一百八首中。且余读《灵》《素》，宗仲景，向有经方之注，和者寥寥，偶以时方出，纸贵一时，投时好也。好在此，曷弗导之以此？时方固不逮于经方，而以古法行之，即与经方相表里，亦在乎用之之妙而已，因颜曰《时方妙用》。

时嘉庆癸亥立春后一日修园陈念祖题

卷 一

望色一

明堂图内部十四，外部十一，恐仓卒间不能辨也。惟相传额心、鼻脾、左颊肝、右颊肺、颐肾之法，简捷可从。又须审其五色，以定五脏之病。肝青，肺白，心赤，脾黄，肾黑。色周于面者，辨其有神无神；色分于部者，审其相生相克。暗淡者病从内生，紫浊者邪自外受。郁多憔悴，病久瘦黄。山根明亮，须知欲愈之疴；环口黑黧，休医已绝之肾。言难尽意，医要会心。

经云：赤欲如帛裹朱，不欲如赭；白欲如鹅羽，不欲如盐；青欲如苍璧之泽，不欲如蓝；黄欲如罗裹雄黄，不欲如黄土；黑欲如重漆色，不欲如地苍。青如翠羽者生，赤如鸡冠者生，黄如蟹腹者生，白如豕膏者生，黑如乌羽者生。《灵枢》曰：五色各见其部，察其浮沉，以知浅深；察其泽夭，以观成败；察其散抟，音团。以知远近；视色上下，以知病处；积神于心，以知往今。

望色二危候

尸臭，肉绝。舌卷及囊缩，肝绝。口不合，脾绝。肌肿唇反，胃绝。发直齿枯，骨绝。遗尿，肾绝。毛焦，肺绝。面黑直视，目瞑不见，阴绝。目眶陷，目系倾，汗出如珠，阳绝。手撒戴眼，太阳绝。病后喘泻，脾肺将绝。目正圆，痉，不治。吐沫面赤，面青黑，唇青，人中满，发与眉冲起，爪甲下肉黑，手掌无纹，脐突，足趺肿，声如鼾睡，脉沉无根，面青伏眼，目盲，汗出如油，以上肝绝，八日死。眉倾，胆绝。手足爪甲青，或脱落，呼骂不休，筋绝，八日死。眉息回视，心绝，立死。发直如麻，不得屈伸，自汗不止，小肠绝，六日死。口冷，足肿，腹热，胪胀，泄利无时，脾绝，五日死。脊骨疼肿，身重不可转侧，胃绝，五日死。耳干，舌肿，溺血，大便赤泄，肉绝，九日死。口张，气出不反，肺绝，三日死。泄利无度，大肠绝。齿干枯，面黑，目黄，腰欲折，自汗。肾绝。

望色三

舌上津津如常，邪尚在表；见白苔而滑，邪在半表半里；见黄苔而干燥，热已入于里。见黑苔有二：如黑而焦裂硬刺者，为火极似炭之热苔；如黑而有水软润而滑者，为水来克火之寒苔。又蓝色为白色之变，为寒；紫色为红色之变，为热。此伤寒症辨法也。凡舌肿胀，重舌，木舌，舌生芒刺，舌苔黄燥，皆热甚也。凡舌硬，舌强，舌短缩，舌卷，皆危症。又阴阳易出舌数寸者死。若沿边缺陷如锯齿者不治。杜青碧三十六舌繁而无当，不可为其所惑。

闻　声

《难经》曰：闻其五音，以知其病。以五脏有五声，以合于五音，谓肝呼应角，心笑应徵，脾歌应宫，肺哭应商，肾呻应羽是也。然此义深奥，非寻常所能揣测者。今以古人经验简易之法，列为声诊。脉之呻者，痛也，言诊时之呻吟。言迟者，风也，迟则蹇涩，风痰之症。声从室中言，此中气有湿也。言将终乃复言者，此夺气也。谓气不续，言未终止而又言之状也。衣被不敛，言语骂詈，不避亲疏者，神明之乱也。狂。出言懒怯，先轻后重，此内伤中气也。出言壮厉，先重后轻，是外感邪盛也。攒眉呻吟，苦头痛也。呻吟不能行起，腰、足痛也。叫喊以手按心，中脘痛也。呻吟不能转身，腰痛也。摇头而呻，以手扪腮，唇、齿痛也。行迟而呻者，腰、脚痛也。

诊时吁气者，郁结也。扭而呻者，腹痛也。形羸声哑，痨瘵之不治者，咽中有肺花疮也。暴哑者，风痰伏火，或暴怒叫喊所致也。声嘶，血败，久病不治也。坐而气促，痰火为哮也。久病气促，危也。中年人声浊者，痰火也。

诊时独言独语，首尾不应，思虑伤神也。伤寒坏病，声哑为狐惑，上唇有疮，虫食其脏；下唇有疮，虫食其肛也。气促喘息不足以息者，虚甚也。平人无寒热，短气不足以息者，实也。实者，是痰与火也。新病闻呃，非火逆即寒逆；久病闻呃，胃气欲绝也。大抵声音清亮，不异于平时为吉。

问　症

凡诊病，必先问是何人，或男或女，或老或幼，或妾婢、童仆。问而不答必耳聋，须询其左右，平素何如，否则，病久或汗下致聋。问而懒答，或点头，皆中虚。昏愦不知人，非暴厥即久病也，如妇女多中气。

诊妇人，必当问月信如何。寡妇血气凝滞，两尺多滑，不可误断为胎，室女亦有之。又问其病于何日？日少为新病，实症居多；日多为久病，虚症居多。曾食何物？食冰而病，药用冰煎；若伤肉食，用草果、山楂之类，详伤食本条。曾有怒、劳、房欲等事？怒则伤肝，劳则内伤元气，房劳则伤肾。及问初起何症？如初起头疼、发热、恶寒，属外感；如初起心腹疼痛及泻痢等症，属内伤。后变何病？如痢变泻、变疟为轻，疟、泻变痢为重。先喘后胀病在肺，先胀后喘病在脾，先渴后呕为停水之类。今口渴思饮否？口不渴，内无热也。口渴欲饮为热，老人口干不须饮，主津液少。若漱水不欲咽，主蓄血，主阴极发躁。喜热喜冷否？喜热内寒，喜冷内热。口中何味？苦，热；咸，寒；虚，淡；甘，脾热成疳；伤食，口酸。思食否？伤食，不思食。杂症思食，为有胃气，则生；若绝食，为无胃气，则死。五味中喜食何味？喜甘，脾弱；喜酸，肝虚之类。胸中宽否？不宽，伤食、痰积、气滞之症。及腹中有无痛处否？无痛，病不在内，主虚；有痛处，主食积、痰血之类；有痛处，手按则减者为虚。大小便如常否？小便秘、黄赤为热，清白为寒，浊如米泔为湿热下陷。大便秘为实，久泻久痢为虚，下黄赤为热，下清白为寒。足冷暖否？足暖阳症，足冷阴症。乍冷乍温，便结属阳，大便如常属虚。及平日劳逸、喜怒忧思，及素食何物？劳则气散，逸则气滞。喜伤心，怒伤肝，忧伤肺，思虑伤脾，恐伤肾。素食厚味则生痰，醇酒则发热。种种问法，实为活人之捷径。

切 脉

《内经》分配脏腑：左寸心、膻中；左关肝、膈；左尺肾、腹中；右寸肺、胸中；右关脾、胃；右尺肾、腹中。

王叔和分配脏腑：左寸心、小肠；左关肝、胆；左尺肾、膀胱；右寸肺、大肠；右关脾、胃；右尺命门、三焦。

李濒湖分配脏腑：左寸心、膻中；左关肝、胆；左尺肾、膀胱、小肠；右寸肺、胸中；右关脾、胃；右尺肾、大肠。

张景岳分配脏腑：左寸心、膻中；左关肝、胆；左尺肾、膀胱、大肠；右寸肺、胸中；右关脾、胃；右尺肾、小肠。

愚按：大小二肠，经无明训，其实尺里以候腹，腹者，大小肠与膀胱俱在其中。王叔和以大小二肠配于两寸，取心肺与二肠相表里之义也。李濒湖以小肠配于左尺，大肠配于右尺，取上下分属之义也。张景岳以大肠宜配于左尺，取金水相从之义；小肠宜配于右尺，取火归火位之义也，俱皆有至理。当以病症相参，如大便秘结，右尺宜实，今右尺反虚，左尺反实，便知金水同病也。小便热淋，左尺宜数，今左尺如常，而右尺反数者，便知相火炽盛也。或两尺如常，而脉应两寸者，便知心移热于小肠，肺移热于大肠也。一家之说，俱不可泥如此。况右肾属火，即云命门，亦何不可？三焦鼎峙两肾之间，以应地运之右转，即借诊于右尺，亦何不可乎？

五脏平脉

心脉浮大而散，肺脉浮涩而短，肝脉弦长而和，脾脉缓大而敦，肾脉沉软而滑。又有反关脉，在关后，必反其手诊之，当询其平日何如脉象。

男女异脉

男子阳为主，两寸常旺于尺；女子阴为主，两尺常旺于寸，乃其常也，反之者病。

无病经脉

经者，常也。医者一呼一吸，病者脉来四至，为和平之象。或间以五至为闰息，如岁运三年一闰，是我之息长，非彼之脉数也。

脉分四时六气

十二月大寒至春分，为初之气，厥阴风木主令。经曰：厥阴之至，其脉弦。

春分至小满，为二之气，少阴君火主令。经曰：少阴之至，其脉钩。

小满至六月大暑，为三之气，少阳相火主令。经曰：少阳之至，大而浮。

大暑至八月秋分，为四之气，太阴湿土主令。经曰：太阴之至，其脉沉。

秋分至十月小雪，为五之气，阳明燥金主令。经曰：阳明之至，短而涩。

小雪至十二月大寒，为六之气，太阳寒水主令。经曰：太阳之至，大而长。

按：近时只遵春弦，夏洪，秋毛，冬石，四季之末和缓不忒之诀，然气之至有迟速，不必趋于捷径。

七怪脉歌旧诀

雀啄连来三五啄。连连搏指，忽然止绝，少顷复来，如雀啄食，肝绝也。

屋漏半日一点落。如屋残漏下，半时一滴，胃绝也。

弹石硬来寻即散。沉于筋间，劈劈急硬，如指弹石，肾绝也。

搭指散乱如解索。指下散乱，乍数乍疏，如索之解，脾绝也。

鱼翔似有亦似无。本不动而末强摇，似有似无，如鱼之翔，心绝也。

虾游静中跳一跃。浮于指下，始则冉冉不动，少焉而去，久之忽然一跃，进退难寻，如虾之游，大肠绝也。

更有釜沸涌如羹。浮于指下，有出无入，无复止数，如釜汤沸，肺绝也。

旦占夕死不须药。

八脉该二十八字脉象

旧诀以浮、芤、滑、实、弦、紧、洪为七表，以沉、微、迟、缓、濡、伏、弱、涩为八里，以长、短、虚、促、结、代、牢、动、细为九道，不无可议处。浮、沉、迟、数为诊脉四大纲，旧诀竟脱去数字，谬甚！当就李濒湖、李士材二十七字外，更增入大脉方足。然病无定情，脉不单见，学无头绪，指下茫然。兹以浮、沉、迟、数、虚、实、大、缓八脉为主，而以兼见之脉附之，总括以诗，为切脉之捷法。

浮 轻手乃得，重手不见。为阳，为表。除沉、伏、牢三脉之外，皆可互见。

浮而中空为芤，有边无中，如以指着葱之象。主失血。

浮而搏指为革，中空外坚，似以指按鼓皮之状，浮见也。视芤脉，中更空而外更坚。主阴阳不交。

浮而不聚为散，按之散而不聚，来去不明。主气散。

诗曰：

浮为表脉病为阳，轻手扪来指下彰。

芤似着葱知血脱，革如按鼓识阴亡。孤阳越于上，便知真阴竭于下矣。

从浮辨散形缭乱，定散非浮气败伤。

除却沉中牢伏象，请君象外更参详。浮，不沉也，沉中诸脉，俱不能兼。

沉 轻手不得，重手乃得，按至肌肉以下。为阴，为里。除浮、革、芤、散四脉之外，皆可互见。

沉而几无为伏，着骨始得，较沉更甚。主邪闭。

沉而有力为牢，沉而强直搏指，主寒实。

诗曰：

沉为里脉病为阴，浅按如无按要深。伏则幽潜推骨认，牢为劲直着筋寻。须知诸伏新邪闭，可悟诸牢冷痛侵。

除却浮中芤革散，许多活法巧从心。沉，不浮也，浮中诸脉，不能兼见。

迟 一息三至或二至。为在脏，为寒。除数、紧、促、动四脉之外，皆可互见。

迟而时止为结，迟中而时有一止也，但无定数。主气郁，血壅，痰滞。亦主气血渐衰。

迟而更代为代，缓中一止，不能自还而更代也，止有定数。主气绝。亦主经隧有阻，妊妇见之不妨。

诗曰：

迟为在脏亦为寒，《脉经》云：迟为寒。仲景云：迟为在脏。

辨至须从三两看。一呼一吸，合为一息。一呼脉来二至，一吸脉来二至，合为一息，四至为平人之脉。迟则一息三至，或一息二至，至于一息一至，必死。

结以偶停无定数，迟中一止也。

代因不返即更端。一脏气绝，其脉往而不能自还，他脏因而更代之。须知此脉止有定数。

共传代主元阳绝，还识结成郁气干。

除却数中促紧动，相兼种种要和盘。

迟，不数也，数中诸脉不能兼见。

数　一息五六至。为在腑，为热。除迟、结、代三脉之外，俱可互见。

数而牵转为紧，如牵绳转索。主寒邪而痛。亦主表邪。

数而时止为促，数中时有一止，亦无定数。主邪气内陷。

数见关中为动，形圆如豆，厥厥摇动，见于关部。主阴阳相搏。主气与惊，男亡阳，女血崩。

诗曰：

数为腑脉热居多，仲景云：数为在腑。《脉经》云：数为热。

一息脉来五六科。谓一息五六至也。至七八至者危。

紧似转绳寒甫闭，动如摇豆气违和。

数中时止名为促，促里阳偏即是魔。阳盛为促。

除却迟中兼结代，旁形侧出细婆娑。数，不迟也，迟中诸脉不能兼见。

虚　不实也，应指无力，浮、中、沉三候俱有之，前人谓豁然空大，见于浮脉者非。主虚。有素禀不足，因虚而生病者；有邪气不解，因病而致虚者。

虚而沉小为弱，沉细而软，按之乃得。沉见。主血虚。亦分阴阳胃气。

虚而浮小为濡，如絮浮水面。浮见。主气虚。亦主外湿。

虚而模糊为微，不显也。指下不分明，若无若有，浮、中、沉皆是。主阴阳气绝。

虚而势滞为涩，往来干涩，如轻刀刮竹之象。主血虚，亦主死血。

虚而形小为细，形如蜘蛛丝之细，指下分明。主气冷。

虚而形缩为短，寸不通鱼际，尺不通尺泽。主气损。亦主气郁。

诗曰：

虚来三候按如绵，元气难支岂偶然。弱在沉中阴已竭，濡居浮分气之愆。

痨成脉隐微难见，指下不分明。病剧精干涩遂传。

冷气蛛丝成细象，以上皆言脉势，惟细、大、长、短，皆指脉形而言。细者，形如蛛丝也；微与细相类，但微对显而言，细对大而言，分别在此。

短为形缩郁堪怜。

实 不虚也。应指有力，浮、中、沉俱有之。《四言脉诀》云：牢甚则实，独附于沉脉者非。大抵指下清楚而和缓，为元气之实；指下逼逼而不清，为邪实之实。主实。

实而流利为滑，往来流利。主血治。亦主痰饮。

实而迢长为长，上至鱼际，下至尺泽。主气治。亦主阳盛阴虚。

实而涌沸为洪，应指满溢，如群波涌起之象。主热极，亦主内虚。

实而端直为弦，状如弓弦，按之不移。主肝邪。亦主寒、主痛。

诗曰：

实来有力象悠悠，邪正全凭指下求。脉来有力，指下清而不浊，滑长不兼洪弦之象，正气实也；如指下浊而不清，但见洪紧，不见滑长，是邪气实也。

流利滑呈阴素足，迢遥长见病当瘳。

洪如涌浪邪传热，弦似张弓木作仇。

毫发分途须默领，非人浑不说缘由。

大 即洪脉而兼脉形之阔大也。旧本统于洪脉，今分别之。

诗曰：

大脉如洪不是洪，洪兼形阔不雷同。

绝无舞柳随风态，却似移兵赴敌雄。

新病邪强知正怯，夙疴外实必中空。

《内经》病进真堪佩，总为阳明气不充。邪气盛则胃气衰，故脉大而不缓。

缓 脉来四至，从容不迫。主正复。和缓之缓，主正复；怠缓之缓，主中湿。

诗曰：

缓脉从容不迫时，诊来四至却非迟。

胃阳恰似祥光布，谷气原如甘露滋。

不问阴阳欣得此，任他久暂总相宜。

若还怠缓须当辨，湿中脾经步履疲。

胃气复则邪气退，故脉缓而不大。缓者，主脉之气象从容不迫而言，非指往来之迟缓也。迟字对数字言，迟则不数，数则不迟也。缓字所包者广，迟中有缓，数中亦有缓，非浅人所可领会。故《内经》与大字对言，不与数字对言，其旨深哉！

节录病机赋修园重订

赋曰：能穷浮、沉、迟、数、虚、实、大、缓八脉之奥，八者，脉之奥也。便知表、里、寒、热、盛、衰、邪、正八要之名。

表者，病不在内也；里者，病不在外也。盛者，本来气血不衰也；衰者，本来气血不盛也。寒者，脏腑积冷也；热者，脏腑积热也；邪者，非脏腑正病也；正者，非外邪所中也。

八脉为诸脉纲领，八要是众病权衡。

量度诸病，由此八要也。

虚为气血不实，举按无力，若兼弱涩之象。

举者，轻手取之于皮肤之上；按者，重手按之于肌肉之内也。无力者，言指下举按应指无力也。弱者，痿而不起也，主气虚。涩者，往来干涩也，主血少。虚脉兼此二象。

实为气血不虚，举按有力，且该长滑之形。

长者，过于本位也，主气有余。滑者，流而不滞也，主血有余。实脉兼此二象。此以虚实二脉探气血盛衰之情也。

迟寒，数热，纪至数多少。

平人脉以四至为准，不及曰迟，一息三至也；太过曰数，一息六至也。经云：数则为热，迟则为寒。此以迟数二脉别其寒热也。

浮表，沉里，在指下重轻。

轻手举之于皮肤上即得，重按乃无，如水浮泛者，曰浮。重手按至筋骨而得者，曰沉。经云：浮为在表，沉为在里。此以浮沉二脉别其表里也。

缓则正复，和若春风柳舞；大则病进，势若秋水潮生。

缓则胃气复，如春柳之和，故邪退而正复也。病进而危，故脉洪大，如秋涛之汹涌。此以缓大二脉验其邪正也。

六脉同等者，喜其勿药。

六脉者，两手六部之脉也。同等者，脉息调匀，不治自愈。王肯堂误解为大小、浮沉、迟数同等，不可从也。

六脉偏盛者，忧其采薪。

偏盛者，六部中那一部独异也，又于那一部之中，推其于八脉中，见出那一象也。王肯堂旧解亦误。

脉有宜忌

凡病内虚者，脉弱为宜，洪大则忌。病外感者，阳脉为宜，阴脉则忌。

有神者吉，和缓者吉，合于时令者吉，与面上五色中见那一包相生者吉，反是者凶。只此数语可遵，其余皆不经之言，不可信也。

妇人脉法

妇人两尺盛于两寸，常也。若肾脉微涩与浮，或肝脉沉急，或尺脉断绝不匀，皆经闭不调之候。

妇人尺脉微迟为居经，月事三月一下，血气不足故也。

妇人三部浮沉正等，无他病而经停者，孕也，尺大而旺亦然。左尺洪大实为男，右尺洪大实为女。旧说以左右尺为断，然经云：妇人手少阴脉动甚者，妊子也。今以寸脉动滑为断，左叶熊罴，右应鸾凤之兆。

体弱之妇，尺内按之不绝，便是有子；月断病多，六脉不病，亦为有子。所以然者，体弱而脉难显也。《脉经》曰：三部浮沉正等，按之无绝者，孕娠也。何尝拘于洪滑耶？阴搏阳别，谓之有子，言尺内阴脉搏指，与寸口阳脉迥别，其中有阳象也。

妇人不月，脉来滑疾，重手按之散者，胎已三月也。和滑而代者，二月余之胎息也。重手按之，滑疾不散者，五月也。

妇人经断有呕，其脉弦者，后必大下，不成胎也。然有因病脉弦，又当保胎为务，气旺则弦自退矣。

阴虚阳搏谓之崩，言尺内虚大弦数，皆内崩而血下。

妊娠七八月，脉实牢强大者吉，沉细者难产而死。

女人得革脉，曰半产漏下。得离经之脉，曰产期。离经者，离乎经常之脉也。盖胎动于中，脉乱于外，势之必至也。

新产伤阴，出血不止，尺脉不能上关者死。

妇人脉平而虚者，乳子也。

妇人尺脉弱而涩，小腹冷，恶寒，年少得之为无子，年大得之为绝产。

小儿脉法

小儿五岁以下，气血未盛，经脉未充，无以别其脉象，故以食指络脉之象彰于外者察之。食指第一节寅位，为风关；第二节卯位，为气关；第三节辰位，为命关。以男左女右为则。纹色紫曰热，红曰伤寒，青曰惊风，白曰疳疾，淡黄隐隐为无病，黑色曰危。在风关为轻，气关为重，命关为危。脉纹入掌为内钓，纹弯里为风寒，纹弯外为食积。及五岁以上，乃以一指取寸关尺之处，常以六至为率，加则为热，减则为寒，皆如诊大人法。

小儿脉乱，身热，汗出，不食，食即吐，多为变蒸。

小儿四末独冷，鼓栗恶寒，面赤，气粗，涕泪交至，必为痘疹。

半岁以下，于额前眉端发际之间，以名、中、食三指候之。食指近发为上，名指近眉为下，中指为中。三指俱热，外感于风，鼻塞咳嗽；三指俱冷，外感于寒，内伤饮食，发热吐泻；食、中二指热，主上热下冷；名、中二指热，主夹惊；食指热，主食滞。

中 风

猝倒无知，牙关紧闭，痰涎上壅，危在顷刻是也。李东垣主气虚，刘河间主火盛，朱丹溪主湿盛生痰，三子皆言中风之因，如作文之推原法。薛立斋、赵养葵言真水竭，真火虚，肝郁脾伤及诸虚所致，更推广言之，总非正面文字。其曰风者，主外来之邪风而言也；其曰中者，如矢石之中于人也。此时因风治风，尚恐不及，其他奚论焉？小续命汤为第一，诸说不足凭也。若谓是气虚，火盛，痰多，水竭，火虚，肝郁，脾伤及诸虚所致，为病日久，即未中风之前，以大剂调养，非一两月不效。岂于既中风之际，死生只在顷刻，尚可以一剂回其气虚，平其火势，清其痰源，滋其肾水，温其命火，及疏肝健脾，补养诸虚乎？必无是理也。如牛黄、脑麝及市上驰名丸药，人尚知其劫伤元气，不敢轻投，而数家之书，言似近理，其实伪君子之为害更甚于真小人。念祖为活人计，不敢不得罪前人而直辨其非。

脉喜浮大，浮者，邪尚在腑也；大者，风为阳邪，阳症见阳脉也。若浮大鼓指，恐邪盛正衰，元气欲脱。忌沉小。沉者，邪入脏也；小者，正气衰也。若沉小而气度和缓，来去分明，乃是吉兆。

中经有六经之形证，宜小续命汤。

中脏多滞九窍，故有唇缓，失音，鼻塞，耳聋，目瞀，便秘之症。风自外来，故不外麻、桂；手足抽掣，故兼用归、芍；二便阻隔，故用滑石、硝、黄，宜防风通圣散。

中腑多著四肢，故有半身不遂，手足不随，左瘫右痪之形。

中血脉，外无六经之形症，内无便溺之阻隔，惟口眼㖞斜，或左或右。偏左宜六君子汤，盖左半虽血为主，非气以统之则不流也；偏右宜四物汤，盖右半虽气为主，非血以丽之则易散也。二汤俱加竹沥、姜汁以行经络之痰，再加僵蚕、钩藤、天麻、羚羊角以熄风活络；或加附子以固阳，肉桂以通阳，黄芪以胜风。

中风不语，宜资寿解语汤。

舌强不能言，足废不能行，宜地黄饮子。

中风死症，多是风中带寒，其症口开为心绝，手撒为脾绝，眼合为肝绝，遗尿为肾绝，声如鼾睡为肺绝，汗出如油为元气内绝。发直，目上视，面赤如妆，汗缀如珠，法在不治。用药若迟，数刻即死矣，急用三生饮一两，加人参一两。

按：三生饮中，近时附子俱以盐腌过，乌头非四川产者无力。愚用熟附子一两，干姜五钱，炙甘草四钱，一服汗略止，再服眼睛略动，三服加人参三钱，渐有生意，必须半日服三剂。

中风愈后，照刘、朱、李、薛诸法，缓缓调治之。

愚按：开窍以驱风，非是正法。《内经》重在填窍，《金匮》有侯氏黑散、风引汤二方，是补天手段。或猝倒时痰涎如壅，危在顷刻者，三因白散极验。详见《三字经》方。附：小续命汤六经加减并针灸法。

如中风无汗恶寒，依本方，麻黄、杏仁、防风各加一倍，又宜针至阴、穴在足小趾外侧甲角，针二分出血。昆仑。穴在足外踝后踝骨，针透太溪。

如中风有汗恶风，依本方，桂枝、芍药、杏仁各加一倍，又宜针风府。穴在项后入发一寸，针入三分，禁灸。

以上二症，皆太阳经中风也。

如中风有汗身热，不恶寒，依本方加石膏、知母各二钱，甘草再加一倍，去附子。

如中风有汗，身热，不恶风，依本方加葛根，桂枝、黄芩再加一倍。宜针陷谷，穴在足大趾、次趾外间骨节后陷中，针入五分。去阳明之贼，兼刺厉兑，穴在足大趾、次趾端，去爪甲如韭叶许。以泻阳明之实。

以上二症，皆阳明经中风也。

如中风无汗身凉，依本方，附子加一倍，干姜加二倍，甘草加二倍。又宜刺隐白，穴在足大趾内侧，去爪甲角如韭叶。去太阴之贼。此太阴经中风也。

如中风有汗无热，依本方，桂枝、附子、甘草各加一倍，又宜针太溪。穴在足内踝后跟骨上陷中，针透昆仑。此少阴经中风也。

如中风六经混淆，系之于少阳，或肢节挛痛，或麻木不仁，依本方，加羌活、连翘，又于少阳之经绝骨穴，在足外踝上三寸，灸五壮。灸以引其热，取厥阴之井大敦穴，在足大趾甲聚毛间。刺以通其经。此少阳、厥阴经中风也。

新按：受业侄凤腾注：诸书逐而散之，风散即为气散，生而亦死。兹法养以和之，气和即为风和，死可回生，为风症补千古所未及。

壬戌岁，念祖在保阳供职，制宪熊大人召诊。诊得两手脉厚而长，惟左手兼些弦象，两寸略紧。念祖谓：脉厚，得土之敦气，以厚道载厚福，脉长寿亦长，非谀语也。但弦为风脉，紧为痛脉，紧在两寸，恐上半身有痹痛等症也。大人云：所言俱对，但臂上及手腕痛，或愈或作，约有五年余；指头麻木，十年前颇甚，今略麻而不木矣。念祖曰：风在骨节而作痛，妙在痛处，痛是气血与风邪相拒，非若偏枯之不痛也。书谓中指麻木，三年内必有中风之患，以中指属手心主之经故也。今拇指、食指为甚，特肺与大肠之气不调，不甚为害，然必须治之于早也。薛氏云：服风药以预防中风，适以招风取中。念祖师其意而不用其方，拟用黄芪桂枝五物汤常服：

黄芪、桂枝尖、生芍药各二钱　生姜四钱　大枣擘，二粒

水煎服。

昔人云：人在风中而不见风，犹鱼在水中而不见水，风即气也。人在气交之中，得风以生，即宋儒所谓和风一至，万物皆春是也。因风以害，即释氏所谓业风一吹金石乌有是也。人身五脏，而肝为风脏，乃生死之门户。无病则风和，而气息、脉息俱和，不见其为风；有病则风疾，而气息、脉息亦疾，遂露出风象，甚至目直，手足动摇抽掣，汗出如珠，痰涎如涌等症，大显出风象，治之不及矣。惟指头麻木，时或眩晕，时或历节作痛，病未甚而治之于先，则肝得所养，斯不为风病矣。肝属木而主春，阳春有脚，能去而亦能来，别有所以留之道，吾于邵子之诗悟之。《内经》云：神在天为风。又曰：大气举之。庄子云：万物以息相吹也。孟夫子谓：塞乎天地之间。佛经以风轮主持大地，异同处实有一贯之道焉。兹方也，认定肝为风脏，取桂枝通肝阳，芍药滋肝阴，阴阳不偏，是为和气，亦即和风也。盈天地间皆风而皆气，气贵善养。黄芪之补，是养气章勿忘工夫；大枣之缓，是养气章勿助工夫，且倍以生姜之雄烈，所以还其刚大浩然之体段。圣贤之一言一字，包涵万有，自可以互证而益明。

又拟丸方：时常服食之方与救病之方不同，故取和平之品，与五谷五菜同功。古云：药以治病，食以养人。此方取义等于食物，即勿药意也。

熟地黄六两　於潜白术米泔浸一宿、去皮切片、饭上蒸、晒，六两　怀山药生姜汁拌炒，三两　甘枸杞隔纸烘，三两　川附子炒，二两　上肉桂去皮、不见火、研，一两　人参饭上蒸软、切片、隔纸烘研，二两　鹿茸去毛、切片、酥炙、勿伤焦　麦冬绍酒润、晒、烘，二两　五味子盐水浸、炒珠，二两

依制研末，炼白蜜丸如桐子大，用朱砂五钱研末为衣，晾干。每早以米汤

送下三钱。忌食萝卜、芸薹、诸血、生蒜。

此方与黄芪桂枝五物汤相表里。黄芪桂枝五物汤补气以治风，所重在肝。肝为风脏，风者，天地之噫气也。气和即风和，鼓舞动荡，无有不周，即孟子所谓塞乎天地之间是也。此方补肾，亦是养肝，肝属木，为东方之生气也。《庄子》云：野马也，尘埃也，生物之息以相吹也。然而木生于水，乙癸同源，所重尤在于肾。《内经》云：肾藏志。又云：肾者，作强之官。夫曰作强，则为刚大浩然之根本，即孟子所谓夫志，气之帅是也。圣贤言包万有，虽《养气章》主学问而言，而尊生之道亦在其中。自汉医后，无一人谈及，鲜不以念祖之论为创，其实有所本而言。方中熟地补先天肾水，白术补后天脾土。然欲补肾，必先聚精，故取枸杞涵精气之完足，以佐熟地所不及；欲补脾，必先厚土，故取山药具土气之冲和，以佐白术所不及。而为脾肾之总根者，则在命门。命门之外为两肾，坎外之偶也。两肾之中为命门，坎中之奇也。方中附子入命门血分，肉桂入命门气分，二药温养水脏，为生生之本，即邵康节先生所谓地下有雷声，春光弥宇宙是也。又合生脉散人参、五味子、麦冬之酸甘化阴，俾辛热之阳药不僭，再加鹿茸，为血气所长，较无情之草木倍灵。外以朱砂为衣者，取其色赤入心。《内经》云：心藏神，肾藏志。朱子《论语》注云：心之所之谓之志。是也。各家之说不足凭，而《内经》为《三坟》之一，证之圣经贤训，字字相符，医与儒原非二道也。

痨　症

前人分别名色最多，其实铺张语，临症之际，反启人多歧之惑。大抵外感内伤、七情过用，皆能致之。其症倦怠，少食，或常畏寒，或常发热，或寒热往来，气色日见憔悴，肌肉日见消瘦，即将入痨症之门。若咳嗽不已，吐血时止时来，是既成痨症，法在不治。二症另立一门，宜参看。

凡脉极大，极小，极虚，皆痨也。但渐缓，则渐渐有生意；若渐数，则渐入死门；若数而兼紧弦，十不救一；左右关俱弦，死期不远。

昔人谓此症服寒凉之药必死，愚以为不尽然，火盛抽薪，正不可无权宜之计，火平即舍去，亦何害哉？且寒凉之药不可久服，人人俱知也。惟滋阴降火及不凉不温之品，最足误人。余每遇痨病之家，未诊时，见其案上有《薛氏医案》《景岳全书》《医方集解》《本草备要》等书，日以麦门冬代茶，则不复与诊，知其中于药魔，定其必死也。余素不喜寒凉，姑以寒凉方之不可弃者首列之。

肺痿声嘶，喉痹，咳血，烦躁，宜滋肾丸。小便癃闭者亦宜之。

血热妄行，脉洪大，身壮热，或吐血，或衄血，宜四生丸。

吐血，便血，妇人血崩，血淋，及伤寒斑黄未已而吐血者，宜犀角地黄汤。

骨蒸发热，日静夜剧，及妇人热入血室，胎前发热者，宜地骨皮散。

午后发热，盗汗不止者，宜当归六黄汤。

吐血、衄血盈盆盈斗者，忌骤用苦寒及辛温之药，急用后方，服后熟睡，勿触其醒，则血可重生，一夜复元，宜独参汤。

胃中湿热，身黄溺赤，口疮，牙床糜烂，吐血，衄血，宜甘露饮。

感秋燥之气，咳嗽不已，宜泻白散。

感秋燥之气，洒淅恶寒，寒已发热，渐至咳嗽，误以参术补之，致肺中之热无处可宣，急奔大肠，食入则不待运化而出，食不入而肠中之垢亦随气奔出，泻痢不休，宜以润肺之药，兼润其肠，则源流俱清，寒热、咳嗽、泄利，一剂俱止。此喻嘉言得意之法也。宜泻白散去粳米，加黄芩、阿胶、杏仁。

梦遗失精，及梦与鬼交，宜封髓丹。

午后发热，腰痛足酸，服六味丸不效者，宜大补阴丸。

痰气上逆，烦热呕吐，若惊悸不眠，宜温胆汤加真阿胶、枣仁。

诸气膹郁之属于肺者，属于肺之燥也；诸痿喘呕之属于上者，亦属于肺之燥也，宜清燥救肺汤。

以上诸方，虽曰寒凉，却能培养生气，为痨门不可少之方，亦是权宜暂用，为痨门不可恃之方。

痨字从火，未有痨症而不发热者。世医以苦寒为戒，谓滋阴一法最为妥当，而不知此症多是阴盛为病，滋阴是益其病也。人皆曰：阴虚则火动。吾独曰：阴盛则火动。何以言之？心肺在上，阳之位也，胸中之阳宣布，如日月一出，爝火无光，何有发热之病？惟下焦之阴气一盛，上干阳位，足太阴脾之湿气动，而为水饮，干于手太阴肺，则咳嗽不已；足少阴肾之寒气动，而为阴血，干于手少阴心，则吐血不休。虚痨以此二症为提纲，非阴盛所致而何？且心肺之位，如太空也，下焦之阴气上冲，阴霾密布，白昼亦如长夜，不独灯烛之火有光，即腐草萤虫俱能生光，岂非阴盛火动之一证乎？况人身中有龙雷之火，非诸经之火可比，然必阴云四合，而龙雷方得遂其奔腾之势，而烈日当空，龙雷潜伏矣。以下诸方，皆退热之良法，学者须当细玩。

一仲景法，以小建中汤为主，方中桂枝、生姜宣胸中之阳，即所以除阴火也。后人识见不及古人，虑姜、桂之热，只用温补之品。东垣云：参、芪、甘草为泻火之良药。又云：甘温除大热。视古方虽低一格，犹有先民之矩矱。

宜肺阳则天气清明，地气不能蒸湿而为云，而龙雷之火不作，为退热一大法。计八方：保元汤、补中益气汤、当归补血汤、四君子汤、六君子汤、五味异功散、香砂六君子汤、归脾汤。以上八方，皆手足太阴之药，补虚退热、进食除痰、止血极验。惟咳嗽一症，多由饮邪，方中人参，其味甘苦属阴，其质柔润多液助湿，非饮症所宜，故仲景于咳嗽症去人参，加干姜、五味，或再加细辛，三味为主，寒热燥湿之药随宜加入，其法最妙，不可不知。如肺燥、肺热，人参又为要药。

宜心阳则离光普照，爝火无光，又为退热一大法，计十方：附子理中汤、近效术附汤、人参养荣汤、圣愈汤、正元丹、二加龙骨汤、黑锡丹、术附汤、芪附汤、参附汤。以上十方，皆手足少阴之药，治验同前，更有益精气、扶元气、补火以致水之妙。但吐血症以理中汤照古法等分煎服神妙，或照《仁斋直指》加木香、当归亦妙。所以妙者，血得暖则循行经络，干姜与甘草并用之功也。或用炙草四钱，干姜炮黑二钱，五味子二钱煎服，亦妙。

引火归源用八味丸，自薛立斋、张景岳以后，皆奉为枕中之秘。其实，治标之法不可常服。余每见久服滋阴之剂，发热日甚，后医翻前医之案，谓热药固不可用，而以地黄滋阴之品，倍用以制其毒，则能引火归源，其热自退，投以八味地黄汤等，初服一二剂如神；再服一二剂，不甚见效；再服三四剂，前症大作，其热如焚。病家或疑桂附之误而更医，或信任不疑而归咎于附子之制法不佳，与肉桂之产非道地，视二药如鸩，遂以滋阴者枉其归阴。所以然之故，千古无一人悟及，余请一一明之：盖阴气居于阳位，邪火因而窃动，忽得桂附扶胸中之阳，则邪火自然退听而不敢动，故初服而效；至三四服而不效者，习以为常也；至五六服而发热更甚者，桂附阳药之少，不敌地黄一派阴药之多也。或曰：数方中阴药数倍于阳药，阳药固掣肘而不尽其量，宜其不效，何以前效而后不效欤？余曰：此问正不可少，个中机关必须识破，然后可以得病情。凡阴药性柔而行缓，缓则相续而不绝；阳药性刚而行急，急则迅发而无余也。胃如分金之炉，一柔缓而逡巡不进，一刚急而捷足先登。入咽之后，但见桂附之扶阳，若忘地黄之滋阴，故初服而效；至于再服，桂附虽烈，无如前日之地黄等缓药行未了，又得新入之地黄以助之，势可相敌，故三四服不甚见效。乃服至五六剂而大发者奈何？盖以每日所服之桂附，如火一发而无余，而同剂中之地黄等药，如水之渐注不骤，日积日多，些少之桂附安能与之为敌？宜其服之增热也。天地间两可之见最为误事，不可不知。

痨症愈后，不可无调养之法，丸剂优于汤药，宜六味地黄丸、天王补心丹、龟鹿二仙膏、还少丹、全鹿丸、八味地黄丸、加味虎潜丸。

附录:《慎柔五书》

凡久病服寒凉,克伐过多,以致三阳气衰,痰凝气滞,以调元之剂治之,阳气一动,则少阳先升,少阳欲先出,前有太阳,后有阳明,遏截不能伸。少阳之气至太阳,太阳与之并则寒,与阳明并则热,遂成寒热疟状,非真疟也。其太阳气达,遂有伤风之状,鼻塞,恶风寒之症见矣;阳明气达,则有作泻之症。此时正当调脾补元,分头施治,则旧病尽脱矣。

损病六脉俱数,声哑,口中生疮,昼夜发热无间。经云:数则脾气虚,此真阴虚也。用四君加黄芪、山药、莲肉、白芍、五味子、麦冬,煎去头煎不用,止服第二三煎,此为养脾阴秘法也。服十余日,发热渐退,口疮渐好,方用丸剂,如参苓白术散,亦去头煎,晒干为末,陈米锅焦打糊为丸,如绿豆大,每日服三钱,或上午一钱,百沸汤下。盖煎去头煎则燥气尽,遂成甘淡之味,淡养胃气,微甘养脾阴,师师相授之语,毋轻忽焉。

愚按:煎去头煎不用,黄履素讳承昊《折肱漫录》亦云神妙秘法。

又按:以淡补脾之说,余一时亦不能会悟。后得徐灵胎书,谓五味各有所属,味甘属土,然土实无味也。故《洪范》论五行之味,润下作咸,炎上作苦,曲直作酸,从革作辛,皆即其物言之。惟于土则曰:稼穑作甘。不指土而指土之所生者,可知土本无味也。无味即为淡,淡者,五味之所从出,即土之正味也。故味之淡者皆属于土,如茯苓、山药、石斛之类是也。五脏皆受气于脾,故脾为五脏之本;五味皆托始于淡,故淡为五味之本。慎柔、黄履素煎去头煎,取无味之味以补脾,诚秘法也。

卷 二

肿

肿者，皮肤肿大也。胀者，心腹胀满也。鼓者，心腹痞满，而四肢瘦小，昔人谓之蛊胀；或心腹胀满，外实中空，其象如鼓，昔人谓之鼓胀。兹分为三门。

肿症，从来有气肿、水肿之辨。《内经》以按之窅而不起者为气，即起者为水，后医多反其说。然气滞水亦滞，水行气亦行，正不必分。总以不起为肿甚，即起为肿轻。肾囊及茎中肿大，多死。

脉本沉，若浮而弦，宜发汗；若浮而鼓指有力，宜越婢汤；若浮在皮外，多死；若沉而紧，宜麻黄、细辛、附子之类；若沉而缓，易愈；若沉而微细，宜温补。

初起面上微肿，两目下如卧蚕，更肿些，一身觉重滞，微喘，小便不利，即肿症之渐，宜香苏饮加杏仁、防风各三钱。

如皮肤肿大，气喘，小便不利，宜五皮饮。上肿宜发汗，加苏叶、防风、杏仁各三钱；下肿宜利水，加猪苓、防已各二钱，木通一钱；小水多，为阴水，加附子、干姜各二钱，白术三钱，川椒、木香各一钱；小便不利，为阳水，加防已、猪苓、知母各二钱。凡脉虚人羸，宜加白术、人参、肉桂、附子；脉实人健，加莱菔子、枳壳各二钱。凡畏风之甚，宜加生黄芪三四钱，或再加附子二钱。

如小便点滴俱无，气喘，口不渴，宜滋肾丸。

如前药不效，宜用济生肾气丸，药料作汤服，或前症愈后，亦以此丸服一月收功。

如服利水之药而小便愈少者，宜补中益气汤，首煎照常服，二煎服后，以手指探吐。

愚按：水肿病浅者，照上法治之愈矣；深者，必遵《金匮》五水而治之。余著有《金匮浅注》，颇有发明。风水由于外邪，法宜发汗。皮水者，外邪已去经而入皮，故不恶风；病在皮间，故内不胀而外如鼓；皮病不涉于内，故口不渴，然水在于皮，亦必从汗以泄之也。石水病在脐下，阴邪多沉于下，法用麻黄附子甘草汤，重在附子以破阴也。黄汗者，外邪伤心，郁热成黄，胸满，四肢、头面俱肿，病在于上，法用桂枝汤加黄芪，啜热粥以取微汗，重在桂枝以化气，尤赖啜粥取汗，以发内外交郁之邪也。唯正水一症，正《内经》所谓三阴结谓之水症。结则脉沉，水属阴则脉迟，三阴结则下焦阴气不复与胸中之阳相调，水气格阳则为喘，其目窠如蚕，一身尽肿，可知《金匮》之论甚精，徐忠可之注甚妙，试节录之。《金匮》云：寸口脉浮而迟，浮脉则热，迟脉则潜，热潜相搏，名曰沉。趺阳脉浮而数，浮脉即热，数脉即止，热止相搏，名曰伏。沉伏相搏，名曰水。沉则脉络虚，伏则小便难，虚难相搏，水走皮肤，即为水矣。徐忠可注云：此段论正水之由也。谓人身中健运不息，所以成云行雨施之用，故人之汗，以天地之雨名之；人之气，以天地之疾风名之。寸口脉主上，犹之天道必下济而光明，故曰阴生于阳；趺阳脉主下，犹之地轴必上出而旋运，故曰卫气起于下焦。今寸口脉浮而迟，浮主热，乃又见迟，迟者，元气潜于下也。既见热脉，又见潜脉，是热为虚热，而潜为真潜，故曰热潜相搏名曰沉，言其所下济之元气沉而不复举也。今趺阳脉浮而数，浮主热，乃又见数，数者，卫气止于下也。既见热脉，又见止脉，是于客气为热，而真气为止。故曰热止相搏，名曰伏，言其宜上出之卫气伏而不能升也。从上而下者，不返而终沉；从下而上者，停止而久伏，则旋运之气几乎熄矣。熄则阴水乘之，故曰沉伏相搏名曰水。见非止客水也。又恐人之不明乎沉伏之义，故又曰：络脉者，阴精阳气所往来也，寸口阳气沉而在下，则络脉虚。小便者，水道之所从出也，趺阳真气止而在下，气有余即是火，火热甚则小便难。于是上不能运其水，下不能出其水，又焉能禁水之胡行乱走耶？故曰虚难相搏，水走皮肤，即为水矣。水者，即身中之阴气，合水饮而横溢也。沉伏二义，俱于浮脉见之，非真明天地升降阴阳之道者，其能道只字耶？此仲景所以为万世师也。徐忠可此注，妙不可言，独惜仲景不立方，忠可又不补出应用何方，致世之患此者，或死于庸医之舟车丸、神佑丸、疏凿饮子等方，或死于明医之实脾饮、济生肾气丸、补中益气汤、导水茯苓汤等方。余不忍坐视而不救，故拟方于后：

消水圣愈汤

治水第一方。然必两手脉浮而迟，足趺阳脉浮而数，诊法丝毫不错，一服即验，五服全愈，否则，不可轻用。此秘方也，大道无私，方不宜秘，然黄帝有兰台之藏，长桑有无泄之戒者，一恐轻试之误，一恐泄天地之机也。余出此方，以俟一隅之反，非谓一方可以统治斯病也。

天雄制，一钱　牡桂去皮，二钱　细辛一钱　麻黄一钱五分　甘草炙，一钱　生

姜二钱　大枣二枚　知母去皮，三钱

水二杯半，先煎麻黄，吹去沫，次入诸药，煮八分服，日夜作三服，当汗出如虫行皮中即愈。水盛者，加防己二钱。

天雄补上焦之阳，而下行入肾，犹天道下济而光明，而又恐下济之气潜而不返，故取细辛之一茎直上者以举之。牡桂暖下焦之水，而上通于心，犹地轴之上出而旋运，而又恐其上出之气止而不上，故取麻黄之走而不守者以鼓之。人身小天地，惟健运不息，所以有云行雨施之用，若潜而不返，则气不外濡而络脉虚，故用姜、枣、甘草化气生液，以补络脉。若止而不上，则气聚为火而小便难，故以知母滋阴化阳，以通小便。且知母治肿，出之《神农本草经》，而《金匮》治历节风脚肿如脱，与麻黄、附子并用，可以比例而明也。此方即仲景桂甘姜枣麻辛附子汤加知母一味，主治迥殊，可知经方之变化如龙也。

野老某，年八旬有奇，传予奇方，用生金樱根去粗皮一两半，吴风草三钱，香菌极小团结者七枚，水煎服。一服小便即通而肿愈。余细绎此方极妙，麻黄大发汗，而根又能止汗；橘肉生痰壅气，而皮又能化痰顺气；蚕因风而致僵，反能驱风如神，此大开大合之道。金樱子之大涩小便，即可悟其根之大通小便矣；吴风草原名鹿衔草，能除湿热，故《素问》与泽泻、白术同用，以治酒风。更妙是小香菌一味，此物本湿热所化，用之于除湿祛热队中，同气相感，引药力至于病所，而诸药之性一发，则湿热无余地以自藏，俱从小便而下矣。此必异人所授遗下，所谓礼失而求诸野也。惜余未试。

胀

此症与肿症相因者，宜以治肿之法治之。或内胀而外不肿者，治法稍异。

心腹胀满甚者，宜平胃散为主。气郁，加麦芽、香附各二钱；伤食者，加莱菔子、山楂、干姜；伤酒，加干葛三钱，砂仁一钱；痰多，加茯苓三四钱；多呕，加半夏、生姜各三钱；胸上脉不横通而胀，加木通、茜草、麦冬、瓜蒌、贝母；浊气在上，加柴胡、半夏、桔梗；心下痞满，加黄连、黄芩各一钱，干姜八分；腹痛，加生白芍三钱；腹痛因大便不通者，再加大黄二钱；小便不通，合五苓散；若贴脐左右上下胀者，胀必兼痛，为冲脉逆而不舒，去苍术，加红花、归、芍、柴、桂治之；若季胁两旁兼小腹胀痛者，乃厥阴内不交于少阴，外不合于少阳，加柴胡、人参、半夏、桂枝、当归治之。

腹胀喜按者，宜后四方：附子理中汤、虚寒。补中益气汤、脾土失职，地气不升。六君子汤加干姜、脾虚痰多腹胀。香砂六君子汤。

愚按：以上诸法，治而不应者，必以膀胱为主。喻嘉言云：人身胸中空旷如太虚，地气上而为云，必天气降而为雨，地气始收藏不动。诚会上焦如雾、中焦如沤、下焦如渎之意，则云行雨施，而后沟渎皆盈，水道通决，乾坤有一番新景象。此义首重膀胱一经。经云：膀胱者，州都之官，津液藏焉，气化则能出矣。如人之饮酒无算而不醉者，皆膀胱之气化而出也。膻中位于膈内，膀胱位于腹中，膀胱之气化，则空洞善容，而膻中之气得以下运。若膀胱不化，则腹已先胀，膻中之气安能下达耶？然欲膀胱之气化，其权在于葆肾，肾以膀胱为腑者也。肾气动，必先注于膀胱，屡动不已，膀胱胀满，势必连于胸膈，其窒塞之状，不可名言。肾气不动，则收藏愈固，膀胱得以清净无为，而膻中之气注之不盈矣。膻中之气下走既捷，则不为牵引所乱，而胸中旷若太空矣。此论可为胸腹满及痰饮症之金针。

臌　症

臌症多是气虚中满，误服枳、朴宽胀之药所致，属实者少，属虚者多。

臌症属实者，其来必暴。有气、血、食饮、寒、热、虫之别，辨症详于心腹九种之中。惟饮气，两胁痛，有水气，或呕清水，宜后三方，酌其虚实，加减用之。备急丸、五积散、平胃散，加减照前。血鼓，加川芎、桃仁；虫鼓，去甘草，加黄连、榧子、干姜，或另服乌梅丸四十九日。

臌病属虚者，其来必渐。若气喘，水气盛者，宜黑锡丹。若腹大如箕，四肢消瘦，初因吐酸而起，后吞吐皆酸，宜附子理中丸加黄连。若单腹胀，初服劫夺之药少效，久用增胀，硬如铁石。昧者见之，方谓何物邪气若此之盛。自明者观之，不过为猛药所攻，即以此身之元气转与此身为难者，如驱良民为寇之比。喻嘉言治有三法：一曰培养，宜术附汤加干姜、陈皮；一曰招纳，宜补中益气汤加半夏；一曰攻散，宜桂甘姜枣麻辛附子汤、金匮枳术汤。三法分用互用，可以救十中之三四。

术附汤、补中益气汤、桂甘姜枣麻辛附子汤、金匮枳术汤。俱出《金匮》，方载《医诀》。

外有血臌症，医书俱云是妇人之病，惟喻嘉言谓男子恒有之。面色萎黄，有蟹爪纹络，脉虽虚极，而步履如故，多怒善忘，口燥便秘，胸紧，胁胀，腹疼，迨胀之既成，腹大如箕，遂不可救。东南最多，所以然者，东海擅鱼盐之饶，鱼者甘美之味，多食令人热中。盐者咸苦之味，其性偏于走血。血为阴象，初与热合，不觉其病，日久月增，中焦冲和之气亦渐为热矣。气热则结，而血不流矣。

于是气居血中，血裹气外，一似妇人受孕者然，至弥月时，腹如抱瓮矣。推而言之，凡五方之膏粱厚味，椒姜桂糈，成热中者，皆其类也。治之之法，以六君子汤料加干姜、川芎、防己为末，以陈米、荷叶煎汤泛丸，每服三钱，日两服，夜一服，一月渐愈。此执中央以运四旁法也。

肿胀症以疏凿饮子、舟车丸为禁剂，济生肾气丸胀症亦须慎用。

噎膈、反胃

食不得入，昔医名噎。食虽入咽，即带痰涎吐出为膈。朝食暮吐，暮食朝吐，名翻胃。丹溪主血液俱耗，噎为上槁，膈为下槁，以四物汤加甘蔗汁、芦根汁、牛乳之类为主。薛立斋谓怫郁伤肝，以逍遥散、左金丸、归脾汤、六君子汤之类，与六八味丸间服。赵养葵充其说而归于治肾，以《内经》谓肾乃胃之关，关门不利，升降息矣。关即气交之中，天之枢也，故肾旺则胃阴充，胃阴充则能食，以大剂六味汤、八味汤为主。时贤高鼓峰、杨乘六宗其法而变通之，专取阳明，以六味汤去丹、泽、茯苓，加甘草、枸杞、生地、当归，总使一派甘润之药以养胃阴，胃阴上济则贲门宽展而饮食进，胃阴下达则幽门、阑门滋润而二便通，十余剂可愈。《人镜经》主《内经》三阳结谓之膈一语，大变其法。以膈食之人，五七日不大便，陈物不去则新物不纳，以三一承气汤节次下之，后用芝麻饮啜之则愈。此数法皆从《金匮》大半夏汤中甘澜蜜水得来，而却遗去仲景以半夏为主而降冲脉之逆，人参为辅而生既亡之液之义。学者必于此而得其悟机，而又审其寒热虚实而施治，则于噎膈之道，思过半矣。

至于食入反出，是中焦土寒，下焦火虚，以附子理中汤、香砂六君子汤加干姜、八味地黄丸间服多效。

若食不得入，必以黄连黄芩人参干姜汤为主，泻心汤亦妙。

瘀血在膈，饮热汤及食椒姜而呃者，宜加桃仁、红花之类。

吴茱萸汤，不论噎膈、反胃皆可用，惟以呕而胸满为的证，干呕，吐涎沫，头痛亦为的证。

脉浮缓而滑、沉缓而长皆可治，弦涩短小为难医。

治噎膈奇方

牛犬二灰散：不拘黄牛、水牛，但遇有狗放屎于牛屎上，连二屎共取和匀，候干封固。每用煅灰存性三钱，以好苦酒调服，后用真云南棋子一枚，男以白的，女以黑的，捣研极细，仍用苦酒炖浓服之。

甘蔗饮：取甘蔗去皮切钱，磁碗盛白米些少，以水润透米，将蔗钱放米内，仍用磁碗盖定，慢火蒸熟成饭。先取蔗钱与本人，徐徐咀咽蔗汁，漫开喉咙，即食此饭，为开膈之第一方，即审症议药。二灰散不易得，先用此法，即以黑白棋子继之，再审症用药，以收全功。

膈症汤饮不入口，针合谷穴亦可开通。

治翻胃奇方

斗门方用附子一个最大者。按：近日附子宜以开水俟温和，入附子，泡去盐，一日二换汤，泡三日取晒。

坐于砖上，四面著火，渐逼碎，入生姜自然汁中，又依前火逼干，复淬之，约生姜汁尽半碗许，捣罗为末，用粟米饮下一钱，不过三服瘥。

续论

噎膈症古今方法最繁，遵之亦不甚验。以上论治，未免太简，恐初学者领悟不来，正欲续论以畅其旨，适友人自安徽来，遗予以张心在《附经》一书，检阅之下，深喜其读书有得，可与共学适道也。虽识荆俟诸异日，而数千里神交，不啻同堂时晤对，请即以《附经》之原文，演为问答，未知心在以为然否？

问曰：噎膈初起，有食入打呛而因不能下咽者，肺气上逆，会厌不及蔽，而气喉为之病，当用何药？余曰：治以枇杷叶、百合、天门冬、半夏、阿胶、甘草，令治节行，则逆者顺矣。然必佐以干姜之开，五味子之合，细辛之拨动神机，令咽喉二窍得顺其出入之常，遂无呛逆之患，非熟于仲景书者不悟也。

问曰：有食下如刀膂草勒，胸痛畏食者，胃之上口内肿，而食管为之不利，当用何药？余曰：金银花煮膏，以米饮调下常服，或白水牛喉熔于研末佐之。以金银花能止痛消肿，且味甘而质润，可滋胃脘之阴，性寒而气香，又除郁热之闭也。

问曰：每食必以饮送下者，胃中之气不上吸，故食不能自下，若非饮送即见阻滞，应用何药？余曰：胃气不能上吸，非人参之助胃不可；得食阻滞，非甘澜水和白蜜之润下不可。且其阻滞者，冲脉之为病，非半夏不能降冲脉之逆，仲景大半夏汤甚妙。

问曰：有将食时必饮酒而后能食者，胃气郁塞不开，得酒之慓悍而始通，应用何药？余曰：宜平胃散料加香附、麦芽、半夏、干姜、白豆蔻、沙参、川芎，入羊肚内，蒸熟晒干，又易羊肚，如前法三次，去羊肚为末，以陈米汤送下三钱，日二服。以辛药开结，以香药醒脾，而制法之妙，化其霸气，方不伤其阴气。经云：阴者中之守也。此方颇为合度。

问曰：有肝逆胆横，小络相扼，两胁时痛，食入不犯肝胆之络则下；犯其小络，则土受木制，不能纳谷而因吐者，病由木郁，而土因之亦郁，应用何药？余曰：宜用小柴胡汤，遵原定分数，折为小剂。柴胡四钱，半夏，汤洗七次，不可用矾煮，黄芩、人参、炙甘草、生姜各一钱五分，大枣二个，水煎。加紫苏旁小梗整用、生竹茹各二钱，橘皮内筋膜、当归须各一钱，补虚清火、解郁通络，配合得法，则各药相得而益彰，自不同他方之泛泛也。

问曰：有胃火自盛，食入则吐逆不已者，应用何药？余曰：食物不得入咽，是火阻于上，宜用黄连、黄芩之大寒以泻之，大苦以降之，更用人参以助胃，俾胃喜于纳食，而急迎之入内。然必用干姜大辛大热，冲开其关，方无拒格之患，四味等分煎服，仲景得意之方也。如食既入咽，随即吐出，是胃素有热，一得食物，为两热相冲，不能停留而即出，宜大黄四钱，甘草二钱，为釜下抽薪之法。此与黄连黄芩干姜人参汤均是苦寒之剂，而毫厘有千里之差，况寒热之相反乎？

问曰：有朝食暮吐，完谷不化，必倾囊倒箧，尽净无存而后快者，则食久反出，无火之谓也，应用何药？余曰：此症用温补法，人人共知，每服之而不效者有故，当辨其为中焦无火与下焦无火。中焦无火有二：在阳明则胸满，宜吴茱萸汤；在太阴则腹满，宜理中丸。又恐此丸之过甘，则甘草不妨减半；恐其功之过缓，不妨加入荜茇、附子、吴茱萸、半夏、茯苓之类，勿泥定成法也。下焦无火亦有二：在厥阴则吐食而兼酸腐，亦宜吴茱萸汤，又以川椒、干姜、肉桂、吴茱萸、附子、当归、川楝子、人参、沙参研末，枣汤泛丸，米饮送下三钱，一日二服；在少阴则吐食而兼水液，宜真武汤倍生姜，或以斗门方峻补之，愈后宜肾气丸倍桂、附以收功。

又问：以上诸症，未至于槁，皆足以至槁，至口吐白沫，便如羊屎，津液枯竭，营卫不行，五脏不通，则食全不入，而病不可为矣。未知先生尚有法可以救之否？余曰：津液即是真水，水由气化，亦由火致。推其所以枯竭之故，非气虚不能化之，即火虚不能致之也。今人不明其理，以滋润甘凉为生津养液，实所以涸津液之源而速其死。仲景云：干呕吐涎沫，吴茱萸汤主之。虽非为噎膈症立论，而圣言无所不包。少阳证火逆于上，其呕有声而不吐谷，名为干呕；若不吐谷而但吐涎沫，名为干呕吐涎沫。此症食全不入，无谷可吐，亦是干呕例。津液生于谷气，绝食则津液已枯，又吐出涎沫，则津液遂竭尽无余，所以不能下滋肠胃，粪如羊屎。惟吴茱萸一汤，大辛以开其格，大苦以镇其逆，大甘以培其中，且辛从甘以化阳，苦从甘以化阴，阴阳和而时雨降，顷刻间有万里沃泽之景象矣。况又佐以人参之大生津液，并以驯诸药之性，宜其为起死之灵丹也。至于停痰、瘀血阻塞胃口，致食入之路滞碍者，为有余之症。诸家之说，不无可采，勿庸修园之再赘也。经又有上气下虫之症，治以骡马尿而未愈者，似可以乌梅丸继之。言不尽意，亦视乎人之善悟而已。

痰 饮

水气上逆，得阳煎熬，则稠而成痰；得阴凝聚，则稀而为饮。皆以脾肾二经为主，以水归于肾，而受制于脾也。

《金匮》以痰饮、悬饮、溢饮、支饮分四饮，后人加留饮为五饮。不知留饮即痰饮也。唐宋以后，名色愈多，而治法愈乱。兹举数方，为扼要之法。

凡痰脉多应于滑，脉沉而弦者，主悬饮内痛。

一、痰饮诸方，以二陈汤为通剂，兹加减法仿《金匮》之意，故取效倍于诸家。久嗽气短，加桂枝一钱五分，白术二钱，此从水道以化气也，或与肾气丸互服；停饮胁痛，加白芥子一钱五分，前胡二钱；四肢肿，身体疼重，加生黄芪三钱，防己二钱；咳逆倚息，气短不得卧，加木防己三钱，桂枝、人参各一钱五分，水煎好，入芒硝八分服；心下有支饮，其人苦眩冒，加泽泻四钱，白术二钱；咳嗽不已，加干姜、细辛、五味子。以上俱仿《金匮》意加减。火痰，加海蛤粉、瓜蒌仁、黄芩、海石；寒痰，加干姜、附子；风痰，加制南星、天麻、竹沥、姜汁；燥痰，加天冬、玉竹、瓜蒌仁；湿痰，加白术、苍术；郁痰，加川芎、贝母、香附、连翘；虚痰，加人参、白术；实痰，加旋覆花、枳实；食痰，加莱菔子。

一、实热老痰，变出怪症，不可名状，宜礞石滚痰丸。

一、中脘留伏痰饮，臂痛难举，手足不得转移，宜指迷茯苓丸。按：痰饮之病最多，胸胁疼，呕逆，神识不清及手足臂痛皆是。

大抵痰为阳邪，随气所到，其症变幻无常。凡苦、辛、酸、咸及竹沥、姜汁、童便、皂角、芒硝之类，随症可加入。亦有虚者，宜六君子汤、桂苓甘术汤、肾气丸、真武汤、小半夏倍加茯苓汤等，以扶元气。饮为阴邪，惟停于心下、胁下，为胀，为咳，为悸，为眩冒，及溢于皮肤而为肿，必以桂、苓、术、附加生姜汁之类，使离照当空，而群阴方能退避。若以地黄、麦冬、五味子附和其阴，则阴霾冲逆肆空，饮邪滔天莫救矣。

咳 嗽

咳嗽症，方书最繁，反启人多疑之惑，其实不外虚实二症。实者，外感风寒而发；虚者，内伤精气而生也，总不离乎水饮。《金匮》以小青龙汤加减五方，大有意义。小柴胡汤自注云：咳嗽去人参，加干姜、五味子。人多顺口读过，余于此悟透全书之旨，而得治咳嗽之秘钥，因集隘未详，大为恨事。向著有《金匮浅注》等十种，言之不厌于复，业斯道者，请鉴予之苦心焉。

实症方

外感风寒，内挟水饮，必咳嗽不已，兼见头痛，发热，恶寒等症。若外感重者，宜香苏饮加杏仁、防风各二钱，半夏、干姜各一钱五分，五味子捣扁、细辛各八分，水煎服，温覆取微汗。外感轻者，宜二陈汤加细辛、干姜、五味子、杏仁、前胡。若二症面目浮肿，俱加桑白皮三钱，葶苈子八分。微炒，研末，调服。

外感风寒，咳嗽颇久，每呛，两胁牵痛，发热者，或寒热往来者，宜逍遥散倍柴胡，加半夏、干姜各一钱半，五味子一钱。

夏月伤暑咳嗽，自汗，口渴，小便赤短，宜六一散，滑石六钱，甘草一钱。加干姜、细辛、五味子各一钱，水煎服。

秋间伤秋金燥气，皮毛洒淅，恶寒已发热，渐生咳嗽，咳嗽不已，渐至泻利，宜泻白散，二剂合为一剂，去粳米，加黄芩、阿胶各一钱五分，干姜一钱，五味子、细辛各五分，水煎服。此方加减，庸医必骇其杂，能读孙真人书者，方知从五味子汤、麦门冬汤二方得来也。

以上咳嗽治之失法，多至吐血痨伤。

虚症方

劳伤之人，土气日虚，不能生金，每至咳嗽，惟补其中土，则百病俱愈，宜六君子汤加干姜一钱五分，五味子、细辛各八分，水煎服。方中虽有人参，久咳肺燥之人不忌也。

久嗽不已，时见喘促者，是肺肾俱虚，天水不交之症，宜附子理中汤加茯苓四钱，细辛、五味子各八分，阿胶、天门冬各三钱。

咳嗽虽为肺病，其标在肺，其本在肾。肾具水火，水虚者滋之，宜猪苓汤，服四五剂后，即服六味地黄丸加蛤蚧、麦冬、五味子；火虚者温之，宜真武汤，去生姜，加干姜、细辛、五味子，四五剂后，即服桂附地黄丸。数方俱以利水为主，若读张景岳书辈，必谓补肾不可利水。《求正录》中有实漏卮之喻，而不知咳嗽必挟饮邪，标在肺而本在肾，天不连地而连水也。今于水道一利，则上焦之水饮亦必下行，源流俱清，咳嗽自愈。经云：上焦如雾，中焦如沤，下焦如渎。但得三焦气化，水道通决，则云行雨施，乾坤有一番新景象矣。

经云：肺恶寒。又云：形寒饮冷则伤肺。仲景不用人参，以参之性微寒也。然此为新病而言，若久嗽之人，肺必干燥，且以多咳而牵引诸火而刑金，人参又为要药。如病在金脏者，宜清燥救肺汤；如病在水脏者，宜琼玉膏。

实症不可妄用虚症诸方，恐留邪为患也。而虚症定不可废实症诸方，以咳嗽必有所以致之者，溯其得病之由而治之，即治本之法也。

喘 促

喘者，气上冲而不得倚息也，有内、外、实、虚四症，宜与痰饮、咳嗽参看。外则不离乎风寒，内则不离乎水饮，实则为肺胀，虚则为肾虚，宜分别治之。

脉宜浮滑，忌短涩。

外感风寒及伤暑、伤燥方治，详于咳嗽门，不赘。

水饮之病，小青龙汤为第一方。若支饮内痛，亦可暂用十枣汤。如因支饮满而气闭，气闭则呼吸不能自如，宜用葶苈大枣泻肺汤，今人畏不敢用，多致因循误事。

咳而上气为肺胀，其人喘，目如脱，脉浮大者，用麻黄三钱，生石膏四钱，半夏二钱，甘草一钱，生姜一钱五分，大枣二枚，水二杯半，先煮麻黄去沫，入诸药，煮八分服，日二服，即愈，名越婢加半夏汤。

或咳嗽甚而烦躁者，小青龙加生石膏四钱。

肾虚气喘，方治详于咳嗽门，不赘。

黑锡丹为气喘必用之药，宜预制之以备急。

喘症起于七情气逆者，宜四磨饮；起于痰喘胀满者，宜苏子降气汤。二方为喘症之良方。

《圣济总录》云：枸杞汤治气短，方用枸杞四钱，姜、枣、水煎服。又云：紫苏汤治卒气短，方用紫苏四钱，陈皮一钱，枣二枚，水、酒各半煎服。按：二方同治气短，何以彼此悬殊？而不知一治肺，一治肾也。肺主出气，皮毛为肺之合，风寒客于皮毛则肺之窍道闭，窍道闭则出气不利而短，故用紫苏、陈皮之辛以开之。书中卒字一字，大有意义。肾主纳气，肾虚则吸气不能归根而短，故用枸杞之补肾精以填之，与八味地黄丸同意，但任专则效速，所以舍彼而用此也。

过服辛燥等药，喘促愈盛者，可用贞元饮。然为缓剂，若痰多喘甚者大忌之。

喘气，诸家之说最杂，近有张心在之论深合鄙意，余所以数千里而神交之也。心在云：喘气专在口也，鼻息出入，气未始不至于口，而专在口则喘矣。天气通于鼻，一呼一吸，吐故而纳新，果顺其常，则出心肺而入肝肾，脾居中而转运，此句最精，可以悟出绝妙治法。何喘之有？惟鼻失其职，或肺壅窍塞，不能上达，其气复返心脾，而出于口；或肺虚力弱，不能下引其气，止到心脾，而出于口，则喘作焉，皆肺之过也。至若气短症，鼻气有出无入，能呼而不能吸，则责在肝肾之绝，肺不任咎矣。

哮 症

《圣济总录》名呷嗽，咳而胸中多痰，结于喉间，偏与气相击，随其呼吸，呀呷有声，用射干丸。其方用射干、半夏、陈皮、百部、款冬花、细辛、干老姜、五味子、贝母、茯苓、郁李仁各一两，皂荚刮去皮子，炙。五钱，共为末，蜜丸桐子大，空心以米饮下三十丸，一日两服。脉喜浮滑，忌短涩代散。

愚按：哮喘之病，寒邪伏于肺俞，痰窠结于肺膜，内外相应，一遇风、寒、暑、湿、燥、火六气之伤即发，伤酒、伤食亦发，动怒、动气亦发，劳役、房劳亦发。一发则肺俞之寒气与肺膜之浊痰狼狈相依，窒塞关隘，不容呼吸，而呼吸正气转触其痰，鼾齁有声，非泛常之药所能治，故《圣济》用前方之峻。然体实者可用，若虚弱之人，宜用六君子汤料十两加贝母二两，共研末，以竹沥四两，生姜汁一两，和匀拌之，又拌又晒，以九次为度。每服三钱，开水送下。以竹沥、姜汁可以透窠囊也。然内之浊痰，荡涤虽为得法，又必于潜伏为援之处断其根株，须用各家秘传诸穴灸法。如畏灸者，宜于夏月三伏中，用张路玉外贴药末，余家传有哮喘断根神验药散，其方载于《修园新按》。入麝五分，姜汁调，涂肺俞、膏肓、百劳等穴，涂后麻瞀疼痛，切勿便去，俟三炷香足方去之，十日后涂一次，如此三次，病根去矣。

哮喘辨症方治俱详痰饮、咳嗽、喘促三门，不赘。

心腹诸痛

心为君主之官，一痛手足青至节，不治。俗谓心痛者，乃心包络痛，或胃脘痛也。昔人分为九种，宜辨而治之。

一曰气痛，脉沉而涩，乃七情之气郁滞所致，宜七气汤、微温。百合汤。微凉。

一曰血痛，脉浮沉俱涩，其痛如刺，不可按扪，或寒热往来，大便黑，宜失笑散、三一承气汤。此方虽峻，而痛甚便闭拒按者，不得不用之，加桂枝、桃仁各三钱。

一曰痰痛，即饮痛，脉滑，咳嗽，痛连胁下，或游走无定，宜伤寒十枣汤。但此方近医胆识不及，不敢用，宜二陈汤、加白芥子一钱五分，皂角炒紫五分，瓜蒌三钱。滚痰丸。诸药不效，大便闭者，可暂用之。

一曰火痛，脉数而实，口渴面赤，身热便秘，其痛或作或止，宜金铃子散、丹参饮、百合汤；或用栀子炒熟四钱，良姜二钱，研末，名越桃散，温酒送下；加味逍遥散送下左金丸二钱。

一曰冷痛，脉迟而微细，手足俱冷，其痛绵绵不休，宜附子理中汤加当归、肉桂、木通、吴茱萸。

一曰虚痛，即悸痛，脉虚细小或短涩，心下悸，喜按，得食少愈，二便消利，宜归脾汤加石菖蒲一钱，当归补血汤加肉桂一钱五分。

一曰注痛，入山林古庙古墓及感一切异气而痛，语言错乱，其脉乍大乍小，两手若出两人，宜平胃散加藿香一钱，木香一钱，调麝香七厘服。以香者天地之正气也，正能胜邪。

一曰虫痛，脉如平人，其痛忽来忽止，闻肥甘之味更痛，闻食而虫头上昂。按摩稍止，虫惊而暂伏。唇红，舌上有白花点，宜附子理中汤去甘草，加乌梅三枚，川椒、黄连各一钱五分，黄柏、肉桂、当归各一钱，水煎服。愈后，宜服乌梅丸。

一曰食痛，脉实而滑，嗳腐吞酸，恶食，腹胀，其痛或有一条扛起者，宜平胃散加麦芽、谷芽、山楂、半夏各二钱。胀甚者，再加莱菔子生研三钱，水煎服。如初病，食尚在膈中，服此汤后，即以手探吐之。如腹胀满拒按，大便不通，宜三一承气汤下之。

又按：以上九痛，流传已久，不可不知。而高士宗《医学真传》分各部用药，其法甚捷，今重订而节录于下：

当心之部位而痛，俗云心痛，非也，乃心包之络不能旁达于脉故也，宜香苏饮加当归四钱，玄胡索、木通各一钱，桂枝二钱，酒、水各半煎服。紫苏须用旁小梗，整条不切碎，更能通络。

心脉之上，则为胸膈。胸膈痛乃上焦失职，不能如雾之溉，则胸痹而痛，宜百合汤半剂，加瓜蒌皮、贝母各三钱，薤白八钱，白豆蔻一钱五分，水煎服。

胸膈之下，两乳中间，名曰膺胸。膺胸痛乃肝血内虚，气不充于期门，致冲任之血从膺胸而散则痛，宜丹参饮半剂，加当归五钱，白芍、金银花各三钱，红花、川续断各一钱，酒、水各半煎。

膺胸之下，则为中脘。中脘作痛，手不可近，乃内外不和，外则寒气凝于皮毛，内则垢浊停于中脘，当审其体之虚实而施治。莫若以灯当痛处爆十余点，则寒结去而内外通，便不痛矣。若爆后痛仍不止，实者宜五积散，虚者宜加味香苏饮。香苏饮加桂枝、芍药、当归各三钱，细辛、木通各一钱五分，吴茱萸二钱，水煎服。方中紫苏、生姜、细辛、桂枝以驱外之凝寒，吴茱萸、陈皮、木通以降内之浊垢，归、芍、香附、甘草和其气血，安其中外，颇合古法。若虚甚者，去紫苏，加黄芪三钱；汗多者，再加熟附子一钱五分。

中脘之下，当阳明胃土之间，《铜人图》：中脘下一寸名建里穴。时痛时止，乃中土虚而胃气不和。若服行血消泄之剂过多，便宜温补。但以手重按之，则痛稍平，此中土内虚，虚而且寒之明验也。宜香砂六君子汤加干姜二三钱。附子理中汤。

乳下两旁，胸骨尽处痛者，乃上下阴阳不和，少阳枢转不利也，伤寒病中多有此症。当助其枢转，和其气血，上下通调则愈矣。宜逍遥散倍柴胡，加生姜一钱五分。

大腹痛者，乃太阴脾土之部，痛在内而缓，中土虚寒也；宜理中汤倍人参。痛兼内外而急，脾络不通也。宜理中汤倍干姜。盖脾之大络，名曰大包，从经隧而外出于络脉，今脾络滞而不行，则内外皆痛。理中汤倍干姜服之不应者，再加肉桂一钱五分，木通一钱。太阳篇云：伤寒阳脉涩，阴脉弦，法当腹中急痛，先与小建中汤；不瘥者，与小柴胡汤。此先补益于内，而后枢转于外也。

脐旁左右痛者，乃冲脉病。冲脉当脐左右，若为寒气所凝，其冲脉之血不能上行外达，则当脐左右而痛。当用血分之药，使胞中之血通达肌表，若用气药无裨也。宜当归四逆加生姜、吴茱萸汤，水、酒各半煎服；或用四物汤去地黄，加肉桂一钱，生黄芪、生姜各三钱，炙甘草、红花各一钱，水、酒煎服。

脐中痛不可忍，喜按者，肾气虚寒也。宜通脉四逆汤加白芍三钱。若脉沉实，口中热渴，腹满拒按，大便秘，是有燥屎，宜三一承气汤。

脐下痛者，乃少阴水脏、太阳水府不得阳热之气以施行，致阴寒凝结而痛。少阴水脏虚寒，用真武汤温之；太阳水府虚寒，用桂枝汤加熟附子、茯苓温之。

按：士材《必读》云：脐上痛属脾，脐下痛属肝，当脐痛属肾。此臆说也，不可从。又脐下痛有火逼膀胱，小便不利而痛者，宜五苓散；亦有阴虚阳气不化，小便点滴俱无，胀痛者，宜通关丸；有燥屎者，辨法方治见上条。

小腹两旁，谓之少腹。少腹痛，乃厥阴肝脏之部，又为胞中之血海。盖胞中之水主于少阴，胞中之血主于厥阴也。痛者，厥阴肝气不合胞中之血而上行也。肝脏不虚者，当疏通以使之上；宜香苏饮加柴胡三钱，当归、白芍各二钱，生橘叶三片。肝脏虚者，当补益以助其下。宜乌梅丸。以米汤送下二钱，一日三服。盖厥阴不从标本，从中见少阳之气，使厥阴上合乎少阳，则不痛矣。

两旁季胁痛者，肝气虚也。当归四逆汤加阿胶，四君子汤去白术，加当归、粳米与乌梅丸五服。两胁之上痛者，少阳之气不和也，宜小柴胡汤去枣，加牡蛎、青皮。时法用左金丸。

愚按：凡心腹诸痛，宜辨其内之胀与不胀，便之闭与不闭，脉之有力与无力，口中热，口中和，痛之久暂，以辨寒热、邪正、虚实。如痛而胀且闭者，厚朴三物汤攻里；兼发热者，厚朴七物汤，兼表里治之；腹痛连胁痛，脉弦紧，恶寒甚，大便秘者，大黄附子汤主之；若但胀而便不秘者，是实中之虚，宜厚朴生姜半夏甘草人参汤；腹痛甚而不可触近，呕吐者，大建中汤主之；雷鸣切痛，呕吐者，附子粳米汤主之；腹痛，下利而厥者，通脉四逆汤主之；腹痛，吐泻者，理中汤主之；若绕脐疼痛，名寒疝，腹中痛者，当归生姜羊肉汤主之，皆起死回生之法，时医不讲久矣。予著有《金匮浅注》十六卷，《医诀》三卷，辨之颇详，宜查对勿误。

痛风

肢节走痛，《内经》谓之贼风，后人谓之痛风，又谓之白虎历节风，宜审其寒热而治之。

脉宜浮数，忌虚弱。

痛风脉浮紧，头痛，恶寒发热，为新受之邪，宜五积散。

治风先治血，血行风自灭。宜四物汤加生黄芪、防风、桂枝、秦艽、桑枝、红花、炙甘草主之。

痛风久不能愈，必大补气血，以为胜邪之本，切不可徒用风药，宜十全大补汤，诸药各一钱。加真桑寄生三钱为君，再加附子、防风、竹沥、生姜汁为佐使。

痛风久不愈，以痛久必入络也，诸方俱宜加入金银花、木通、红花、钩藤、刺蒺藜之类。

又痛久则郁，郁而为热，热则生痰，必加入制南星、半夏、瓜蒌根、黄柏、贝母、竹沥、姜汁之类。

又桑寄生、虎骨俱为要药，以桑为箕星之精，风从虎之义也。久服辛热之药不效者，宜用玉竹、黑芝麻、直僵蚕、生芪、归须、菊花、蒺藜、阿胶、炙草之类，为柔润熄肝风法也。

痹

痹者，闭也。风、寒、湿杂至，合而为痹，与痛风相似，但风则阳受之，痹则阴受之。虽《内经·痹论》有风气胜者为行痹，寒气胜者为痛痹，湿气胜者为着痹之分，而深究其源，自当以寒与湿为主。盖以风为阳邪，寒与湿为阴邪，阴主闭，闭则郁滞而为痛，是痹不外寒与湿，而寒与湿亦必假风以为之帅，寒曰风寒，湿曰风湿，此三气杂合之说也。《内经·寿夭刚柔篇》曰：在阳者命曰风，在阴者命曰痹。以此分别，则两症自不混治矣。若胸痹及脏腑诸痹，又当别论。《医门法律》分别甚详，宜参阅之。

痹症之实者，宜五积散。

《金匮》治血痹，脉阴阳俱微，寸口关上微，尺中小紧，外症身体不仁，如风痹状，用黄芪桂枝五物汤。黄芪、芍药、桂枝各三钱，生姜六钱，大枣四枚，水煎服，一日三服。愚谓为痹症属虚者之总方。

腰　痛

《内经》云：太阳所至为腰痛。其痛为外感，宜五积散。

《内经》云：腰者肾之府，转移不能，肾将惫矣。其痛为肾虚，宜六味丸、治水虚。八味丸。治火虚。二方俱加杜仲、牛膝、鹿茸、补骨脂之类。

瘀血作痛，其痛如刺，轻者以鹿角炒为末。酒调服三钱重。宜三一承气汤去枳、朴，加桂枝、附子、桃仁各二钱。

督脉为病，脉尺寸中央俱浮，三部俱沉。直上直下，宜鹿茸一两，肉桂一钱，水煎服。

带脉为病，关左右弹，主腰溶溶如坐水中，宜肾着汤。

白术一味补脾即所以驱湿，而补脾又所以输精及肾，且能利腰脐之死血。余遇腰痛症服药不愈者，每用一两，佐以牛膝三钱，淫羊藿五钱，以治水虚。《神农本草经》谓淫羊藿性寒，今人不明此理，佐以附子三钱，当归、肉桂各一钱五分，杜仲五钱，以治火虚，佐干姜二钱，以治寒湿；佐苡仁五钱，以治湿热，其效如神。

卷 三

血 症

吐血　咳血　咯血　鼻衄　齿衄　舌衄　大便血　小便血　血淋　血崩

经曰：中焦受气取汁变化而赤，是谓血。血之流溢，半随冲任，而行于经络，半散于脉外而充肌腠皮毛。若外有所感，内有所伤，则血不循经，从上而涌则为吐血，咳血，咯血，鼻衄，齿衄，舌衄，从下而走则为大便血，溺血，妇人血崩，其源则一。或问：诸书皆分别五脏六腑之血而施治，兹何以笼统言之？余曰：五脏有血，六腑无血，观剖诸兽腹，心下夹脊包络中多血，肝内多血，心、脾、肺、肾中各有血，六腑无血。近时以吐血多者，谓吐胃血，皆耳食前医之误。凡吐五脏血必死。若吐，衄，崩下，皆是经络散行之血也。或问：既无分别，何《金匮》以泻心汤治心气不足为吐衄乎？曰：百病不离于五脏六腑，脏腑病以致血不循经，而为吐，衄，崩下，非吐，衄，崩下之血从脏腑中脱出也。循经之经字，作常字解，时医误解，谓归脾汤引血归脾，脾能统血，即是归经，害人无算。余再为之喝醒一语，曰：随者，仍其随之常；行者，仍其行之常；散者，仍其散之常；充者，仍其充之常。血循经常之道路，则无吐、衄、崩下之病矣。千古无一人谈及，余于高士宗引而不发处，细绎斯论，大为快事。

身热脉大者难治；身凉脉静者易治；若喘咳急而上气逆，脉见弦紧细数，有热，不得卧者，死。

外感吐血，先见头痛，恶寒，发热等症，必取微汗则愈，宜香苏饮加荆芥穗一钱，丹皮、白芍各一钱五分。

夏令、秋令感暑气、燥气而吐血，方治见咳嗽门，不赘。

《内经》云：不远热则热至，血溢、血泄之病生矣。凡人不避暑热，及过食煿炙之物，以致血热妄行，宜四生丸。

瘀血而吐，必先胸痛，血色必紫，或黑而成块，脉必滞涩，宜四物汤加醋炒大黄、桃仁、丹皮、香附各一钱五分。如紫血尽，鲜血见，即用六君子汤加当归调之。出高鼓峰《心法》。

伤寒及温病，应发汗而不汗之，内热蓄血，及鼻衄，吐血不尽，内余瘀血，大便黑，面黄，宜犀角地黄汤。

高鼓峰心法于血症独精，其云除瘀血与伤寒外，其余俱属七情、饥饱、劳力等因，必见恶心，验证分明。一味固元汤主之，方用人参、炙芪、归身、甘草、煨姜、大枣、白芍，水煎服。血症最繁，以一方统治，胡念斋深服之。胡念斋云：补药可用，温药亦须急加，附、桂、炮姜随宜。

《仁斋直指》谓：阳虚阴必走，大吐大衄，外有寒凉之状，可用理中汤加南木香，或甘草干姜汤，其效更著。又有饮食伤胃，胃虚不能传化，其气上逆，亦能吐衄，亦宜上二方。

余用甘草干姜汤，其干姜炮黑，加五味子二钱甚效，从《慎柔五书》得来。

《内经》云：血气者，喜温而恶寒，寒则泣而不流，温则消而去之。此数语为治血之要旨。所以，杨仁斋、高鼓峰方法神验。即张景岳用熟地一两，泽泻、附子、牛膝各一钱五分，肉桂一钱，炙甘草二钱，水煎服，名为镇阴煎，方虽驳杂，而温药较多，亦能奏效。

《褚氏遗书》云：血虽阴类，运之者其阳和乎？阳和二字，指心肺而言也。心肺之阳宣布，如日月一出，爝火无光，凡诸般邪热之气俱除，血无所扰，则循行常道矣。运之者三字更妙，血不自运，必藉气以运之，既已运矣，则随冲任而行于经络，散于脉外，充于皮毛，有经常之道可行，何至妄行而为失血之症耶？诸家俱赞此二句之妙绝，未能发明其旨。甚矣，医道之难也！高鼓峰虽未能悟到此旨，而固元汤与之暗合。慎柔和尚以保元阳为主，慎柔方无肉桂，有煨姜三片，黑枣二枚。亦不过取黄芪补气以生血，而亦与此旨暗合。合之则效速，二公所以名噪一时也。余于此千虑一得，不敢自秘。

血症有不宜刚燥之剂者，或血虚烦渴，躁热，睡寤不宁，五心烦热，宜圣愈汤。

舌上出血如孔钻者，煎香薷汁服，外用槐花炒研掺，蒲黄炭亦可掺之。

齿龈血出，用生竹茹四两，醋浸一宿，含之。牙缝出血，以纸纤蘸干蟾酥少许，于出血处按之立止。满口齿血出，枸杞子为末，煎汤漱之，然后吞下，根亦可。

鼻衄，用生茅花或根一两，煎服。

以上症，或统用甘露饮、滋肾丸。

血淋，尿血，用苎麻根十枚，水煎服。又用海螵蛸、干地黄、赤茯苓各等分为末，每服三钱，以柏叶、车前子煎汤下。又用乱发烧灰，入麝香少许，用米醋、温汤调下，如痛不可忍，以藕汁、萝卜汁、白蜜调下。又房劳伤小便尿血，宜鹿角胶半两，没药另研，油头发绳各三钱，为末，茅根汁打面糊丸，桐子大，每服五十丸，盐汤下。

下血，先便后血为远血，用灶中黄土八钱，甘草、生地、白术、熟附子、阿胶、黄芩各一钱五分，水煎服，名黄土汤。下血，先血后便为近血，宜赤小豆三两，浸令出芽。晒。当归一两，共为末，以浆水服一钱五分，日三服，名赤小豆当归散。二方俱出《金匮》。大便下血不止，诸药不效者，宜济生乌梅丸。

皮肤血汗，宜郁李仁，去皮研二钱。以鹅梨汁调下。又用人中白焙干，入麝香少许，温酒调服，立效。又用六味地黄汤加五味子一钱，麦门冬、川续断各二钱。

诸窍出血，宜头发、败棕、陈莲蓬各等分，俱烧灰研，每服三钱，木香汤下。

妇人血崩，审其寒热虚实，照以上诸方择用。若脱血之顷，不省人事，大汗不止者，宜参附汤。贫者以当归补血汤加熟附子二三钱。

大吐，大衄，大崩之顷，血若稍止，急用独参汤服。服后听其熟睡，切勿惊醒，则阴血复生矣。

癫、狂、痫

癫者，痴呆之状，哭笑无时，语言无序，其人常静。狂者，骂詈不避亲疏，其人常动。痫者，忽然猝倒无知，口角流涎，手足抽掣，或作五畜声，数刻即愈，愈后即如平人，作止有间断，所以名痫也。皆痰火为病。而痫病多由胎中受惊，一触而发也。治宜调中，补北泻东南，不必过求奇险。

脉实者吉，沉细者凶。

前症属于实痰、实火者，宜滚痰丸。

肝火之为害，非泛常之药所可疗，时贤叶天士独得其秘，急用当归芦荟丸，每服三十丸，一日两三服，不可迟疑败事。

前症属虚者，宜磁朱丸、二加龙骨汤加铅丹二钱，再加阿胶三钱。此二方神妙，非可以思议及者。

前症既愈，即宜以和平之剂收功，宜朱砂安神丸。

消　渴

口渴不止为上消，治以人参白虎汤；食入即饥为中消，治以调胃承气汤；饮一溲一为下消，治以肾气丸。赵养葵大变其法，谓治消无分上、中、下，先以治肾为急，以六味丸料一斤，入肉桂一两，五味子一两，水煎六七碗，恣意冷饮之，熟睡而渴如失矣，白虎、承气皆非所宜也。

喻嘉言曰：肾者，胃之关也。关门不开，则水无输泄，而为肿满；关门不闭，则水无底止，而为消渴。金匮肾气丸蒸动精水，上承君火，而止其下人之阳光。彼症取其开，此症取其合。一开一合，具通天手眼。子和诋之，何其陋也！又白茯苓丸治肾消，方用白茯苓、覆盆子、黄连、瓜蒌根、萆薢、人参、熟地黄、玄参各一两，石斛、蛇床子各七钱半，鸡内金三十具微炒，共为细末，炼蜜和捣三五百杵，丸如梧子大，每服三十丸，食前磁石汤送下。喻嘉言治验加犀角一两，又以六味丸加犀角收功。按：此与八味地黄丸，一阴一阳，相为表里，皆为神方。

脉宜数大，忌虚小。

伤　食

伤食病，必有胸闷，吞酸，嗳腐，腹胀，腹痛等症，宜以平胃散加麦芽、谷芽、山楂、神曲、莱菔子消之，或以所伤之物烧灰加入为引导。如初伤时，食尚在膈，服此汤以手探吐；如伤之已久，腹满拒按，宜以三一承气汤下之。愈后，服香砂六君子汤加干姜调养。若无吞酸、嗳腐等症，但见头痛、恶寒、发热，是外感症，切不可误用消导之品，致外邪陷入，变症百出。伤寒不禁食，故桂枝汤啜粥，是开章第一义，读仲景书自明。西北之人，一遇头痛、恶寒、发热之症，便云有食，即服神曲、山楂等药，往往误事。余为活人计，不得不大声疾呼也。

脉滑而实，时书以右关之上为气口，谓气口紧盛伤于食者，妄也。

张景岳云：偶病之人，多有非食而疑食者，曰某日曾食某物或某肉某面，其日即病。医者不论虚实，但闻此言，且见胃口不开，必先治食。夫未病之人，谁有不食？岂必预为停食以待病至者，斯可信其无食乎？及其病也，则或因劳倦，或因风寒，或因七情，病发不测，而且无胀无滞，与食何干？药不对病而妄行剥削，必反增病，此斯道之莫须有也。由此推之，则凡无据无证而妄行胡猜者，皆其类也，良可慨矣！

黄履素著《折肱漫录》云：五谷皆养补脾气之物，一煅成炭，反能消食者何？盖火能软坚化物，炽从火化故也。诸炭能消食，亦能伤脾，功用不减于山楂、神曲，不可忽之，以为食物而多服常服也。

愚按：今人用白术炒焦，不知其伤脾；地黄烧灰，不知其伤肾，当以先生之言正之。

疟疾

寒热往来有定候，一日一发者邪浅，二日一发者邪深，三日一发者邪更深。先寒后热者为顺，先热后寒者为逆。自子至午发者为阳，自午至子发者为阴。单寒无热者名牝疟，为纯阴病；单热无寒者为瘅疟，为纯阳病。疟病因劳而发者，名劳疟；因食而发者，名食疟。更有鬼疟，为祟病；瘴疟，是感岚气而成，种种不同，总以少阳一经为主。以少阳居阴阳之界，偏阴则寒多，偏阳则热多，阴阳俱病则寒热等。单寒、单热为阴阳偏造其极。即祟疟、瘴疟，亦阳气之虚，正虚不能胜邪，内虚不能御外，脾胃之阳虚不能腐熟水谷，俱不离少阳一经。

疟脉自弦，浮弦表邪，沉弦里邪，洪弦属热，迟弦属寒，滑弦痰饮，实弦食积。久疟之脉。渐缓则愈，弦紧则殆，土散双弦，代散莫救。

初起俱宜小柴胡汤，一日一服，五日必愈。方中柴胡一味，少则用四钱，多则用八钱，切不可少此一味。神农推为上品，久服延年益寿之药。自李东垣及李时珍之书行，此药之真面目渐掩，张景岳新造五柴胡饮为散剂，更属无知妄作，流毒非轻。

凡初起无汗，去人参，加桂枝三钱。服后食热粥，温覆微似汗则愈。未愈再服之，有利无弊，切勿惑于浅人之说。

若发热甚，汗不出，可加麻黄三钱。如病家惑于邪说，牢不可破，即以杏仁、紫苏、防风各三钱代麻黄，服后温覆微似汗，不用食粥。

上、下午疟，不必过分。惟以寒多者属阴盛，加桂枝三钱，生姜宜倍用之，或再加吴萸三钱；单寒无热者，亦用此法，或去黄芩，再加熟附子三钱。热多者属阳盛，加知母、贝母各三钱；汗多而大渴大热者，加生石膏五钱，麦冬三钱，粳米四钱；单热无寒者，亦用此法，或再加知母三钱；先热后寒者名瘅疟，治同，宜加桂枝二钱，是从《金匮》白虎加桂枝汤中仿出。

鬼疟，脉乍大乍小，加藿香二钱，以香为天地之正气，正能胜邪也，天麻三钱，以天麻之形如魁芋，有二十四子周环于外，其苗名赤箭，取弧矢以示威之义也。

瘴疟，加苍术、藿香各二钱。

食疟，以平胃散采入柴胡一味为君，融合二方为一方，即前人复方法也。

劳疟，是虚人不能耐劳而病疟，宜小柴胡汤原方去半夏，加瓜蒌根二钱，或佐以补中益气汤。

一切疟疾口渴，俱去半夏，加瓜蒌根以生津液。

凡一切疟疾，欲急于取效，俟三发之后，以小柴胡汤加常山三钱，寅时服，渣再煎，于辰时再服。如吐，任其吐去痰涎自愈。时医惑于俗传本草，谓常山是截疟猛药，邪未尽而强截之，多变他病，此无稽之臆说也。盖常山从阴出阳，为透邪外出之良药，仲景用其苗，名为蜀漆，今人用其根，何尝是强截之药？

久疟不愈，及三阴疟，三日一发者，诸药不效，惟以白术一两或二两，加生姜五七钱，水煎一杯，于寅时服之，渣再煎，于上午再服。如热多者，以当归一两余代白术。

如脾肾两虚，诸药不效者，用近效白术汤，一日两服，服到十日必愈。书成，友人自安徽回，赠余医书一帙，乃张心在新著《附经》也。中有三阳交于胆，三阴交于脾，三阳之疟治胆，三阴之疟治脾句，真是名言，可佩！此君若得名师益友而讲论之，将来为医中一巨擘，恨未晤其人。

初病疟，世称胎疟，缠绵难愈，与痘疹之症本于胎毒无异，宜六君子汤加草果、乌梅，或合小柴胡汤。

久疟不愈，不必治疟，只以六君子汤、补中益气汤，兼吞桂附八味丸，调理半月，无不痊愈。今医俱遵景岳法，用何人饮、休疟饮，方中以何首乌一两为主，据云中和之道，其实苦涩之品不能养人。余屡见久服此药多变出肿胀等病，学者不可不知。

痢　疾

下痢秽浊胶粘，似脓似血，小腹隐痛，欲便不便，里急后重是也。旧说偏寒偏热，主补主攻，皆不可拘执。惟所列死证数条，缘时医治不得法，流连致死；或过信前医之说，弃而不治，坐视其死。余目击心伤，日夜焦心，从《内经》、仲景言外之旨，及散见于各条之下，一一体认，而参以所治之症，大有所悟，药到病瘳，厥效彰彰可纪。请先言救逆之道，而次及恒法。

医书云：脉沉小者易治，脉浮大者难疗。又云：发热不休者死。此遵《内经》肠澼一论，执一不通之过也。余别有所悟。脉浮为表邪，浮而兼大，是表邪侵于阳明之界而下利，仲景有葛根汤等治法。发热不休，非感冒风寒，即是经络不和，宜用桂枝汤、当归四逆汤，祛风寒以调经络。人参败毒散加老米，名仓廪汤，亦是此意。但药力轻薄，不能速效耳。大抵初病治法，发热恶寒者，香苏饮加防风、川芎以取微汗则愈；重，必用桂枝汤、当归四逆汤之类。若寒热往来，多呕者，必用小柴胡汤。若热多而口渴者，小柴胡汤去半夏，加瓜蒌根主之。若发热不恶寒，里急后重者，以葛根黄芩黄连甘草汤，照古法先煎葛根，后煎诸药，日服二三剂，必愈。若用痢门方，如芍药汤之类，其邪无不陷入变危者，余深恨倪氏痢疾三方为杀人之具。

医书云：腹痛不休者死。按其治法，不过用木香、槟榔、砂仁及消食行滞之品，安能以救死症？若果消渴，口中热，胸腹胀满坚实而拒按，为实症，三承气汤可以择用，或以三一承气汤代之；若果不渴，口中和，脉迟小而无力，或手足冷，腹痛而喜按，为虚寒症，非四逆汤不可；若腹痛而下利重滞者，再加生白芍三钱。如腹痛不止，虚烦而喜按，脉弦者，为肝邪克土，宜小建中汤，服二时许，即以小柴胡汤去黄芩，加白芍药继之，神效。

医书云：下痢纯血者死，下痢如屋漏水者死。按其治法，不过用阿胶、地榆、槐花、苍术之类，安能以救死症？如果下奔鲜血，口渴，便短，里急后重，脉盛者，为火症，宜白头翁汤，一日二服。虚人及产后加阿胶、甘草，亦有下鲜血而非火症者。若血带暗而成块者，属热者少，属寒者多，俱宜从脉症细辨之。若口中和，脉细，小便长，手足冷者，属虚寒无疑，宜以理中汤加灶心土八钱主之。下血多者，宜间服黄土汤，一日二服，三日渐愈。盖以脾胃如分金之炉，理中汤分其清浊，是治其本源也。屋漏水即血水之黯滞不稠者，为虚寒症误用寒凉攻破所致，若见咽痛，语言无序，半日必死，亦用理中汤救之。

医书云：能食者轻，不能者重，绝食者死，发呕者死。盖不能食，有食滞，即宜以平胃散加消导之药。若脾胃虚弱，即宜用香砂六君子汤及理中汤，健脾以运胃。又有辨于其微者，不饥而不思食者，是脾病，宜以上二方；饥而不能食者，是肝病，宜乌梅丸。至于绝食，频呕，即是噤口痢，丹溪用人参、石莲肉、黄连煎汤，入生姜汁，徐徐呷之，只认作湿热上冲之症，故不效，宜参上诸法治之。若食入即吐，不利于香、砂、橘、半者，宜用干姜黄连黄芩汤，苦辛以开拒格。若胸满而吐，及干呕吐涎沫者，宜吴茱萸汤，温镇以和土木，其效如神。

凡心下痞满，从仲景三泻心汤及厚朴生姜甘草半夏人参汤等，择用如神。

医书云：妇人新产即发痢者死。余考金匮白头翁汤加甘草阿胶之例，可知产后宜照病用药，毫无顾忌。又云：小儿出痘后即发痢者死。余以为不尽然。大抵产后失于过温致死，痘后失于过寒致死，俱因病而药之，不必泥于一说。

恒　法

痢疾无外症、恶症，但见里急后重，便脓血者，三日内俱宜芍药汤。

痢疾腹中撮痛，或下血片，及噤口恶痢，诸药不效者，宜斗门秘传方。

痢疾不论新久，以陈米汤送下香连丸二钱，一日三服，极验。至于久痢，以四君子汤、六君子汤、补中益气汤、十全大补汤送下，法本薛氏，多效。

久痢诸药不效，审其为虚脱不禁无余邪者，宜真人养脏汤。

久痢流连不愈，愈而又作，名为休息痢，是兜涩太早，余邪未尽，宜羊脂四钱，白蜡三钱，黄连末三钱，白蜜八钱，乌梅肉炒研末二钱，血余炭三钱，煎搅可丸，丸如桐子大，以米饮送下三十丸，日三服。此孙真人法也。又有服补中益气汤不应，反下鲜紫血块者，此久风成飧泄，风气通于肝，肝伤不能藏血也，宜玉屏风散去白术，倍防风，加羌活、葛根、升麻主之。

洞泄寒中，注下水谷，赤痢，白痢，食已即出，食物不消者，宜圣济附子丸。

时　疫

程山龄云：时疫之症，须知有来路两条，去路五条。何谓来路两条？疫有在天者，在人者。如春应温而反寒，夏应热而反凉，秋应凉而反热，冬应寒而反温，非其时而有其气。自人受之，皆从经络而入，或为头痛，发热，咳嗽，或颈肿，发颐，大头风之类，斯在天之疫也。若一人之病，染及一室；一室之病，染及一乡以及阖邑，病气、秽气互相传染，其气从口鼻而入，其见症憎寒壮热，胸膈饱闷，口吐黄涎，乃在人之疫。以气相感，与天无涉，所谓来路两条者此也。夫在天之疫，邪从经络入，寒多者治以辛温，宜五积散；热多者治以辛凉，宜九味羌活汤；审其气虚不能作汗者，宜人参败毒散；热甚格邪不作汗者，宜防风通圣散；若发颐及大头症，是风火相乘而为毒，宜防风通圣散加牛蒡子、金银花、桔梗、贝母、瓜蒌仁之类，俾邪从经络入者仍从经络出。此以发汗为去路也。在人之疫，邪从口鼻入，或香苏饮加玉竹、川芎、忍冬，或神术散加葛根、葱头，或藿香正气散之类，俾其从口鼻入者仍从口鼻出。此以解秽为去路也。至于经络、口鼻所受之邪，传于阳明之经，则为自汗，大渴，大热，斑黄等症，宜甘露饮生其津液，以为胜邪回生之本，甚者必用人参白虎汤，以清阳明散漫之热。此以清火为去路也。如入于胃腑，则为谵语发狂，大便实，小腹拒按等症，宜三一承气汤下之；或内有实热，外有实邪者，宜防风通圣散以两解。此方疫症第一良方，用之得法，不论新久，头头是道。此以攻下为去路也。复有虚人患疫，同病久变虚，或误治变虚，须用四物汤、四君子汤、补中益气汤等加减。此以补养托邪为去路也。要之，疫症必从大汗而解。人壮者，不战而汗；人虚者，必战栗而后大汗。汗未彻者，俟七日后而又作汗。以上五法，该于发汗一法之中。散邪是发汗正法。而秽浊之气袭经络，不以辛香解之，则汗不出；火邪内燔，血干津涸，非清火则阴气不滋，而汗不出；胃气壅塞，不攻其实，则浊气不解，而汗不出；汗由液化，其出自阳，其源自阴，非补养阴阳，则气血不充，而汗不出。此发汗一法为治疫大关头：有汗则生，无汗则死。若治之失法，或涸其汗源，或强逼使汗，皆枉其死也，可不慎哉！

未汗宜阳脉，忌阴脉。已汗宜阴脉，忌阳脉。

避疫法

避疫之法，惟在节欲、节劳，仍勿忍饥，以受其气。胆为中正之官，胆气壮，则十一经之气赖以俱壮，邪不能入。《医统》云：男人病，邪气出于口；女人病，邪气出于前阴，其对坐之间，必须识其向背，或以雄黄涂鼻孔中，从容察位而入。

暑 症

洁古谓动而得之为中热，静而得之为中暑，暑阴而热阳，未免称名不正。盖夏日炎炎，人触之则生暑病，即为中热，无非动以得之。他若畏热求凉，凉袭于外，则为发热恶寒，头痛项强等症，宜九味羌活汤以散之；凉中于中，则为吐泻、腹痛，宜理中汤以温之；若兼烦躁，则间用凉水调下大顺散。病虽作于暑月，不得以暑病名之也。大抵暑症辨法，以口渴，心烦，溺赤，身热，脉洪而虚为的。轻者为伤，以六一散荡涤热气，从小便而泄。若暑热闭郁而无汗，必用香薷饮发越阳气，彻上彻下，解表兼利小便则愈。重者为中，大渴大汗，宜白虎加人参汤主之；或汗出身热而两足冷者，是暑而挟湿，宜白虎加苍术汤主之。若中暑昏闷不醒，并伏暑停食吐泻，用半夏四两醋煮，茯苓、甘草各二两，共为末，以生姜汁为丸如绿豆大，每服五、六十丸，开水送下。若昏愦不醒者，研碎灌之立苏。此孙真人之神方也。名消暑丸，为暑症第一神方。至于生脉散、清暑益气汤，为暑伤元气而立，或预服以却暑，或病愈后以收功，非暑病正方也。

湿 病

湿有从外入者，有自内得者。阴雨湿地，皆从外入，其症头重腰冷，一身尽重；冷浆瓜果，皆自内得，其症泄泻腹胀，肠有水气，淋浊痰饮。然外湿亦可渐入于内，内湿亦有浸渍于外。失此不治，则郁而为热，变症多端，不可不察。

湿脉多缓。是怠缓，非和缓。浮大者易治，沉细小者难医。

内外湿总方，宜二陈汤加苍术、白术、羌活主之。外湿，加紫苏、防风、猪苓、泽泻、干葛、木瓜主之；内湿，加木通、泽泻、砂仁、木香；食积，加山楂、麦芽、枳实；寒湿，加干姜；湿热，加黄连、黄芩，热轻者只用连翘，槟榔时嚼亦妙。

受湿腰痛，其痛冷重沉着，如带五千钱，宜肾着汤。

白浊不止，为湿热下注，妇人白带亦然，宜萆薢分清饮。如妇人白带，加半夏、芡实、苡仁、黄柏、生白术主之。

伤湿一身尽痛，不可转动，宜一味白术酒。

苍术多脂易霉而治湿，与僵蚕死于风而治风，驴皮动火制成阿胶而降火，俱是造物妙处，即《大易》所谓同气相求，《内经》所谓衰之以其属是也。盖湿邪在人肠胃，原自不安，一得苍术气味，便与之合一，气从汗出，味随水谷下行，先诱之而后攻之也。

头　痛

大抵暂痛为邪，久痛为虚。邪则分寒热而除之，虚则审阴阳而补之。然亦有久痛为邪所缠，新痛因虚而发者，当因脉证而辨之。

脉浮滑者生，短涩者死。

伤寒六经俱有头痛：太阳痛在脑后，必连项强，宜九味羌活汤加葱白三根；阳明痛在额前，必连目眶，宜升麻葛根汤；少阳痛在侧，必兼两胁痛，多呕，宜逍遥散去白术，加半夏、黄芩、川芎；太阴无头痛，然湿土动而生痰，亦为头痛，宜二陈汤加制南星、苍术、川芎；少阴头痛，脉细，但欲寐，宜五积散加细辛、附子；厥阴头痛如破，干呕，吐涎沫，宜吴茱萸二钱，人参一钱五分，生姜四钱，大枣四枚，水煎服，名吴茱萸汤。

火邪头痛，火盛者，宜竹叶石膏汤加减，方见《伤寒论》。如火势轻者，只用辛凉之品，火郁发之之义也，宜加味逍遥散加葛根二钱，酒炒黄柏一钱，薄荷五分。

气实有痰，或头重眩晕，用大黄酒炒三遍为末，茶调三钱服。此釜下抽薪之法也。

偏头痛，宜二陈汤，偏在右者，加沙参一两，酒炒黄芩、黄连、川芎、防风、制南星之类；偏在左者，加当归一两，川芎、白芍、白芷、柴胡、防风之类。

气虚头痛，宜补中益气汤，少加川芎、蔓荆子之类。

血虚头痛，宜四物汤倍川芎，加黄柏、知母，少加蔓荆子、细辛之类；当归补血汤加鹿茸五钱，水、酒各半煎。

眉棱角痛，宜半夏六钱，生姜三片，水煎，调沉香末五分服。

真头痛，痛甚，脑尽痛，手足寒至节，不治。然不忍坐视其死，急灸百会，吞黑锡丹。

肾虚头痛，诸药不效，宜六味汤去丹、泽，加枸杞三钱，炙甘草、细辛各一钱，川芎二钱，肉苁蓉三钱五分。如命门火虚者，用八味汤，加减如上法。

蒸法最效，方用川芎半两，晚蚕砂二两，僵蚕如患者年岁之数，以水五碗，煎至三碗，就砂锅中，以厚纸糊满，中间开钱大一孔，取药气熏蒸痛处，每日一次。虽年久者，三五次永不再发。

瘰疬

普明子曰：瘰疬者，肝病也。肝主筋，肝经血燥有火，则筋急而生瘰疬。多生于耳前后者，胆之部位，胆与肝相表里。其初起即宜消瘰丸消散之，不可用刀针及敷溃烂之药。若病久已经溃烂者，外贴普救万全膏，内服消瘰丸并逍遥散，自无不愈。更宜戒恼怒，断煎炒及发气、闭气诸物，免致脓水淋漓，渐成虚损，患此者可毋戒欤？

新采消瘰丸，此方奇效，治愈者不可胜计，予亦刻方普送矣：玄参蒸、牡蛎煅、醋淬、贝母去心，蒸，各四两，共为末，炼蜜为丸，每服三钱，开水下，日二服。

愚按：普明子著《医学心悟》一书，逐末亡本，用之鲜效。惟此丸平淡而神奇，当共宝之。但耳前后为少阳部位，渠云肝之部位者，误也，故改正之。

眩晕

《内经》云：上虚则眩。又云：肾虚则高摇，髓海不足则脑转耳鸣。皆指不足而言。仲景论眩，以痰饮为先。丹溪宗河间之说，亦谓无痰不眩，无火不晕，皆指有余而言。前圣后贤何其相反至此？不知此症不离于肝。经云：诸风掉眩，皆属于肝。此风非外来之风，指厥阴风木而言。厥阴风木与少阳相火同居，厥阴气逆，则风生而火发，故河间以风火立论也。风生必挟木势而克土，土病则聚液而成痰，故仲景以痰饮立论，丹溪以痰火立论也。然一身聚邪之处，即为偏虚之处。头为诸阳之会，相火得以逆行上僭者，非上焦之虚而何？肾为肝母，肾主藏精，精虚则髓海空而头重，故《内经》以上虚及肾虚、髓海不足立论也。言虚者，言其病根；言实者，言其病象，其实一以贯之也。

脉数热多，脉涩血少，弦为肝风，滑实痰积，虚小气虚，大为病进。

眩晕脉弦，发热或寒热往来，宜逍遥散加半夏、天麻、钩藤主之。

眩晕脉数或滑实，大小便闭，胸胁作痛，耳聋，耳鸣，多怒，凡属肝经实火，宜当归芦荟丸。此法从喻嘉言《寓意草》医吴添官之母一案得来。

眩晕脉涩，乃精气不足。欲荣其上，必灌其根，宜六味地黄汤倍地黄，去丹皮、泽泻，加细辛、炙甘草各一钱，川芎二钱，枸杞子三钱，肉苁蓉三钱半，水煎服。

脉虚细弱小，是气虚，宜补中益气汤加天麻、半夏、钩藤。

脉弦而滑，眩晕而呕逆，为痰饮，宜泽泻四钱，白术二钱，水煎服，或用二陈汤加天麻合此二味。

实火眩晕不可当，宜大黄酒炒三遍，研末，茶调下二三钱。

虚眩诸药不效，宜鹿茸五钱，酒煎去滓，入麝香少许服。缘鹿茸生于头，以类相从也。

眩晕大虚，诸药不效及虚人愈后调理，俱宜正元丹、桂附八味丸。

眼目

眼目一症，古有五轮八廓及七十二症之辨，其实不足凭也。业是科者，庸妄固无论已，而高明之士，于实症则曰风曰火，于虚证则曰肝血少曰肾水衰，言之亲切有味，而施治则毫无少效，且以增病。余历数交游，凡目痛者，无不因医而致瞽，即有一二幸免者。原为轻浅之病，即不服药亦愈，于医固无与也。盖此症除风火赤肿、外障等症外，而一切目视无光及昏黑倦视等症，皆为阳虚。心肺为上焦之阳，心属火，火能烛物；肺属金，金能鉴物，二脏之阳不宣，则火不能烛，金不能鉴矣。医者不知，以补血之药滋肝，以补水之药滋肾，下焦之阴愈盛，则上焦之阳愈虚。且令下焦阴气上加于天，白昼如夜，爝火有光，阴云四合，龙雷飞腾。原欲滋阴以降火，其实滋阴以助火，火盛则遂增出赤肿、红丝、胬肉、羞明诸火象，渐成废疾矣。予非专业此道，不敢多言，请向瞽者而询其所服何药，所点何药，便得前车之鉴。今于眼科所未载外，搜出数方，以救逐流之弊。

四君子汤加肉苁蓉、川椒、菟丝子为丸，治虚寒症。

豆腐一块，中挖一孔，入朴硝一二钱，仍用豆腐盖上，蒸出水，即以此水洗目，效，治实热证。

桂附地黄丸，当归补血汤加鹿茸三钱，磁朱丸，还少丹，以菊花汤送下。

初起翳障，不可遽用点药及一切洗药。盖目不染尘，药汁入目，亦见羞涩。惟用洁净开水，以洁净茶盏盛之，用洁净本色绢片乘热淋洗，洗后水混浊，换水再洗，洗至水清无垢方止，如此数次即愈。水内并不用药，名天然水，水必煎沸者，以热能散风，水能制火也。

耳 聋

肾开窍于耳，固也，而肾脉却不能上头。肾与心交，假道于心之腑以上。耳中之穴曰听宫，小肠之经脉贯之，为司听之神所居之位，其形如珠，皮膜包裹真水，若真水破而耳立聋。有为大声所振而聋者，皮膜破也。

或聋或不聋者，心肾不交也，宜磁朱丸交媾水火。有先耳鸣而后聋者，肾虚不能闭藏，阴气窒塞于阳窍也，宜六味丸去丹皮，重加磁石，再加五味子、龟板胶为丸，令阴气自盛于本宫，不触于阳窍。

若感冒暴聋，总不外少阳一经。足少阳胆脉绕耳轮，手少阳三焦脉入于耳，邪气壅实，听宫为其所掩，宜逍遥散去白术，加黄芩、半夏、生姜、玉竹、大枣主之；如风火交煽，宜防风通圣散；肝火炽盛，宜当归芦荟丸。

尺脉弱者，宜桂附地黄丸；尺脉数者，宜大补阴丸。二丸俱加磁石、菖蒲、苁蓉之类。神而明之，存乎其人，非可以笔楮传者。

浮大为风，洪数为火，洪大而实为风火，尺数为阴火，迟濡为肾虚。

疝 气

疝者，小腹睾丸为肿为痛是也。其名有七：曰寒疝，囊冷结硬如石，阴茎不举，或控睾丸而痛；曰水疝，肾囊肿痛，阴汗时出，或肿状如水晶，或囊痒而搔出黄水；曰筋疝，阴茎肿胀，或溃或脓，或里急筋缩，或出白物；曰血疝，状如黄瓜，在小腹两旁横骨两端约中，俗云便痈；曰气疝，上连肾区，下及阴囊，或因号哭忿怒则胀，罢则气散；曰狐疝，卧则入小腹，行立则出小腹；曰㿗疝，阴囊肿缒，如升如斗，不痒不痛。然亦不必拘者。经云：任脉为病，男子内结七疝，女子带下瘕聚。又曰：足厥阴肝病，丈夫㿗疝，妇人少腹肿。大抵任病、肝病居多，小肠病亦多，各经亦间有之。

治之之法，统以二陈汤加泽泻、猪苓、白术、桂枝、小茴香、木通、金铃子主之。余少时初用，疑为偶效，后屡试屡验，方知其调气之功甚巨。张景岳先得我心，景岳云：病名疝气，非无谓也，盖寒有寒气，热有热气，湿有湿气，逆有逆气，陷有陷气，在阳分则有气中之气，在阴分则有血中之气，从寒热虚实施治，俱当兼用气药。余此方化膀胱之气，而诸气俱调。其义详于胀症，宜参究之。

本脉牢急，弱急不宜。

二陈汤加味外，若寒甚者，再加干姜、附子；若热极者，加黄柏、知母；小便如膏者，加石菖蒲、萆薢；气上冲，去白术，加肉桂、吴茱萸、当归；囊肿如水晶者，加苡仁、桑皮；痛不可忍者，恐瘀血为脓致溃，加桃仁、红花、乳香；筋缩者，加苡仁一两，木瓜二钱；顽麻不痛者，加川芎、槟榔；痒者，加刺蒺藜三钱。

《千金翼》洗方：治丈夫阴肿如斗，核中痛。雄黄末一两，矾石二两，甘草七钱，水五碗，煎二碗，洗。又于关元两旁相去各三寸青脉上，灸七壮，即愈，左灸左，右灸右。又灸外陵穴，在脐左右各开一寸半，灸疝立效，永不再发。

痿　症

痿者，两足痿弱不能行也，痿而不痛。治宜独取阳明。阳明为五脏六腑之海，主润宗筋，宗筋主束骨而利机关。若阳明虚，不能受水谷之气而布化，则五脏无所禀，宗筋无所养，而痿躄作矣。若用辛热风药及蒸、灸等法，立危。

脉洪数可治，虚弱难医。

痿症皆属于热，宜虎潜丸。阳明为诸筋总会，故取虎潜丸为主，而足所以能健步者，则在于骨。《三因方》又取加减四斤丸为主，以肾为筋骨之总司也。方用肉苁蓉、牛膝、木瓜、鹿茸、熟地、五味子、菟丝子各等分为末，炼蜜丸桐子大，每服五十丸，温酒、米饮下。

痿症服前丸。若气虚多痰者，间服六君子汤加黄柏、苍术、紫菀。《神农本草经》云：紫菀主痿躄。今人不读圣经，只知为治咳也。

瘦黑人血虚多火，宜间服六味丸加黄柏、苍术；肥白人痰多气虚，宜间服当归补血汤加竹沥、姜汁。

泄　泻

《难经》有五泄之分，曰胃泄，脾泄，大肠泄，小肠泄，大瘕泄，即痢疾。其实不必泥也，总以虚实久暂为辨。

脉小，手足寒，难已；脉小，手足温，易已。泄而脱血，难治；泄而脉大，难治。

《内经》云：湿胜则濡泄，此为泻病之总论。宜平胃散加茯苓、猪苓、泽泻、白术、桂枝，名胃苓汤，统治诸泻如神。

口中热，溺赤，下泻肠垢，为湿热，去桂枝，加防风、黄连各一钱；溺清，口中和，下利清谷，为寒湿，加干姜二钱；胸满痞闷，嗳腐吞酸，泻下臭秽，为食积，加山楂、麦芽；食少便频，面色㿠白，为脾虚，去厚朴，加人参、干姜。五更天明，依时作泻，或脐下痛，为肾虚，去陈皮、厚朴，加补骨脂三钱，吴茱萸、五味子、熟附子各一钱。

忽然大泻不止，大汗大喘，手足厥冷，兼吐者，须防脾肾之气暴脱。夏月伏阴在内，最多此症。若服藿香、香薷必死，急用附子理中汤大剂。

《内经》云：诸病暴注，皆属于热。然必有热症、热脉可凭，不可以凉药姑试，宜香连丸、六一散。

《内经》云：清气在下，则生飧泄。须用升清法，宜补中益气汤去当归，加木香、干葛。

《内经》云：春伤于风，夏生飧泄。又云：久风生飧泄。宜神术汤、圣济附子丸。

久泻愈而又作，泻时腹痛，诸药不效，此痼冷在肠间，必先取去，然后调治，宜平胃散去苍术，加干姜、肉桂、附子各一钱半，大黄八分，水煎服。法本《千金》。或用温脾汤。

久泻，诸药不效，有脏热肠寒、脏寒肠热之辨，微乎微乎！余详于《从众录》等书，兹用仲景乌梅丸，每服二钱，米饮下，日三服，半月愈。又久泻有用肉苁蓉、鹿角霜、当归须等法，有用芩、连、甘草、葛根等法，有用阿胶、羊脂、乳酥、黄连末、蜂蜜熬膏等法。此理更微，可以心会，不可以言传。喻嘉言颇得其秘。

五更泄，名脾肾泻，及虚人时常作泻，必以温补肾元为主，宜四神丸加白术、人参、干姜、附子、茯苓、罂粟壳，炼蜜丸。朝服三钱，临睡服五钱，米饮送下。

卷　四

鹤膝风

胫细而膝肿是也。为风、寒、湿三气合痹于膝而成。初起发热头痛，宜五积散，痢后变成者亦宜之。若久病，为足三阴虚，宜十全大补汤加附子、牛膝、杜仲、防风、羌活主之。

又治初起外法：用陈年白芥子研末，以姜汁、葱汁调涂，一伏时，患处起泡，泡干脱皮自愈。

又按：鹤膝风多是虚寒，脚气多是湿热，一攻一补，治法各判。然脚气有肾虚气喘，小腹痹者，肾气丸必不可缓；鹤膝风有赤热焮肿者，二妙散、桂枝芍药知母汤亦所必需，此活法也。

脚　气

脚之肿大是也。东垣云：南方卑湿，其湿从外以袭入；北方常食膻乳，又饮酒太过，脾胃有伤，不能运化，其湿从中以流下。初起发热恶寒，似伤寒症，若上气喘急，及上少腹不仁，恐致攻心不救。若患久不治，即成痼疾。此症名壅疾，不可骤补。

脚气肿痛不可忍，宜鸡鸣散。

脚气气喘，少腹不仁，须防其入心，宜后方用桂附地黄丸。脚气服鸡鸣散愈后亦宜之。

两胫大，为湿脚气；两胫不肿，或顽麻，或挛急，或缓纵，名干脚气，宜四物汤加牛膝、独活、苍术、黄柏、木瓜、泽泻、肉桂之类。

积　聚

积者，五脏所生，推之不移，属阴；聚者，六腑所成，推之则移，属阳，当辨其新久虚实而施治。《内经》云：大积大聚，不可犯也，衰其大半而止，过则死。此治积聚之法也。

脉宜沉实，忌虚弱。

积聚新病，审其可用疏散者，宜用五积散；积聚新病，审其可用消导攻下者，宜用备急丸。

平胃散加入萹蓄、瞿麦穗、大麦芽、川芎，以上八味，各用五钱，沉香、木香各一钱五分，大黄酒浸二两，共为细末，每服三钱，姜汤送下，忌油腻动气之物及房事一月。药须黄昏服，勿食晚饭，大小便见恶物为度。肝之积在左胁下，名曰肥气，去苍术，加柴胡、鳖甲、青皮、莪术；肺之积在右胁下，名曰息贲，加白豆蔻、桑白皮、郁金；心之积起脐上，上至心下，大如臂，名曰伏梁，去苍术，加肉桂、黄连、石菖蒲、莪术；脾之积在胃脘，腹大如盘，名曰痞气，原方不加减；肾之积在脐下，发于小腹，上冲心而痛，名曰奔豚，上方去苍术、大黄、陈皮、麦芽、萹蓄，加茯苓四两，肉桂、附子、当归、吴茱萸各五钱，川楝子、李根白皮各一两，淡盐汤送下，或炼蜜为小丸，吞下四钱更佳。凡热积加黄连、黄芩，寒积加姜、桂、附子，酒积加葛根，痰积加半夏，水积加桑白皮、赤小豆，血积加桃仁、红花，肉积加阿魏、山楂，果积加麝香、草果。

久病及虚弱之人不可径用前药，或先服补药，然后攻之；或攻药去病之半而即补之；或服攻药三日，服补药一日。神而明之，存乎其人。若愈后，必以补药收功，宜六君子汤、香砂六君子汤、附子理中汤。以上三方，唯脐下动气去白术，加肉桂一钱五分。

服攻药大下积血，自汗不止，气弱不能转动者，宜急进参附汤。若贫者，以当归补血汤加附子三钱代之。

呕、吐、哕、呃

声与物俱出为呕，有物无声为吐，有声无物为哕。气自脐下冲逆有声，声短而频，古人名哕，又名咳逆，为呃。方书命名各异，今从俗本分名，使人易晓。

脉阳紧阴数为吐，阳浮而数亦吐。寸紧尺涩，胸满而吐。寸口脉数者吐，紧而涩者难治。紧而滑者吐逆。脉弱而呕，小便复利，身有微热，见厥者难治。吐出色如青菜者危。

上四症，皆属气逆，有统治之法，宜二陈汤随症加减。如为寒气所客，脉迟畏寒，加砂仁、藿香、干姜；如干呕，吐涎沫，加人参一钱，吴茱萸二钱，大枣三枚，倍生姜；如食不得入，为火阻于上，加黄连、黄芩、人参；如为饮食所伤，吞酸嗳腐，加苍术、藿香、砂仁、麦芽、山楂；如有声无物，加生竹茹二钱，人参一钱，旋覆花三钱，代赭石一钱五分，大枣二粒；如吐酸水，加吴茱萸一钱，黄连五分；如脾胃虚弱，运化迟而呕吐者，加人参、白术、砂仁、木香；如食已即吐，是胃中有热，食入则两热相冲，不得停留而吐，若大便秘结，可加大黄三钱；若寒热往来，胁痛而呕者，为少阳症，加人参、黄芩各一钱，柴胡三钱，大枣二粒；如骤然发呃者，为胃火上冲，加麦芽、石斛、麦冬、枇杷叶、竹茹、扁豆各二钱。久病发呃，有脾虚、肾虚之分。脾虚者，加参、术、丁香、柿蒂；肾虚者，加参、附、干姜、沉香、巴戟天；此症多死。如吐虫者，去甘草，加川椒、人参、吴茱萸、黄连、川楝子，乌梅三粒，粳米一百粒。

五淋、癃闭

淋病，小便滴沥涩痛，欲去不去，欲止不止是也。古人分为五种：石淋，下如砂石；膏淋，下如膏脂；劳淋，从劳役而得；气淋，气滞不通，脐下闷通；血淋，瘀血停蓄茎中割痛，皆为热结膀胱所致。而治者却不重在膀胱，而重在三焦。经云：膀胱者，州都之官，津液藏焉，气化则能出矣。又云：三焦者，决渎之官，水道出焉。此数语，数百年来注家俱误。不知津液为汗之源，膀胱气化则能出汗，故仲景发汗法必取之太阳也。水道为行水之道，三焦得职，则小水通调，须知外出为膀胱之津液，下出为三焦之水道也。又有清心之法，以心与小肠相表里也；又有清肝之法，以肝主疏泄也；又有补肾之法，以肾为司水之脏也。治三焦与膀胱之正法，则用五淋散；清心滋肾，则用导赤散；清肝，则用龙胆泻肝汤之类。

至于癃闭症，小便点滴不通，甚则胀闷欲死，其病源亦同前症，而治法更进一步。有用八味丸倍桂附蒸动肾气以开关者；有用滋肾丸滋阴以化阳者；有用补中益气汤，服后以手探吐者；如滴水之器，闭其上窍而倒悬之，点滴不能下也；去其上闭，则下窍通矣。有用五淋散加入麻黄、杏仁以取微汗者；麻黄力猛，能通阳气于至阴之地，下肺气，主皮毛，配杏仁以降气，下达州都，导水必自高原之义也。有用人参、麻黄各一两水煎服者。夏月不敢用麻黄，有用紫苏、防风、杏仁各三钱，水煎服，温覆取微汗者；有用白菊花根捣烂，以生白酒冲和，取汁温饮者；有用水母四两，荸荠十四粒，水煎服者；有用皂角、葱头、王不留行各数两，煎汤一盆，令病者坐浸其中，熏洗小腹下体，久之热气内达，壅滞自开而便通者，务宜审其脉症而施治，不可执一。

脉宜浮大，忌细小。

五淋散通治五淋、癃闭。加减法：气淋，加荆芥、香附、生麦芽；血淋，加牛膝、桃仁、红花、生地，入麝香少许；石淋，送下六一散三钱；膏淋，合萆薢分清饮；劳淋，合补中益气汤。如过服金石药，与老人阳已痿思色以降其精，致精内败而为淋，加萆薢、石菖蒲、菟丝子以导之。

六一散，石淋。萆薢分清饮，膏淋。导赤散，赤淋。龙胆泻肝汤，茎肿，茎中痛甚宜之。补中益气汤，气淋。六味丸，水虚。八味丸，冷淋。济生肾气丸，扶阳以化阴。滋肾丸，滋阴以化阳。四生丸，血淋。百合汤，气淋。

续论：三焦包罗脏腑，主气而即主水，水由气化也。故曰：决渎之官，水道出焉。上焦如雾，气中有水也；下焦如渎，水中有气也；中焦如沤，气水相涵于其中也。凡水道不通，溢于外而为肿，积于中而为胀，凌于肺为咳呕，流于肠为泄泻，宜专责之三焦，与他脏无涉。时医治他脏而幸效，不可援以为例。

遗精

梦而遗者，相火之炽也，宜封髓丹；无梦而遗者，心肾之虚也，宜金锁固精丸。然肝主疏泄，肝火大盛，宜暂用龙胆泻肝汤；肝魂不守，宜多服二加龙骨汤；肝热胆寒，宜温胆汤加人参、茯神、枣仁、莲肉。精之蓄泄，无非听命于心，威喜丸平淡而神奇；四君子汤加远志肉，亦补养得法，徒用补肾及固涩之药无益也。然此症必须清心寡欲，静养年余方效，药石原不足赖。

时贤沈芊绿云：心藏神，肝藏魂，肾藏精，梦中所主之心，即心之神也；梦中所见之形，即肝之魂也；梦中所泄之精，即肾之精也。要之，心为君，肝肾为相，未有君火动而相火不随之者。当先治其心，而后及其余，宜黄连清心饮，方用黄连、生地、甘草、当归、人参、茯神、枣仁、远志、莲子。按：芊绿著有《沈氏尊生》一书，大抵皆见病治病，不脱江苏气习，此一条用药虽庸，而立论颇超，故节录之。

诀云：遗精白浊，当验于尺，结芤动紧，二症之的。《正传》云：两尺洪数，必便浊遗精。

赤白浊

浊者，小水不清也。方书皆责之肾，今则求之于脾，脾土之湿热下注，则为浊病。湿胜于热则白，热胜于湿则赤。治之之法，不外导其湿热，湿热去则浊者清矣。

《医鉴》曰：淋浊之病，细数何妨？少阴微者，气闭膀胱。女人见之，阴中生疮。大实易愈，细涩则亡。

浊病初起，宜导其湿热，宜二陈汤加苍术、白术、黄柏、萆薢主之。如赤浊，加丹参。浊病稍久，当固其精道，利其水道，宜萆薢分清饮。《内经》云：中气虚而溺为之变。与浊症不同，宜四君子汤、补中益气汤。命门火衰，气不摄精，每致败精为浊，宜桂附八味丸加菟丝子、车前子以导败精。浊出精窍，与淋出溺窍者不同，病之稍久宜固肾，不宜利水，此要旨也。

自汗、盗汗

伤寒门以自汗为伤风，盗汗为少阳症。其余杂病，自汗为阳虚，盗汗为阴虚。然阴阳互为其根，自汗亦有阴虚者，盗汗亦有阳虚者，宜辨而治之。

阳虚自汗，其人常畏寒，宜参附汤、术附汤、芪附汤。阴虚盗汗，其人常发热，宜当归六黄汤。阴阳两虚，自汗盗汗，怔忡不眠，烦躁等症，宜归脾汤加麦冬、五味子，人参养荣汤。自汗发热，为前此伤风医不得法所致，宜玉屏风散。

怔忡惊悸、不眠、健忘症治同

高鼓峰曰：怔忡，血少也，其原于肾水不足，不能上升，以致心火不能下降，大剂归脾汤去木香，加麦冬、五味子、枸杞，吞都气丸。如怔忡而实，挟包络一种有余之火，兼痰者则加生地、黄连、川贝之类以清之。

按：此症之治，只此数语，缘读书临症之多，故能片言居要。而胡念斋又补出胃络不能上通症，脾脉不能入心症，宗气虚而虚里穴动症，水气凌心症，奔豚上乘症，治法不甚相远。惟水气与奔豚，当另法治之。愚谓水气凌心，轻则用小半夏汤倍加茯苓以泄之，重则用茯苓桂枝甘草大枣汤以安之，再重则用真武汤以镇之。奔豚，则用桂枝加桂汤以泄之，或黑锡丹以镇之，或用茯苓桂枝甘草大枣汤以缓之。金匮奔豚汤亦有意义，乌梅丸亦可借用。六味地黄丸加五味子，名都气丸。

妇人科

妇人之病，与男子同，惟经、带、胎前、产后，另有方法。

妊妇患伤寒杂病，俱以四物汤为主。无汗，加麻黄、细辛；有汗，加桂枝、甘草；寒热往来，加柴胡、黄芩；鼻干不眠，加升麻、葛根，大黄、芒硝、干姜、附子，俱可随症加入，古人六合四物汤论之详矣。

妇人有胎，恐服药有碍，灶中黄土研末，以水和，涂于心下及脐下，干则易之。

受胎二三月，必呕，恶心，以月水不通，阳明之气壅盛上僭，至四五月自愈。如病甚，用六君子汤加砂仁以和之，方中半夏得参、术，能安胎健胃，不必顾忌。

胎前下血，名曰胎漏，气虚不摄血也，多服补中益气汤。如因恼怒伤肝者，宜加味逍遥散加生地。

胎动不安，血不养胎也，宜四物汤去川芎，加白术、杜仲；若有火者，再加黄芩；如腹时痛，多寒者，加川椒。此一味今人罕用，《金匮》用以养胎。

堕胎症屡患者，必应期而堕，总属气血大虚。余昔惑于丹溪之说，以黄芩、白术为安胎圣药，内子患此，四年中连服五次皆堕，后有老医用四物汤加真鹿胶、补骨脂、菟丝子、杜仲、川续断而安。余始悟命门为人立命之本，女以系胞，必用温药、热药始效。赵氏《医贯》用六味、八味，加艾叶、阿胶，大有灼见。如不受温热峻剂者，以杜仲八两，糯米汤泡，炒勿焦，取粉，真桑上寄生、人参、五味子各四两为末，以黄芪一斤，白术、大枣各六两，煮膏为丸，米汤送下四钱，一日两服，神效。

子肿，宜五皮散加白术。子嗽，宜二陈汤加阿胶、麦冬、桑白皮、五味子、干姜、细辛。子悬，宜四物汤去川芎，加黄芩、白术、甘草。子泻，宜补中益气汤、四君子汤加黄芩、砂仁。

临产交骨不开，宜四物汤去芍、地，加发炭三钱，龟板五钱，水煎服。如血水大下而不产者，是血干而胎滞，气虚推送无力，宜当归补血汤加人参、肉桂各一钱；甚者，去桂加附子三钱。此法时医不讲。

产后血晕，用醋炭熏鼻，老酒和童便饮之，不可放倒。如气血脱而晕者，必唇口、手足厥冷，以当归补血汤加参、附、干姜以回其阳；甚者，必用通脉四逆汤。如认作血晕治之，则死矣。

胎衣不下，用归身五钱，川芎三钱，水煎服；或血入衣中，胀而不下，宜清酒送下失笑散。

产后发热，有外感者，照常法治之。如无外感，用当归补血汤。血块痛，宜四物汤倍当归，去地黄，加牛膝、桃仁、肉桂、青皮、醋炒大黄下之。

产后泄泻，不可利水，只用补中益气汤加减。产后大便不通，宜八珍汤加桃仁、杏仁。

子宫下坠，乃劳力所伤也，宜补中益气汤加附子。玉门不闭治同。

产后瘀血不行，腹痛者，宜当归四钱，川芎二钱，炮姜、炙草各一钱，桃仁七枚，酒、水各半煎，名生化汤。

产后感风成痉，口噤，角弓反张，无汗者，名刚痉，宜荆芥穗一两，以童便煎灌之，或桂枝汤加葛根三钱；有汗为柔痉，宜桂枝汤加瓜蒌根三钱。二痉属虚者，以十全大补汤加柴胡、钩藤、瓜蒌、竹沥、姜汁；如汗多，加附子。

产后喘促，口鼻起黑气，为瘀血入肺，不治。或用人参一两，苏木三钱，水煎顿服。若厥冷自汗，必用通脉四逆汤进二三剂，厥回脉复，可治。

妇人杂病

经水不调属虚者，乃冲任之血不足，宜服归脾汤二十剂，再以海螵蛸四两，茜草一两，以雀卵为小丸，空心以鲍鱼汁送下一钱五分，或无雀卵，以鸡肝代之，当归汤下亦可。

经水不调属实者自有实症、实脉可验，宜四物汤加醋炒大黄、香附、桃仁、丹皮、青皮、红花之类。经水不调因郁而致者，宜加味逍遥散。

妇人肥而不妊，乃子宫脂满，宜四物汤去地黄，加香附、半夏、贝母，以益母膏为丸。如瘦而不妊者，乃气血两虚，宜八珍汤加菟丝子、川椒、鹿茸、杜仲为丸。

妇人带病，皆由中土亏损，带脉不能收引，以致十二经脉因而内陷也，宜六君子汤加炮姜以补脾，甚者以补中益气汤以提之。或以椿根皮、黄柏、牡蛎粉，醋糊为丸，间服以涩之。

伤　寒

伤寒以六经为主，太阳、阳明、少阳为三阳，太阴、少阴、厥阴为三阴，病症百出无常。总范围于六经之内，仲景所以为万世师也。昔人谓三百九十七法，而不知其字字皆法也。谓一百一十三方，而不知一方可该数方，不必如许之多，方外有方，不仅如是之少也。余治杂病亦随俗，采取时方，唯于伤寒一门，非此方不能以治此病，非此药不可以名此方，不敢少有迁就。兹挈其要领，先为入门之导，再授以仲景书，便知有下手工夫矣。

太　阳

为寒水之经，主一身之表。

何谓太阳经症？曰：头痛，项强，发热，恶寒是也。有虚邪、实邪之辨。

脉缓，自汗，恶风为虚邪，宜桂枝汤。

如八九日，过经不解，如疟状，面热，身痒，以其不得小汗故也，宜桂枝麻黄各半汤。因前此未汗，不得不发其汗；因日数颇久，故小发其汗。

如服桂枝汤，大汗后，形如疟，日再发者，以余邪未尽故也，宜桂枝二麻黄一汤。大汗之后，不得再行大汗之法，而余邪未尽，不可不从汗而竭之，但药品宜轻耳。

脉浮紧，无汗，恶寒，为实邪，宜麻黄汤。

如无汗，烦躁者，加石膏、姜、枣，名大青龙汤。

如干呕而咳，去杏仁，加五味子、干姜、半夏、细辛、芍药，名小青龙汤。此二汤即麻黄汤之加减。昔人以麻黄汤、大青龙汤、桂枝汤分三大纲，何其谬欤！

按：此二法，治表中之表也。时法冬月以加味香苏饮代上二方，三时感冒以九味羌活汤代上二方，与仲景法不甚合，然好尚如斯，亦无可奈何耳。

何谓太阳腑症？曰：表邪不去，必入于里，膀胱为表中之里也。有蓄水、蓄血之辨。

太阳症，其人口渴，烦躁，不得眠，脉浮，小便不利，水入即吐，为膀胱蓄水症，宜五苓散。

太阳症，其人如狂，小腹硬满，小便自利，脉沉，为膀胱蓄血症，古用抵当汤、丸，今畏其峻不敢用。宜桃仁承气汤。

按：此二法，治表中之里也。

何谓太阳变症？曰：汗下失宜，从阴从阳之不一也。

不应下而下之，续得下利清谷，身疼痛，宜四逆汤，以救清谷之里，又以桂枝汤，以救身疼痛之表。

病发热头痛，脉反沉，若不差，身体疼痛，当救其里，宜四逆汤。大汗，大下利而厥冷者，四逆汤主之。

太阳病，发汗太过，遂漏不止，其人恶风，小便难，四肢微急，难以屈伸，桂枝加附子汤主之。

太阳病，发汗太过，动其营血，而卫邪反内伏，其人仍发热，心下悸，头眩，身瞤动，振振欲擗地者，少阴症误用大青龙汤同例。真武汤主之。

以上言汗下太过，伤正而虚其阳，阳虚则从少阴阴化之症多，以太阳、少阴为表里也。

阳盛于内，误服桂枝汤，大汗出后，大烦大渴不解，脉洪大者，白虎加人参汤主之。

伤寒若吐若下后，七八日不解，热结在里，表里俱热，时时恶风，大渴，舌上干燥而烦，欲饮水数升者，白虎加人参汤主之。

伤寒不大便六七日，为里症。头痛，有热，为表症。外不解，由于内不通也，下之，里和而表自解矣。与承气汤。

病人烦热，汗出则解，又如疟状，日晡所发热，属阳明也，脉实者宜下之，与大承气汤；脉虚者，宜发汗，与桂枝汤。

发汗后，恶寒者，虚故也；不恶寒，但热者，实也，当和胃气，与调胃承气汤。

太阳病未解，脉阴阳俱停。停者，沉滞不起也。阴阳者，尺寸也。先振栗，汗出乃解，但阳脉微者，先汗而解；但阴脉微者，下之而解。若欲下之，宜调胃承气汤。脉微不可汗下，此微字即上文停字也。

以上言汗下失宜，热炽而伤其阴，阴伤则从阳明阳化之症多，以太阳、阳明递相传也。

何谓发汗、利水为治太阳两大门？曰：邪伤太阳，病在寒水之经也，驱其水气以外出则为汗，逐其水气以下出，后为黄涎蓄水，前为小便长。

太阳为寒水之经，邪之初伤，必须发汗，麻黄汤发皮肤之汗，桂枝汤发经络之汗，葛根汤发肌肉之汗，小青龙汤发心下之汗，大青龙汤发其内扰胸中之阳气而为汗，此发汗之五法也。

若汗之而不能尽者，则为水。水在心下，干呕而咳，宜小青龙汤；发热而烦，渴欲饮水，水入即吐，名曰水逆，宜五苓散；汗后心下痞硬，干噫食臭，胁下有水气，腹中雷鸣，下利者，病势虽在腹中，而病根犹在心下，宜生姜泻心汤。此水气在上焦，在上者汗而散之也。若妄下之后，自心上至小腹硬满而痛不可近，水与气所结。脉迟，名大结胸，宜大陷胸汤；若项亦强，如柔痉之状，宜大陷胸丸。程郊倩谓病势连甚于下者主以汤，病势连甚于上者主以丸是也。若其结止在心下，按之始痛，脉浮滑，名小结胸，邪气尚在脉络，宜小陷胸汤；若无热症，名寒实结胸，宜三物白散；若心下痞硬满，引胁下痛，干呕，短气，汗出，不恶寒，三焦升降之气阻格难通，宜十枣汤，此水气在中焦，中满泻之于内也。若头痛项强，翕翕发热，无汗，心下满，微痛，小便不利者，因膀胱之水不行，营卫不调，不能作汗，宜以桂枝去桂加茯苓白术汤治之，是水气在下焦，在下者引而竭之是也。

阳　明

主里。外候肌肉，内候胃中。

何谓阳明经症？曰：身热，目痛，鼻干，不得眠，反恶热是也。有未罢太阳、已罢太阳之辨。

若兼见头痛恶寒，是太阳症未罢，自汗，脉缓，宜桂枝汤；项背几几者，桂枝加葛根汤主之。无汗，脉浮者，宜麻黄汤；项背几几者，葛根汤主之。

若无头痛恶寒，但见壮热口渴，是已罢太阳，为阳明经之本症，宜白虎汤主之。

何谓阳明腑症？曰：潮热，谵语，手足腋下濈然汗出，腹满，大便硬是也。有太阳阳明、少阳阳明、正阳阳明之辨。

本太阳症，治之失法，亡其津液，致太阳之热乘胃燥而转属阳明，其症小便数，大便硬，《伤寒论》谓之脾约，宜麻仁汤。以上太阳阳明。

本少阳病，治之失法，亡其津液，致少阳之邪乘胃燥而转属阳明，为大便结燥，《伤寒论》谓为大便难，以蜜煎胆汁导之。以上少阳阳明。

病人阳气素盛，或有宿食，外邪传入，遂归于胃腑，《伤寒论》谓为胃家实，宜以三承气汤下之。以上正阳阳明。

愚按：阳明在经，未离太阳，宜汗之；既离太阳，宜清之。在腑，审其轻重下之。若在经、腑之界，汗之不可，清之不可，下之不可，宜用吐法。柯韵伯云：除胃实症，其余如虚热，咽干，口干，口苦，舌苔，腹满，烦躁不得卧，消渴而小便不利，凡在胃之外者，悉是阳明表症。仲景制汗剂，是开太阳表邪之出路；制吐剂，是引阳明表邪之出路，当以栀子豉汤吐之，使心腹之浊邪上出于口，一吐则心腹得舒，表里之烦热悉除矣。烦热既除，则胃外清，自不致胃中之实，所以为阳明解表之圣剂。

少　阳

主半表半里。

何谓少阳经证？曰：口苦，咽干，目眩是也。有虚火、实火二症之辨。

寒热往来于外，胸胁苦满，默默不欲食，心烦喜呕，为虚火证，宜小柴胡汤。

寒热往来于外，心中痞硬，郁郁微烦，呕不止，为实火证，宜大柴胡汤。

何谓少阳腑症？曰：少阳主寒热，属于半表则为经，属于半里则为腑，其症虽无寒热往来于外，而有寒热相搏于中，有痞、痛、利、呕四症之辨。

因呕而痞，不痛者，半夏泻心汤。

胸中有热而欲呕，胃中有邪气而腹中痛，宜黄连汤。

邪已入里，则胆火下攻于脾而自利，宜黄芩汤；胆火上逆于胃而为呕，宜黄芩加半夏、生姜汤。

以上四方寒热攻补并用，仍不离少阳和解法。

传经发明

按：宋、元以后，医书皆谓邪从三阳传入俱是热症，惟有下之一法。论中四逆、白通、理中等方，俱为直中立法。何以谓之直中？谓不从三阳传入，径入三阴之脏。惟有温之一法。凡传经俱为热症，寒邪有直中而无传经。数百年来相沿之说也。余向亦深信其然，及临症久之，则以为不然。直中二字，《伤寒论》虽无明文，而直中之病则有之。有初病即见三阴寒证者，即宜大温之；有初病即见三阴热证者，即宜大凉之、大下之，是寒热俱有直中，世谓直中皆为寒证者非也。有谓递次传入三阴尽无寒症者，亦非也。盖寒热二气，盛则从化，余揆其故则有二：一从病体而分，一从误药而变。何则？人之形有厚薄，气有盛衰，脏有寒热，所受之邪每从其人之脏气而为热化、寒化。今试譬之于酒，酒取诸水泉，寒物也；酒酿以曲蘖，又热物也。阳脏之人过饮之，不觉其寒，第觉其热，热性迅发，则吐血、面疮诸热证作矣；阴脏之人过饮之，不觉其热，但觉其寒，寒性凝滞，则停饮、腹胀、泄泻诸寒证作矣。知此，愈知寒热之化由病人之体而分也。何谓误药而变？凡汗下失宜，过之则伤正而虚其阳，不及则热炽而伤其阴。虚其阳，则从少阴阴化之症多，以太阳、少阴相表里也；伤其阴，则从阳明阳化之证多，以太阳、阳明递相传也。所谓寒化、热化，由误治而变者此也。至云寒邪不相传，更为不经之说。仲景云：下利，腹胀满，身体疼痛者，先温其里，乃攻其表，温里宜四逆汤，攻表宜桂枝汤。此三阳阳邪传入三阴，邪从阴化之寒症也。如少阴症下利，白通汤主之，此太阴寒邪传入少阴之寒症也；如下利清谷，里寒外热，汗出而厥者，通脉四逆汤主之，此少阴寒邪传入厥阴之寒症也。谁谓阴不相传，无阳从阴化之理乎？

太　阴

为湿土，纯阴之脏也。病入太阴，从阴化者多，从阳化者少。

何谓太阴之邪从阴化？《伤寒论》云：腹满，吐食，自利，不渴，手足自温，时腹自痛是也。宜理中汤、丸主之。不愈，宜四逆辈。

病人太阴之邪从阳化？《伤寒论》云：发汗后不解，腹痛，急下之，宜大承气汤是也。又曰：腹满时痛，属太阴也。时痛者，谓腹时痛时止，桂枝加芍药汤主之。大实痛者，大便坚实而痛，桂枝加大黄汤主之。

少　阴

肾中水火同具，邪伤其经，或从水化而为寒，或从火化而为热。二症俱以脉沉细，但欲寐为提纲。

何谓少阴之邪从水化而为寒？曰：脉沉细而微，但欲寐，背恶寒，口中和，腹痛，下利清谷，小便白是也，宜用回阳法。而回阳中首重在温剂，又有交阴阳、微发汗，共成三法。

少阴病，寒邪始伤，是当无热，而反发热，为太阳之标阳外呈；脉沉，为少阴之生气不升。恐阴阳内外不相接，故以熟附助太阳之表阳，而内合于少阴；麻、辛启少阴之水阴，而外合于太阳。仲景麻黄附子细辛汤非发汗法，乃交阴阳法。以上交阴阳法。

少阴病，自始得以至于二三日，俱无里症，可知太阳之表热非汗不解，而又恐过汗以伤肾液，另出加减法，取中焦水谷之津而为汗，则内不伤阴，邪从表解矣。仲景麻黄附子甘草汤，变交阴阳法而为微发汗法。以上微发汗法。

手足厥冷，吐利，小便复利，下利清谷，内寒外热，脉微欲绝者，宜四逆汤。

里寒外热，面赤，或腹痛，或干呕，或咽痛，利止脉不出，汗出而厥，宜通脉四逆汤。

少阴下利，宜白通汤。利不止，厥逆无脉，干呕，烦，白通加猪胆汁汤主之。服药后，脉暴出者死，微续者生。

汗下后不解，烦躁者，茯苓四逆汤主之。

少阴病，二三日不已，至四五日，腹痛，小便不利，四肢沉重疼痛，自下利，此为水气，咳，小便利，下利，呕四症，或有或无，因症下药，宜真武汤。

少阴病，得之二三日，口中和，其背寒者，太阳之阳虚，不与少阴之君火相合。当灸之。

又身体痛，君火之气不能周遍于一身，手足寒，君火之气不能充达于四肢。骨节痛，君火之神机不能游行以出入。脉沉者，君火之神机不能自下而上，一为阳虚，责在太阳之阳气虚，不能内合。一为阴虚，责在少阴之君火内虚，神机不转。千古医家辄云阴虚、阳虚，其亦悟此理否？皆以附子汤主之。

少阴病，吐利，神机不能交会于中土。手足逆冷，中土气虚，不能达于四肢。烦躁欲死者，少阴神机挟寒而逆于经脉，心脉不能下交于肾则烦，肾脉不能上通于心则躁，吴茱萸汤主之。

以上用温剂法。

何谓少阴之邪从火化而为热？曰：脉沉细而数，但欲寐，而内烦外躁，或不卧，口中热，下利清水，小便赤是也。宜用救阴法。而救阴中又有补正、攻邪之异。

少阴病二三日，咽痛者，可与甘草汤；不差，与桔梗汤。

少阴病，咽中伤，生疮，不能言语，声不出者，苦酒汤主之。

少阴病,咽中痛,半夏散及汤主之。

少阴病,下利,咽痛,胸满,心烦者,猪肤汤主之。

少阴病,得之二三日以上,心中烦,不得卧,黄连阿胶汤主之。

少阴病,下利六七日,咳而呕渴,心烦不得眠者,猪苓汤主之。

少阴病,二三日至四五日,腹痛,小便不利,下利,便脓血,桃花汤主之。

以上皆以补正为救阴法。

少阴病,得之二三日,口燥舌干者,急下之,宜大承气汤。柯注云:热淫于内,因而转属阳明,胃火上炎,故口燥舌干,急下之,谷气下流,津液得升矣。

少阴病,六七日,腹胀,不大便者,急下之,宜大承气汤。柯注云:得病六七日,当解不解,津液枯涸,因转属阳明,故腹胀不大便,宜于急下者,六七日来阴虚已极,恐土实于中,心肾不交而死也。

少阴病,自利清水,色纯青,心下必痛,口干燥者,急下之,宜大承气汤。柯注云:是土燥火炎,脾气不濡,胃气反厚,水去而谷不去,故宜急下。

以上皆以攻邪为救阴法。

厥　阴

为风木之脏,从热化者多,从寒化者少,以木中有火故也。

何谓厥阴症?曰:《伤寒论》云:厥阴之为病,消渴,火盛,气上撞心,气逆即火逆。心中疼热,火邪入心。饥火能消物。而不欲食,木克土故。食则吐蛔,虫为风化,一闻食臭则上入于膈而吐出,下之,利不止,误下伤胃是也。柯注云:两阴交尽名厥阴,宜无热症。然厥阴主肝,而胆藏于内,则厥阴热症皆少阳之火内发也。要知少阳、厥阴同一相火,相火郁于内,是厥阴病;相火出于表,为少阳病。少阳咽干即厥阴消渴之机,胸胁苦满即气上冲心之兆,心烦即疼痛之初,不欲食是饥不欲食之根,喜呕即吐蛔之渐,故少阳不解转属厥阴为病危,厥阴病衰转属少阳为欲愈。

乌梅丸为厥阴症之总方,吐蛔,久利尤佳。

病初起,手足厥冷,脉微欲绝,宜当归四逆汤。有久寒,加生姜、吴茱萸,酒、水各半煎。以相火寄于肝经,虽寒而脏不寒,故先厥者后必发热,手足愈冷,肝胆愈热,故云厥深热亦深也,姜、附不可妄投。

脉结、脉缓时一止曰结,《活人》云:阴盛则结。代,脏气败,其脉动而中止,不能自还,而他脏代之。心动悸,心气不宁。炙甘草汤主之。

愚按:他经亦有此症,是阳气大虚,虚极生寒,非姜、附、肉桂不为功。若用此药，是速其死也。惟厥阴症，肝中之相火本少阳之生气，而少阳实出坎宫之真阴，即经所谓阳予之正，阴为之主是也。

按：前言表症而手足厥逆，此言里症而脉结代，虽为厥阴寒化，终不用姜、附大热之品，以厥阴之脏相火游行于其间故也。

脉微欲绝，不可下。若脉滑而厥，是内热郁闭，所谓厥应下之是也。下之是下其热，非下其实。泄利下重者，四逆散；欲饮水数升者，白虎汤，皆所以下无形之邪也。若以承气下之，利不止矣。

热利下重者，白头翁汤主之。

下利欲饮水者，热也，白头翁汤主之。

以上治热化之法。

厥者必发热，热与厥相应，热深厥亦深，热微厥亦微，此四症是厥阴伤寒之定局。先热后厥，厥热往来，厥多热少，热多厥少，此四症是厥阴伤寒之变局，皆因其人阳气多少而然。

乘脾、乘肺二症宜辨。一曰伤寒腹满，经云：诸腹胀大，皆属于热。此由肝火也。谵语，经云：肝气盛则多言。寸口脉浮而紧，即弦脉，此肝乘脾也，名曰纵，刺期门。一曰伤寒发热，啬啬恶寒，肺主皮毛，此症因无头痛项强，知其非太阳病，为肺虚。渴欲饮水，无白虎症而欲饮，知为肺虚。腹满，无承气症而腹满，知肺虚不能通调水道。此肝乘肺也。肺金虚不能制木，肝寡于畏，侮所不胜也。名曰横，刺期门。肝有亢火，随其实而泻之。

伤寒阳脉涩，阴脉弦，法当腹中急痛，此亦肝乘脾也。先与小建中汤，平肝以补脾。不差者，中气虚而不振，邪尚流连。与小柴胡汤主之。令木邪直走少阳，使有出路，所谓阴出之阳则愈也。

伤寒厥而心下悸者，宜先治水，当服茯苓甘草汤，却治其厥。不尔，水渍入胃，必作利也。柯注云：此亦肝乘肺也，虽不发热恶寒，亦木实金虚，水气不利所致。上节腹满，是水在中焦，故刺期门以泄其实，此水在上焦，故用茯苓甘草汤以发其汗。此方是化水为汗，发散内邪之剂，即厥阴治厥之剂也。

太阳方

桂枝汤

桂枝、白芍各三钱　甘草炙，二钱　生姜切片，三钱　大枣四枚

水二杯，煎八分，温服，服后少顷，啜粥一杯，以助药力，温覆微似汗。若一服病止，不必再服。若病重者，一日夜作三服。

麻黄汤

麻黄去根节，三钱　桂枝二钱　杏仁去皮尖，二十三枚　甘草一钱

水三杯，先煮麻黄至二杯，吹去上沫，纳诸药，煎八分，温服，不须啜粥，余将息如前法。

大青龙汤

麻黄去根节，六钱　桂枝二钱　甘草炙，二钱　杏仁去皮尖，十二枚　生姜切片，三钱　大枣四枚　石膏碎、以绵裹，四钱五分

水四杯，先煮麻黄至二杯半，去上沫，纳诸药，再煮八分，温服，温覆取微似汗。汗出多者，以温粉白术、煅牡蛎、龙骨研末扑之。若汗多亡阳者，以真武汤救之。

小青龙汤

麻黄去根节、白芍、干姜不炒、甘草、桂枝各二钱　半夏三钱　五味子一钱　细辛八分

水三杯半，先煮麻黄至二杯半，去沫，纳诸药，煎八分，温服。若渴者，去半夏，加瓜蒌根二钱。若噎者，去麻黄，加附子一钱五分。小便不利，小腹痛满，去麻黄，加茯苓四钱。若喘者，去麻黄，加杏仁二十一枚。

按：论云若微利者，去麻黄，加芫花。今芫花不常用，时法用茯苓四钱代之，猪苓、泽泻亦可代也。但行道人当于方后注明。

桂枝二麻黄一汤　桂枝麻黄各半汤

按：近传《伤寒论》有分两，理宜两汤各煎听用。如各半汤，则各取其半而合服之；如二一汤，则取桂枝汤二份，麻黄汤一份，合而服之。犹水陆之师，各有节制，两军相为表里，异道夹攻之义。后人等其分两，合为一方，与葛根、青龙辈何异？

五苓散

泽泻一两六铢　猪苓、茯苓、白术各十八铢　桂枝半两

共为末，以米饮和服二钱五分，日三服，多饮暖水以出汗。

抵当汤

水蛭熬、虻虫去翅足、熬，各十二个　大黄三钱　桃仁七个

水一杯半，煎七分服；不下，再服。

桃仁承气汤

桃仁去皮尖，十六粒　大黄四钱　甘草、桂枝各二钱　芒硝二钱

水二杯，煎八分，去滓，入芒硝，煎微沸，温服。

四逆汤、真武汤

俱见下少阴。

桂枝加附子汤

白虎加人参汤

即白虎汤加人参一钱调胃承气汤。大承气汤俱见下阳明。

生姜泻心汤

生姜二钱　炙草、人参、黄芩各一钱五分　半夏一钱　干姜、黄连各五分

水煎服。

大陷胸汤

大黄二钱　芒硝一钱　甘遂末三分

水一杯，先煮大黄至六分，去滓，入芒硝煮二沸，纳甘遂末服，得快，勿再服。

大陷胸丸

大黄四钱　葶苈子熬、芒硝、杏仁各一钱五分

捣为丸，如弹子大，每用一丸，入甘遂末三分，白蜜半匙，水一杯，煎半杯，温服，一宿乃下；如不下，更服，以下为度。

小陷胸汤

黄连一钱　半夏二钱　瓜蒌实三钱

水一杯半，先煮瓜蒌至一杯，入二味，再煎至七分服，微下黄涎。

三物白散

桔梗、贝母各四钱二分　巴豆去心、熬黑，一钱二分

共为末，以白饮和服一钱一分，羸者七分。病在膈上必吐，在膈下必利。不利，进热粥一杯；利不止，进冷粥一杯。

十枣汤

芫花熬、甘遂、大戟各等分

异筛，秤末合和之，水二杯，先煮大枣十枚，至七分，去滓，强人纳药末七八分，羸人五六分，平旦服。若下少，病不除，明日更服，加三分。利后糜粥自养。

桂枝去桂加茯苓白术汤

芍药、生姜、茯苓、白术各三钱　炙草二钱　大枣四枚

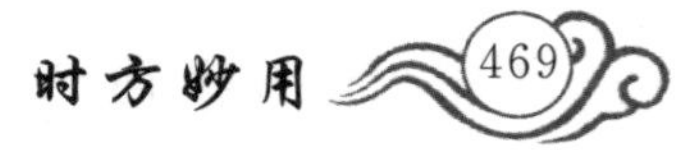

水煎温服，小便利则愈。

阳明方

桂枝加葛根汤

即桂枝汤加葛根四钱。

水三杯半，先煮葛根至二杯半，吹去沫，入诸药，煎至八分，温服，不须啜粥。

葛根汤

葛根四钱　麻黄三钱　生姜三钱　甘草二钱　桂枝二钱　大枣四枚　白芍二钱

水三盅半，先煮麻黄、葛根至二钟，去沫，入诸药，至八分，温服，微似汗，不须啜粥。

栀子豉汤

栀子生用，七枚　香豉三钱

水三钟，先煮栀子至一钟半，入香豉，煮七分，温服，一服得吐，不用再服。

葛根加半夏汤

即葛根汤加半夏二钱。

白虎汤

石膏碎、绵裹，八钱　知母三钱　炙草一钱　粳米四钱

水三杯，煎一杯服。

麻仁丸

麻仁另研、芍药、枳实炒、厚朴炙，各五两　杏仁研作脂，五两半　大黄蒸焙，一斤

上为末，炼蜜丸如梧子大，米饮送十丸，渐加，以知为度。此方分两照脾约丸。

蜜煎导方

蜜一杯，于铜器内煮如饴状，取纸卷作挺子，以线扎之，以蜜厚包之如指许，长二寸，微热纳入谷道，以手急抱，欲大便时乃去之。时法蘸些皂角末。

猪胆汁导方

猪胆一枚，和醋少许，以竹管灌入谷道中，如一食顷，当大便，出宿食恶物，甚效。

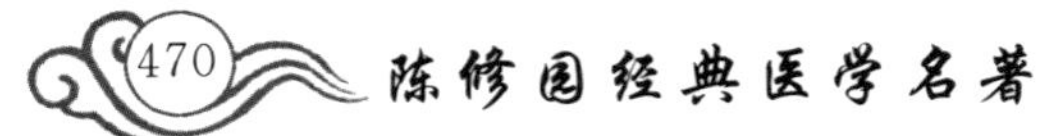

调胃承气汤

大黄清酒润，四钱、炙草二钱　芒硝三钱

水二杯半，先煮大黄、甘草，取一杯，去滓，入芒硝，微煮令沸，少少温服之。

小承气汤

大黄四钱　厚朴、枳实各三钱

水二杯，煎八分服。初服当更衣，不尔者，再煮服。若更衣，勿服。

大承气汤

大黄酒润，二钱　厚朴四钱　枳实、芒硝各二钱

水三杯，先煮枳实、厚朴至一杯半，去滓，纳大黄，煮一杯，去滓，纳芒硝，微火煮一二沸服。得下勿再服。

少阳方

小柴胡汤

柴胡四钱　人参、黄芩、炙草、生姜各一钱五分　半夏二钱　大枣二枚

水三盅，煎一盅半，去滓，再煎八分，温服，一日夜作三服。胸中烦而不呕者，去半夏、人参，加瓜蒌二钱；渴者，去半夏，加人参七分，瓜蒌根二钱；腹中痛者，去黄芩，加芍药一钱半；胁下痞硬，去大枣，加牡蛎二钱；心下悸，小便不利者，去黄芩，加茯苓二钱；不渴，外有微热者，去人参，加桂枝一钱五分，温覆取微似汗，愈；咳者，去人参、大枣、生姜，加五味子一钱，干姜一钱半。

大柴胡汤

柴胡四钱　半夏二钱　黄芩、芍药、枳实各钱半　大枣二枚　生姜二钱五分

一本有大黄五分。水三钟，煎八分，温服，一日夜作三服。

半夏泻心汤

半夏三钱　黄芩、干姜、炙草、人参各一钱五分　黄连五分　大枣二枚

水三杯，煎一杯半，去滓，再煎八分，温服。

黄连汤

黄连、炙草、干姜、桂枝各一钱五分　人参一钱　半夏二钱　大枣二粒

水二杯，煎七分，温服。

黄芩汤

黄芩三钱　炙草、芍药各二钱　大枣三粒

水煎服，日二夜一。

黄芩加半夏生姜汤

即前方加半夏二钱，生姜三钱。

太阴方

理中丸方

人参、白术、甘草、干姜各三两

共研末，蜜丸，如鸡子黄大，研碎，以沸汤服一丸，日三四服。服后啜热粥，以腹热为度。或用各三钱，水三盅煎八分，温服，服后啜热粥。若脐上筑者，去术，加桂；吐多者，去术，加生姜二钱；下多者，还用术；悸者，加茯苓；渴欲饮水者，加术；腹痛，加人参；寒者，加干姜；腹满者，去术，加附子。服汤后如食顷，饮热粥，微自温，勿揭衣被。

桂枝加芍药汤

桂枝、生姜各三钱　大枣四枚　芍药六钱　炙草二钱

水三杯，煎一杯服。

桂枝加大黄汤

桂枝、生姜各三钱　芍药六钱　炙草二钱　大黄七分　大枣四枚

水三杯，煎八分服。

少阴方

麻黄附子细辛汤

麻黄去节、细辛各三钱　附子一钱五分

水三盅，先煮麻黄至二钟，去沫，入诸药，煎七分，温服。

按：近医惑于细辛用不过一钱之邪说，余亦难以力挽之，此方只用一钱。

麻黄附子甘草汤

麻黄去节、甘草各三钱　附子一钱五分

煎法同上。

真武汤

茯苓、芍药、生姜各三钱　白术二钱　附子炮，一钱

水三盅煎八分，温服。

四逆汤

甘草炙，四钱　干姜三钱　附子生用，二钱

水三盅，煎八分，温服。干姜再加三钱，名通脉四逆汤；加茯苓六钱，人参一钱，名茯苓四逆汤。

白通汤

干姜三钱　附子生用，三钱　葱白二根

水二钟，煎八分，温服。加猪胆汁一汤匙，人尿半汤匙，名白通加猪胆汁汤。

附子汤

附子二钱　茯苓三钱　人参二钱　白术四钱　芍药二钱

水二盅，煎八分，温服。

吴茱萸汤

吴茱萸汤泡，三钱　人参一钱半　大枣四粒　生姜六钱

水煎服。

甘草汤

甘草二钱

水二盅，煎一盅，分二次服。

甘草桔梗汤

甘草六钱　桔梗三钱

水三盅，煎一钟半，分二服。

苦酒汤

半夏生的、破十四片，一枚　鸡子去黄，一枚

纳半夏着苦酒中，以鸡子壳置刀环中，安火上，令三沸，去滓，少少含咽之。不瘥，再作三服。

猪肤汤

猪肤四两

水六杯，煎三杯，去滓，加白蜜半盏，米粉三钱，熬香，分三服。

半夏散及汤

半夏、桂枝、炙草各等分

为末，白饮和服二钱，日三服。不能服散者，用水一杯，煮七沸，入散三钱，更煮三沸，少冷，少少咽之。

黄连阿胶鸡子黄汤

黄连四钱　黄芩一钱　芍药二钱　阿胶三钱　鸡子黄一枚

水三杯，煎二杯，去滓，入胶烊尽，少冷，入鸡子黄，搅令相得，温服，一日三服。

桃花汤

赤石脂留一钱研末，八钱　干姜五分　粳米四钱

水三杯，煎八分，入石脂末一钱调服，日作三服。

大承气汤

见阳明篇。

猪苓汤

猪苓、茯苓、泽泻、滑石、阿胶各三钱

水二杯，先煮四味至一杯，去滓，入胶煎烊服。

厥阴方

乌梅丸

乌梅九十三枚　细辛六钱　干姜一两　当归四钱　黄连一两六钱　附子炮，六钱　蜀椒炒，四钱　桂枝、人参、黄柏各六钱

各另研末，合筛之，以苦酒浸乌梅一宿，去核，饭上蒸之，捣成泥，入炼蜜，共捣千下，丸如梧子大，先饮食，白饮服十丸，日三服，渐加至二十丸。

当归四逆汤

当归三钱　桂枝、白芍各二钱　甘草炙、木通各一钱五分　细辛一钱　红枣擘，五个

水三杯，煎八分，温服。寒气盛者，加吴茱萸、生姜各二钱，老黄酒半杯，同煎服。

白头翁汤

白头翁一钱　黄连、黄柏、秦皮各一钱五分

水二盅，煎八分，温服。

炙甘草汤

炙草二钱　桂枝、生姜各一钱五分　人参一钱　火麻仁、麦门冬、阿胶各二钱

生地八钱　大枣四枚

水、酒各半煎。

四逆散

炙草、枳实、柴胡、芍药各等分

研末，白饮和服二钱，日三服。咳者，加五味子、干姜各五分，并主下利；悸者，加桂枝五分；小便不利者，加茯苓五分；腹中痛者，加炮附子；泄利下重者，先以水五杯煮薤白，取三杯，去滓，入药末三钱，煮取一杯半，分温再服。

白虎汤

见阳明篇。

小建中汤

芍药六钱　桂枝、生姜各三钱　炙草二钱　大枣四枚

水三杯，煎一杯，去滓，入饴糖四钱烊，温服。

茯苓甘草汤

茯苓、桂枝各二钱　炙草一钱　生姜二钱

水二杯，煎一杯服。

景岳新方砭

小引

景岳《新方八阵》，余友林雨苍徇时好而为歌括，属余注解。余固辞之，又力请，遂不能却。考景岳用功以多为贵，昔著《类经》《质疑录》，而全书六十四卷，世传出其甥手，要皆拾前人之糟粕而张大其言。斯道为之晦，而通行之套法实为之开也。余即取通行之套法与经旨不戾者，借景岳之方而畅发之。景岳谓熟地补阴，即于阴字疏，其不能补阴处自在言外；人参补阳，即于阳字疏，其不能补阳处亦在言外。注之即所以砭之也，然业是道者绝少通儒，保无有读书死于句下者？且师友相传，因陋就简，谓景岳方最切时用。每出方论反借余之注解以覆空疏，竟使余寓砭于褒之意，尽为庸耳俗目所掩，可知笔墨之不可浪用也。余过矣！徐灵胎有《医贯砭》一书，谓赵氏之荒唐不足责，吕氏负一时之望而嘉之，则流毒无有已经。犹赏道之罪大于为盗者，则向者之新方注解岂容姑存乎？因效徐灵胎例，著《新方砭》四卷，知者必于矛盾处鉴余之苦心焉。

嘉庆七年岁次壬戌端阳陈念祖修园题于保阳差次

序

以药治病而有方，方既行于世，何以砭之？以其似是而非，害经方也。经方云何？即仲景撰用《素问》，按六经而集伊圣汤液之遗方也。医道肇于轩岐而昌明于仲景，犹尧舜之道赖之孔子。后之学者虽天分极高，总不可舍先圣范围而求新厌故也。且人可以胜人，而不可胜天。天欲明至道而垂万世，必生一至人以主之。如《灵枢》《素问》医学之全体也，《伤寒杂病论》医学之大用也。天授之书可述而不可作，作则误为新方矣。然吾以为医学之误不始新书，而始于叔和，而新方之误尤甚于叔和者。叔和以《伤寒论》中六经括百病者，谓为冬月用，不关三时，致后人相袭相悖。虽六经之法因之而废，至今尚知推崇乎仲景。景岳生于明季，有志著书则当明经卫道，指叔和之误而正之。何其反作新方，欲驾仲景而上之？余初得景岳《类经》，阅叶敬君序文称：景岳经、史、子、集无不研究，会稽中杰士也。意其人必能真识仲景，可以羽翼圣经。不意其治阳虚者，不知求之太阳；阳盛者，不知责之阳明，而专主人参。欲补阴者，不知求之太阴；欲救阴者，不知取之少阴，而专主地黄。满纸之论阴论阳，依流俗之好尚，不尤甚叔和之认《伤寒论》之专为冬月而设耶？余为景岳惜，斯不能曲为景岳讳也。尝考轩辕继天立极，与岐伯诸臣互明医道，何重民病也！汉仲景任长沙太守，慨世医之误，为轩岐阐法以开蒙昧。读其自序，又何悲悯也！古圣人推其不忍人之心，而大有造于天下万世，岂浅鲜哉！余友陈修园治举子业，以文章著，而尤究心于《内经》《伤寒》《金匮》等书，常言医道在兹，著述颇富。仕畿辅大水后，民患温疫，施方药全活者不可胜数。目击一时方士，因陋就简，语以仲景集群圣之方法则茫然，心甚痛之。夫阳托仲景之名，而实与相反者，景岳之邪说也。圣训不明，总由邪说不辟。为邪说之最者，莫如景岳之《新方八阵》。修园取新方而砭之，宁获罪于景岳，而思有补于苍生，斯不得不于宗景岳者脑后痛下一针也。修园出其书以示余，旋自悔其言之激而焚之。余与修园有同志，私觅其原稿，属坊友付梓而出之。俾紫不夺朱，郑不乱雅，于医道不无少补云。

嘉庆九年桂月愚弟许天霖在田氏拜题

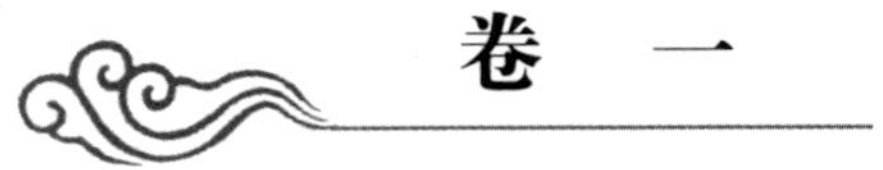

卷　一

补　阵

大补元煎

治男妇气血大坏，精神失守，危剧等证。此回天赞化，救本培元第一要方。本方与后右归饮出入互用。

人参补气补阳以此为主，少则用一二钱，多则用一二两　山药炒，二钱　熟地补精补阴以此为主，少则用二三钱，多则用二三两　杜仲二钱　当归若泄泻者去之，二三钱　山茱萸如畏酸吞酸者去之，一钱　枸杞二三钱　炙甘草一二钱。水二盅，煎七分，食远温服。

陈修园曰：景岳开章第一方即杂沓模糊，以启庸医混补之渐。据云气血大坏，精神失守，自非泛泛之药可以模棱幸中。景岳未读《本草经》，竟臆创臆说，曰：补气补阳以人参为主，少则用一二钱，多则用一二两；补精补阴以熟地为主，少则用二三钱，多则用二三两。自此说一开，市医俱得捷径。不知神农明人参之性，通共二十七字，以补五脏为提纲，谓五脏属阴，此物专于补阴也。仲景于汗、吐、下后用之，以救阴存液。如四逆汤、白通汤、通脉四逆汤等，皆回阳大剂，俱不加此阴柔之品，致阳药反掣肘而不行。自唐、宋以后，少明其理，无怪景岳一人也。至于地黄，神农有填骨髓、长肌肉等说。然为服食之品，非除病之药。《本草经》另特出久服二字，多则服至终身，少亦服至数年，与五谷之养人无异。若以景岳之言，肾虚精竭之人，用地黄二三两，煮成稠汁，令其多服，即可毕补肾之能事，岂脾虚食少之人，用白米二三升煮成糜粥，令其强食，即可毕补脾之能事乎？吾知其为害多矣！且一方之中，混拈补药数味，绝无配合意义。归、地、枸、茱、山药、人参皆粘滑之品，又益以甘草之甘，杜仲之钝，绝无灵动之性，入咽之后，无不壅气减食。气壅则神日昏，食减则精不储，精生于谷。神为阳气之主宰，精为阴气之英华，精神因此药而颓败，固不待言。

城西李某，患腹中满闷、倦怠懒言等证，医用逍遥散服三十剂，小便绿色，脚痿弱。延余诊之，六脉数而弦。余曰：病在中土，土气本缓而变数。数者，缓之反也，且兼弦象，弦为土贼，诸药大伤土气。先以石斛、薏苡之类，先取其淡以补脾，嗣以大药救之。李某云：本甘入脾，今谓淡以补脾，何义？余曰：《洪范》有炎上作苦，润下作咸等句，皆就本物之味言之。惟于土，则曰稼穑作甘，以土本无味可指，故指土之所生而言也。无味即为淡，五味皆托始于淡，淡为五味之本；五脏皆受气于脾，脾为五脏之本，此理甚妙。李某持方商之前医，谓药方太薄，议进大补元煎，日服一剂。半月后，大喘大汗，四肢逆冷。适余为盐台，坚留署中治病。前医用贞元饮加味，即理阴之类，夜用六味回阳饮三剂。次早余到，肢冷如水，汗出如涌，六脉全无，气喘，痰声漉漉。余曰：此因误服参、地过多，致下焦阴气上凌阳位，痰涎水饮闭塞气道，《内经》名为冒明晦塞。反以贞元饮、六味回阳饮与前此所服大补元煎，皆重用地黄附和阴气，令阴霾四布，水势滔天，托回阳之名，以促其归阴。余每年目击服此药枉死者数十人。午后阴气用事，必不能少延，果如言而殁。附此以为喜用地黄、当归、枸杞、人参者戒。

左归饮

此壮气之剂也。凡命门之阴衰阳胜者，此方加减主之。

熟地二三钱，或加至二三两　山药二钱　枸杞二钱　甘草炙，一钱　茯苓一钱　山茱萸畏酸者少用之，一二钱

水二盅，煎七分，食远服。

陈修园曰：左右归二饮，余于歌括注，取其用甘草一味，从阳明以输精及肾，亦不没景岳之善悟偶中处。究竟是无病时服食之方，若真正肾虚必专用健脾法，俾精生于谷；或兼用补火法，俾火能致水。若徒用左右归二饮，逐末而忘其本，不足赖也。二方之加减尤陋。

右归饮

此益火之剂也。凡命门之阳衰阴胜者，宜此方加减主之。

熟地二三钱，或加至一二两　山药炒，二钱　山茱萸二钱　枸杞二钱　甘草二钱　杜仲姜制，二钱　肉桂一钱　附子制，一二三钱

水二盅，煎七分，食远温服。

左归丸

治真阴肾水不足，不能滋养营卫，渐至衰弱，或虚热往来、自汗盗汗，或神不守舍、血不归原，或虚损伤阴，或遗淋不禁，或气虚昏晕，或眼花耳聋，或口燥

舌干，或腰痠腿软。凡精髓内亏，津液枯涸等证，俱速宜壮水之主以培左肾之元阴，而精血充矣，宜此方主之。

大怀地八两　山药炒，四两　枸杞四两　山茱萸肉四两　川牛膝精滑者不用、蒸熟、酒洗，三两　菟丝子制，四两　鹿胶敲碎、炒珠，四两　龟胶无火者不必用、切碎、炒珠，四两

炼蜜丸桐子大，每用滚汤或淡盐汤送下百余丸。

陈修园曰：左、右归二丸，汇集药品颇纯，然亦是寻常服食之剂。若真正肾虚病，服之必增痰多气壅、食少神昏、心下悸、吐血等病。盖方中广集阴柔之品，每令阴气上弥而天日不见。读《内经》者自知之。余尝与及门谈及二方，谓景岳算得是一个好厨手。左归丸，厨子所造八仙菜，用燕窝、兰腿、猪脊髓、猪悬蹄、鸽子蛋、辽海参、香菌、鸡汁烹煮。右归丸又加椒、姜大辛之味，及火炙一二品在内，不特可口，而且益人。若因其益人而与病人食之，未有不作胀，留热而增病者。余故曰：景岳为厨中一好手，为医中一坏手也。今以此二方媚富贵家者，皆割烹要人之术也。至于自注云治真阴肾水不足，不能滋养营卫，渐至衰弱等句，不通之甚。

右归丸

治元阳不足，或先天禀衰，或劳伤过度，以致命门火衰不能生土，而为脾胃虚寒，饮食少进，或呕恶膨胀，或翻胃噎膈，或怯寒畏冷，或脐腹多痛，或大便不实，泻痢频作，或溺自遗，虚淋寒疝，或侵溪谷而肢节痹病，或寒在下焦而水邪浮肿。总之，真阳不足者，必神疲气怯，或心跳不宁，或四肢不收，或眼见邪祟，或阳衰无子等证，俱速宜益火之源以培右肾之元阳，而神气自强矣，此方主之。

大怀地八两　山药炒，四两　山茱萸微炒，三两　枸杞微炒，四两　鹿角胶炒珠，四两　菟丝子制，四两　杜仲姜汤炒，四两　当归便溏勿用，三两　肉桂二两，渐可加至四两　制附子自二两渐可加至五六两

上法丸如前，或如弹子，每嚼服二三丸，以滚白汤送下，其效尤速。

五福饮

凡五脏气血亏损者，此能兼治之，足称王道之最。

人参随宜，心　熟地随宜，肾　当归二三钱，肝　白术炒，一钱半，脾　甘草一钱，脾

水二盅，煎七分，食远温服。

陈修园曰：凡药之补气血者，非以药汁入腹即为人血，药气入腹即为人气也，不过视此经之空虚，引他经之气血注之耳。若依景岳五福饮之说，则不论

何脏之血虚，归、地可以补之；不论何脏之气虚，参、术可以补之；不论诸药性用何如，甘草可以和之。又自注分五脏补之，试问五脏之气血从何处而来？渠反昧昧。即果如其说，独不犯《内经》久而增气，气增而夭之戒乎？景岳方诚庸陋之甚也！

七福饮

治气血俱虚，而心脾为甚者。

即前方加枣仁二钱，远志三五分。

陈修园曰：论见五福饮。又加枣仁、远志，名为七福饮。自注云治气血俱虚而心脾为甚者，若依景岳之言，凡心脾之虚得此二味无不可补，宜诸方皆可加入，何必于五福饮加二味而特立个方名乎？多事甚矣！

一阴煎

此治水亏火胜之剂，故曰一阴。凡肾水真阴虚损，而脉症多阳，虚火发热及阴虚动血等证；或疟疾伤寒，屡散之后，取汗既多，脉虚气弱，而烦渴不止，潮热不退者，此以汗多伤阴水亏而然也，皆宜用此加减主之。词不条贯。

生地二钱　熟地三五钱　芍药二钱　麦冬二钱　甘草一钱　牛膝一钱半　丹参二钱

水二盅，煎七分，食远温服。

陈修园曰：甘寒之法，原不可废，试问此方有何意义？凡一切市上摇铃辈、贩药辈，谁不能如此配合者？景岳意以之立方垂训，又于方下自注许多症治，试问有一症入扣否？且饰以一、二、三、四、五各色，愈形其陋。

加减一阴煎

治证如前，而火之甚者，宜用此方。

生地、芍药、麦冬各二钱　熟地三五钱　炙甘草五七分　知母二钱　地骨皮一钱

水二盅煎服。

陈修园曰：此方去熟地，尚不甚驳杂。

二阴煎

此治心经有热，水不制火之病，故曰二阴。凡惊狂失志、多言多笑，或疡疹烦热、失血等证，宜此主之。

生地二三钱　麦冬二三钱　枣仁二钱　生甘草一钱　元参一钱半　黄连或一二钱　茯苓一钱半　木通一钱半

水二盅，加灯草二十根，或竹叶亦可，煎七分，食远服。

陈修园曰：心经有热，非此药钝滞所可疗。仲景泻心汤、防己地黄汤、风引汤俱有浴日补天之妙。制此方者全未梦见。

三阴煎

此治肝脾虚损、精血不足及营虚失血等证，故曰三阴。凡中风血不足养筋及疟疾汗出多，邪散而寒热犹不能止，是皆少阳、厥阴阴虚少血之病。微有火者宜一阴煎，无火者宜此主之。

当归三钱　熟地三五钱　甘草一钱　芍药酒炒，二钱　枣仁二钱　人参随宜　水煎温服。

陈修园曰：木为三数，三阴煎者，治木病也。然其自注治肝脾虚损三句，绝不联贯。又云治少阳、厥阴阴虚少血之病，阴虚少血四字不通。谓此方能治少阳之病，试问方中何物是少阳之药？谓肝主血，入血分药俱能治肝，亦是模棱之术。《内经》云：伏其所主，先其所因。或收或散，或逆或从，随所利而行之，调其中气使之和平。厥阴之治法，惟仲景得之。若以此方常服，则气火交郁，百病续生，看似和平，其实伪君子之害，更甚于真小人也。

四阴煎

此保肺清金之剂，故曰四阴。治阴虚劳损、相火炽盛、津枯烦渴、咳嗽、吐衄、多热等证。

生地二三钱　麦冬二钱　白芍药二钱　百合二钱　沙参二钱　茯苓一钱半　生甘草一钱

水二盅，煎七分，食远服。

陈修园曰：金畏火，人之所知也。而《内经》曰：肺恶寒。又云：形寒饮冷则伤肺。保肺清金四字，流俗之谈，今人奉为格言，为害非浅。而景岳于此方又注云相火炽盛，津枯烦渴等句，亦是一偏之谈。火盛津枯者固有之，而不知津随气行，气之所到，津亦到焉。《金匮》治肺痿症以甘草干姜汤为首方。此旨非景岳所可蠡测。兹方汇平纯微寒之品，咳嗽吐血之人百服百死。吾愿业此道者，历溯乎日用此方之误，发一点天良，而自加惩创焉。

五阴煎

凡真阴亏损、脾虚失血等证，或见溏泄未甚者，所重在脾，故曰五阴。忌润滑，宜此主之。

熟地五七钱或一两　山药炒，三钱　扁豆炒，二三钱　甘草炙，一二钱　茯苓一

钱半　芍药炒黄，二钱　五味子二十粒　人参随宜用　白术炒，二钱

水二盅，加莲肉，去心，二十粒煎服。

陈修园曰：景岳自注方治数行，以真字换作至字，便有意义。凡经中阴虚二字，多指脾虚而言，以脾为阴中之至阴也，但补阴有理中汤，尽美尽善。景岳不知阴阳二字的解，满腔俱是归、地补阴，参、术补阳之说，遂有此方之庸劣。又加以熟地一味，杂乱无章，以至患此者，百服百死。余为活人计，不得不大声疾呼也。

大营煎

治真阴精血亏损，及妇人经迟血少，腰膝筋骨疼痛，或气血虚寒、心腹疼痛等证。

当归二三钱或五钱　熟地三五七钱　枸杞二钱　甘草一二钱　杜仲二钱　牛膝二钱半　肉桂一二钱

水二盅，煎七分，食远服。

陈修园曰：据云真阴精血亏损，必求之太阴阳明，以纳谷为宝，生血化精，以复其真阴之不足，若徒用熟地、当归、牛膝、枸杞等，湿伤脾而滞妨胃，反竭其精血之源也。腰膝筋骨疼痛，非风即湿，术、附是其要药。心腹疼痛与此等方，亦更无涉，惟经迟血少者，颇为近道。

小营煎

治血少阴虚，此性味平和之方也。

当归二钱　熟地二三钱　芍药炒，二钱　山药炒，二钱　枸杞二钱　甘草一钱

水二盅，煎七分，食远服。

陈修园曰：血少阴虚，论是大营煎。此方自注云性味和平，究竟无一味是治病之品，学者最不可走此一路，养病以害人也。时医郑培斋专精此法，名噪一时，夏月患霍乱吐泻，自用藿香正气散二服而毙，是以通套药误人而自误也。

补阴益气煎

此补中益气汤之变方也。治劳倦伤阴，精不化气，或阴虚内乏，以致外感不解、寒热痎疟、阴虚便结不通等证。凡属阴气不足，而虚邪外侵者，用此升散，无不神效。乱道。

人参一二三钱　当归一二钱　山药酒炒，二三钱　熟地三五钱或一二两　陈皮一钱　甘草一钱　升麻火浮于上者、去此不必用，二分　柴胡如无外邪者不用，二三钱

水二盅，加生姜三五七片，煎八分，食远温服。

陈修园曰：劳倦伤阴，精不化气八字不通。又云阴虚内乏，致外感不解，此药更不可沾唇，必从桂枝汤和阴阳而调营卫，又啜粥以助胃气之内乏，取水谷之津以为汗，则邪从汗解，而阴液不伤矣。又云寒热痎疟，便结不通等证，更非此方所可幸效，必用小柴胡汤方效。仲景云上焦得通，津液得下，胃气因和，身濈然汗出而解，圣法彰彰。景岳方平庸者居多，久服每因循而误事，此则杂乱无章，入咽之顷，其害立见。

举元煎

治气虚下陷，血崩血脱，亡阳垂危等证。有不利于归、熟等剂，但宜补气者以此主之。黄芪、升麻非补气之品，亡阳汗多者大忌之。

人参、黄芪各三五钱　甘草一二钱　升麻炒用，五七分　白术炒用，一二钱

水二盅半，煎七八分，温服。

陈修园曰：此从补中益气汤减去数味，即不成方义。

两仪膏

治精气大亏，诸药不应，或以克伐太过，耗损真阴。凡虚在阳分，而气不化精者，宜参术膏。若虚在阴分，精不化气者，莫妙于此。其有未至大病，而素觉阴虚者，用以调元，尤称神妙。

人参半斤或四两　大熟地一斤

以河水熬膏，不拘时服。

陈修园曰：人参生于上党山谷，辽东幽冀诸州，背阳向阴，其味甘中带苦，其质柔润多液，置于日中一晒，便变色而易蛀，其为阴药无疑，读《神农本草经》自知。景岳又倍用熟地合煮成膏，俱是纯阴之气，于阳脏之人，及烦躁多热之病，便闭溺短、易饥者，未始不宜之；若咳嗽、食少、便溏等症，当视之如砒。以两仪命名不确。

贞元饮

治气短似喘，呼吸促急，提不能升，咽不能降，气道噎塞，势剧垂危者。常人但知为气急，其病在上，而不知元海无根，亏损肝肾，此子午不交气脱症也。尤为妇人血海常亏者，最多此证，宜急用此饮以济之缓之，敢云神剂。凡诊此证，脉必微细无神；若兼紧，尤为可畏。倘庸众不知，妄云痰逆气滞，用牛黄、苏合及青皮、枳壳破气等剂，则速其危矣。庸医用此方，方后必录此不通语，可笑！

熟地七八钱，甚者一二两　甘草一二三钱　当归一二钱

水二盅，煎八分，温服。

陈修园曰：此方治烦渴易饥，时或气急，不利于辛散燥热之剂。景岳取熟地、当归以济其枯，取甘草以缓其急，为轻症立法，偶或有效。若咳嗽挟寒水之气上逆，非小青龙佐以真武不可。若风火而激动水饮，非越婢加半夏汤不可。若支饮内痛，不得畏十枣汤之峻攻。若饮满气闭，不必虑葶苈大枣泻肺汤之苦寒。少阴之气上脱，必用通脉四逆汤加胆汁、人尿以导之；太阴之气不输，必用理中汤倍加人参以助之。此皆急救法也。《金匮》云：气短有微饮，当从小便去之，肾气丸主之，苓桂术甘汤亦主之。此缓治法也。若用贞元饮，遏元阳助水邪，而又滞痰壅气，无不下咽立危者。特不解时医以此方日杀数人，而不知变计，吾知其良心丧尽矣！

当归地黄饮

治肾虚腰膝疼痛等证。

当归二三钱　熟地三五钱　山药一钱　杜仲一钱半　牛膝一钱半　山茱萸一钱　甘草八分

水二盅，煎八分，食远服。

陈修园曰：腰膝疼痛，因风、寒、湿三气者最多，服此方必剧，以助湿留邪也。至云起于肾虚，岂熟地、枸杞等药为肾虚必需之品乎？抑亦顾末忘本矣！

济川煎

凡病涉虚损，而大便闭结不通，则硝、黄攻击等剂必不可用。若势有不得不通者，宜此主之。此用通于补之剂也，最妙。

当归三五钱　牛膝二钱　肉苁蓉酒洗去盐，一二钱　泽泻一钱半　升麻五七分或一钱　枳壳虚甚者不必用，一钱

水一盅，煎七分，食前服。

陈修园曰：大便秘者，除脾约丸、三气汤外，又有大热之备急丸，大寒之更衣丸，通津液之小柴胡汤，下实火之大柴胡汤等法，皆圣法也。而滋润之说，为庸医之逢迎富贵，掩覆空疏之诡术，如此方是也。然视近今五仁丸，又差胜一格。

地黄醴

治男妇精血不足、营卫不充等患，宜制此常用之。

大怀地取味极甘者烘晒干、以去水气，八两　沉香一钱，或白檀二分亦可　枸杞用极肥者、亦烘晒以去润气，四两

上约每药一斤，可用高烧酒十斤浸之，不必煮，但浸十日之外即可用矣。

凡服此者，不得过饮，服完又加酒六七斤，再浸半月，仍可用。

陈修园曰：此服食方，却亦妥当。

归肾丸

治肾水真阴不足、精衰血少、腰酸脚软、形容憔悴、遗泄阳衰等证。

熟地八两　山药四两　山茱萸肉四两　茯苓四两　归身三两　枸杞四两　杜仲盐水炒，四两　菟丝子制，四两

炼蜜，同熟地膏为丸桐子大。每服百丸，饥时开水送下。

陈修园曰：以丸药为补养，非古法也。始于孙真人，而后世因之。此方为通用之应酬方，亦不必议之。

赞化血余丹

此药大补气血，故能乌须发，壮形体，其于培元赞育之功，有不能尽述者。

血余八两　熟地蒸捣，八两　枸杞、当归、鹿角胶炒珠、菟丝子制、杜仲盐水炒、巴戟肉酒浸，剥，炒干、小茴香略炒、白茯苓乳拌，蒸熟、肉苁蓉酒洗、去鳞甲、胡桃肉各四两　何首乌小黑豆汁拌蒸七次、如无黑豆或牛乳、人乳拌蒸俱妙，四两　人参如无亦可，随宜

上炼蜜丸，每食前用白沸汤送下二三钱。

陈修园曰：血余灰能利小便，如久患淋沥及溺血者最宜，久聋者亦宜之。此方颇有条理，但首乌宜去之。

养元粉

大能实脾养胃气。

糯米水浸一宿、沥干、慢火炒熟，一斗　山药炒、芡实炒、莲肉各二两　川椒去目及闭口者、炒出汗、取红末，二三钱

上为末，每日饥时以滚水一碗，入白糖三匙化开，入药末一二两调服之。或加四君子、山楂肉各一二两更妙。

陈修园曰：此方颇佳，但非治病药耳。

玄武豆

羊腰子五十个　枸杞二斤　补骨脂一斤　大茴香六两　小茴香六两　肉苁蓉大便滑者去之，十二两　青盐八两，如无苁蓉，此宜十二两　大黑豆圆净者、淘洗净，二斗

上用甜水二斗，以砂锅煮前药七味至半干，去渣入黑豆，匀火煮干为度。如有余汁俱宜拌渗于内，取出用新布摊匀晒干，磁瓶收贮，日服之，其效无穷。

如无砂锅,铁锅亦可。若阳虚者,加制附子二两更妙。

陈修园曰:此豆常服益人,但功缓耳。

蟠桃果

治遗精虚弱,补脾滋肾最佳。

芡实炒,一斤　莲肉一斤,去心　胶枣肉一斤　熟地一斤　胡桃肉去皮,二斤

陈修园曰:此方去熟地,则药纯功大。

王母桃

培补脾胃,功力最胜。

白术用冬术切片,味甘者佳,苦者勿用。以米泔浸一宿,切片,炒　大怀熟地蒸捣,上二味等分　何首乌人乳蒸　巴戟甘草水浸　枸杞子烘,以上三味减半

上为末,炼蜜捣丸龙眼大。每用三四丸,饥时嚼服,滚汤送下。

陈修园曰:方虽庸而却不杂。

休疟饮

此止疟最妙之剂也。若汗散既多,元气不复,或以衰老,或以弱质,而疟有不能止也,俱宜用此。化暴善后之第一方。其有他证,加减俱如法。

人参、白术炒、当归各三四钱　何首乌制,五钱　甘草八分

水二盅半,煎七分,食远服。渣再煎。或用阴阳水各一钟,饭后食远再服一盅。

陈修园曰:久疟之治,以理中汤为第一善法。此方不寒不热,又重用首乌之涩,便不成方法。予每见服之减食,久服变成胀满之证。戒之!戒之!

卷 二

和 阵

金水六君煎

治肺肾虚寒，水泛为痰，或年迈阴虚，血气不足，外受风寒，咳嗽、呕恶、多痰、喘气等证神效。

当归二钱　熟地三五钱　陈皮一钱半　半夏一钱　茯苓二钱　甘草一钱

水二盅，生姜三五片，煎七八分，食远服之。

陈修园曰：二陈汤为驱痰之通剂。盖以痰之本水也，茯苓利水以治其本；痰之动湿也，茯苓渗湿以制其动。方中只此一味是治痰正药，其余半夏降逆，陈皮顺气，甘草调中，皆取之以为茯苓之佐使耳。故仲景方，痰多者俱加茯苓，呕者俱加半夏，古圣不易之法也。景岳取熟地寒润，当归辛润，加此二味，自注为肺肾虚寒，水泛为痰之剂。不知肺寒非干姜、细辛、五味子合用不可，肾寒非干姜、附子重用不可。若用当归、熟地之寒湿，助其水饮，则阴霾四布，水势上凌，而气逆咳嗽之病日甚矣。燥湿二气，若冰炭之反。景岳以骑墙之见，杂凑成方，方下张大其说以欺人。庸医喜得骗人糊口之具，其如草菅人命何？

六安煎

治风、寒咳嗽及非风初感、痰滞气逆等证。

陈皮一钱半　半夏二三钱　茯苓二钱　甘草一钱　杏仁二钱　白芥子老年气弱不用，五七分

水一盅半，加生姜三五七片，煎七分，食远服。

陈修园曰：此方看似平稳，其实咳嗽气喘者服之效者少，不效者多。且白芥子、杏仁性不驯良，多服每令人吐血，不如《伤寒论》《金匮》诸法之有利无弊也。

和胃二陈煎

治胃寒生痰，恶心呕吐，胸膈满闷，嗳气。

干姜炒，一二钱　砂仁四五分　陈皮、半夏、茯苓各一钱半　炙甘草七分

水一盅半，煎七分，不拘时温服。陈修园曰：方稳。

苓术二陈煎

治痰饮，水气停蓄心下，呕吐吞酸等证。

猪苓一钱半　白术一二钱　泽泻一钱半　陈皮一钱　半夏一二钱　茯苓一钱半　甘草八分　干姜炒黄，一二钱

水一盅半煎。

陈修园曰：方佳。

和胃饮

治寒湿伤脾，霍乱吐泻及痰饮水气、胃脘不清、呕恶、胀满、腹痛等证。

陈皮、厚朴各一钱半　干姜炮，二钱　甘草一钱

水一盅半，煎七分，温服。

陈修园曰：自和胃二陈煎至此方俱佳。但干姜不宜炮，恐炮透则气焦味苦，转失其性，且恐减其雄烈辛味，不能变胃而受胃变也。

排气饮

治气逆食滞、胀痛等证。

陈皮二钱五分　木香七分或一钱　藿香一钱五分　香附二钱　枳壳一钱五分　泽泻二钱　乌药二钱　厚朴一钱

水一盅半，煎七分，热服。

陈修园曰：方中香药太多，未免耗气，而枳壳、乌药尤不驯良，不如七气汤之妙也。

大和中饮

治饮食留滞、积聚等证。

陈皮一二钱　枳实二钱　砂仁五分　山楂二钱　麦芽一钱　厚朴一钱半　泽泻一钱半

水一盅半，煎七分，食远温服。

陈修园曰：饮食留滞在膈者，宜瓜蒂吐之；在腹者，宜承气下之。若徒用此药消导，非古人之治法。唐、宋以后以消导法取诸酿酒，鼻中自闻有酒味则效。然肠胃非酒坛，何以当此克破而无腐肠之患乎？不如《金匮》用承气汤之有利无弊也。

小和中饮

治胸膈胀闷，或妇人胎气滞满等证。

陈皮一钱五分　山楂二钱　茯苓一钱半　厚朴一钱半　甘草五分　扁豆炒，二钱

水一盅半，加姜三五片，煎服。

陈修园曰：胸膈胀闷多属浊气在上所致，仲景《伤寒》《金匮》诸方俱神。若此方之庸，不过冀其幸效而已。至妇人胎气滞满，方中山楂更不合宜。

大分清饮

方在寒阵五。

小分清饮

治小水不利，湿滞肿胀，不能受补等证，此方主之。

茯苓二三钱　泽泻二三钱　薏苡仁二钱　猪苓二三钱　枳壳一钱　厚朴一钱

水一盅半，煎七分，食前服。

陈修园曰：小水不利，皆由三焦失其决渎之职，以致膀胱之气不化，自有治本清源之道。大分清、小分清二饮之浅陋，不足以治重症也。

解肝煎

治暴怒伤肝，气逆胀满、阴滞等证。如兼肝火者，宜用化肝煎。

陈皮、半夏、厚朴、茯苓各二钱半　苏叶、芍药各二钱　砂仁七分

水一盅半，加生姜三五片，煎服。

陈修园曰：此方从七气汤套来，加陈皮、芍药、砂仁三味，便成蛇足。且七气汤仿于《金匮》之半夏厚朴汤。原方以生姜为君，茯苓为臣，紫苏、厚朴、半夏为佐使。后人套其方为七气汤已陋，景岳又套其方而混加之，陋而又陋矣。

二术煎

治肝强脾弱，气泄、湿泄等证。

白术炒，二钱或三钱　苍术米泔浸、炒，二钱　芍药炒黄，二钱　陈皮炒，一钱五分　甘草炙，一钱　茯苓二钱　厚朴姜汤炒，一钱　木香六七分　干姜炒黄，二钱　泽泻炒，一钱半

水一盅半，煎七分，食远服。

陈修园曰：此方芍药二钱，宜换作防风一钱半则纯。

廓清饮

治三焦壅滞，胸膈胀满、气道不清、小水不利、年力未衰、通身肿胀，或肚腹

单胀、气实非水等证。

枳壳二钱　厚朴一钱半　大腹皮一二钱　白芥子五七分或一二钱　莱菔子如中不甚胀能食者、不必用此、生捣，一钱　茯苓连皮用，二三钱　泽泻二三钱　陈皮一钱

水一盅半，煎七分，食远温服。

陈修园曰：实症可以暂服此方，未效即宜舍去，以此方皆逐末而忘本也。

扫虫煎

治诸虫上攻，胸腹作痛。

青皮一钱　小茴香炒，一钱　槟榔、乌药各一钱半　细榧肉敲碎，三钱　吴茱萸一钱　乌梅二个　甘草八分　朱砂、雄黄各五分，俱为极细末

将上前八味用水一盅半，煎八分去渣，随入后二味，再煎三四沸搅匀，徐徐服之。

陈修园曰：轻症可偶用，若重症必须乌梅丸。

十香丸

治气滞、寒滞诸痛。

木香、沉香、泽泻、乌药、陈皮、丁香、小茴香、香附酒炒、荔核煨焦，等分　皂角微火烧烟尽

上为末，酒糊丸弹子大者，磨化服丸桐子大，汤下亦可。

陈修园曰：此丸颇纯。

芍药枳术丸

治食积痞满，及小儿腹大胀满、时常疼痛、脾胃不和等证。

白术面炒，二两　赤芍药酒炒，二两　枳实面炒，一两　陈皮一两

用荷叶汤煮黄，老米粥为丸桐子大，米饮或滚白汤送下百余丸。

陈修园曰：《金匮》枳术汤，洁古变汤为丸，已非古法。景岳加陈皮则行气之药太过，又加芍药之苦泄，大为离经叛道也。

苍术丸

治寒湿在脾，泄泻久不能愈者。

云茯苓四两　白芍药炒黄，四两　甘草一两　川椒去闭口者、炒出汗、小茴香炒，各一两　厚朴姜汁炒，三两　真茅山苍术米泔浸一宿、切、炒。如无，即以好白术代之，八两　破故纸酒浸二日、晒干炒香、四两

上为末，糯米糊为丸，桐子大，每食远清汤送下八十丸。

陈修园曰：下利者减芍药、大黄，仲景圣法也。兹方芍药用四两之多，可知

景岳之不学古也。宜姜枣汤泛丸，若糯米则太坚不化。

贝母丸

消痰热，润肺止咳，或肺痈、肺痿，乃治标之妙剂。

贝母为末，一两，用砂糖或蜜丸龙眼大，或噙化，或嚼服之。

陈修园曰：《神农本草经》云：贝母气味辛平无毒，主伤寒烦热、淋沥、邪气、疝瘕、喉痹、乳痈、金疮、风痉。原文只此二十七字，此方有一症合经旨否？然倡斯法者，由来有渐，不自景岳始也。

括痰丸

治一切停痰积饮，吞酸呕酸、胸胀闷、疼痛等证。

半夏制，二两　白芥子二两　干姜炒黄，一两　猪苓一两　甘草五钱　陈皮切碎，四两，用盐二钱入水中，拌浸一宿，晒干

上为末，汤浸蒸饼为丸，绿豆大，每服一钱许，滚白汤送下。

陈修园曰：方中白芥子用之失法，余亦平平。

神香散

治胸胁胃脘逆气难解、疼痛、呕哕、胀满、痰饮膈噎，诸药不效者，用此最妙。

丁香　白豆蔻或砂仁亦可

上二味，等分为末，清汤调下五七分，甚者一钱，日数服不拘。

陈修园曰：此方可以暂服，若服至数日外，必增燥渴之症。

攻　阵

吐法

此方可代瓜蒂、三圣散之属。凡邪实上焦，或痰或食、气逆不通等证，皆可以此吐之。用莱菔子捣碎，以温汤和搅，取淡汤徐徐饮之，少顷即当吐出，即有吐不尽亦必从下行矣。

陈修园曰：吐法必遵仲景瓜蒂、栀豉诸方。此法为小家伎俩，不能治大病也。

赤金豆亦名八仙丹

治诸积不行。凡血凝、气滞、疼痛、肿胀、虫积、结聚、癥坚，宜此主之。此丸去病捷速，较之硝、黄、棱、莪之类，过伤脏气者，大为胜之。

巴霜去皮膜、略去油，一钱半　生附子切、略炒燥，二钱　皂角炒微黑，二钱　轻粉

一钱　丁香、木香、天竺黄各三钱　朱砂为衣，二钱

上为末，醋浸蒸饼为丸，莱菔子大，朱砂为衣。欲渐去者，每服五七丸；欲骤行者，每服一二十丸，用滚汤下，或煎药，或姜、醋、茶、蜜。茴香、使君子煎汤为引送下。若利多不止，可饮冷水一二口即止，盖此药得热则行，得冷则止也。

陈修园曰：仲景承气法、抵当法、大小陷胸法、十枣法、葶苈法、白散方及《金匮》三物、五物、七物法，攻邪之中，大寓养正之道。若赤金豆、太平丸、敦阜丸、猎虫丸、百顺丸，并吐法，只知攻邪，不顾元气。下咽之后，恐邪气与元气俱尽而死。慎之！慎之！

太平丸

治胸腹疼痛胀满，及食积、血积、气疝、血疝、邪实秘滞、痛剧等证。

陈皮　厚朴　木香　乌药　白芥子　草豆蔻　三棱　莪术煨　干姜　牙皂炒断烟　泽泻

以上十一味，俱为细末。巴豆用滚汤泡，去心、皮膜，称足一钱，用水一碗，微火煮至半碗，将巴豆捞起，用乳钵研极细，仍将前汤搀入研匀，然后量药多寡，入蒸饼浸烂，捣丸。前药如绿豆大，每用三分或五分，甚者一钱。

敦阜丸

治坚顽食积，停滞肠胃，痛剧不行等证。

木香、山楂、麦芽、皂角、丁香、乌药、青皮、陈皮、泽泻各五钱　巴霜一钱

上为末，用生蒜头一两研烂，加热水取汁浸，蒸饼捣丸绿豆大。每服二三十丸，随便用汤引送下。如未愈，徐徐渐加用之。

猎虫丸

治诸虫积胀痛、黄瘦等证。

芜荑、雷丸、桃仁、干漆炒烟尽、雄黄、锡灰、皂角烧灰尽、槟榔、使君子各等分　轻粉减半　细榧肉加倍

汤浸，蒸饼为丸绿豆大。每服五七分，滚白汤下，陆续服。

百顺丸

治一切阳邪积滞。凡气积、血积、虫积、食积、伤寒实热秘结等证，但各为汤引，随宜送下，无往不利。

川大黄锦纹者，一斤　牙皂角炒微黄，一两六钱

上为末，用汤浸，蒸饼捣丸绿豆大。每用五分或一钱，或二三钱，酌宜用引送下，或蜜为丸亦可。

散 阵

一柴胡饮

一为水数，从寒散也。

柴胡二三钱　黄芩一钱半　芍药二钱　生地一钱半　陈皮一钱半　甘草八分

水一盅半，煎七八分，温服。

二柴胡饮

二为火数，从温散也。

柴胡二三钱　陈皮一钱半　半夏二钱　细辛一二钱　厚朴一钱半

水一盅半，煎七分，温服。

三柴胡饮

三为木数，从肝经血分也。

柴胡二三钱　芍药一钱半　甘草一钱　陈皮一钱　生姜三五片　当归溏泄者易以熟地，一钱

水一盅半，煎七分，温服。

四柴胡饮

四为金数，从气分也。

柴胡二三钱　甘草一钱　生姜三五七片　当归泻者少用人参二三钱，或五七钱酌而用之，二三钱

水二盅，煎七八分，温服。

五柴胡饮

五为土数，从脾胃也。

柴胡一二三钱　当归二三钱　熟地三五七钱　白术二三钱　芍药炒用，一钱半　甘草一钱　陈皮酌用，或不必用

水一盅半，煎七八分，食远热服。

正柴胡饮

凡外感风寒，发热恶寒、头疼身痛、痎疟初起等证。凡气血和平，宜从平散者此主之。

柴胡二三钱　防风一钱　陈皮一钱　芍药一钱　甘草一钱　生姜三五片

水一盅，煎七八分，热服。

陈修园曰：《神农本草经》云：柴胡气味苦平，无毒，主心腹肠胃中结气，饮

食积聚，寒热邪气，推陈致新，久服轻身明目，益精。原文共三十六字，无一字言及发汗。故少阳症有汗、吐、下禁，首禁发汗。仲景小柴胡汤用八两之多，其不发汗可知，并可以悟其性之益人，多服无伤，功效颇缓，重用始效也。景岳未读《本草经》，误认柴胡为散药，故以柴胡为主，合生地、黄芩、白芍等名一柴胡饮，为寒散；合细辛、生姜、厚朴等名二柴胡饮，为温散；合芍药、当归、陈皮、生姜等名三柴胡饮，从血分而散；合人参、生姜、当归等名四柴胡饮，从肺经气分而散；合熟地、白术、归、芍名五柴胡饮，从脾胃而散；合防风、陈皮、甘草、生姜等名正柴胡饮，从平散。无知妄作，莫此为甚！今之医辈喜其简便易从，邪说横行，反令仲景发汗诸神法无一人谈及。凡伤寒病，一年中因此方枉死几千万人，诚可痛恨！

麻桂饮

治伤寒瘟疫，阴暑疟疾。凡阴寒气胜，而邪有不能散者，非此不可。无论诸经、四季，凡有是证即宜是药，勿谓夏月不可用也。不必厚盖，但取津津微汗，透彻为度。此实麻黄、桂枝二汤之变方，而其神效则大有超出二方者，不可不为细察。致疑，大言欺人也。

官桂一二钱　当归三四钱　甘草一钱　陈皮随宜用，或不用亦可　麻黄二三钱

水一盅半，加生姜五七片或十片，煎八分，去浮沫，不拘时服。

陈修园曰：仲景桂枝汤是补正之剂，啜粥取微似汗，兼能散邪；麻黄汤是散邪之剂，方中不杂姜、枣，不啜粥，令麻黄直达于表，不逗留于中，亦隐寓补正之法，二方之神妙，不可方物。景岳掠是方，而妄用当归之动营，陈皮之耗气，服之害人非浅。且云：阴气不足者加熟地，三阳并病者加柴胡，任意乱道，以人命为戏，景岳诚仲景之罪人也。

大温中饮

凡患阳虚伤寒，及一切四时劳倦，寒疫阴暑之气，身虽炽热，时犹畏寒，即在夏月亦欲衣被覆盖，或喜热汤，或兼呕恶泄泻，但六脉无力，肩背怯寒，邪气不能外达等证。此元阳大虚，正不胜邪之候，若非峻补托散，则寒邪日深，必致不起。温中自可散寒，即此方也。服后畏寒悉除，觉有燥热，乃回阳作汗佳兆，不可疑之畏之。

熟地三五七钱　冬白术三五钱　当归如泄泻者不宜用、或以山药代之，三五钱　人参甚者一二两、或不用亦可，二三钱　甘草一钱　柴胡二三四钱　麻黄一二三钱　肉桂一二钱　干姜炒熟，一二三钱；或用煨生姜三五七片亦可

水二盅，煎七分，去浮沫，温服或略盖取微汗。

陈修园曰：仲景一百一十三方，只炙甘草汤用地黄，以心下悸、脉结代，为病后津液不足用之，若初病邪盛则不用也。用人参有数方，皆汗、吐、下后取其救液，或温药中加此甘寒之品，以剂和平，若初病邪盛亦不用也。即太阳篇中新加汤有用人参法，特补脉沉迟二字，以辨身痛不是余邪，乃营血凝滞作痛，故以人参借姜、桂之力，增芍药领入营分以通之，所谓通则不痛是也。且又别其名曰新加，言前此邪盛不可用，今因邪退而新加之也。病不由于水湿及太阴者，不用白术；病不关太阴吐利、少阴厥者，不用干姜；病不关于厥阴者，不用当归；病不涉于阳明中风及太阳转属少阳者，不用柴胡；病非太阳实邪无汗者，不用麻黄。圣法严密，逾之多坏。景岳未读仲景书，混以归、地补血，参、术补气，甘草和中为内托法；混以麻黄大发汗，柴胡轻发汗，姜、桂温经发汗为外攻法，竟以想当然之说，饰出阳根于阴，汗化于液，云腾致雨等语，大言欺人，以乱圣法。景岳真医中之利口也。

柴陈煎

治伤风兼寒，咳嗽发热、痞满多痰等证。

柴胡二三钱　陈皮一钱半　半夏二钱　茯苓二钱　甘草一钱　生姜三五七片

水一盅半，煎七分，食远温服。

陈修园曰：二陈汤加柴胡，时疟初起者可用，不可轻试。

柴芩煎

治伤寒表邪未解，外内俱热、泻痢烦渴，喜冷气壮、脉滑数者，宜此主之，及疟痢并行、内热失血，兼表邪发黄等证。

柴胡二三钱　黄芩、栀子、泽泻、木通、枳壳各一钱五分

水二盅，煎八分，温服。

陈修园曰：仲景云：凡用栀子汤，病人旧微溏者，不可与服之。此圣法也。景岳未读仲景书，故制此方以治疟痢并行，吾知受其害者多矣。

柴苓饮

治风湿发黄，发热身痛、脉紧，表里俱病，小水不利、中寒泄泻等证。

柴胡、猪苓、茯苓、泽泻各一钱　白术二三钱　肉桂一二三钱

水一盅半，煎服。

陈修园曰：仲景五苓散为内烦外热病，行水中寓小汗之法。方中桂之色赤入丙，四苓色白归辛，丙辛合为水运，用之为散，服后多服暖水，使水精四布，上滋心肺，外达皮毛，溱溱汗出，表里之烦热两除矣。景岳变散为饮已失方义，又

君以柴胡，俾诸药互相窒碍，误人滋甚。余二十岁时，诊新美境郑孝锦症，用五苓散二钱，饮热水出汗，即烦退呕止。下午孝节郑某至，谓单行水道不可，遂用此方。余年轻不敢与争，心甚疑之，遂辞去。后一日，寒热如疟，改用玉女煎一服而亡。附此以为用此方之戒。现今郑某次子仍守家传而不知反，惜余未能一遇而正告之。

柴胡白虎煎

治阳明温热，表邪不解等证。

柴胡二钱　石膏三钱　黄芩二钱　麦冬二钱　细甘草七分

水一盅半，加竹叶二十片，煎服。

陈修园曰：仲景白虎汤、竹叶石膏汤俱加粳米，以逗留石药于胃中，神妙极矣。景岳竟去粳米，反加黄芩之苦，大失方义，更加柴胡谬甚！

归葛饮

治阳明温暑时证，大渴，津液枯涸，阴虚不能作汗等证。

当归三五钱　葛根二三钱

水二盅，煎一钟，以冷水浸凉，徐徐服之，得汗即解。

柴葛煎

方在因阵十八。治瘟毒表里俱热。

陈修园曰：景岳归葛饮、柴葛煎之误，皆缘未读《本草经》，为李东垣、李时珍诸说所惑故也。

秘传走马通圣散

治伤寒阴邪初感等证。

麻黄、甘草各一两　雄黄二钱

上为细末，每服一钱，热酒下，即汗。

秘传白犀丹

发散外感、瘟疫、痈毒等证。

白犀、麻黄去节、山慈菇、玄明粉、真血竭、甘草各一钱　雄黄八分

上为末，用老姜汁拌，丸如枣核大，外以大枣去核，将药填入枣内，用薄纸裹十五层，入砂锅内炒，令烟尽为度，取出去枣肉。每药一钱，入冰片一分，麝香半分，研极细末，磁罐收贮。用时以角簪蘸麻油粘药点眼大角。轻者只点眼角，重者仍用些须吹鼻，男先左，女先右，吹、点皆同。如病甚者先吹鼻后点眼，点后踡脚坐起，用被齐项暖盖，半炷香时自当汗出邪解。如汗不得出，或汗不

下达至腰者，不治。又一制法，将前药用姜汁拌作二丸，以乌金纸两层包定；外捣红枣肉如泥包药外，约半指厚，晒干。入砂锅内，再覆以砂盆，用盐泥固缝，但留一小孔以候烟色。乃上下加炭，先文后武，待五色烟尽，取出去枣肉。每煅过药一钱，只加冰片二分，不用麝香。

陈修园曰：景岳秘传走马通圣散、白犀丹，用药颇奇，恐过峻而不轻试。

归柴饮

治营虚不能作汗，及真阴不足，外感寒邪难解者，此神方也。

当归一两　柴胡五钱　甘草八分

水一盅半，煎七分，温服。

陈修园曰：景岳治真阴不足，外感寒邪难解等语，惑人滋甚。惟温疟寒邪淅淅在皮肤中者，其效甚神。又云大便溏者以白术代当归，妄甚。读《神农本草经》者，自知予言不谬。

寒　阵

保阴煎

治男妇带浊、遗淋色赤带血、脉滑多热、便血不止，及血崩、血淋，或经期太早，凡一切阴虚内热动血等证。

生地、熟地、芍药各二钱　山药、川续断、黄芩、黄柏各一钱半　生甘草一钱

水二盅，煎七分，食远温服。

陈修园曰：阴者，中之守也。圣经中言阴虚，多指太阴而言。景岳不知此旨，以熟地、山药、当归等为益阴、理阴、固阴，生地、芍药、麦冬等为保阴、化阴、滋阴、约阴，授庸医以杀人之刀而不见血，诚可痛恨！试以此方之药品与所列之治法，证之经旨，字字支离，不独虚寒人服之立毙，即阳脏多火之人，亦非此方可以幸效，盖以配合之失法也。

加减一阴煎

方见补阵九，治水亏火胜之甚者。

抽薪饮

治诸火炽盛而不宜补者。

黄芩、石斛、木通、栀子炒、黄柏各二钱　枳壳一钱半　泽泻一钱半　甘草三分

水一盅半，煎七分，食远温服，内热甚，冷服更佳。

陈修园曰：抽薪者，取釜下抽薪，从下泄之也。承气汤泄之于后，猪苓汤、

茵陈蒿汤泄之于前，何其神妙！此方汇集微苦微利之药，绝无把握，胆不足，由于识不到也。诸火炽盛，此方全不足恃。

徙薪饮

治三焦凡火，一切内热，渐觉而未甚者，先宜清以此剂；其甚者，宜抽薪饮。

陈皮八分　黄芩二钱　麦冬、芍药、黄柏、茯苓、牡丹皮各一钱半

水一盅半，煎七分，食远温服。

陈修园曰：徙者，取转移之义也。仲景云：服小柴已渴者，属阳明也，以法治之。盖以相火寄甲乙之间，肝胆为发温之原；肠胃为市，阳明为成温之薮。小柴胡汤、白虎加人参汤，何其神妙！此用陈皮、牡丹之香以动气，又用芩、柏、芍药之苦以守之，与方名徙薪之字义不合，且药品亦杂，杂则不效。

大分清饮

治积热闭结，小水不利，或腰腹下部极痛，或湿热下利、黄疸溺血、邪热蓄血、腹痛淋闭等证。

茯苓、泽泻、木通各三钱　猪苓、栀子或倍、枳壳、车前子各一钱

水一盅半，煎八分，食远温服。

陈修园曰：清浊之所以分者，藉三焦之气化也。此方不知于三焦中，责其决渎之失职，徙汇利水之品成何方义？安能取效！

清流饮

治阴虚挟热泻痢，或发热喜冷，或下纯红鲜血，或小水痛赤等证。

生地、赤芍、茯苓、泽泻各二钱　当归一二钱　甘草一钱　黄芩、黄连各一钱半　枳壳一钱

水一盅半，煎服。

陈修园曰：治热痢、血痢及小水痛赤，制方平庸，病浅者亦可取效。其自注治法以阴虚二字冠首，则不通之至。试问阴虚二字指脾虚而言乎？指血虚而言乎？岂方中生地、白芍为阴虚通共之妙药乎？景岳之模糊在此，学景岳者之误人亦在此。

化阴煎

治水亏阴涸，阳火有余，小便癃闭、淋浊等证。

生地、熟地、牛膝、猪苓、泽泻、生黄柏、生知母各二钱　绿豆三钱　龙胆草一钱半　车前子一钱

水二盅，加食盐少许，用文、武火煎八分，食前温服。

陈修园曰：此方之庞杂乱道，读《内经》及《本草经》者自知，置之勿论。

茵陈饮

治挟热泄泻、热痢、口渴喜冷、小水不利，黄疸、湿热闭涩等证。

茵陈、焦栀子、泽泻、青皮各三钱　甘草一钱　甘菊花二钱

用水三四盅，煎二盅，不时陆续饮之。治热泻一服可愈。

陈修园曰：此方颇见平顺，但栀子炒焦失法。下利者宜易黄连，黄芩亦可。

清膈饮

治痰因火动，气壅喘满，内热烦渴等证。

陈皮一钱半　贝母微敲破，二三钱　胆星一二钱　海石二钱　白芥子五七分　木通二钱

水一盅半，煎七分，温服。

陈修园曰：方中白芥子不合法，宜入鲜竹叶二三十片。

化肝煎

治怒气伤肝，因而气逆动火，致为烦热、胁痛胀满、动血等证。

青皮、陈皮各二钱　芍药二钱　丹皮、栀子炒、泽泻各钱半。如血见下部者，以甘草代之土贝母二三钱水一盅半，煎七八分，食远温服。陈修园曰：庸。

安胃饮

治胃火上冲，呃逆不止。

陈皮、山楂、麦芽、木通、泽泻、黄芩、石斛等分

水一盅半，煎七分，食远服。

陈修园曰：方中去黄芩，加鲜竹茹二三钱，生姜为佐，便是良方。

玉女煎

治水亏火盛，六脉浮洪滑大，少阴不足，阳明有余，烦热干渴、头痛牙疼、失血等证如神；若大便溏泄者，乃非所宜。

生石膏三五钱　熟地三五钱或一两　麦冬二钱　知母、牛膝各一钱半

水一盅半，煎七分，温服或冷服。

陈修园曰：仲景用石膏清中，有白虎、竹叶二汤；用石膏祛邪，有大青龙、越婢二汤；用石膏出入加减，有小青龙、木防己二汤，俱极神妙。景岳竟与熟地、牛膝同用，圣法荡然。吾闽南风俗，人死，戚友具奠烛者，俱书于烛上曰：金童去引，玉女来迎。余目击服此煎者，无一不应此兆也。戒之！戒之！

大清饮

治胃火烦热、发斑、呕吐等证。可与白虎汤出入酌用。

知母、石斛、木通各一钱半　石膏生用，五六钱

水一盅半，煎七分，温服或冷服。

陈修园曰：白虎汤用粳米、甘草欲缓石膏、知母沉降之性，留连于中而不遽下，则入胃之后缓缓令其输脾归肺，水精四布而大烦大渴除矣。景岳去粳米、甘草，加石斛之淡，木通之渗，反以速石膏、知母之下行，正与仲景法相反。故曰：不读仲景书，开口便错。

绿豆饮

凡热毒、劳热诸火，热极不能退者，用此最妙。用绿豆不拘多寡，宽汤煮糜烂，入盐少许，或蜜亦可。待冰冷，或厚或稀或汤，任意饮食之，日或三四次不拘。此物性非苦寒，不伤脾气，且善于解毒除烦，退热止渴，大利小水，乃浅易中之最佳捷者也。若火盛口干，不宜厚味，但略煮半熟清汤冷饮之，尤善除烦清火。

陈修园曰：此退热之笼统剂，惟热疟大忌之。

玉泉散

亦名六一甘露散。治阳明内热烦渴、头痛、二便闭结、温疫斑黄及热痰喘嗽等证。

石膏生用，六两　粉甘草二两

上为末，每服一二三钱，新汲水或热汤，或人参汤调下。

陈修园曰：此方从《赤水玄珠》套出。

雪梨浆

解烦热，退阴火，此生津止渴之妙剂也。用清香甘美大梨削去皮，别用大碗盛清冷甘泉，将梨薄切浸于水中少顷，水必甘美。但频饮其水，勿食渣，退阴火极速也。

陈修园曰：大便溏者禁用。

滋阴八味丸

治阴虚火盛，下焦湿热等证。

山药四两　丹皮三两　白茯苓三两　山萸肉四两　泽泻三两　黄柏盐水炒，三两　熟地蒸捣，八两　知母盐水炒，三两

右加炼蜜丸桐子大，或空心或午前用滚汤或盐淡汤送下百丸。

陈修园曰：方佳，而以滋阴二字命名不切。

约阴丸

治妇人血海有热，经脉先期，或过多者，或兼肾火而带浊不止，及男妇大肠血热便红等证。

当归、白术炒、芍药酒炒、生地、茯苓、地榆、黄芩、白石脂醋煅、淬、北五味、丹参、川续断各等分

上为末，炼蜜丸服。

陈修园曰：方板实，不能以治大病，约阴二字不妥。

服蛮煎

此方性味极轻极清，善入心、肝二脏，行滞气，开郁结，通神明，养正除邪，大有奇妙。

生地、麦门冬、芍药、石菖蒲、石斛、川丹皮极香者、茯神各二钱　陈皮一钱　木通、知母各一钱半

水一盅半，煎七分，食远服。

陈修园曰：杂乱无章，恐反激病气，扰动心主。经云：主不明则十二官危。余目击服此方后，神昏不语者甚多。戒之！戒之！

约营煎

治血热便血，无论脾胃、小肠、大肠、膀胱等证，皆宜用此。

生地　芍药　甘草　续断　地榆　黄芩　槐花　荆芥穗炒黑　乌梅二个

水一盅半，煎七分，食前服。

陈修园曰：此市上摇铃之伎俩，景岳集之以名方，何大言不惭乃尔！

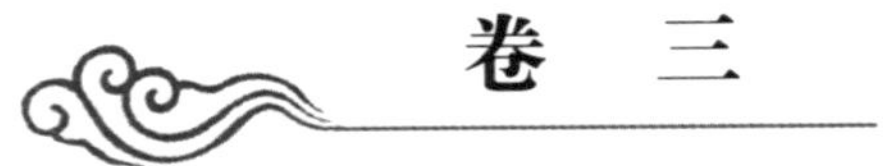

卷 三

热 阵

四味回阳饮

治元阳虚脱，危在顷刻者。

人参一二两　制川附子一二钱　甘草一二钱　干姜炮，二三钱

水二盅半，武火煎七分。温服，徐徐饮之。

陈修园曰：仲景一百一十三方，用人参只有一十八方，皆因汗、吐、下之后亡其津液，取其甘寒以救阴。惟吴茱萸汤、理中汤、附子汤，三方刚燥之中，借其养阴以配阳。盖人参非补阳药也。读《神农本草经》者，自知景岳学浅心粗，惑于李时珍能回阳气于无何有之乡之说，遂视为神丹，每于救危之一法必用之，以致新定回阳二饮，用至一二两之多，误人无算。昔人云：不读人间非圣书。余自三十岁后，所藏杂书俱付之一火，今方自信其颇纯也。景岳四味回阳饮即仲景四逆加人参汤，特别附子只用二三钱，干姜泡透，人参用一二两，则荒唐甚矣。且四逆汤以生附配干姜，取其开辟群阴，迎阳归舍，交接十二经，为斩旗夺关之良将，而以甘草为主者，从容筹画所以尽其将将之能，此峻剂中之缓剂也。若倍加干姜则为通脉四逆汤，以此时生气已离，亡在顷刻，若以柔缓之甘草为君，岂能疾呼散阳而使返耶？故倍用干姜而仍不减甘草者，恐散涣之余，不能当干姜之猛，还藉甘草以收全功也。二方俱不加人参者，虑阴柔之品反减姜、附之力，而论中有四逆加人参汤者，以其利止亡血而加之也。茯苓四逆汤亦少佐以人参者，以其烦躁在汗下之后也。景岳不明此理，妄立四味回阳饮以误人。余姑置弗辩，只明四逆汤为回阳正法，弗辩深于辩也。

六味回阳饮

治阴阳将脱等证。

人参一二两或数钱　制附子一二钱　炮干姜二三钱　甘草炙，一钱　熟地五钱或一两　当归身如泄泻者或血动者、以冬白术易之、多多益善，三钱水一盅，武火煎七分，温服。

陈修园曰：凡人将死之顷，阳气脱而阴气必盛。其时大汗不止，为水泄于外；痰涎如涌，为水泛于上。水，阴气也。阳主生而阴主死，人将死全是阴气用事，或见冷痰，或见冷汗。故仲景于汗不止症必用茯苓以泄水，泄水即所以抑阴也。真武汤、茯苓桂枝白术甘草汤、茯苓甘草汤，皆因汗出而同用茯苓，当悟其不言之妙。而痰多加茯苓，师有明训，无庸余之再论也。景岳不知回阳之义法在抑阴，反用胶粘之熟地，甘寒之人参，大助阴气，令一线残阳顷刻为群阴剥灭而死。人与尔何仇，必欲置之死地乎！即云方中亦有姜、附，其实数钱之姜、附，安能敌数两之地黄哉！仲景四逆汤、姜附汤、白通汤等，皆回阳法，人参且不轻加，况地黄乎？

理阴煎

此理中汤之变方也。

熟地三五七钱或一二两　当归二三钱或六七钱　甘草一二钱　干姜炒黄，一二钱或肉桂一二钱

水二盅，煎七八分，热服。

陈修园曰：景岳自注治法云：通治真阴虚弱。此方颇有一二味合处。又云胀满、呕哕、痰饮恶心、吐泻腹痛等句，与真阴虚弱句不相连贯，总是要用熟地、当归，不得不曰其瞑目混说也。且云为理中汤之变方，宜刚燥者当用理中，宜湿润者当用此方，更谬。夫上焦属阳，下焦属阴，而中焦则为阴阳相偶之处。参、草甘以和阴，姜、术辛以和阳，辛、甘相辅以处中，则阴阳自然和顺。不曰温中，而曰理中，明非刚燥之剂也。景岳以庸耳俗目论药，不识刚柔燥湿之本。素喜柔润，故以归、地易人参、白术而改其名曰理阴煎。服之数剂则阴气内壅而为胀满，阴气上逆而为呕哕，阴水泛溢而为痰饮恶心，阴盛于中，则上下不交而吐泻，阴凝于内，则阳不通而腹痛，阴盛于下，则关元不暖而血滞经迟。不但不能治病，且以增病。又云真阴不足，或素多劳倦之辈，因而忽感寒邪不能解散者，用此温补阴分，使阴气渐充则汗从阴达，而寒邪不攻自散等语，更属无知妄作。夫太阳主表，为心君之藩篱，犹京都之有边关也。寒邪初感先入太阳之界，仲景麻、桂诸方汲汲以扶阳抑阴为事，法在发汗。汗为心液，发之所以行君主之令也，以君主之阳内发则寒水之邪外散矣。若从景岳之说，以阴药助阴邪，不犹人井而下之石耶？吾不解庸医惯用此方，日误数人而仍不改辙者，岂尽天良之斫丧？抑亦惑于景岳夸大之言，归咎于病之深而莫救？不自知其术之谬而杀人也。

养中煎

治中气虚寒，为呕为泄者。

人参一二三钱　山药炒，二钱　白扁豆炒，二三钱　甘草一钱　茯苓一钱　干姜炒黄，二钱

水二盅，煎七分，食远温服。

陈修园曰：方亦平妥，但云空虚觉馁者加熟地，不无可议耳。

温胃饮

治中寒呕吐吞酸、泄泻、不思饮食，及妇人脏寒呕恶、胎气不安等证。

人参二三钱或一两　白术炒，一二钱或二两　当归泄泻者不用，一二钱　扁豆一钱　陈皮一钱半或不用　干姜炒焦，一二三钱　甘草一钱

水二盅，煎七八分，食远温服。

陈修园曰：方佳而加减陋。

五君子煎

治脾胃虚寒，呕吐泄泻而兼湿者。

人参二三钱　白术、茯苓各二钱　炙甘草一钱　干姜炒，一钱

水一盅半，煎服。

陈修园曰：纯粹，亦可作丸。

六味异功煎

治证同前而兼微滞者，即前方加陈皮。

陈修园曰：方亦纯。

参姜饮

治脾、肺、胃气虚寒，呕吐、咳嗽气短，小儿吐乳等证。

人参三五钱或倍之　甘草三五分　干姜炮、五分或二三钱；或用煨姜二三片

水一盅半，煎七分，徐徐服之。

陈修园曰：分两不得法。咳嗽者不可用。

胃关煎

治脾肾虚寒作泻，或甚至久泻、腹痛不止、冷痢等证。

熟地三五钱或一两　山药炒，二钱　白扁豆炒，二钱　甘草一二钱　焦干姜一二钱　吴茱萸制，五七分　白术炒，一二三钱

水二盅，煎七分，食远温服。

陈修园曰：古人制方最难，景岳制方最易，不论何方，加入熟地，即云补肾，治真阴不足；加入人参，即云补气，治元阳衰乏。流俗喜其捷便，其邪说至今不息也。此方于苦燥辛温剂中君以熟地，不顾冰炭之反也，便注云治脾肾虚寒作泻，陋甚！

佐关煎

治生冷伤脾，泻痢未久，肾气未损者，宜此汤，以去寒湿，安脾胃。此胃关煎之佐者也。

厚朴炒，一钱　陈皮炒，二钱　山药炒，二钱　甘草七分　猪苓二钱　泽泻二钱　干姜炒，一二钱　肉桂一二钱

水一盅半，煎服。

抑扶煎

治气冷阴寒，或暴伤生冷致成泻痢。凡初起血气未衰，脾肾未败，或胀痛，或呕恶者，皆先用此汤。此胃关煎表里药也，宜察虚实用之，其有寒湿伤脏，霍乱邪实者，最宜用此。

厚朴、陈皮、乌药各一钱五分　猪苓二钱　泽泻二钱　甘草一钱　干姜炮，一二钱　吴茱萸制，一二钱

水一盅半，煎七分，食远服。

陈修园曰：佐关煎、抑扶煎二方，虽不甚庞杂，但粗浅甚，不可为法。

四维散

治脾肾虚寒滑脱之甚，或泄痢不能止，或气虚下陷二阴，血脱不能禁者，无出此方之右。

人参二两　制附子二钱　干姜炒黄，二钱　甘草一二钱　乌梅肉酌其味之微甚、随病人之意而用之、或不用，五分或一钱

此即四味回阳饮也。上为末，和匀，用水拌湿，蒸一饭顷，取烘干再为末。每服一二钱，温汤调下。

陈修园曰：四维散即四味回阳饮加乌梅是也。但彼用之以回阳则误，此用之以救阴则得。盖久痢与二便血脱，人参是其要药是也，乌梅亦用得确当。

镇阴煎

治阴盛于下，格阳于上，则真阴失守，血随而溢，以致大吐大衄。六脉细脱，手足厥冷，危在顷刻，而血不能止者，速宜用此，使孤阳有归则血自安也。如治格阳喉痹上热者，当用此汤冷服。

熟地二三两　牛膝二钱　甘草一钱　泽泻一钱半　肉桂一二钱　制附子五七分或一二三钱

水二盅，速煎服。

陈修园曰：此方从八味地黄丸套来，方面却亦不杂。但初服效，二三服不甚效，四五服反剧，何则？景岳谓阴虚于下，格阳于上，亦古人之相沿之语。其实是阳虚于上，阴气乘之，邪火因而窃动，忽得桂、附扶胸中之阳，如太阳一出，爝火无光。故初服而效，再服不效者，习以为常也；四五服反剧者，桂、附阳药之少，不敌地黄阴药之多也。或问：阴药数倍于阳药，阳药掣肘宜其不效，何以前效而后不效欤？曰：阴药性柔而行缓，缓则相续而不绝；阳药性刚而行急，急则迅发而无余。初服一剂，地黄让桂、附以先行，但见桂、附之扶阳，若忘地黄之滋阴，故骤投见效。至于再服，桂、附虽烈，无如前日之地黄缓行未了，又得新入地黄以助之，势可相敌，故再服不甚见效。服至四五剂反剧，奈何？盖以每日所服之桂、附如火一发而无余，而同剂中之地黄如水之渐注而不骤，日积日多，些少之桂、附安能与之为敌？宜其服之反剧也。冯氏全真一气汤与此相仿，皆非善方。

归气饮

治气逆不顺，呃逆呕吐，或寒中脾肾等证。

熟地三五钱　茯苓二钱　扁豆二钱　干姜炮、丁香、陈皮各一钱　藿香一钱五分　甘草八分

水一盅半，煎七分，食远温服。

陈修园曰：气逆不顺，用熟地之粘腻不更滞其气乎？且与诸药之气味不相投合，不能取效。

暖肝煎

治肝肾阴寒，小腹疼痛，疝气等证。

当归二三钱　枸杞三钱　茯苓二钱　小茴香二钱　肉桂二钱　台乌二钱　沉香一钱；或木香亦可

水一盅半，加生姜三五片，煎七分，食远温服。

陈修园曰：俗医以此方奉为枕中之秘，试问服此方而愈者有几人乎？仲景当归四逆汤、理中去术加附汤，圣法俱在，何因陋就简乃尔也？

寿脾煎

一名摄营煎，治脾虚不能摄血等证。凡忧思郁怒积劳及误用攻伐等药，犯损脾阴，以致中气亏陷，神魂不宁，大便脱血不止，或妇人无火崩淋等证。凡兼

呕吐尤为危候，速宜用此单救脾气，则统摄固而血自归源。此归脾汤之变方，其效如神。若患此证而再用寒凉，则胃气必脱，无不即毙者。

白术二三钱　当归二三钱　山药二钱　甘草一钱　枣仁一钱半　远志制，三五分　干姜炮，二三钱　莲肉去心炒，二十粒　人参随宜一二钱；急者用一两

水二盅，煎服。

陈修园曰：方虽庸浅，却亦不杂。

三气饮

治血气亏损，风、寒、湿三气乘虚内侵，筋骨历节痹痛之极，及痢后鹤膝风痛等证。

当归、枸杞、杜仲各二钱　熟地三钱或五钱　牛膝、茯苓、芍药酒炒、肉桂各一钱　细辛或代以独活、白芷、甘草各一钱　附子随宜，二钱

水二盅，加生姜三片煎服。

陈修园曰：风、寒、湿三气杂至为痹，而湿为之主。痹者，脾病也。方中归、地、枸杞、牛膝，非脾病所宜。

五德丸

治脾肾虚寒，飧泄鹜溏等证，或暴伤生冷，或受时气寒湿，或酒湿腹痛作泄，或饮食失宜，呕恶痛泄无火等证。

补骨脂酒炒，四两　吴茱萸制，三两　木香二两　干姜炒，四两　北五味三两；或以肉豆蔻代之，面炒用；或用乌药亦可

汤浸蒸饼，丸桐子大。每服六七十丸，甚者百余丸，白滚汤，或人参汤或米汤俱可下。

陈修园曰：方从四神丸加减，亦简便可从。

七德丸

治生冷伤脾，初患泄泻、肚腹疼痛。凡年壮气血未衰，及寒湿食滞，凡宜和胃者，无不神效。

台乌药、吴茱萸制、干姜炒黄、苍术炒，各二两　木香、茯苓各一两　补骨脂炒，四两

神曲糊丸桐子大。每服七八十丸或百丸，滚汤送下。

陈修园曰：不如前方之纯。

复阳丹

治阴寒呕吐、泄泻、腹痛、寒疝等证。

附子制、干姜炮、胡椒、五味炒、甘草各一两　白曲炒熟，二两

上为末和匀，入温汤捣丸桐子大。每服一钱，随证用药引送下。

陈修园曰：汇集热药而不得法。

黄芽丸

治脾胃虚，或食不化，或时多胀满、泄泻、吞酸、呕吐等证。此随身常用妙药。

人参一两　焦干姜二钱

炼白蜜为丸芡实大，常嚼服之。

陈修园曰：此与一炁丹俱是温补时方，宜姜、附倍于人参则得法。干姜不宜炒焦。

一炁丹

治脾肾虚寒，不时易泻腹痛、阳痿怯寒等证。

人参、制附子各等分

炼白蜜丸如绿豆大，每用白滚汤送下五分或一钱。凡药饵不便之处，或在途次，随带此丹最妙。

九炁丹

治脾肾虚寒，如五德丸之甚者。

熟地八两　制附子四两　肉豆蔻面炒，三两　焦姜、吴茱萸、补骨脂酒炒、荜茇炒、五味炒，各二两　粉甘草炒，一两

炼白蜜为丸，或山药糊丸如桐子大。每服六七十丸或百丸，滚白汤送下。

陈修园曰：此即五德加熟地、肉豆蔻、荜茇、甘草等，方杂而效不著。

温脏丸

治诸虫积既逐而复生者，多由脏气寒，宜温健脾胃，以杜其源，此方主之。

人参随宜用，无亦可　白术米泔浸，炒、当归各四两　茯苓、川椒去合口者，炒出汗、细榧肉、使君子煨，取肉、槟榔各三两　干姜炒、吴茱萸汤泡一宿，各一两

上为末，神曲糊为丸，桐子大，服五七十丸或百丸，饥时白滚汤送下。

陈修园曰：汇集杀虫之标剂，而加以参、归、姜、茱温补之药为主，是景岳之识见高处，但不如仲景乌梅丸之神也。

圣术煎

治饮食偶伤，或吐或泻、胸膈痞闷，或胁肋疼痛，或过用克伐等药，致以伤脏气，有同前症，而脉息无力，气怯神倦者速宜用此。不得因其虚痞虚胀而畏

白术，此中虚实之机，贵乎神悟也。若痛胀觉甚者，即以此煎送神香散最妙。若用治寒湿泻痢、呕吐，尤为圣药。

白术炒、用冬术味甘佳者，五钱；或一二两　干姜炒、肉桂各一二钱　陈皮酌用或不用

水一盅半，煎七分，温服。

陈修园曰：此方可直追古方，新方而尽类此，吾何间焉！

固　阵

秘元煎

治遗精、带浊等病。此方专主心脾。

远志炒，八分　山药炒，二钱　芡实炒，二钱　枣仁炒、捣碎，二钱　白术炒、茯苓各钱半　甘草一钱　人参二钱　五味畏酸者去之，十四粒　金樱子去核，二钱

水二盅半，煎七分，食远服。

陈修园曰：汇集补药及固涩之品，板实不灵。

固阴煎

治阴虚滑泄、带浊、淋遗及经水因虚不固等证。此方专主肝肾。

人参随宜用　熟地三五钱　山药炒，二钱　山茱萸二钱半　远志随宜用　甘草一二钱　五味十四粒　菟丝子炒香，二三钱

水二盅，煎七分，食远温服。

陈修园曰：阴虚，古多指太阴而言，亦有指少阴而言。黄连鸡子黄汤、猪苓汤、真武汤、四逆汤等法，皆言治少阴之为病，不专言治伤寒也。景岳方之易易，只一熟地尽之，吾闽相习成风。凡入门看病，病家必告之曰：向系阳虚，向系阴虚。医者体其所言，阳虚用人参、白术、黄芪等药；阴虚而用地黄、当归、山药等药，则以为良医。此医风之大坏也。患梦遗、带浊及经水不固者，照景岳固阴煎写来，人之称善，可以藏短，可以骗人，诚糊口之良法也。更有巧者，谓服熟地犹恐减食，而何首乌不寒不燥功居地黄之上；地黄炒松及炒黑用之，能补肾又不泥膈，或以砂仁、附子、沉香、木香、芥子拌捣，以此迎合富贵之家。名实两收，巧则巧矣，而医道由若辈而废，实可痛恨！

菟丝煎

治心脾气弱。凡遇思虑劳即苦遗精者，宜此主之。

人参二三钱　山药炒，二钱　当归一钱半　菟丝子制、炒，四五钱　枣仁炒、茯苓各一钱半　甘草一钱或五分　远志制，四钱　鹿角霜为末，每服加入四五匙

上用水一盅半，煎成，加鹿角霜末调服，食前服。

陈修园曰：方虽板实，却不支离。

惜红煎

治妇人经血不固、崩漏不止及肠风下血等证。

白术　山药　甘草　地榆　续断　芍药　五味十四粒　荆芥穗炒　乌梅一枚

水一盅半，煎七分，食远服。

陈修园曰：方皆渣滓无用之品，即有术、草同行，其如彼众我寡何哉？

苓术菟丝丸

治脾肾虚损不能收摄，以致梦遗、精滑、困倦等证。

白茯苓、白术米泔洗、炒、莲肉去心，各四两　五味酒浸，二两　山药炒，二两　杜仲酒炒，三两　甘草五钱　菟丝子用好水淘净、入陈酒浸一日、文火煮极烂、捣为饼、焙干为末，十两

上用山药末，以陈酒煮糊丸，桐子大，空心滚白汤或酒下百余丸。

固真丸

治梦遗精滑。

菟丝饼淘净、用好酒浸三日、煮极熟、捣膏晒干、或用净白布包蒸亦佳，一斤　牡蛎煅，四两　金樱子去核、蒸熟，四两　茯苓酒拌蒸、晒，四两

炼蜜丸，空心好酒送下三钱，或淡盐汤亦可。

陈修园曰：苓术菟丝丸、固真丸，景岳所得意者，以菟丝子之补而能固也。余考《神农本草经》，会其言外之旨，知其有润燥之功，无固涩之用。李士材谓性温，阳事易举者勿用，又谓其温涩，大便燥干者勿用，皆臆说也。然余自临症以来，亦见市医用二丸治遗精，久服亦有效者，奈何？盖以菟丝子多脂之物，多脂则能补精。精与神犹鱼水之相得，但使精不枯竭，则神有所依而不妄动；神不妄动则精自安其室而不摇，非谓菟丝子能止涩之也。特其功甚缓，而不足赖耳。金樱子、牡蛎、莲肉、苓、术等药，医者共知，无庸再释。

粘米固肠糕

治脾胃虚寒，或因食滞、气滞、胀痛、泄泻久不止者，多服自安。

用白糯米滚汤淘洗，炒香熟为粉，每粉一两，加干姜末炒熟者二分半，白糖二钱，拌匀，于饥时用滚水调服一二两。如有微滞者，加陈皮炒末二分或砂仁末一分俱妙。

陈修园曰：山谷便方，自不可废。

玉关丸

治肠风血脱、崩漏、带浊不固，诸药难效者，宜用此丸兼前药治之，及泻痢滑泄不能止者，亦宜用此。

白面炒熟，四两　枯矾二两　文蛤醋炒黑，二两　五味子炒，一两　诃子半生半炒，二两

上为末，用滚汤和丸桐子大。以温补脾肾等药随证加减，煎汤送下，或人参亦可。

陈修园曰：除白面外，皆极酸之品，恐过涩而增火。古人有大封大固之法，以苦药为主，不可不知。

巩堤丸

治膀胱不藏，水泉不止；命门火衰，小水不禁等证。

熟地二两　菟丝子酒煮，二两　炒白术二两　五味、益智仁酒炒、故纸酒炒、附子制、茯苓、家韭子炒，各一两

上为末，山药糊丸桐子大。每服百余丸，空心滚汤或温酒下。

陈修园曰：方颇佳，以人参易熟地更妙。

敦阜糕

治久泻久痢、肠滑不固妙方，及妇人带浊最佳。

白面炒黄，二两　冬白术炒黄，二两　破故纸炒，五钱

上共为末，临服时加白糖随宜，用清滚汤，食前调服如糕法。如胃寒者，每一两加干姜炒末五分或一钱；如气有不顺，或痛或呕，每末一两加丁香一钱；如滑泄不禁者，每两加粟壳末炒黄一钱。若以作丸则宜三味等分，则即名敦阜丸。

陈修园曰：庸庸之见，绝无意义。

卷 四

因 阵

逍遥饮

治妇人思郁过度，致伤心脾冲任之源，血气日枯，渐至经脉不调者。

当归二三钱　芍药钱半　熟地六七钱　枣仁炒，二钱　茯神钱半　远志制，三五分　陈皮八分　甘草一钱　水二钟，煎七分，食远温服。

陈修园曰：思则脾结，土郁夺之；郁则伤肝，木郁达之。若思郁过度，病久而虚，则宜调养土木之气，令土木无忤，以成复卦为妙。兹方地黄之滞非所宜也。经脉不至，责在阳明，而冲任与脾皆于阳明中求其治法，非归、地、芍、草等可毕乃事也。然阳明所流行停聚之处，为坎流之所，而非蒙泉。惟心孔中有真血数滴，谷气经历其所，即蒸而为血，以灌注诸经，亦非茯神、远志、枣仁之套药可治也。大抵经滞而不行，取之阳明；血枯而经闭，先取少阴，后取阳明。《内经》乌鲗、鲍鱼、茜草，面面周到。丸以雀卵，以朱雀为南方之神，其卵浑然一太极，绝大意义，于数味中指示之。学者得其意则有其方，非以此四味为印板也。余自临症以来，每见服逍遥饮而致痨者，指不胜屈，宜迸绝之。

决津煎

治妇人血虚，经滞不能流畅而痛极者，当以水济水；若江河一决，而积垢皆去，宜用此汤随证加减主之。

当归三五钱或一两　泽泻一钱半　牛膝二钱　肉桂一二三钱　熟地二三钱或五七钱；或不用亦可　乌药如气虚者不用亦可，一钱

水二盅，煎七八分，食前服。

陈修园曰：天下无两可之理。景岳此方予庸师藏拙之术，而不知实者得此为实实，虚者得此虚虚，误事在此。

五物煎

治妇人血虚凝滞，蓄积不行，小腹痛急、产难经滞及痘疮血虚寒滞等证

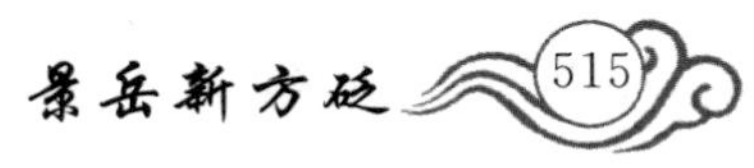

神效。

当归三五七钱　熟地三四钱　芍药酒炒，二钱　川芎一钱　肉桂一二钱

水一盅半，煎服。

陈修园曰：方纯可用，而分两多寡不得法。

调经饮

治妇人经脉阻滞，气逆不调，多痛而实者。

当归三五钱　牛膝二钱　山楂一二钱　香附二钱　青皮一钱五分　茯苓一钱五分

水二盅，煎七分，食远服。

通瘀煎

治妇人气滞血积，经水不利、痛极拒按，及产后瘀血实痛，并男、妇血逆血厥等证。

归尾五七钱　山楂、香附、红花新者炒黄，各二钱　乌药一二钱　青皮钱半　木香七分　泽泻钱半

陈修园曰：经脉不行，虚则补而实则攻，热则寒而寒则热。调经、通瘀二煎，畏首畏尾，不足法也。

胎元饮

治妇人冲任失守，胎元不安不固者，随证加减用之，或间日，或二三日常服一二剂。

人参随宜　当归、杜仲、芍药各二钱　熟地二三钱　白术钱半　甘草一钱　陈皮无滞者不必用，七分

水二盅，煎七分，食远服。

固胎煎

治肝脾多火多滞而屡堕胎者。

黄芩二钱　白术一二钱　当归、芍药、阿胶各钱半　陈皮一钱　砂仁五分

水一盅半，煎七分，食远温服。

陈修园曰：胎受气于脾，仲景《金匮》以白术之燥为主，可知熟地之湿非脾所喜也。白术散养胎，佐蜀椒以治寒湿；当归散常服，佐黄芩以治湿热，皆圣法也。景岳胎元饮亦仿于白术散，但不用辛热之蜀椒，而加湿滞之熟地，则违圣法矣。固胎煎、凉胎饮亦仿于当归散，但一用阿胶而杂以橘、砂；一用生地而杂以枳壳，则又违圣法矣。但《金匮》妊娠共十方，而丸散居七，汤居三，即此是

法，景岳未之知也。

凉胎饮

治胎气内热不安等证。

生地二钱　芍药二钱　黄芩一二钱　当归一二钱　生甘草七分　枳壳一钱　石斛一钱　茯苓一钱五分

水一盅半，煎七分，食远温服。如热甚者，加黄柏一二钱。

滑胎煎

治胎气临月，宜常服数剂以便易生。

当归三五钱　川芎七分　杜仲二钱　熟地三钱　枳壳七分　山药二钱

水二盅，煎八九钱，食前温服。

陈修园曰：此方逊保生无忧散多矣。未解景岳制此方何意。

殿胞煎

治产后儿枕疼痛等证如神。

当归五七钱或一两　川芎、甘草各一钱　茯苓一钱　肉桂一二钱或五七分

水二盅，煎八分，热服。

陈修园曰：方平而功大。

脱花煎

凡临盆将产者，宜先服此药催生最佳，并治产难经日，或死胎不下，俱妙。

当归七八钱或一两　肉桂一二钱或三钱　川芎、牛膝各二钱　车前子一钱五分　红花催生者不用此味亦可，一钱

水二盅，煎八分，热服，或服后饮酒数杯亦妙。

陈修园曰：去牛膝，加百草霜更纯。

丸蜜煎

治产后阳气虚寒，或阴邪入脏，心腹疼痛、呕吐不食、四肢厥冷。

当归、熟地各三钱　芍药酒炒、佳、茯苓各钱半　甘草、干姜炒、肉桂、细辛各一钱　吴茱萸制，五分

水二盅煎服。

陈修园曰：据景岳自注病证，非四逆汤、通脉四逆汤、白通加人尿猪胆汁汤、吴茱萸汤择用不可，若此汤庞杂，不能幸效。

清化饮

治妇人产后，因火发热，及血热妄行，阴亏诸火不清等证。

芍药、麦冬各二钱　丹皮、茯苓、黄芩、生地各二三钱　石斛一钱

水一盅半，煎七分，食远温服。

陈修园曰：此方汇寒药毫无意义，不堪以治大病，惟驳丹溪芍药酸寒大伐生气，产后忌用之说，是聪明善悟处。又云芍药之寒，不过于生血药稍觉其清耳，微酸而收，最宜于阴气散失之症，为产后之要药等说，则与经旨不合。《本草经》谓芍药气味苦平。气平则下降，味苦则下降而走血，为攻下之品，非补养之物也。经中所列主治邪气腹痛，除血痹、破积等句，圣训彰彰可考。若产后瘀血未净，邪气发热腹痛，小便赤短等证诚为要药；若阴气散失，泄泻无度，小便清白等证，用之则大误矣。景岳虽聪明过人，而未读《本草经》，其论药即有偶中之处，终觉瑕瑜参半。

毓麟珠

治妇人气血俱虚，经脉不调或断绝，或带浊，或腹痛，或腰痠，或饮食不甘、瘦弱不孕，服一二斤即可受胎。凡种子诸方，无以加此。

人参、白术土炒、茯苓、芍药酒炒，各二两　川芎、甘草各一两　当归、熟地蒸捣、菟丝子制，各四两　杜仲酒炒、鹿角霜、川椒各二两

上为末，炼蜜丸，如弹子大。每空心嚼服一二丸，酒汤送下，或为小丸吞服亦可。

陈修园曰：水与土相聚而生草，脾与肾相和而生人。菟丝子脾肾兼补，而能使水土不戾，毓麟珠取之为君，所以奏效如神也。菟丝子可用八两。

赞育丹

治阳痿精衰、虚寒无子等证妙方。

熟地蒸捣，八两　白术用冬白术，八两　当归、枸杞各六两　杜仲酒炒、仙茅酒蒸一日、巴戟天甘草汤炒、吴茱萸、淫羊藿羊脂拌炒、肉苁蓉酒洗去甲、韭子炒黄，各四两　蛇床子微炒、附子制、肉桂各二两

上炼蜜丸服，或加人参、鹿茸更妙。

陈修园曰：温补之品太多，药板实则功反缓。

柴归饮

治痘疮初起，发热未退。无论是痘是邪，疑似之间，均宜用此平和养营之剂以为先着。有毒者可托，有邪者可散，实者不致助邪，虚者不致损气。

当归二三钱　芍药或生或炒，一钱半　柴胡一钱或钱半　荆芥穗一钱　甘草七分或一钱

水一盅半煎服，或加生姜三片。

疏邪饮

治痘疹初发热。凡血气强盛，无藉滋补者，单宜解邪，用此方为主，以代升麻葛根汤及苏葛汤等方最为妥当。

柴胡倍用　芍药倍用、酒炒　苏叶　荆芥穗　甘草减半

水一盅半煎服。

凉血养营煎

治痘疹血虚血热，地红热渴，或色燥不起及便结溺赤。凡阳盛阴虚等证，悉宜用此。

生地黄　当归　芍药　生甘草　地骨皮　紫草　黄芩　红花

水一盅半煎服。量儿大小加减用之。

柴葛煎

治痘疹表里俱热，散毒养阴，及瘟疫等证。

柴胡　干葛　芍药　黄芩　甘草　连翘

水一盅半，煎温服。

搜毒煎

解痘疹热毒炽盛，紫黑干枯燥，便结纯阳等证。

紫草、地骨皮、牛蒡子杵、黄芩、木通、连翘、蝉退、芍药等分

水一盅半煎服。

六物煎

治痘疹血气不充，随证加减用之，神效不可尽述，并治男、妇气血俱虚等证。

炙甘草　当归　熟地或用生地　川芎不宜多，三四分　芍药俱宜加减　人参随虚实用之、气不虚者不必用，或有或无

上㕮咀，用水煎服。

六气煎

治痘疮气虚，痒塌倒陷、寒战咬牙，并治男、妇气虚寒等证。

黄芪炙　肉桂　人参　白术　当归　甘草

上㕮咀，水煎服。

九味异功煎

治痘疮寒战、咬牙、倒陷、呕吐、泄泻、腹痛虚寒等证。

人参二三钱　黄芪炙，一二钱　当归、熟地各二三钱　甘草七分或一钱　丁香三五分或一钱　肉桂一钱　干姜炮，二三钱　附子制，一二钱

上量儿大小加减，用水一钟半，煎七分，徐徐服之。

透邪煎

凡麻疹初热未出之时，惟恐误药，故云未出之先，不宜用药。然解利得宜，则毒必易散，而热自轻减。欲求妥当，当先用此方为主。

当归二三钱　芍药酒炒，一二钱　防风七八分　荆芥一钱　甘草七分　升麻三分

水一盅半煎服。

陈修园曰：熟于仲景《伤寒论》，而痘疹之治自有源头。不然如《活幼心法》《保赤全书》《种痘新书》视诸书虽高一格，犹未免逐末而忘本也。景岳不熟仲景书，而臆言痘疹，所以治痘有柴归饮、疏邪饮、凉血养营煎、柴葛煎、搜毒煎，治痘有透邪煎之妄。即六物煎、六气煎、九味异功煎亦为习俗所囿，非善方也。能治伤寒，即能医痘疮，《侣山堂类辩》亦有是说，非余之创论。

牛膝煎

截疟大效。凡邪散已透而血气微虚者，宜此主之。

牛膝二钱　当归、陈皮各三钱

上用好酒一盅，浸一宿，次早加水一钟，煎八分，温服。

何人饮

截疟如神。凡气血俱虚，久疟不止，或急欲取效者，宜此方主之。

何首乌随轻重用之，自三钱以至一两　当归二三钱　人参随用，三五钱或一两　陈皮气虚者不必用，二三钱　生姜煨，三片，多寒者用三五钱

水二盅，煎八分，于发前二三时温服之。

追疟饮

截疟甚佳。凡气血未衰，屡散之后而疟有不止者，用此截之，已经屡验。

何首乌制，一两　当归、甘草、半夏、青皮、陈皮、柴胡各三两

上用井水河水各一盅，煎一盅，渣亦如之，同露一宿，次早温服一盅，后待食远再服一盅。

木贼煎

凡疟疾形实气强，多湿多痰者，宜此截之，大效。

半夏、青皮各五钱　木贼、厚朴各一钱　白苍术、槟榔各一钱

用陈酒二盅，煎八分，露一宿，于未发之先二时温服。

陈修园曰：牛膝煎、何人饮、追疟饮、木贼煎，皆通套之方，未甚精切。若有病轻未经亲诊，录症以索方者，不妨以此方应之。

牙皂散

治胃脘痛剧，诸药不效者，服此如神。用牙皂烧存性，以烟将尽为度，研末，用烧酒调服一钱许即效。

荔香散

治疝气极痛。凡在气分者，最宜用之，并治肚腹气痛等证如神。

荔枝核炮微焦、大茴香炒，各等分

上为末，用好酒调服二三钱。

陈修园曰：牙皂散、荔香散为止痛之标剂，一二服未效者不可再服。

豕膏

《内经》曰：痈发于嗌中，名曰猛疽，不治化为脓，脓不泻，塞咽半日死。其化为脓者，写则合豕膏冷食，三日已。此必以猪板油炼净服之也。又万氏方治肺热暴喑，用猪脂一斤炼过，入白蜜一斤再炼，少顷滤净冷定，不时挑服一匙，即愈。

按：此方最能润肺润肠，凡老人痰嗽不利，及大肠秘结者，最宜用之。又《千金方》，治关格闭塞用猪脂、姜汁各二升，微火煎至二升，加酒五合和煎分服。

陈修园曰：方超。

罨伤寒结胸法

凡病伤寒结胸，其有中气虚弱，不堪攻击内消者，须以此法外罨之，则滞行邪散，其效如神。

葱白头　生姜　生莱菔此味加倍，如无，以子代之

上用葱姜各数两，莱菔倍之，共捣一处炒热，用手巾或白布包好，作大饼罨胸前胀痛处。此药须分三包，冷则轮换罨之，无不即时开通，汗出而愈。但不宜太热，恐其难受也。

又法，以大蒜一二十头捣烂，摊厚纸或薄绢上，贴于胀处，少顷即散。用治一切胀痛，无不神妙。

陈修园曰：围药之法，虽不足恃，亦不可废。若蒸脐法，则断断不可行也。

连翘金贝煎

治阳分痈毒，或在脏腑、肺膈、胸乳之间者，此方最佳。甚者连用数服，无有不愈。

金银花、贝母土者更佳、蒲公英、夏枯草各二钱　红藤七八钱　连翘一两或五六七钱

用好酒二碗煎一碗服，服后暖卧片时。

连翘归尾煎

治一切无名痈毒、丹毒、流注等毒，有火者最宜用之。

连翘七八钱　归尾三钱　甘草一钱　金银花、红藤各四五钱

用水煎服如前。

桔梗杏仁煎

此桔梗汤之变方也。治咳嗽脓痰中带血，或胸膈隐痛，将成肺痈者，此方为第一。

桔梗、杏仁、甘草各一钱　阿胶、金银花、麦冬、百合、夏枯草、连翘各三钱　土贝母三钱　枳壳钱半　红藤三钱

水二盅，煎八分，食远服。

当归蒺藜煎

治痈疽疮疹，血气不足，邪毒不化，内无实热，而肿痛淋漓者，悉宜用之。此与芍药蒺藜煎相为奇正也，当酌其详。

当归、熟地、芍药酒炒、何首乌各二钱　甘草、防风、川芎、荆芥穗、白芷各一钱　白蒺藜炒、捣碎，三钱或五钱

上或水或酒，用二盅煎服，然水不如酒。或以水煎服后，饮酒数杯，以行药力亦可。

芍药蒺藜煎

治通身湿热疮疹，及下部红肿热痛诸疮，神效。外以螵蛸粉敷之。

龙胆草、栀子、黄芩、木通、泽泻、芍药、生地各二钱　白蒺藜连刺研碎，五钱，甚者一两

水二盅，煎八分，食远服。

降痈散

治痈疽诸毒，消肿止痛散毒，未成者即消，已成者敛毒速溃可愈。若阳毒炽盛而疼痛势凶者，宜先用此方，其解毒散毒之功神效最速。若坚顽深固者宜

用后方。

薄荷新采者佳、用叶、野菊花连根叶，各一握　土贝母半握　茅根一握

上干者可为末，鲜者可捣烂同贝母研匀。外将茅根煎浓汤去根用，调前末，乘热敷患处，仍留前剩汤炖暖，不时润于药上。但不可用冷汤，冷则不散不行，反能为痛，约敷半日，即宜换之，真妙方也。后方凡疽毒坚顽深固，及结核痰滞，宜用此方。

薄荷倍用　生南星、土贝母、朴硝各等分　石灰风化者加倍用，或倍用之

上同为末，用盐卤调杵稠粘，敷患处，经宿干则易之，不必留头。若脓成者，留头亦可。或炒热摊绢上，隔绢贴之亦可。或用麻油调，或用热茅根汤调亦可。若欲止痛速效，加麝香或冰片少许更妙。

百草煎

治百般痈毒，诸疮损伤疼痛、腐肉肿胀，或风、寒、湿气留聚走注疼痛等证，无不奇效。

百草　凡田野山间者，无论诸品皆可取用。然犹以山草为胜，辛香者佳。冬月可用干者，须预为收采之。上不论多寡，取以多煎浓汤，乘热熏洗患处，仍用布帛蘸熨良久，务令药气蒸透，然后敷贴他药。每日二三次不拘，但以频数为善。盖其性为寒者可以除热，热者可以散寒，香者可以行气，毒者可以解毒，无所不用，亦无所不利。汤得药性，则汤气无害；药得汤气，则药力愈行。凡用百草以煎膏者，其义亦用此。此诚外科中最要、最佳之法，亦传之方外人者也。

螵蛸散

治湿热破烂、毒水淋漓等疮，或下部肾囊足股肿痛、下疳诸疮，无不神效。

海螵蛸不必浸淡、人中白或人中黄，硇砂亦可，各等分

上为细末，先以百草煎多煎浓汤乘热熏洗，后以此药掺之。如干者以麻油或熬熟猪油，或蜜水调敷之。

肠痈秘方

凡肠痈生于小肚角，微肿而小腹隐痛者。若毒气不散渐入，内攻而溃则成大患，急宜以此方治之。

先用红藤一两许，以好酒二碗，煎一碗，午前一服，醉卧之。午后用紫花地丁一两许，亦如前煎服，服后痛必渐止为效。然后服后末药除根，神妙。

当归五钱　蝉衣、僵蚕各二钱　天龙、大黄各二钱　石蟡蚆此草药也，五钱　老蜘蛛捉放新瓦上以酒钟覆盖定、外用火煅干存性，二个

上共为末，每空心用酒调送一钱许，逐日渐服自消。

槐花蕊

治杨梅疮、下疳神方。

绵花疮毒及下疳初感，或毒盛经年难愈者，用槐蕊拣净，不必炒，每食前用清酒吞下三钱许，早晚每日三服。服至二三斤，则热毒尽去，可免终身余毒之患，亦无寒凉败脾之虑。此经验神方也。如不能饮，即用滚水盐汤俱可送下，但不及酒送之效捷也。

飞丹散

治寒湿、风湿脚腿等疮。

飞丹、人中黄、轻粉、水粉各等分

为末，凡湿烂者，可以干掺，外用油纸包盖。若干陷者，以猪骨髓或猪油调贴之。

绵花疮点药

杏仁取霜　轻粉真者

二味等分为末，敷于疮上，二三日即痂脱而落。

又武定侯方，用雄黄钱半，杏仁三十粒，去皮，轻粉一钱同为末，用雄猪胆汗调敷，三日即愈，百发百中，天下第一方。

陈修园曰：自连翘金贝煎至此，外科诸方俱佳。

鸡子黄连膏

治火眼暴赤疼痛，热在肤腠浅而易解者用此点之，数次可愈。若热由内发，火在阴分者，不宜外用凉药，非惟不能去内热，而且以闭火邪也。用鸡子一枚，开一小窍，单取其清，盛以磁碗，外用黄连一钱，研为粗末，掺于鸡子清上，用箸彻底速打数百，使成浮沫，约得半碗许，即其度矣。安放少顷，用箸拨开浮沫，倾出清汁，用点眼眦，勿得紧闭眼胞挤出其药。必热泪涌出，数次即愈。内加冰片少许尤妙。若鸡子小而清少者，加水二三匙同打亦可。

陈修园曰：此方于实热症相宜。然目视无光，及昏黑倦视等证，皆为阳虚。盖心、肺上焦之阳也，心属火，火能烛物；肺属金，金能鉴物。二脏之阳不宣，则火不能烛，金不能鉴矣。医者不知以补血之药滋肾，下焦之阴愈盛，则上焦之阳愈虚，且令下焦之阴上加于天，白昼如夜，爝火有光，阴云四合，龙雷飞腾。欲滋阴以降火，其实滋阴以助火，则遂增出赤肿红丝、胬肉、羞明诸火象，渐成废疾矣。方法详见于《时方妙用》，不赘。

金露散

治赤目肿疼、翳障诸疾。

天竺黄择辛香者用、海螵蛸不必浸洗、月石各一两　飞朱砂、炉甘石片子者佳、煅、淬童便七次、飞净，各八两

上为极细末，磁瓶收贮，每用时旋取数分，研入冰片少许。诸目疾皆妙。

陈修园曰：此药点目甚疼，疼恐伤目，不可用。

二辛煎

治阳明胃火，牙根、口舌肿疼不可当。先用此汤漱之，漱后敷以三香散，抑或仍服清胃等药以治其本。

细辛三钱　生石膏一两

上二味，用水二碗，煎一碗乘热频漱之。

冰玉散

治牙疳、牙痛、口疮、齿衄、喉痹。

生石膏一两　月石七钱　冰片三分　僵蚕一钱

上为极细末，小磁瓶盛贮，敷之吹之。

冰白散

治口舌糜烂，及走马牙疳等证。

人中白倍用之　冰片少许　铜绿用醋制者、杏仁二味等分

上为极细末敷患处。

代匙散

治喉。

月石、石膏各一钱　脑荷五分　胆矾五分　粉草三分　僵蚕炒，五分　冰片一分　皂角炙烟尽，五分

上为细末，用竹管频吹喉中。

三香散

治牙根肿痛。

丁香、川椒取红，各等分　冰片少许

上为末，敷痛处。

固齿将军散

治牙痛牙伤，胃火糜肿。久之牢牙固齿。

锦纹大黄炒，微黄、杜仲炒半黑，各十两　青盐四两

上为末，每日清晨擦漱，火盛者咽之亦可。

熏疥方

朱砂、雄黄、银朱各同研，三分　大枫子、木鳖子各三个

上将大枫、木鳖先捣碎，乃入前三味拌匀，外以干艾铺卷成筒，约长二寸许足矣。凡熏时须将遍身疥痂悉行抓破，熏之始效。后五六日，复熏一筒，无不悉愈。

杖丹膏

猪板油半斤　黄占二两　轻粉三钱　水银三钱　冰片三分

先将水银、轻粉同研细，俟猪油熬熟去渣，先下黄占熔化，后入末药搅匀收贮，以水浸二三时，令出火毒，用竹纸摊贴，觉热即换。轻者即愈，重者不过旬日。

银珠烟

治头发生虱及诸疮之有虫者。

用银朱四五分，揩擦厚纸上点着，置一干碗中，上用一湿碗露缝覆之，其烟皆着于湿碗之上，乃用指揩擦发中，覆以毡帽，则虮虱皆尽矣。此烟以枣肉和捻作饼或作丸，擦于猪、鸡熟肝之间，用贴诸疮癣之有虫者，及虫蚀肛门者，以绵裹枣肉纳肛门中一宿，无不神效。须留绵在外，以便出之。

雷火针

治风、寒、湿毒之气，留滞经络，而为痛为肿不能散者。

五月五日取东引桃枝去皮，两头削如鸡子尖样，长一二寸许。针时以针向灯上点着，随用纸三五层，或布亦可，贴盖患处，将热针按于纸上，随即念咒三遍，病深者再燃再刺之立愈。咒曰：天火地火三昧真火，针天天开，针地地裂，针鬼鬼灭，针人人得长生，百病消除，万物消灭。吾奉太上老君急急如律令。又雷火针新方，乃以药为针者，其法更妙。

白芷、独活、川芎、细辛、牙皂、穿山甲炮、倍用、丁香、枳壳、松香、雄黄、乳香、没药、杜仲、桂枝各一钱　硫黄二钱　麝香不拘　熟艾二三两

上捣为粗末和匀，取艾铺底掺药于上，用上好皮纸卷筒。先须用线绊约两头，防其伸长，然后加纸再捍，务令极实，粗如鸡子尖样，是其度也。乃用鸡子清刷外层卷而裹之，阴干，用法如前。

疥癣膏

治疥疮，擦上即愈。癣疮亦妙。

松香一钱　水银、硫黄、枯矾各二钱　樟脑二钱或一钱　麻油

上先将松香、水银加麻油少许，研如糊，后入三味，如膏擦之，神效。

鹅掌风四方

猪胰去油、勿经水，一具　花椒二钱

上用好酒温热，将二味同浸二三日，取胰不时擦手，微火烘之自愈。

又方，用白砒三钱，打如豆粒，以麻油一两熬砒至黑，去砒，用油擦手，微烘之，不过二三次即愈。

又方，用葱五六根捶破，再用花椒一把同入磁瓦罐中，入醋一碗，后以滚汤冲入，熏洗数次即愈。

又方，用榖树叶煎汤温洗，以火烘干，随用油擦之，再以火烘干。少顷又洗又烘，如此日行三次，不过三五日即愈。

秘传水银膏

擦治杨梅风毒，烂溃危恶，多年不愈等证神验方。

黄柏、黄连各一钱　川大黄五分，三味研末　雄黄、胆矾、青黛儿茶、铜青各三分　轻粉、枯矾各四分　大枫子去油、取净霜、黑者勿用，五分　珍珠生用，一分半　冰片一分半，二味另研末　人言人壮者七厘，弱者半分，中者六厘

上十四味，为极细末，分作三分，每分约一钱八分。用番打麻另为末，若疮重而壮能食者，每分用五分；人弱不起者，每分用三分；中者四分，入前药研匀。水银，人健者，每分用一两，或八九钱；中者或五六钱；卧床不起而极弱者，只可用三钱，决不可再多矣。上先将麻、汞并前药各一分俱入盏内，再入真芝麻油少许，用手指研开，务使汞、药混为一家，渐次增油久研，以不见汞星为度，大约如稀糊可矣。一擦法，用此药擦手足四腕动脉处，每药一分，务分擦三日，每日早晚各擦一次，每次以六七百数为度，擦完用布包之。擦药时，凡周身略破伤处，俱用无麝膏药贴之，膏药须厚摊，每二日一换，换时不可经风，常须避帐幔中。冬月须用厚被暖炕，他时亦须常暖。南方则多用被褥盖垫可也。擦至七日，毒必从齿缝中发出，口吐臭涎。若口齿破烂出血，但用甘草、蜂房煎汤，候冷漱解，不可咽下。轻者只以花椒汤漱之亦可。擦处必皮破，不可畏疼痛而少擦也。忌盐十余日，多更好，并鱼腥、生冷、动气、发风等物一个月。尤忌房事。外如牛肉、烧酒、团鱼之类，须忌二三年。惟荞麦面、羊肉，则终身忌之。大麻风亦可用。

二十四味败毒散随前水银膏

当归　川芎　生地　熟地　芍药　牛膝　防风　荆芥　白芷　防己　忍

冬　桔梗　羌活　独活　白鲜皮　薏仁　连翘　木通　陈皮　粉草　黄柏　知母　栀子　黄连

上每帖加土茯苓，干者四两，鲜者须半斤。用水六碗，煎二碗，分三次，每日早晚各服一碗。上方后四味，随其人之阴阳寒热，酌而用之。

臁疮隔纸膏

黄占五两　飞丹、铅粉各四两　轻粉、乳香、没药各二钱　冰片二分　麻油春夏二两；秋冬三两

上先将占油煎五六沸，下乳、没，再二三沸下轻粉，随下丹粉。槐柳枝搅十余沸，取起冷定后，下冰片搅匀，瓶盛浸一宿出火毒。先以苦茶洗疮净，将膏用薄油纸刺孔厚摊，间日翻背面贴之，三日一换，三贴即可愈。

完疮散

治湿烂诸疮，肉平不敛，及诸疮毒内肉既平而口有不收者，宜用此最妙。

滑石飞，一两　赤石脂飞，五钱　粉草三钱

上为末，干掺，或用麻油调敷。或加枯矾一钱，痒者极宜。若痒甚者必有虫，先用水银三四钱，同松香二钱研匀，后拌前药和匀敷之。

陈修园曰：自二辛煎至此，多俗传之验方，有效有不效者，寒热虚实之不同也。